U0189598

内科医师临床必备

Clinical Essentials for Physicians

主编　宋　波　王文华　冯兆田　谢月真
　　　闫建华　夏　青　王世凤

中国海洋大学出版社
·青岛·

图书在版编目（CIP）数据

内科医师临床必备 / 宋波等主编. —青岛：中国
海洋大学出版社，2022.5
ISBN 978-7-5670-3161-6

Ⅰ．①内… Ⅱ．①宋… Ⅲ．①内科学 Ⅳ．①R5

中国版本图书馆CIP数据核字（2022）第088131号

出版发行	中国海洋大学出版社			
社　　址	青岛市香港东路23号	邮政编码	266071	
出 版 人	杨立敏			
网　　址	http://pub.ouc.edu.cn			
电子信箱	369839221@qq.com			
订购电话	0532-82032573（传真）			
策划编辑	韩玉堂			
责任编辑	韩玉堂	电　话	0532-85902349	
印　　制	朗翔印刷（天津）有限公司			
版　　次	2023年3月第1版			
印　　次	2023年3月第1次印刷			
成品尺寸	185 mm×260 mm			
印　　张	27.75			
字　　数	704千			
印　　数	1～1000			
定　　价	198.00元			

发现印装质量问题，请致电0535-5651533，由印刷厂负责调换。

编 委 会

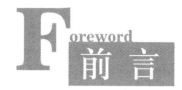

前 言

内科学作为一门基础学科,在临床医学中占据极其重要的位置。它涵盖了人体各大系统的常见疾病,比较全面地讲述了各疾病的病因、发病机制、治疗、预后及预防,为其他临床学科的学习奠定了非常重要的基础。临床医学的不断进步,以及各学科之间的相互融合,使内科学知识得到了更新与发展,大大提高了内科疾病的诊断率与治愈率。为了满足广大临床医师及医学生对内科疾病诊疗的学习和对最新临床内科研究成果的需要,以及使医务工作者能够在疾病的治疗上更具选择性,我们邀请多位具有丰富临床经验的专家,编写了这部《内科医师临床必备》。

本书共九章,通过结合中西方最新临床研究成果及内科医师多年临床诊疗经验,分别论述了内科疾病常见症状与体征、神经内科疾病、呼吸内科疾病、心内科疾病、肾内科疾病、内分泌科疾病、风湿免疫科疾病、感染科疾病等内容;对常见疾病的病因及发病机制、临床表现、辅助检查、诊断与鉴别诊断、治疗及预后等进行了比较详细的阐述。同时,本书还介绍了内科部分常见疾病的中西医结合治疗。本书内容丰富,层次清晰,涉及面广,有助于内科医师对疾病做出正确诊断和制订合理的治疗计划。本书融入了临床内科最新科研成果,具有指导性、启发性、新颖性等特点,可供广大医务工作者及从事相关行业的工作者参考。

由于内科学尚处在不断发展的阶段,医学知识日新月异,加之编者们的水平和经验有限,书中不足之处在所难免,希望各位专家批评指正。

《内科医师临床必备》编委会
2021 年 12 月

Contents
目录

第一章　内科疾病常见症状与体征

第一节　头　痛

　　狭义的头痛只是指颅顶部疼痛而言,广义的头痛可包括面、咽、颈部疼痛。对头痛的处理首先应找到产生的原因。急性剧烈头痛与既往头痛无关,且以暴发起病或不断加重为特征者,提示有严重疾病存在,可带来不良后果。慢性或复发性头痛,成年累月久治不愈,多半属血管性或精神性头痛。临床上绝大部分患者是慢性或复发性头痛。

一、病因

(一)全身性疾病伴发的头痛

　　(1)高血压:头痛位于枕部或全头,跳痛性质,晨醒最重为高血压性头痛的特征,舒张压在17.3 kPa(130 mmHg)以上者较常见。

　　(2)肾上腺皮质功能亢进、原发性醛固酮增多症、嗜铬细胞瘤等,常引起持续性或发作性剧烈头痛,头痛与伴随儿茶酚胺释放时阵发性血压升高有关。

　　(3)颞动脉炎:50岁以上,女性居多,头痛剧烈,常突然发作,并呈持续跳动性。一般限于一侧颞部,常伴有皮肤感觉过敏;受累的颞动脉发硬增粗,如管壁病变严重,颞动脉搏动消失,常有触痛,头颅其他血管也可发生类似病变。其可怕的并发症是单眼或双眼失明。本病不少患者伴有原因不明的"风湿性肌肉-关节痛",可有夜汗、发热、红细胞沉降率加速、白细胞计数增多。

　　(4)甲状腺功能减退或亢进。

　　(5)低血糖,当发生低血糖时通常有不同程度的头痛,尤其是儿童。

　　(6)慢性充血性心力衰竭、肺气肿。

　　(7)贫血和红细胞增多症。

　　(8)心脏瓣膜病变:如二尖瓣脱垂。

　　(9)传染性单核细胞增多症、亚急性细菌性心内膜炎、艾滋病所致的中枢神经系统感染或继发的机会性感染。

　　(10)头痛型癫痫:脑电图有癫痫样放电,抗癫痫治疗有效,多见于儿童的发作性剧烈头痛。

　　(11)绝经期头痛:头痛是妇女绝经期常见的症状,常伴有情绪不稳、心悸、失眠、周身不适等症状。

(12)变态反应性疾病引起的头痛常从额部开始,呈弥漫性,双侧或一侧,每次发作都是接触变应原后而发生,伴有过敏症状。头痛持续几小时甚至几天。

(13)急慢性中毒后头痛。①慢性铅、汞、苯中毒:其特点类似功能性头痛,多伴有头昏、眩晕、乏力、食欲减退、情绪不稳以及有自主神经功能紊乱。慢性铅中毒可出现牙龈边缘之蓝色铅线,慢性汞中毒可伴有口腔炎,牙龈边缘出现棕色汞线。慢性苯中毒伴有白细胞计数减少,血小板和红细胞计数也相继减少。②一氧化碳中毒。③有机磷农药中毒。④酒精中毒:宿醉头痛是在大量饮酒后隔天早晨出现的持续性头痛,由血管扩张所致。⑤颠茄碱类中毒:由于阿托品、东莨菪碱过量引起头痛。

(14)脑寄生虫病引起的头痛:如脑囊虫病通常是全头胀痛、跳痛,可伴恶心、呕吐,但无明显定位意义。脑室系统囊虫病头痛的显著特征为:由于头位改变突然出现剧烈头痛发作,呈强迫头位伴眩晕及喷射性呕吐,称为 Bruns 征。流行病学史可以协助诊断。

(二)五官疾病伴发的头痛

1.眼

(1)眼疲劳:如隐性斜视、屈光不正尤其是未纠正的老视等。

(2)青光眼:眼深部疼痛,放射至前额。急性青光眼可有眼部剧烈疼痛,瞳孔常不对称,病侧角膜周围充血。

(3)视神经炎:除视物模糊外并有眼内、眼后或眼周疼痛,眼过分活动时产生疼痛,眼球有压痛。

2.耳、鼻、喉

(1)鼻源性头痛:系指鼻腔、鼻窦病变引起的头痛,多为前额深部头痛,呈钝痛和隐痛,无搏动性,上午痛较重,下午痛减轻,一般都有鼻病症状,如鼻塞、流脓涕等。

(2)鼻咽癌:除头痛外常有耳鼻症状如鼻衄、耳鸣、听力减退、鼻塞以及脑神经损害(第Ⅴ、Ⅵ、Ⅸ、Ⅻ较常见),及颈淋巴结转移等。

3.齿

(1)龋病或牙根炎感染可引起第 2、3 支三叉神经痛。

(2)Costen 综合征:即颞颌关节功能紊乱,患侧耳前疼痛,放射至颞、面或颈部,伴耳阻塞感。

(三)头面部神经痛

1.三叉神经痛

疼痛不超出三叉神经分布范围,常位于口-耳区(自下犬齿向后扩展至耳深部)或鼻-眶区(自鼻孔向上放射至眼眶内或外),疼痛剧烈,来去急骤,约数秒钟即过。可伴面肌抽搐,流涎流泪,结膜充血,发作常越来越频繁,间歇期正常。咀嚼、刷牙、说话、风吹颜面均可触发。须区别系原发性或症状性三叉神经痛,后者检查时往往有神经损害体征,如颜面感觉障碍、角膜反射消失、颞肌咬肌萎缩等。病因有小脑脑桥角病变、鼻咽癌侵蚀颅底等。

2.眶上神经痛

眶上神经痛位于一侧眼眶上部,眶上切迹处有持续性疼痛并有压痛,局部皮肤有感觉过敏或减退,常见于感冒后。

3.舌咽神经痛

舌咽神经痛累及舌咽神经和迷走神经的耳、咽支的感觉分布区域,疼痛剧烈并呈阵发性,但也可呈持续性,疼痛限于咽喉,或波及耳、腭甚至颈部,吞咽、伸舌均可促发。

4.枕神经痛

病变侵犯上颈部神经感觉根或枕大神经或耳后神经,疼痛自枕部放射至头顶,也可放射至肩或同侧颞、额、眶后区域,疼痛剧烈,活动、咳嗽、打喷嚏使疼痛加重,常为持续性痛,但可有阵发性痛,常有头皮感觉过敏,梳头时觉两侧头皮感觉不一样。病因不一,可见于受凉、感染、外伤、上颈椎类风湿病、寰枢椎畸形、Arnoid-Chiari 畸形(小脑扁桃体下疝畸形)、小脑或脊髓上部肿瘤。

5.其他

Tolosa-Hunt 综合征,带状疱疹性眼炎等。

(四)颈椎病伤引起的头痛

1.颈椎关节强硬及椎间盘病

头痛位于枕部或下枕部,多钝痛,单侧或双侧,严重时波及前额、眼或颞部,甚至同侧上臂,起初间歇发作,后呈持续性,多发生在早晨,颈转动以及咳嗽和用力时头痛加重。除由于颈神经根病变或脊髓受压引起者外神经体征少见,头和颈可呈异常姿势,颈活动受限,几乎总有枕下部压痛和肌痉挛,头顶加压可再现头痛。

2.类风湿关节炎和关节强硬性脊椎炎

枕骨下深部的间歇或持续疼痛,头前屈时呈锐痛和刀割样痛,头后仰或固定于两手间可暂时缓解,疼痛可放射至颜面部或眼。

3.枕颈部病变

寰枢椎脱位、寰枢关节脱位、寰椎枕骨化及颅底压迹均可产生枕骨下疼痛,屈颈或向前弯腰促发疼痛,平卧时减轻。小脑扁桃体疝、枕大孔脑膜瘤、上颈部神经纤维瘤、室管膜瘤、转移性瘤可牵拉神经根而产生枕骨下疼痛,向额部放射。头颅和脊柱本身病变诸如骨髓瘤、转移瘤、骨髓炎、脊椎结核、Paget 病(变形性骨炎)引起骨膜痛,并产生反射性肌痉挛。

4.颈部外伤后

头痛剧烈,有时枕部一侧较重,持续性颈活动时加重,运动受限,颈肌痉挛。

(五)颅内疾病所致头痛

1.脑膜刺激性头痛

自发性蛛网膜下腔出血,起病突然,多为全头痛,扩展至头、颈后部,呈"裂开样"痛,常有颈项强直。脑炎、脑膜炎时也为全面性头痛,伴有发热及颈项强直,脑脊液检查有助于诊断。

2.牵引性头痛

由于脑膜与血管或脑神经的移位或过牵引产生。见于颅内占位病变、颅内高压症和颅内低压症。各种颅内占位病变如硬膜下血肿、脑瘤、脑脓肿等均可产生头痛。脑瘤头痛,起初常是阵发性,早晨最剧,其后变为持续性,可并发呕吐。阻塞性脑积水引起颅内压增高,头痛为主要症状,用力、咳嗽、排便时头痛加重,常并发喷射性呕吐、脉缓、血压高、呼吸不规则、意识模糊、癫痫、视盘水肿等。颅内低压症见于腰穿后、颅脑损伤、脱水等,腰穿后头痛于腰穿后 48 h 内出现,于卧位坐起或站立后发生头痛,伴恶心、呕吐,平卧后头痛缓解,腰穿压力在 6.9 kPa(70 cmH$_2$O)以下,严重时无脑脊液流出,可伴有颈部僵直感。良性高颅内压性头痛具有颅内压增高的症状,急性或发作性全头痛,有呕吐、眼底视盘水肿,腰穿压力增高,头颅 CT 或 MRI 无异常。

(六)偏头痛

偏头痛可有遗传因素,以反复发作性头痛为特征,头痛程度、频度及持续时间可有很大差别,多为单侧,常有厌食、恶心和呕吐;有些病例伴有情绪障碍。又可分为以下几种。

1.有先兆的偏头痛

有先兆的偏头痛占 10%～20%,青春期发病,有家族史,劳累、情绪因素、月经期等易发。发作前常有先兆,如闪光、暗点、偏盲以及面、舌、肢体麻木等。继之以一侧或双侧头部剧烈搏动性跳痛或胀痛,多伴有恶心、呕吐、面色苍白、畏光或畏声。持续 2～72 h 恢复。间歇期自数天至十余年不等。

2.没有先兆的偏头痛

没有先兆的偏头痛最常见,无先兆或有不清楚的先兆,见于发作前数小时或数天,包括精神障碍、胃肠道症状和体液平衡变化,面色苍白、头昏、出汗、兴奋、局部或全身水肿则与典型偏头痛相同,头痛可双侧,持续时间较长,自十几小时至数天不等,随年龄增长头痛强度变轻。

3.眼肌瘫痪型偏头痛

眼肌瘫痪型偏头痛少见,头痛伴有动眼神经麻痹,常在持续性头痛 3～5 d 或更长时间,头痛强度减轻时麻痹变得明显,睑下垂最常见。若发作频繁动眼神经偶可永久损害。颅内动脉瘤可引起单侧头痛和动眼神经麻痹。

4.基底偏头痛

基底偏头痛少见。见于年轻妇女和女孩,与月经周期明显有关。先兆症状包括失明、意识障碍和各种脑干症状,如眩晕、共济失调、构音障碍和感觉异常,历时 20～40 min,继之剧烈搏动性枕部头痛和呕吐。

5.偏瘫型偏头痛

偏瘫型偏头痛以出现偏瘫为特征,头痛消失后神经体征可保留一段时期。

(七)丛集性头痛

丛集性头痛为与偏头痛密切相关的单侧型头痛,男多于女,常在 30～60 岁起病,其特点是一连串紧密发作后间歇数月甚至数年。发作突然,强烈头痛位于面上部、眶周和前额,常在夜间发作,密集的短阵头痛每次15～90 min;有明显的并发症状,包括球结膜充血、流泪、鼻充血,约20%患者同侧有 Horner 综合征(瞳孔缩小,但对光及调节反射正常,轻度上睑下垂,眼球内陷,患侧头面颈部无汗,颜面潮红,温度增高,系交感神经损害所致),发作通常持续 3～16 周。

(八)紧张型头痛

它包括发作性及慢性肌肉收缩性头痛或非肌肉收缩性痛(焦虑、抑郁)。患者叙述含糊的弥漫性钝痛和重压感、箍紧感,几乎总是双侧性。偏头痛的特征样单侧搏动性疼痛少见,无明显恶心、呕吐等伴随症状。慢性头痛可以持续数十年,导致焦虑、抑郁状态,失眠、噩梦、厌食、疲乏、便秘、体质量减轻等。镇痛剂短时有效,但长期服用反而可能造成药物依赖性头痛,生物反馈是较好的治疗方法。

(九)脑外伤后头痛

脑外伤后头痛指外伤恢复期后的慢性头痛,主要起源于颅外因素,如头皮局部疤痕。可表现肌肉收缩性痛、偏头痛、功能性头痛。有时并发转头时眩晕、恶心、过敏和失眠。

二、诊断

(一)问诊

不少头痛病例的诊断(如偏头痛、精神性头痛等),主要是以病史为依据,特别要注意下列各点。

1.头痛的特点

(1)起病方式及病程:急、慢、长、短,发作性、持续性或在持续性基础上有发作性加重;注意发作时间长短及次数,以及头痛发作前后情况。

(2)头痛的性质及程度:压榨样痛、胀痛、钝痛、跳痛、闪电样痛、爆裂样痛、针刺样痛,加重或减轻因素,与体位的关系。

(3)头痛的部位:局部、弥散、固定、多变。

2.伴随症状

有无先兆(眼前闪光、黑蒙、口唇麻木及偏身麻木、无力),恶心、呕吐、头昏、眩晕、出汗、排便,五官症状(眼痛、视力减退、畏光、流泪、流涕、鼻塞、鼻出血、耳鸣、耳聋),神经症状(抽搐、瘫痪、感觉障碍),精神症状(如失眠、多梦、记忆力减退、注意力不集中、淡漠、忧郁等),以及发热等。

3.常见病因

有无外伤、感染、中毒或精神因素、肿瘤病史。

(二)系统和重点检查

在一般检查、神经检查及精神检查中应着重以下几点。

(1)体温、脉搏、呼吸、血压的测量。

(2)眼、耳、鼻、鼻窦、咽、齿、下颌关节有无病变,特别注意有无鼻咽癌迹象。

(3)头、颈部检查:注意有无强迫头位,颈椎活动幅度如何。观察体位改变(直立、平卧、转头)对头痛的影响。头颈部有无损伤、肿块、压痛、肌肉紧张、淋巴结肿大,有无血管怒张、发硬、杂音、搏动消失等。有无脑膜刺激征。

(4)神经检查:注意瞳孔大小、视力、视野,视盘有无水肿,头面部及肢体有无瘫痪和感觉障碍。

(三)分析方法

根据病史和体检的发现,对照前述病因分类中各种头痛的临床特点,进行细致考虑。一般首先考虑是神经官能症性还是器质性头痛。若属后者,分析是全身性疾病,还是颅内占位性病变或非占位性病变引起的头痛,或颅外涉及眼、耳、鼻、喉、齿部疾病和头面部神经痛性头痛。对一时诊断不清者,应严密观察,定期复查,切忌"头痛医头",以免误诊。

(四)选择辅助检查

根据前述设想,推断头痛患者可能的病因,依照拟诊,选作针对性的辅助检查,如怀疑蛛网膜下腔出血,可检查脑脊液;怀疑脑瘤,可作头颅 CT 或 MRI;怀疑颅内感染,可行脑电图检查。

(谢月真)

第二节　心　悸

一、概述

心悸是人们主观感觉心跳或心慌,患者主诉心脏像播鼓样、心慌不稳等;常伴心前区不适,是由于心率过快或过缓、心律不齐、心肌收缩力增加或神经敏感性增高等因素引起。一般健康人仅在剧烈运动、神经过度紧张或高度兴奋时才会有心悸的感觉,神经官能症或处于焦虑状态的患者即使没有心律失常或器质性心脏病,也常以心悸为主诉而就诊,而某些患器质性心脏病患者或出现频发期前收缩,甚至心房颤动而并不感觉心悸。

二、诊断

(一)临床表现

由于心律失常引起的心悸,在检查患者的当时心律失常不一定存在。因此,务必让患者详细陈述发病的缓急、病程的长短;发生心悸时的主观症状,如有无心脏活动过强、过快、过慢、不规则的感觉;持续性或阵发性;是否伴有意识改变;周围循环状态如四肢发冷、面色苍白以及发作持续时间等;有无多食、怕热、易出汗、消瘦等;心悸发作的诱因与体位、体力活动、精神状态以及麻黄碱、胰岛素等药物的关系。体检时重点检查有无心脏疾病的体征,如心脏杂音、心脏扩大及心律改变,有无血压增高、脉压增宽、动脉枪击音、水冲脉等高动力循环的表现,注意甲状腺是否肿大、有无突眼、震颤及杂音以及有无贫血的体征。

(二)辅助检查

为明确有无心律失常存在及其性质应做心电图检查,如常规心电图未发现异常,可根据患者情况予以适当运动,如仰卧起坐、蹲踞活动或 24 h 动态心电图检查,怀疑冠心病、心肌炎者给予运动负荷试验,阳性检出率较高,如高度怀疑有恶性室性心律失常者,应做连续心电图监测。如怀疑有甲状腺功能亢进、低血糖或嗜铬细胞瘤时可进行相关的实验室检查。

三、鉴别诊断

心悸的鉴别需明确其为心脏原发性节律紊乱引起还是继发循环系统以外的疾病所致,进一步需确定其为功能性还是器质性疾病导致的心悸。

(一)心律失常

1.期前收缩

期前收缩为心悸最常见的病因。不少正常人可因期前收缩的发生而以心悸就诊,心脏突然"悬空""下沉"或"停顿"感是期前收缩的特征。此种感觉不但与代偿间歇的长短有关,且往往与期前收缩后的心搏出量有关。心脏病患者发生期前收缩的机会更多,心肌梗死患者如期前收缩发生在前一心搏的 T 波上,特别容易引起室性心动过速或心室颤动,应及时处理。听诊可发现心跳不规则,第一心音增强,第二心音减弱或消失,以后有一较长的代偿间歇,桡动脉搏动减弱,甚至或消失,形成脉搏短绌。

2.阵发性心动过速

阵发性心动过速是一种阵发性规则而快速的异位心律,具有突发突止的特点,发作时间长短不一,心率在160～220/min,大多数阵发性室上性心动过速是由折返机制引起,多无器质性心脏病,心动过速发作可由情绪激动、突然用力、疲劳或饱餐所致,亦可无明显诱因出现心悸、心前区不适、精神不安等,严重者可出现血压下降、头晕、乏力甚至心绞痛。室性心动过速最常发生于冠心病,尤其是发生过心肌梗死有室壁瘤的患者及心功能较差者;也可见于其他心脏病甚至无心脏病的患者。阵发性室上性心动过速和室性心动过速心电图不难鉴别,但宽 QRS 波室上性心动过速有时与室速难以区分,必要时可做心脏电生理检查。

3.心房颤动

心房颤动亦为常见心悸原因之一,特别是初发又未经治疗而心率快速者。多发生在器质性心脏病基础上。由于心房活动不协调,失去有效收缩力,加上快而不规则心室节律使心室舒张期缩短,心室充盈不足,因而心排血量不足,常可诱发心力衰竭。体征主要是心律完全不规则,输出量甚少的心搏可引起脉搏短绌,心率越快,脉搏短绌越显著。心电图检查示窦性P波消失,出现细小而形态不一的心房颤动波,心室率绝对不齐则可明确诊断。

(二)心外因素性心悸

1.贫血

常见病因和诱因有钩虫病、溃疡病、痔、月经过多、产后出血、外伤出血等。心悸因心率代偿性增快所致,头晕、眼花、乏力、皮肤黏膜苍白,为贫血疾病的共性,贫血纠正,心悸好转。各种贫血有其特有的临床表现:可有皮肤黏膜出血,上腹部压痛,消瘦,产后出血等。血常规、血小板计数、网织红细胞计数、血细胞比容、外周血及骨髓涂片、粪检寄生虫卵等可资鉴别。

2.甲状腺功能亢进症

以 20～40 岁女性多见。甲状腺激素分泌过多,兴奋和刺激心脏,心悸因代谢亢进心率增快引起,稍活动,心悸明显加剧,伴手震颤、怕热、多汗、失眠、易激动、食欲亢进、消瘦;甲状腺弥漫性肿大;有细震颤和血管杂音;眼球突出,持续性心动过速。实验室检查甲状腺摄碘率升高,甲状腺抑制试验阴性,血总 T_3、T_4 升高,基础代谢率升高等。

3.休克

由于全身组织灌注不足,微循环血流减少,致使心率增快,出现心悸。典型临床症状为皮肤苍白,四肢皮肤湿冷,意识模糊,脉快而弱,血压明显下降,脉压小,尿量减少,二氧化碳结合力和血 pH 有不同程度的降低,收缩压下降至 10.7 kPa(80 mmHg)以下,脉压 < 2.7 kPa(20 mmHg),原有高血压者收缩压较原有水平下降30%以上。

4.高原病

高原病多见于初入高原者,由于在海拔 3 000 m 以上,大气压和氧分压降低,引起人体缺氧,心率代偿性增快而出现心悸,伴头痛、头晕、眩晕、恶心、呕吐、失眠、疲倦、气喘、胸闷、胸痛、咳嗽、咯血色泡沫痰、呼吸困难等,严重者可出现高原性肺脑水肿。X线检查:肺动脉段隆凸,右心室肥大,心电图见右心室肥厚及肺性P波等;血液检查:红细胞增多,如红细胞数>$6.5×10^{12}$/L,血红蛋白>185 g/L 等。

5.发热性疾病

由病毒、细菌、支原体、立克次体、寄生虫等感染引起。心悸常与发热有明显关系,热退,则心悸缓解。根据原发病不同,有其不同临床体征,血、尿、粪常规检查及 X 线、超声检查等可明确诊断。药物作用所致的心悸:肾上腺素、阿托品、甲状腺素等药物使用后心率加快,出现心悸,停药后心悸逐渐消失。临床表现除原有疾病的症状外,尚有心前区不适、面色潮红、烦躁不安、心动过速等,详细询问用药史及停药后症状消失可资鉴别。

(三)妊娠期心动过速

由于胎儿生长需要,血流量增加,流速加快,心率加快而致心悸。多见于妊娠后期,有妊娠期的变化:如子宫增大、乳房增大、呼吸困难等症状,下肢水肿、心动过速、腹部随妊娠月龄的增加而膨大,可伴有高血压,尿妊娠试验、黄体酮试验、超声检查等鉴别不难。

(四)更年期综合征

主要与卵巢功能衰退,性激素分泌失调有关。多发生于 45～55 岁,激素分泌紊乱、自主神经功能异常而引起心悸。主要特征为月经紊乱,全身不适,面部皮肤阵阵发红、忽冷、忽热,出汗,情绪易激动,失眠,耳鸣,腰背酸痛,性功能减退等。血、尿中的雌激素及催乳素减少。促卵泡激素(FSH)与促黄体生成素(LH)增高为诊断依据。

(五)心脏神经官能症

主要由于中枢神经功能失调,影响自主神经功能,造成心脏血管功能异常。患者群多为青壮年(20～40 岁)女性,心悸与精神状态、失眠有明显关系。主诉较多,如呼吸困难、心前区疼痛、易激动、易疲劳、失眠、多梦、头晕、头痛、记忆力差、注意力涣散、多汗、手足冷、腹胀、尿频等。X 线检查、心电图、超声心动图等检查正常。

(谢其彬)

第三节　发　热

一、概述

正常人体的体温在体温调节中枢的控制下,人体的产热和散热处于动态平衡之中,维持人体的体温在相对恒定的范围之内。腋窝下所测的体温为 36 ℃～37 ℃;口腔中舌下所测的体温为 36.3 ℃～37.2 ℃;肛门内所测的体温为 36.5 ℃～37.7 ℃。在生理状态下,不同的个体、不同的时间和不同的环境,人体体温会有所不同。①不同个体间的体温有差异:儿童由于代谢率较高,体温可比成年人高;老年人代谢率低,体温比成年人低。②同一个体体温在不同时间有差异:正常情况下,人体体温在早晨较低,下午较高;妇女体温在排卵期和妊娠期较高,月经期较低。③不同环境下的体温亦有差异:运动、进餐、情绪激动和高温环境下工作时体温较高,低温环境下工作时体温较低。在病理状态下,人体产热增多,散热减少,体温超过正常时,就称为发热。发热持续时间在 2 周以内为急性发热,超过 2 周为慢性发热。

(一)病因

引起发热的病因很多,按有无病原体侵入人体分为感染性发热和非感染性发热两大类。

1.感染性发热

各种病原体侵入人体后引起的发热称为感染性发热。引起感染性发热的病原体有细菌、病毒、支原体、立克次体、真菌、螺旋体及寄生虫。病原体侵入机体后可引起相应的疾病,不论是急性还是慢性、局限性还是全身性,均可引起发热。病原体及其代谢产物或炎性渗出物等外源性致热原,在体内作用于致热原细胞如中性粒细胞、单核细胞及巨噬细胞等,使其产生并释放白细胞介素-1、干扰素、肿瘤坏死因子和炎症蛋白-1 等而引起发热。感染性发热占发热病因的 50%～60%。

2.非感染性发热

由病原体以外的其他病因引起的发热称为非感染性发热。常见于以下原因。

(1)吸收热:由于组织坏死,组织蛋白分解和坏死组织吸收引起的发热称为吸收热。①物理和机械因素损伤:大面积烧伤、内脏出血、创伤、大手术后,骨折和热射病等。②血液系统疾病:白血病、恶性淋巴瘤、恶性组织细胞病、骨髓增生异常综合征、多发性骨髓瘤、急性溶血和血型不合输血等。③肿瘤性疾病：各种恶性肿瘤。④血栓栓塞性疾病：静脉血栓形成，如腘静脉、股静脉和髂静脉血栓形成，动脉血栓形成，如心肌梗死、脑动脉栓塞、肠系膜动脉栓塞和四肢动脉栓塞等；微循环血栓形成，如溶血性尿毒综合征和血栓性血小板减少性紫癜。

（2）变态反应性发热：变态反应发生时形成外源性致热原抗原抗体复合物，激活了致热原细胞，使其产生并释放白细胞介素-1、干扰素、肿瘤坏死因子和炎症蛋白-1等引起的发热。如风湿热、药物热、血清病和结缔组织病等。

（3）中枢性发热：有些致热因素不通过内源性致热原而直接损害体温调节中枢，使体温调定点上移后发出调节冲动，造成产热大于散热，体温升高，称为中枢性发热。①物理因素：如中暑等；②化学因素：如重度安眠药中毒等；③机械因素：如颅内出血和颅内肿瘤细胞浸润等；④功能性因素：如自主神经功能紊乱和感染后低热。

（4）其他：如甲状腺功能亢进、脱水等。

发热都是由于致热因素的作用使人体产生的热量超过散发的热量，引起体温升高超过正常范围。

（二）发生机制

1.外源性致热原的摄入

各种致病的微生物或它们的毒素、抗原抗体复合物、淋巴因子、某些致炎物质（如尿酸盐结晶和硅酸盐结晶）、某些类固醇、肽聚糖和多核苷酸等外源性致热原多数是大分子物质，侵入人体后不能通过血-脑屏障作用于体温调节中枢，但可通过激活血液中的致热原细胞产生白细胞介素-1等。白细胞介素-1等的产生：在各种外源性致热原侵入人体内后，能激活血液中的中性粒细胞，单核-巨噬细胞和嗜酸性粒细胞等，产生白细胞介素-1、干扰素、肿瘤坏死因子和炎症蛋白-1。其中研究最多的是白细胞介素-1。

2.白细胞介素-1的作用部位

（1）脑组织：白细胞介素-1可能通过下丘脑终板血管器（此处血管为有孔毛细血管）的毛细血管进入脑组织。

（2）下丘脑视前区（POAH）神经元：白细胞介素-1亦有可能通过下丘脑终板血管器毛细血管到达血管外间隙（即血-脑屏障外侧）的POAH神经元。

3.发热的产生

白细胞介素-1作用于POAH神经元或在脑组织内再通过中枢介质引起体温调定点上移，体温调节中枢再对体温重新调节，发出调节命令。一方面，可能通过垂体内分泌系统使代谢增加和/或通过运动神经系统使骨骼肌阵缩（即寒战），引起产热增加；另一方面，通过交感神经系统使皮肤血管和立毛肌收缩，排汗停止，散热减少。这几方面作用使人体产生的热量超过散发的热量，体温升高，引起发热，一直达到体温调定点的新的平衡点。

二、发热的诊断

（一）发热的程度诊断

（1）低热：人体的体温超过正常，但低于38℃。

（2）中度热：人体的体温为38.1℃～39℃。

（3）高热：人体的体温为39.1℃～41℃。

(4)过高热:人体的体温超过 41 ℃。

(二)发热的分期诊断

1.体温上升期

此期为白细胞介素-1作用于POAH神经元或在脑组织内再通过中枢介质引起体温调定点上移,体温调节中枢对体温重新调节,发出调节命令,可通过代谢增加,骨骼肌阵缩(寒战),使产热增加;皮肤血管和立毛肌收缩,使散热减少。因此产热超过散热使体温升高。体温升高的方式有骤升和缓升两种。

(1)骤升型:人体的体温在数小时内达到高热或以上,常伴有寒战。

(2)缓升型:人体的体温逐渐上升在几天内达高峰。

2.高热期

此期为人体的体温达到高峰后的时期,体温调定点已达到新的平衡。

3.体温下降期

此期由于病因已被清除,体温调定点逐渐降到正常,散热超过产热,体温逐渐恢复正常。与体温升高的方式相对应的有两种体温降低的方式。

(1)骤降型:人体的体温在数小时内降到正常,常伴有大汗。

(2)缓降型:人体的体温在几天内逐渐下降到正常。体温骤升和骤降的发热常见于疟疾、大叶性肺炎、急性肾盂肾炎和输液反应。体温缓升缓降的发热常见于伤寒和结核。

(三)发热的分类诊断

1.急性发热

发热的时间在2周内为急性发热。

2.慢性发热

发热的时间超过2周为慢性发热。

(四)发热的热型诊断

把不同时间测得的体温数值分别记录在体温单上,将不同时间测得的体温数值按顺序连接起来,形成体温曲线,这些曲线的形态称热型。

1.稽留热

人体的体温维持在高热和以上水平达几天或几周。常见于大叶性肺炎和伤寒高热期。

2.弛张热

人体的体温在一天内都在正常水平以上,但波动范围在2℃以上。常见于化脓性感染、风湿热、败血症等。

3.间歇热

人体的体温骤升到高峰后维持几小时,再迅速降到正常,无热的间歇时间持续一到数天,反复出现。常见于疟疾和急性肾盂肾炎等。

4.波状热

人体的体温缓升到高热后持续几天,再缓降到正常,持续几天后再缓升到高热,反复多次。常见于布鲁杆菌病。

5.回归热

人体的体温骤升到高热后持续几天,再骤降到正常,持续几天后再骤升到高热,反复数次。常见于恶性淋巴瘤和部分恶性组织细胞病等。

6.不规则热

人体的体温可高可低,无规律性。常见于结核病、风湿热等。

三、发热的诊断方法

(一)详细询问病史

1.现病史

(1)起病情况和患病时间:发热的急骤和缓慢,发热持续时间。急性发热常见于细菌、病毒、肺炎支原体、立克次体、真菌、螺旋体及寄生虫感染。其他有结缔组织病、急性白血病、药物热等。长期发热的原因,除中枢性原因外,还可包括以下四大类。①感染是长期发热最常见的原因,常见于伤寒、副伤寒、亚急性感染性心内膜炎、败血症、结核病、阿米巴肝病、黑热病、急性血吸虫病等;在各种感染中,结核病是主要原因之一,特别是某些肺外结核,如深部淋巴结结核、肝结核。②造血系统的新陈代谢率较高,有病理改变时易引起发热,如非白血性白血病、深部恶性淋巴瘤、恶性组织细胞病等。③结缔组织疾病如播散性红斑狼疮、结节性多动脉炎、风湿热等疾病,可成为长期发热的疾病。④恶性肿瘤增长迅速,当肿瘤组织崩溃或附加感染时,则可引起长期发热,如肝癌、结肠癌等早期常易漏诊。

(2)病因和诱因:常见的有流行性感冒、其他病毒性上呼吸道感染、急性病毒性肝炎、流行性乙型脑炎、脊髓灰质炎、传染性单核细胞增多症、流行性出血热、森林脑炎、传染性淋巴细胞增多症、麻疹、风疹、流行性腮腺炎、水痘、肺炎支原体肺炎、肾盂肾炎、胸膜炎、心包炎、腹膜炎、血栓性静脉炎、丹毒、伤寒、副伤寒、亚急性感染性心内膜炎、败血症、结核病、阿米巴肝病、黑热病、急性血吸虫病、钩端螺旋体病、疟疾、丝虫病、旋毛虫病、风湿热;药热、血清病、系统性红斑狼疮、皮肌炎、结节性多动脉炎、急性胰腺炎、急性溶血、急性心肌梗死、脏器梗阻或血栓形成、体腔积血或血肿形成,大面积烧伤、白血病、恶性淋巴瘤、癌、肉瘤、恶性组织细胞病、痛风发作、甲状腺危象、重度脱水、热射病、脑出血、白塞病、高温下工作等。

(3)伴随症状:有寒战、结膜充血、口唇疱疹、肝大、脾大、淋巴结肿大、出血、关节肿痛、皮疹和昏迷等。发热的伴随症状越多,越有利于诊断或鉴别诊断,所以应尽量询问和采集发热的全部伴随症状。寒战常见于大叶肺炎、败血症、急性胆囊炎、急性肾盂肾炎、流行性脑脊髓膜炎、疟疾、钩端螺旋体病、药物热、急性溶血或输血反应等。结膜充血多见于麻疹、咽结膜热、流行性出血热、斑疹伤寒、钩端螺旋体病等。口唇单纯疱疹多出现于急性发热性疾病,如大叶肺炎、流行性脑脊髓膜炎、间日疟、流行性感冒等。淋巴结肿大见于传染性单核细胞增多症、风疹、淋巴结结核、局灶性化脓性感染、丝虫病、白血病、淋巴瘤、转移癌等。

肝脾大常见于传染性单核细胞增多症、病毒性肝炎、肝及胆管感染、布鲁杆菌病、疟疾、结缔组织病、白血病、淋巴瘤及黑热病、急性血吸虫病等。出血可见于重症感染及某些急性传染病,如流行性出血热、病毒性肝炎、斑疹伤寒、败血症等。也可见于某些血液病,如急性白血病、重型再生障碍性贫血、恶性组织细胞病等。关节肿痛常见于败血症、猩红热、布鲁杆菌病、风湿热、结缔组织病、痛风等。皮疹常见于麻疹、猩红热、风疹、水痘、斑疹伤寒、风湿热、结缔组织病、药物热等。昏迷发生在发热之后者,常见于流行性乙型脑炎、斑疹伤寒、流行性脑脊髓膜炎、中毒性菌痢、中暑等;昏迷发生在发热前者,常见于脑出血、巴比妥类中毒等。

2.既往史和个人史

如过去曾患的疾病、有无外伤、做过何种手术、预防接种史和过敏史等。个人经历:如居住

11

地、职业、旅游史和接触感染史等。职业:如工种、劳动环境等。发病地区及季节,对传染病与寄生虫病特别重要。某些寄生虫病如血吸虫病、黑热病、丝虫病等有严格的地区性。斑疹伤寒、回归热、白喉、流行性脑脊髓膜炎等流行于冬春季节;伤寒、乙型脑炎、脊髓灰质炎则流行于夏秋季节;钩端螺旋体病的流行常见于夏收与秋收季节。麻疹、猩红热、伤寒等急性传染病愈后常有较牢固的免疫力,第二次发病的可能性甚少。中毒型菌痢、食物中毒的患者发病前多有进食不洁饮食史;疟疾、病毒性肝炎可通过输血传染。阿米巴肝病可有慢性痢疾病史。

(二)仔细全面体检

(1)记录体温曲线:每天记录 4 次体温以此判断热型。

(2)细致、精确、规范、全面和有重点的体格检查。

(三)准确的实验室检查

1.常规检查

包括三大常规(即血常规、尿常规和大便常规)、红细胞沉降率和肺部 X 线片。

2.细菌学检查

可根据病情取血、骨髓、尿、胆汁、大便和脓液进行培养。

(四)针对性的特殊检查

1.骨髓穿刺和骨髓活检

对血液系统的肿瘤和骨髓转移癌有诊断意义。

2.免疫学检查

免疫球蛋白电泳、类风湿因子、抗核抗体、抗双链 DNA 抗体等。

3.影像学检查

如超声波、电子计算机 X 线体层扫描(CT)和磁共振成像(MRI)检查。

4.淋巴结活检

对淋巴组织增生性疾病的确诊有诊断价值。

5.诊断性探查术

对经过以上检查仍不能诊断的腹腔内肿块可慎重采用。

四、鉴别诊断

(一)急性发热

急性发热指发热在 2 周以内者。病因主要是感染,其局部定位症状常出现在发热之后。准确的实验室检查和针对性的特殊检查对鉴别诊断有很大的价值。如果发热缺乏定位,血细胞计数不高或减低、难以确定诊断的大多为病毒感染。

(二)慢性发热

1.长期发热

长期发热指中高度发热超过 2 周以上者。常见的病因有四类:感染、结缔组织疾病、肿瘤和恶性血液病。其中以感染多见。

(1)感染:常见的原因有伤寒、副伤寒、结核、败血症、肝脓肿、慢性胆囊炎、感染性心内膜炎、急性血吸虫病、传染性单核细胞增多症、黑热病等。

感染所致发热的特点:①常伴畏寒和寒战;②血白细胞数＞10×10^9/L、中性粒细胞＞80％、杆状核粒细胞＞5％,常为非结核感染;③病原学和血清学的检查可获得阳性结果;④抗生素治疗有效。

(2)结缔组织疾病:常见的原因有系统性红斑狼疮、风湿热、皮肌炎、贝赫切特综合征、结节性多动脉炎等。

结缔组织疾病所致发热的特点:①多发于生育期的妇女;②多器官受累、表现多样;③血清中有高滴度的自身抗体;④抗生素治疗无效且易过敏;⑤水杨酸或肾上腺皮质激素治疗有效。

(3)肿瘤:常见于各种恶性肿瘤和转移性肿瘤。肿瘤所致发热的特点:无寒战、抗生素治疗无效、伴进行性消瘦和贫血。

(4)恶性血液病:常见于恶性淋巴瘤和恶性组织细胞病。恶性血液病所致发热的特点:常伴有肝脾大、全血细胞计数减少和进行性衰竭,抗生素治疗无效。

2.慢性低热

慢性低热指低度发热超过 3 周以上者,常见的病因有器质低热性和功能性低热。

(1)器质性低热:①感染,常见的病因有结核、慢性泌尿系感染、牙周脓肿、鼻旁窦炎、前列腺炎和盆腔炎等有注意进行有关的实验室检查和针对性的特殊检查对鉴别诊断有很大的价值;②非感染性发热,常见的病因有结缔组织疾病和甲亢,凭借自身抗体和毛、爪的检查有助于诊断。

(2)功能性低热:①感染后低热,急性传染病等引起高热在治愈后,由于体温调节中枢的功能未恢复正常,低热可持续数周,反复的体检和实验室检查未见异常;②自主神经功能紊乱,多见于年轻女性,一天内体温波动不超过 0.5 ℃,体力活动后体温不升反降,常伴颜面潮红、心悸、手颤、失眠等,并排除其他原因引起的低热后才能诊断。

(王世凤)

第四节　发　绀

一、发绀的概念

发绀是指血液中脱氧血红蛋白增多,使皮肤、黏膜呈青紫色的表现。广义的发绀还包括由异常血红蛋白衍生物(高铁血红蛋白、硫化血红蛋白)所致皮肤黏膜青紫现象。

发绀在皮肤较薄、色素较少和毛细血管丰富的部位如口唇、鼻尖、颊部与甲床等处较为明显,易于观察。

二、发绀的病因、发生机制及临床表现

发绀的原因有血液中还原血红蛋白增多及血液中存在异常血红蛋白衍生物两大类。

(一)血液中还原血红蛋白增多

血液中还原血红蛋白增多引起的发绀,是发绀的主要原因。

血液中还原血红蛋白绝对含量增多。还原血红蛋白浓度可用血氧未饱和度表示,正常动脉血氧未饱和度为 5%,静脉内血氧未饱和度为 30%,毛细血管中血氧未饱和度约为前两者的平均数。每 1 g 血红蛋白约与 1.34 mL 氧结合。当毛细血管血液的还原血红蛋白量超过 50 g/L (5 g/dL)时,皮肤黏膜即可出现发绀。

1.中心性发绀

由于心、肺疾病导致动脉血氧饱和度（SaO_2）降低引起。发绀的特点是全身性的,除四肢与面颊外,亦见于黏膜(包括舌及口腔黏膜)与躯干的皮肤,但皮肤温暖。中心性发绀又可分为肺性发绀和心性混血性发绀两种。

(1)肺性发绀:①病因,见于各种严重呼吸系统疾病,如呼吸道(喉、气管、支气管)阻塞、肺部疾病(肺炎、阻塞性肺气肿、弥漫性肺间质纤维化、肺淤血、肺水肿、急性呼吸窘迫综合征)和肺血管疾病(肺栓塞、原发性肺动脉高压、肺动静脉瘘等);②发生机制,是由于呼吸功能衰竭,通气或换气功能障碍,肺氧合作用不足,致使体循环血管中还原血红蛋白含量增多而出现发绀。

(2)心性混血性发绀:①病因,见于发绀型先天性心脏病,如法洛四联症、艾森门格综合征等;②发生机制,是由于心与大血管之间存在异常通道,部分静脉血未通过肺进行氧合作用,即经异常通道分流混入体循环动脉血中,如分流量超过心排血量的1/3时,即可引起发绀。

2.周围性发绀

由于周围循环血流障碍所致,发绀特点是常见于肢体末梢与下垂部位,如肢端、耳垂与鼻尖,这些部位的皮肤温度低、发凉,若按摩或加温耳垂与肢端,使其温暖,发绀即可消失。此点有助于与中心性发绀相互鉴别,后者即使按摩或加温,青紫也不消失。此型发绀又可分为淤血性周围性发绀、真性红细胞增多症和缺血性周围性发绀3种。

(1)淤血性周围性发绀:①病因,如右心衰竭、渗出性心包炎、心包压塞、缩窄性心包炎、局部静脉病变(血栓性静脉炎、上腔静脉综合征、下肢静脉曲张)等;②发生机制,是因体循环淤血、周围血流缓慢,氧在组织中被过多摄取所致。

(2)缺血性周围性发绀:①病因,常见于重症休克;②发生机制,由于周围血管痉挛收缩,心排血量减少,循环血容量不足,血流缓慢,周围组织血流灌注不足、缺氧,致皮肤黏膜呈青紫、苍白;③局部血液循环障碍,如血栓闭塞性脉管炎、雷诺病、肢端发绀症、冷球蛋白血症、网状青斑、严重受寒等,由于肢体动脉阻塞或末梢小动脉强烈痉挛、收缩,可引起局部冰冷、苍白与发绀。

(3)真性红细胞增多症:所致发绀亦属周围性,除肢端外,口唇亦可发绀。其发生机制是由于红细胞过多,血液黏稠,致血流缓慢,周围组织摄氧过多,还原血红蛋白含量增高所致。

3.混合性发绀

中心性发绀与周围性发绀并存,可见于心力衰竭(左心衰竭、右心衰竭和全心衰竭),因肺淤血或支气管-肺病变,致血液在肺内氧合不足以及周围血流缓慢,毛细血管内血液脱氧过多所致。

（二）异常血红蛋白衍化物

血液中存在着异常血红蛋白衍化物(高铁血红蛋白、硫化血红蛋白),较少见。

1.药物或化学物质中毒所致的高铁血红蛋白血症

(1)发生机制:由于血红蛋白分子的二价铁被三价铁所取代,致使失去与氧结合的能力,当血液中高铁血红蛋白含量达30 g/L时,即可出现发绀。此种情况通常由伯氨喹、亚硝酸盐、氯酸钾、碱式硝酸铋、磺胺类、苯丙砜、硝基苯、苯胺等中毒引起。

(2)临床表现:其发绀特点是急骤出现,暂时性,病情严重,经过氧疗青紫不减,抽出的静脉血呈深棕色,暴露于空气中也不能转变成鲜红色,若静脉注射亚甲蓝溶液、硫代硫酸钠或大剂量维生素C,均可使青紫消退。分光镜检查可证明血中高铁血红蛋白的存在。由于大量进食含有亚硝酸盐的变质蔬菜而引起的中毒性高铁血红蛋白血症,也可出现发绀,称"肠源性青紫症"。

2.先天性高铁血红蛋白血症

患者自幼即有发绀,有家族史,而无心肺疾病及引起异常血红蛋白的其他原因,身体一般健康状况较好。

3.硫化血红蛋白血症

(1)发生机制:硫化血红蛋白并不存在于正常红细胞中。凡能引起高铁血红蛋白血症的药物或化学物质也能引起硫化血红蛋白血症,但患者须同时有便秘或服用硫化物(主要为含硫的氨基酸),在肠内形成大量硫化氢为先决条件。所服用的含氮化合物或芳香族氨基酸则起触媒作用,使硫化氢作用于血红蛋白,而生成硫化血红蛋白,当血中含量达 5 g/L 时,即可出现发绀。

(2)临床表现:发绀的特点是持续时间长,可达几个月或更长时间,因硫化血红蛋白一经形成,不论是在体内还是体外,均不能恢复为血红蛋白,而红细胞寿命仍正常;患者血液呈蓝褐色,分光镜检查可确定硫化血红蛋白的存在。

三、发绀的伴随症状

(一)发绀伴呼吸困难

发绀伴呼吸困难常见于重症心、肺疾病和急性呼吸道阻塞、气胸等;先天性高铁系血红蛋白血症和硫化血红蛋白血症虽有明显发绀,但一般无呼吸困难。

(二)发绀伴杵状指(趾)

病程较长后出现,主要见于发绀型先天性心脏病及某些慢性肺内部疾病。

(三)急性起病伴意识障碍和衰竭

急性起病伴意识障碍和衰竭见于某些药物或化学物质急性中毒、休克、急性肺部感染等。

（宋 波）

第五节 呼 吸 困 难

正常人平静呼吸时,其呼吸运动无须费力,也不易察觉。呼吸困难尚无公认的明确定义,通常是指伴随呼吸运动所出现的主观不适,如感到空气不足、呼吸费劲等。体格检查时可见患者用力呼吸,辅助呼吸肌参加呼吸运动,如张口抬肩,并可出现呼吸频率、深度和节律的改变。严重呼吸困难时,可出现鼻翼翕动、发绀,患者被迫采取端坐位。许多疾病可引起呼吸困难,如呼吸系统疾病、心血管疾病、神经肌肉疾病、肾脏疾病、内分泌疾病(包括异常妊娠)、血液系统疾病、类风湿疾病以及精神情绪改变等。正常人运动量大时也会出现呼吸困难。

一、呼吸困难的临床类型

(一)肺源性呼吸困难

肺源性呼吸困难的两个主要原因是肺或胸壁顺应性降低引起的限制性缺陷和气流阻力增加引起的阻塞性缺陷。限制性呼吸困难的患者(如肺纤维化或胸廓变形)在休息时可无呼吸困难,但当活动使肺通气接近其最大受限的呼吸能力时,就有明显的呼吸困难。阻塞性呼吸困难的患者(如阻塞性肺气肿或哮喘),即使是在休息时,也可因努力增加通气而致呼吸困难,且呼吸费力而缓慢,尤其是在呼气时。尽管详细询问呼吸困难感觉的特性和类型有助于鉴别限制性和阻塞性呼吸困难,然而这些肺功能缺陷常是混合的,呼吸困难可显示出混合和过渡的特征。体格检查和肺功能测定可补充来自于病史的详细信息。体格检查有助于显示某些限制性呼吸困难的原因（如胸腔积液、气胸），肺气肿和哮喘的体征有助于确定其基础的阻塞性肺病的性质和严重程度。肺功能检查可提供限制性或气流阻塞存在的数据，可与正常值或同一患者不同时期的数据做比较。

(二)心源性呼吸困难

在心力衰竭早期，心排血量不能满足活动期间的代谢增加，因而组织和大脑酸中毒使呼吸运动大大增强，患者过度通气。各种反射因素，包括肺内牵张感受器，也可促成过度通气，患者气短，常伴有乏力、窒息感或胸骨压迫感。其特征是"劳力性呼吸困难"，即在体力运动时发生或加重，休息或安静状态时缓解或减轻。

在心力衰竭后期，肺充血水肿，僵硬的肺脏通气量降低，通气用力增加。反射因素，特别是肺泡-毛细血管间隔内毛细血管旁感受器，有助于肺通气的过度增加。心力衰竭时，循环缓慢是主要原因，呼吸中枢酸中毒和低氧起重要作用。端坐呼吸是在患者卧位时发生的呼吸不舒畅，迫使患者取坐位。其原因是卧位时回流入右心的静脉血增加，而衰竭的左心不能承受这种增加的前负荷，其次是卧位时呼吸用力增加。端坐呼吸有时发生于其他心血管疾病，如心包积液。急性左心功能不全，患者常表现为阵发性呼吸困难。其特点是多在夜间熟睡时，因呼吸困难而突然憋醒，胸部有压迫感，被迫坐起，用力呼吸。轻者短时间后症状消失，称为夜间阵发性呼吸困难。病情严重者，除端坐呼吸外，尚可有冷汗、发绀、咳嗽、咳粉红色泡沫样痰，心率加快，两肺出现哮鸣音、湿性啰音，称为心源性哮喘。它是由于各种心脏病发生急性左心功能不全，导致急性肺水肿所致。

(三)中毒性呼吸困难

糖尿病酸中毒产生一种特殊的深大呼吸类型，然而，由于呼吸能力储存完好，故患者很少主诉呼吸困难。尿毒症患者由于酸中毒、心力衰竭、肺水肿和贫血联合作用造成严重气喘，患者可主诉呼吸困难。急性感染时呼吸加快，是由于体温增高及血中毒性代谢产物刺激呼吸中枢引起的。吗啡、巴比妥类药物急性中毒时，呼吸中枢受抑制，使呼吸缓慢，严重时出现潮式呼吸或间停呼吸。

(四)血源性呼吸困难

由于红细胞携氧量减少，血含氧量减低，引起呼吸加快，常伴有心率加快。发生于大出血时的急性呼吸困难是一个需立即输血的严重指征。呼吸困难也可发生于慢性贫血，除非极度贫血，否则呼吸困难仅发生于活动期间。

(五)中枢性呼吸困难

颅脑疾病或损伤时，呼吸中枢受到压迫或供血减少，功能降低，可出现呼吸频率和节律的改变。如病损位于间脑及中脑上部时出现潮式呼吸；中脑下部与脑桥上部受累时出现深快均匀的中枢性呼吸；脑桥下部与延髓上部病损时出现间停呼吸；累及延髓时出现缓慢不规则的延髓型呼吸，这是中枢呼吸功能不全的晚期表现；叹气样呼吸或抽泣样呼吸常为呼吸停止的先兆。

(六)精神性呼吸困难

癔症时，其呼吸困难主要特征为呼吸浅表频速，患者常因过度通气而发生胸痛、呼吸性碱中毒。易出现手足搐搦症。

二、呼吸困难的诊断思维

根据呼吸困难多种多样的临床表现可引导出对某些疾病的诊断思维。以下可供参考。

(一)呼吸频率

每分钟呼吸超过 24 次称为呼吸频率加快,见于呼吸系统疾病、心血管疾病、贫血、发热等。每分钟呼吸少于 10 次称为呼吸频率减慢,是呼吸中枢受抑制的表现,见于麻醉安眠药物中毒、颅内压增高、尿毒症、肝性脑病等。

(二)呼吸深度

呼吸加深见于糖尿病及尿毒症酸中毒;呼吸变浅见于肺气肿、呼吸肌麻痹及镇静剂过量。

(三)呼吸节律

潮式呼吸和间停呼吸见于中枢神经系统疾病和脑部血液循环障碍,如颅内压增高、脑炎、脑膜炎、颅脑损伤、尿毒症、糖尿病昏迷、心力衰竭、高山病等。

(四)年龄性别

儿童呼吸困难应多注意呼吸道异物、先天性疾病、急性感染等;青壮年则应想到胸膜疾病、风湿性心脏病、结核;老年人应多考虑冠心病、肺气肿、肿瘤等。癔症性呼吸困难较多见于年轻女性。

(五)呼吸时限

吸气性呼吸困难多见于上呼吸道不完全阻塞,如异物、喉水肿、喉癌等,也见于肺顺应性降低的疾病,如肺间质纤维化、广泛炎症、肺水肿等。呼气性呼吸困难多见于下呼吸道不完全阻塞,如慢性支气管炎、支气管哮喘、肺气肿等。大量胸腔积液、大量气胸、呼吸肌麻痹、胸廓限制性疾病则呼气、吸气均感困难。

(六)起病缓急

呼吸困难缓起者包括心肺慢性疾病,如肺结核、尘肺、肺气肿、肺肿瘤、肺纤维化、冠心病、先心病等。呼吸困难发生较急者有肺水肿、肺不张、呼吸系统急性感染、迅速增长的大量胸腔积液等。突然发生严重呼吸困难者有呼吸道异物、张力性气胸、大块肺梗死、成人呼吸窘迫综合征等。

(七)患者姿势

端坐呼吸见于充血性心力衰竭患者;一侧大量胸腔积液患者常喜卧向患侧;重度肺气肿患者常静坐而缓缓吹气;心肌梗死患者常叩胸作痛苦貌。

(八)劳力活动

劳力性呼吸困难是左心衰竭的早期症状,肺尘埃沉着症、肺气肿、肺间质纤维化、先天性心脏病往往也以劳力性呼吸困难为早期表现。

(九)职业环境

接触各类粉尘的职业是诊断尘肺的基础;饲鸽者、种蘑菇者发生呼吸困难时应考虑外源性过敏性肺泡炎。

(十)伴随症状

伴咳嗽、发热者考虑支气管-肺部感染;伴神经系统症状者注意脑及脑膜疾病或转移性肿瘤;伴霍纳综合征者考虑肺尖部肿瘤;伴上腔静脉综合征者考虑纵隔肿块;触及颈部皮下气肿时应立即想到纵隔气肿。

(冯兆田)

第六节 咳嗽与咳痰

咳嗽是一种保护性反射动作,借以将呼吸道的异物或分泌物排出。但长期、频繁、剧烈的咳嗽影响工作与休息,则失去其保护性意义,属于病理现象。咳痰是凭借咳嗽动作将呼吸道内病理性分泌物或渗出物排出口腔外的病态现象。

一、咳嗽常见病因

主要为呼吸道与胸膜疾病。

(一)呼吸道疾病

从鼻咽部到小支气管整个呼吸道黏膜受到刺激时均可引起咳嗽,而刺激效应以喉部杓状软骨间腔和气管分叉部的黏膜最敏感。呼吸道各部位受到刺激性气体、烟雾、粉尘、异物、炎症、出血、肿瘤等刺激时均可引起咳嗽。

(二)胸膜疾病

胸膜炎、胸膜间皮瘤、胸膜受到损伤或刺激(如自发性或外伤性气胸、血胸、胸膜腔穿刺)等均可引起咳嗽。

(三)心血管疾病

如二尖瓣狭窄或其他原因所致左心功能不全引起的肺淤血与肺水肿,或因右心或体循环静脉栓子脱落引起肺栓塞时,肺泡及支气管内有漏出物或渗出物,刺激肺泡壁及支气管黏膜,出现咳嗽。

(四)胃食管反流病

胃反流物对食管黏膜的刺激和损伤,少数患者以咳嗽与哮喘为首发或主要症状。

(五)神经精神因素

呼吸系统以外器官的刺激经迷走、舌咽和三叉神经与皮肤的感觉神经纤维传入,经喉下、膈神经与脊神经分别传到咽、声门、膈等,引起咳嗽;神经官能症,如习惯性咳嗽、癔症等。

二、咳痰的常见病因

咳痰主要见于呼吸系统疾病。如急慢性支气管炎、支气管哮喘、支气管肺癌、支气管扩张、肺部感染(包括肺炎、肺脓肿等)、肺结核、过敏性肺炎等。另外,心功能不全所致肺淤血、肺水肿以及白血病、风湿热等所致的肺浸润等。

三、咳嗽的临床表现

为判断其临床意义,应注意详细了解下述内容。

(一)咳嗽的性质

咳嗽无痰或痰量甚少,称为干性咳嗽,常见于急性咽喉炎、支气管炎的初期、胸膜炎、轻症肺结核等。咳嗽伴有痰液时,称为湿性咳嗽,常见于肺炎、慢性支气管炎、支气管扩张、肺脓肿及空洞型肺结核等疾病。

（二）咳嗽出现的时间与规律

突然出现的发作性咳嗽，常见于吸入刺激性气体所致急性咽喉炎与气管-支气管炎、气管与支气管异物、百日咳、支气管内膜结核、气管或气管分叉部受压迫刺激等。长期慢性咳嗽，多见于呼吸道慢性病，如慢性支气管炎、支气管扩张、肺脓肿和肺结核等。

周期性咳嗽可见于慢性支气管炎或支气管扩张，且往往于清晨起床或夜晚卧下时（即体位改变时）咳嗽加剧；卧位咳嗽比较明显的可见于慢性左心功能不全；肺结核患者常有夜间咳嗽。

（三）咳嗽的音色

音色指咳嗽声音的性质和特点。

（1）咳嗽声音嘶哑：多见于喉炎、喉结核、喉癌和喉返神经麻痹等。

（2）金属音调咳嗽：见于纵隔肿瘤、主动脉瘤或支气管癌、淋巴瘤、结节病压迫气管等。

（3）阵发性连续剧咳伴有高调吸气回声（犬吠样咳嗽）：见于百日咳、会厌、喉部疾病和气管受压等。

（4）咳嗽无声或声音低微：可见于极度衰弱的患者或声带麻痹。

四、痰的性状及临床意义

痰的性质可分为黏液性、浆液性、脓性、黏液脓性、血性等。急性呼吸道炎症时痰量较少，多呈黏液性或黏液脓性；慢性阻塞性肺疾病时，多为黏液泡沫痰，当痰量增多且转为脓性，常提示急性加重；支气管扩张、肺脓肿、支气管胸膜瘘时痰量较多，清晨与晚睡前增多，且排痰与体位有关。痰量多时静置后出现分层现象：上层为泡沫、中层为浆液或浆液脓性、底层为坏死组织碎屑；肺炎链球菌肺炎可咳铁锈色痰；肺厌氧菌感染，脓痰有恶臭味；阿米巴性肺脓肿咳巧克力色痰；肺水肿为咳粉红色泡沫痰；肺结核、肺癌常咳血痰；黄绿色或翠绿色痰，提示铜绿假单胞菌（绿脓杆菌）感染；痰白黏稠、牵拉成丝难以咳出，提示有白色念珠菌感染。

五、咳嗽与咳痰的伴随症状

（1）咳嗽伴发热：见于呼吸道（上、下呼吸道）感染、胸膜炎、肺结核等。

（2）咳嗽伴胸痛：多见于肺炎、胸膜炎、自发性气胸、肺梗死和支气管肺癌。

（3）咳嗽伴呼吸困难：见于喉炎、喉水肿、喉肿瘤、支气管哮喘、重度慢性阻塞性肺疾病、重症肺炎和肺结核、大量胸腔积液、气胸、肺淤血、肺水肿、气管与支气管异物等。呼吸困难严重时引起动脉血氧分压降低（缺氧）出现发绀。

（4）咳嗽伴大量脓痰：见于支气管扩张症、肺脓肿、肺囊肿合并感染和支气管胸膜瘘等。

（5）咳嗽伴咯血：多见于肺结核、支气管扩张、支气管肺癌、二尖瓣狭窄、肺含铁血黄素沉着症、肺出血肾炎综合征等。

（6）慢性咳嗽伴杵状指（趾）：主要见于支气管扩张、肺脓肿、支气管肺癌和脓胸等。

（7）咳嗽伴哮鸣音：见于支气管哮喘、慢性支气管炎喘息型、弥漫性支气管炎、心源性哮喘、气管与支气管异物、支气管肺癌引起气管与大气管不完全阻塞等。

（8）咳嗽伴剑突下烧灼感、反酸、饭后咳嗽明显：提示为胃-食管反流性咳嗽。

（间建华）

第七节　恶心、呕吐

一、概述

恶心、呕吐是临床上最常见的症状之一。恶心是一种特殊的主观感觉,表现为胃部不适和胀满感,常为呕吐的前奏,多伴有流涎与反复的吞咽动作。呕吐是一种胃的反射性强力收缩,通过胃、食管、口腔、膈肌和腹肌等部位的协同作用,能迫使胃内容物由胃食管经口腔急速排出体外。恶心、呕吐可由多种迥然不同的疾病和病理生理机制引起。两者可或不相互伴随。

二、病因

引起恶心、呕吐的病因很广泛,包括多方面因素,几乎涉及各个系统。

(一)感染

急性病毒性胃肠炎、急性细菌性胃肠炎、急性病毒性肝炎、急性阑尾炎、胆囊炎、腹膜炎、急性输卵管炎、盆腔炎等。

(二)腹腔其他脏器疾病

1.脏器疼痛

胰腺炎、胆石症、肾结石、肠缺血、卵巢扭转。

2.胃肠道梗阻

幽门梗阻。

3.溃疡病、胃癌、腔外肿物压迫

胃及十二指肠溃疡、十二指肠梗阻、十二指肠癌、胰腺癌、肠粘连、肠套叠、克罗恩病、肠结核、肠道肿瘤、肠蛔虫、肠扭转、肠系膜上动脉压迫综合征、输出襻综合征;胃肠动力障碍(糖尿病胃轻瘫、非糖尿病胃轻瘫)、假性肠梗阻(结缔组织病、糖尿病性肠神经病、肿瘤性肠神经病、淀粉样变等)。

(三)内分泌代谢性疾病

低钠血症、代谢性酸中毒、营养不良、维生素缺乏症、糖尿病酸中毒、甲状腺功能亢进、甲状腺功能低下、甲状旁腺功能亢进症、垂体功能低下、肾上腺功能低下、各种内分泌危象、尿毒症等。

(四)神经系统疾病

中枢神经系统感染(脑炎、脑膜炎)、脑瘤、脑供血不足、脑出血、颅脑外伤。

(五)药物等理化因素

麻醉剂、洋地黄类、化学治疗(以下简称化疗)药物、抗生素、多巴胺受体激动剂、非甾体消炎药、茶碱、乙醇、放射线等。

(六)精神性呕吐

神经性多食、神经性厌食。

(七)前庭疾病

晕动症、梅尼埃病、内耳迷路炎。

（八）妊振呕吐

妊娠剧吐、妊娠期急性脂肪肝。

（九）其他

心肺疾病（心肌梗死、肺梗死、高血压、急性肺部感染、肺源性心脏病）、泌尿系疾病（急性肾炎、急性肾盂肾炎、尿毒症）、周期性呕吐、术后恶心呕吐、青光眼等。

三、发病机制

恶心是人体一种神经精神活动，多种因素可引起恶心，如内脏器官疼痛、颅内高压、迷路刺激、某些精神因素等。恶心发生时，胃蠕动减弱或消失，排空延缓，十二指肠及近端空肠紧张性增加，出现逆蠕动，导致十二指肠内容物反流至胃内。恶心常是呕吐的前兆。

呕吐是一种复杂的病理生理反射过程。反射通路包括以下几个。

（一）信息传入

由自主神经传导（其中迷走神经纤维较交感神经纤维起得作用大）。

（二）呕吐反射中枢

目前认为中枢神经系统的两个区域与呕吐反射密切相关。一是延髓呕吐中枢，二是化学感受器触发区（CTZ）。通常把内脏神经末梢传来的冲动，引起的呕吐称为反射性呕吐，把 CTZ 受刺激后引起的呕吐称为中枢性呕吐。延髓呕吐中枢位于延髓外侧网状结构背外侧，迷走神经核附近。主要接受来自消化道和内脏神经、大脑皮质、前庭器官、视神经、痛觉感受器和 CTZ 的传入冲动。化学感受器触发区（CTZ）位于第四脑室底部的后极区，为双侧性区域，有密集多巴胺受体。多巴按受体在 CTZ 对呕吐介导过程中起重要作用，因为应用阿扑吗啡、左旋多巴、溴隐停等多巴胺受体激动剂可引起呕吐，而其拮抗剂、甲氧氯普胺、吗丁啉等药物有止呕作用。化学感受器触发区的 5-羟色胺、去甲肾上腺素、神经肽物质和 γ-氨基丁酸等神经递质也可能参与呕吐反射过程。CTZ 主要接受来自血液循环中的化学等方面的呕吐刺激信号，并发出引起呕吐反应的神经冲动。但 CTZ 本身不能直接引起呕吐，必须在延髓呕吐中枢完整及其介导下才能引起呕吐，但两者的关系尚不明了。CTZ 位于血-脑屏障之外，许多药物或代谢紊乱均可作用于 CTZ。麻醉剂类药物、麦角衍生物类药物、吐根糖浆等及体内某些多肽物质如甲状腺激素释放激素、P 物质、血管紧张素、促胃液素、升压素、血管肠肽等均作用于 CTZ 引起恶心呕吐。此外，某些疾病如尿毒症、低氧血症、酮症酸中毒、放射病、晕动症等引起的恶心呕吐也与 CTZ 有关。

（三）传出神经

传出神经包括迷走神经、交感神经、体神经和脑神经。上述传出神经将呕吐信号传至各效应器官，引起恶心呕吐过程，呕吐开始时，幽门口关闭，胃内容物不能排到十二指肠。同时，贲门口松弛，贲门部上升，腹肌、膈肌和肋间肌收缩，胃内压及腹内压增高，下食管括约肌松弛，导致胃内容排出体外。

四、诊断

恶心呕吐的病因广泛，正确的诊断有赖于详尽的病史以及全面的体检和有针对性的实验室检查。

（一）病史

1.呕吐的伴随症状

呕吐伴发热者，须注意急性感染。呕吐伴有不洁饮食或同食者集体发病者，应考虑食物或药

21

物中毒。呕吐伴胸痛,常见于急性心肌梗死或急性肺梗死等。呕吐伴有腹痛者,常见于腹腔脏器炎症、梗阻和破裂。腹痛于呕吐后暂时缓解者,提示消化性溃疡、急性胃炎及胃肠道梗阻疾病。呕吐后腹痛不能缓解者,常见于胆管疾病、泌尿系统疾病、急性胰腺炎等。呕吐伴头痛,除考虑颅内高压的疾病外,还应考虑偏头痛、鼻炎、青光眼及屈光不正等疾病。呕吐伴眩晕,应考虑前庭、迷路疾病、基底-椎动脉供血不足、小脑后下动脉供血不足以及某些药物(如氨基糖苷类抗生素)引起的颅神经损伤。

2.呕吐的方式和特征

喷射性呕吐多见于颅内炎症、水肿出血、占位性病变、脑膜炎症粘连等所致颅内压增高,通常不伴有恶心。此外,青光眼和第Ⅷ对颅神经病变也可出现喷射性呕吐。呕吐不费力,餐后即发生,呕吐物量少,见于精神性呕吐。

应注意呕吐物的量、性状和气味等。呕吐物量大,且含有腐烂食物提示幽门梗阻、胃潴留、胃轻瘫及回肠上段梗阻等。呕吐物为咖啡样或血性,见于上消化道出血;含有未完全消化的食物则提示食管性呕吐(贲门失弛缓症、食管憩室、食管癌等)和神经性呕吐;含有胆汁者,常见于频繁剧烈呕吐、十二指肠乳头以下的十二指肠或小肠梗阻、胆囊炎、胆石症及胃大部切除术后等,有时见于妊娠剧吐、晕动症。呕吐物有酸臭味者,说明为胃内容物。有粪臭味提示小肠低位梗阻、麻痹性肠梗阻、结肠梗阻、回盲瓣关闭不全或胃结肠瘘等。

3.呕吐和进食的时相关系

进食过程或进食后早期发生呕吐常见于幽门管溃疡或精神性呕吐;进食后期或积数餐后呕吐,见于幽门梗阻、肠梗阻、胃轻瘫或肠系膜上动脉压迫导致十二指肠淤积。晨间呕吐多见于妊娠呕吐,有时亦见于尿毒症、慢性酒精中毒和颅内高压症等。

4.药物或放射线接触史

易引起呕吐的常用药物有抗生素、洋地黄、茶碱、化疗药物、麻醉剂、乙醇等。深部射线治疗,镭照射治疗和^{60}Co照射治疗亦常引起恶心、呕吐。

5.其他

呕吐可为许多系统性疾病的表现之一,包括糖尿病、甲状腺功能亢进或减退、肾上腺功能减退等内分泌疾病;硬皮病等结缔组织病;脑供血不足、脑出血、脑瘤、脑膜炎、脑外伤等中枢神经疾病;尿毒症等肾脏疾病。

(二)体格检查

1.一般情况

应注意神志、营养状态、脱水、循环衰竭、贫血及发热等。

2.腹部检查

应注意胃型、胃蠕动波、振水声等幽门梗阻表现;肠鸣音亢进、肠型等急性肠梗阻表现;腹肌紧张、压痛、反跳痛等急腹症表现,此外,还应注意有无腹部肿块、疝气等。

3.其他

眼部检查注意眼球震颤、眼压测定、眼底有无视盘水肿等;有无病理反射及腹膜刺激征等。

(三)辅助检查

辅助检查主要包括与炎症、内分泌代谢及水盐电解质代谢紊乱等有关的实验室检查。必要时可做CT、磁共振、B超、胃镜等特殊检查以确定诊断。

五、鉴别诊断

(一)急性感染

急性胃肠炎有许多病因,常见有细菌感染、病毒感染,化学性和物理性刺激,过敏因素和应激因素作用等,其中急性非伤寒性沙门菌感染是呕吐的常见原因。急性胃肠炎所引起的呕吐常伴有发热、头痛、肌痛、腹痛、腹泻等。另外,恶心、呕吐也是急性病毒性肝炎的前驱症状。某些病毒感染可引起流行性呕吐。其主要的临床特征有:突然出现频繁的恶心、呕吐,多见于早晨发生,常伴有头晕、头痛、肌肉酸痛、出汗等。该病恢复较快,通常 10 d 左右呕吐停止,但 3 周后有可能复发。

(二)脏器疼痛所致恶心、呕吐

脏器疼痛所致恶心、呕吐属反射性呕吐。如急性肠梗阻、胆管结石、输尿管结石、肠扭转、卵巢囊肿扭转等。急性内脏炎症(阑尾炎、胰腺炎、胆囊炎、憩室炎、腹膜炎、重症克罗恩病及溃疡性结肠炎等)常伴有恶心、呕吐。患者多有相应的体征,如腹肌紧张、压痛、反跳痛、肠鸣音变化等。实验室检查可见血白细胞计数升高,有的患者血清淀粉酶升高(胰腺炎)或胆红素升高(胆石症)。

(三)机械性梗阻

1.幽门梗阻

急性幽门管或十二指肠球部溃疡可使幽门充血水肿、括约肌痉挛引起幽门梗阻,表现为恶心、呕吐、腹痛。呕吐于进食早期(餐后 3~4 h)发生,呕吐后腹痛缓解。经抗溃疡治疗及控制饮食后,恶心、呕吐症状可消失。慢性十二指肠溃疡瘢痕引起的幽门梗阻表现为进食后上腹部饱胀感,迟发性呕吐,呕吐物量大、酸臭、含隔夜食物。上腹部可见扩张的胃型和蠕动波并可闻及振水声。胃窦幽门区晚期肿瘤也可引起幽门梗阻,表现为恶心、呕吐、食欲缺乏、贫血、消瘦、乏力、上腹疼痛等。

2.十二指肠压迫或狭窄

引起十二指肠狭窄的病变有十二指肠癌、克罗恩病、肠结核等,引起腔外压迫的疾病有胰头、胰体癌及肠系膜上动脉压迫综合征。这类呕吐的特点是餐后迟发性呕吐,伴有上腹部饱胀不适,有时伴有上腹部痉挛性疼痛,呕吐物中常含胆汁,呕吐后腹部症状迅速缓解。肠系膜上动脉压迫综合征,多发生于近期消瘦、卧床、脊柱前凸患者,前倾位或胸膝位时呕吐可消失;胃肠造影示十二指肠水平部中线右侧呈垂直性锐性截断,胃及近端十二指肠扩张,患者有时需做松解或短路手术。

3.肠梗阻

肠腔的肿瘤、结核及克罗恩病等,或肠外粘连压迫均可引起肠道排空障碍,导致肠梗阻。常表现为腹痛、腹胀、恶心、呕吐和肛门停止排便排气。呕吐反复发作,较剧烈。早期呕吐为食物、胃液或胆汁,之后呕吐物呈棕色或浅绿色,晚期呈粪质样,带恶臭味。呕吐后腹痛常无明显减轻。检查可见肠型,压痛明显,可扪及包块,肠鸣音亢进。结合腹部 X 线平片等检查,可做出诊断。

(四)内分泌或代谢性疾病

许多内分泌疾病可出现恶心呕吐,如胃轻瘫,结缔组织病性甲亢危象、甲低危象、垂体肾上腺危象、糖尿病酸中毒等。低钠血症可以反射性地引起恶心呕吐。另外,恶心呕吐常出现于尿毒症的早期,伴有食欲缺乏、嗳气、腹泻等消化道症状。根据各种疾病的临床特征及辅助检查,可明确恶心呕吐的病因。

（五）药物性呕吐

药物是引起恶心、呕吐的最常见原因之一。药物及其代谢产物,一方面可通过刺激CTZ受体(如多巴胺受体),由此产生冲动并传导至呕吐中枢而引起恶心呕吐,如化疗药物、麻醉药物、洋地黄类药物等;另一方面可刺激胃肠道,使肠道神经兴奋并发出冲动传入呕吐中枢,引起呕吐中枢兴奋,出现恶心呕吐,如部分化疗药物、非甾体消炎药及某些抗生素等。

（六）中枢神经系统疾病

脑血管病、颈椎病及各种原因所致的颅内压增高均可引起恶心、呕吐。

1.脑血管病

常见疾病有偏头痛和基底、椎动脉供血不足。偏头痛可能与5-羟色胺、缓激肽等血管活性物质引起血管运动障碍有关。常见的诱因有情绪激动、失眠、饮酒及过量吸烟等。主要临床表现为阵发性单侧头痛,呕吐常呈喷射状,呕吐物为胃内容物,呕吐物为后头痛可减轻,还伴有面色苍白、出冷汗、视觉改变及嗜睡等症状,应用麦角衍生物制剂可迅速缓解症状。椎-基底动脉供血不足也可出现恶心呕吐,且有眩晕、视力障碍、共济失调、头痛、意识障碍等表现。

2.颅内压增高

脑血管破裂或阻塞,中枢神经系统感染(如急性脑炎、脑膜炎)和颅内肿瘤均可引起颅内压增高而出现呕吐,其特点为呕吐前常无恶心或仅有轻微恶心,呕吐呈喷射状且与饮食无关,呕吐物多为胃内容物,常伴有剧烈头痛和不同程度的意识障碍,呕吐后头痛减轻不明显。脑血管病变常出现剧烈头痛、呕吐、意识障碍、偏瘫等;颅内感染者除头痛、呕吐外,还伴有畏寒、发热,严重可出现神志、意识障碍。脑肿瘤的呕吐常在头痛剧烈时发生,呕吐后头痛可暂时减轻,常伴有不同程度颅神经损害的症状。

（七）妊娠呕吐

恶心呕吐是妊娠期最常见的临床表现之一,50%～90%的妊娠妇女有恶心,25%～55%的孕妇出现呕吐。恶心呕吐常发生于妊娠的早期,于妊娠15周后消失。呕吐多见于早晨空腹时,常因睡眠紊乱、疲劳、情绪激动等情况而诱发。孕妇若为第一次怀孕时,更易出现呕吐。妊娠呕吐一般不引起水电解质平衡失调或营养障碍,也不危及孕妇和胎儿的安全和健康。约3.5%的妊娠妇女有妊娠剧吐,可引起严重的水电解质紊乱和酮症酸中毒。妊娠剧吐较易发生于多胎妊娠、葡萄胎及年轻而精神状态欠稳定的妇女。关于妊娠呕吐的发生机制目前尚不清楚,可能与内分泌因素和精神因素有关。

（八）精神性呕吐

精神性呕吐常见于年轻女性,有较明显的精神心理障碍,包括神经性呕吐、神经性厌食和神经性多食。其特点为呕吐发作与精神受刺激密切相关。呕吐常发生于进食开始或进食结束时,无恶心,呕吐不费力,呕吐物不多,常为食物或黏液,吐毕又可进食,患者可自我控制或诱发呕吐。除少数神经性厌食者因惧怕或拒绝进食可有极度消瘦和营养不良、闭经外,许多神经性呕吐患者食欲及营养状态基本正常。有时患者甚至多食导致营养过剩。

（九）内耳前庭疾病

内耳前庭疾病所致恶心呕吐的特点是呕吐突然发作,较剧烈,有时呈喷射状,多伴眩晕、头痛、耳鸣、听力下降等。常见疾病有晕动症、迷路炎和梅尼埃病等。

晕动症主要临床表现为头晕、恶心呕吐等。恶心常较明显,呕吐常于头晕后发生,多呈喷射状,并伴上腹部不适、出冷汗、面色苍白、流涎等。晕动症的发生机制尚不清楚,可能是由于某些因素刺激内耳前庭部,反射性引起呕吐中枢兴奋所致。迷路炎是急慢性中耳炎的常见并发症,主要临床表现除了恶心呕吐外,还伴有发作性眩晕、眼球震颤等。梅尼埃病最突出的临床表现为发作性旋转性眩晕,伴恶心呕吐,耳鸣、耳聋、眼球震颤等。呕吐常于眩晕后发生,可呈喷射状,伴恶心、呕吐后眩晕无明显减轻。

(宋　波)

第八节　腹　痛

一、急性腹痛

(一)病因

1.腹腔脏器疾病引起的急性腹痛

(1)炎症性:急性胃炎、急性胃肠炎、急性胆囊炎、急性胰腺炎、急性阑尾炎、急性出血坏死性肠炎、急性局限性肠炎、急性末端回肠憩室炎(Meckel憩室炎)、急性结肠憩室炎、急性肠系膜淋巴结炎、急性原发性腹膜炎、急性继发性腹膜炎、急性盆腔炎、急性肾盂肾炎。

(2)穿孔性:胃或十二指肠急性穿孔、急性肠穿孔。

(3)梗阻(或扭转)性:胃黏膜脱垂症、急性胃扭转、急性肠梗阻、胆道蛔虫病、胆石症、急性胆囊扭转、肾与输尿管结石、大网膜扭转、急性脾扭转、卵巢囊肿扭转、妊娠子宫扭转。

(4)内出血性:肝癌破裂、脾破裂、肝破裂、腹主动脉瘤破裂、肝动脉瘤破裂、脾动脉瘤破裂、异位妊娠破裂、卵巢破裂(滤泡破裂或黄体破裂)。痛经为常见病因。

(5)缺血性:较少见,如由于心脏内血栓脱落,或动脉粥样硬化血栓形成所引起的肠系膜动脉急性闭塞、腹腔手术后或盆腔炎并发的肠系膜静脉血栓形成。网膜缺血、肝梗死、脾梗死、肾梗死、主动脉瘤。

2.腹腔外疾病引起的急性腹痛

(1)胸部疾病:大叶性肺炎、急性心肌梗死、急性心包炎、急性右心衰竭、膈胸膜炎、肋间神经痛。

(2)神经源性疾病:神经根炎、带状疱疹、腹型癫痫;脊髓肿瘤、脊髓痨亦常有腹痛。

(3)中毒及代谢性疾病:铅中毒、急性铊中毒、糖尿病酮症酸中毒、尿毒症、血紫质病、低血糖状态、原发性高脂血症、低钙血症、低钠血症。细菌(破伤风)毒素可致剧烈腹痛。

(4)变态反应及结缔组织疾病:腹型过敏性紫癜、腹型荨麻疹、腹型风湿热、结节性多动脉炎、系统性红斑狼疮。

(5)急性溶血:可由药物、感染、食物(如蚕豆)或误输异型血引起。

(二)诊断

(1)首先区别急性腹痛起源于腹腔内疾病或腹腔外疾病,腹腔外病变造成的急性腹痛属于内科范畴,常在其他部位可发现阳性体征。不能误认为外科急性腹痛而盲目进行手术。

(2)如已肯定病变在腹腔脏器,应区别属外科(包括妇科)抑或内科疾病。外科性急腹痛一般具有下列特点:①起病急骤,多无先驱症状;②如腹痛为主症,常先有腹痛,后出现发热等全身性中毒症状;③有腹膜激惹体征(压痛、反跳痛、腹肌抵抗)。引起内科性急腹痛的腹部脏器病变主要是炎症,其特点:急性腹痛常是各种临床表现中的一个症状,或在整个病程的某一阶段构成主症;全身中毒症状常出现在腹痛之前;腹部有压痛,偶有轻度腹肌抵抗,但无反跳痛。

(3)进一步确定腹部病变脏器的部位与病因。①详尽的病史和细致的体检仍然是最重要、最基本的诊断手段。一般应询问最初痛在何处及发展经过怎样,阵发性痛或是持续性痛,轻重程度如何,痛与排便有无关系,痛时有无呕吐,呕吐物性质如何,有无放射痛,痛与体位、呼吸的关系等。腹痛性质的分析,常对确定诊断有很大帮助。阵发性绞痛是空腔脏器发生梗阻或痉挛,如胆管绞痛,肾、输尿管绞痛,肠绞痛。阵发性钻顶样痛是胆道、胰管或阑尾蛔虫梗阻的特征。持续性腹痛多是腹内炎症性疾病,如急性阑尾炎、腹膜炎等。结肠与小肠急性炎症时也常发生绞痛,但常伴有腹泻。持续性疼痛伴阵发性加剧,多表明炎症同时伴有梗阻,如胆石症伴发感染。腹痛部位一般即病变部位,但也有例外,如急性阑尾炎初期疼痛在中上腹部或脐周。膈胸膜炎、急性心肌梗死等腹外病变也可能以腹痛为首发症状。中上腹痛伴右肩背部放射痛者,常为胆囊炎、胆石症;上腹痛伴腰背部放射痛者,常为胰腺炎。②体格检重点在腹部,同时也必须注意全身检查,如面容表情、体位、心、肺,皮肤有无过敏性皮疹及紫癜等。肛门、直肠指检应列为常规体检内容,检查时注意有无压痛、膨隆、波动及肿块等,并注意指套上有无血和黏液。一般根据病史和体格检查已能做出初步诊断。③辅助检查应视病情需要与许可,有目的地选用。检验:炎症性疾病血白细胞计数常增加;急性胰腺炎患者血与尿淀粉酶增高;排除糖尿病酮症酸中毒须查尿糖和尿酮体。X线检查:胸片可以明确或排除肺部和胸膜病变;腹部平片可观察有无气液面和游离气体,有助于肠梗阻和消化道穿孔的诊断;右上腹出现结石阴影提示胆结石或肾结石,下腹部出现结石阴影可能是输尿管结石;腹主动脉瘤的周围可有钙化壳。CT、MRI检查:较X线检查有更高的分辨力,所显示的影像更为清晰。超声波检查:有助于提示腹腔内积液,并可鉴别肿块为实质性或含有液体的囊性。腹腔穿刺和腹腔灌洗:在疑有腹膜炎及血腹时,可做腹腔穿刺,必要时可通过穿刺将透析用导管插入腹腔,用生理盐水灌洗,抽出液体检查可提高阳性率。穿刺液如为血性,说明腹内脏器有破裂出血。化脓性腹膜炎为混浊黄色脓液,含大量中性多核白细胞,有时可镜检和(或)培养得细菌。急性胰腺炎为血清样或血性液体,淀粉酶含量早期升高,超过血清淀粉酶。胆囊穿孔时,可抽得感染性胆汁。急性腹痛的病因较复杂,病情大多危重,且时有变化,诊断时必须掌握全面的临床资料,细致分析。少数难以及时确定诊断的病例,应严密观察,同时采取相应的治疗措施,但忌用镇痛剂,以免掩盖病情,贻误正确的诊断与治疗。

二、慢性腹痛

(一)病因

慢性腹痛是指起病缓慢、病程较长或急性发作后时发时愈者,其病因常与急性腹痛相仿。

1.慢性上腹痛

(1)食管疾病:如反流性食管炎、食管裂孔疝、食管炎、食管溃疡、食管贲门失弛缓症、贲门部癌等。

(2)胃十二指肠疾病:如胃或十二指肠溃疡、慢性胃炎、胃癌、胃黏膜脱垂、胃下垂、胃神经官能症、非溃疡性消化不良、十二指肠炎、十二指肠淤积症、十二指肠憩室炎等。

(3)肝、胆疾病:如慢性病毒性肝炎、肝脓肿、肝癌、肝片形吸虫病、血吸虫病、华支睾吸虫病、慢性胆囊炎、胆囊结石、胆囊息肉、胆囊切除后综合征、胆道运动功能障碍、原发性胆囊癌、胆系贾第虫病等。

（4）其他：如慢性胰腺炎、胰腺癌、胰腺结核、肝（脾）曲综合征、脾周围炎、结肠癌等。

2.慢性中下腹痛

（1）肠道寄生虫病：如蛔虫、姜片虫、鞭虫、绦虫等以及其他较少见的肠道寄生虫病。

（2）回盲部疾病：如慢性阑尾炎、局限性回肠炎、肠阿米巴病、肠结核、盲肠癌等。

（3）小肠疾病：如肠结核、局限性肠炎、空肠回肠憩室炎、原发性小肠肿瘤等。

（4）结肠、直肠疾病：如慢性结肠炎、结肠癌、直肠癌、结肠憩室炎等。

（5）其他：如慢性盆腔炎、慢性前列腺炎、肾下垂、游离肾、肾盂肾炎、泌尿系结石、前列腺炎、精囊炎、肠系膜淋巴结结核等。

3.慢性广泛性或不定位性腹痛

如结核性腹膜炎、腹腔内或腹膜后肿瘤、腹型肺吸虫病、血吸虫病、腹膜粘连、血紫质病、腹型过敏性紫癜、神经官能性腹痛等。

（二）诊断

应注意询问病史，并根据腹痛部位和特点，结合伴随症状、体征，以及有关的检验结果，综合分析，做出判断。

1.过去史

注意有无急性阑尾炎、急性胰腺炎、急性胆囊炎等急性腹痛病史，以及腹部手术史等。

2.腹痛的部位

常是病变脏器的所在位置，有助于及早明确诊断。

3.腹痛的性质

如消化性溃疡多为节律性上腹痛，呈周期性发作；肠道寄生虫病呈发作性隐痛或绞痛，可自行缓解；慢性结肠病变多为阵发性痉挛性胀痛，大便后常缓解；癌肿的疼痛常呈进行性加重。

4.腹痛与伴随症状、体征的关系

如伴有发热者，提示有炎症、脓肿或恶性肿瘤；伴有吞咽困难、反食者，多见于食管疾病；伴有呕吐者，见于胃十二指肠梗阻性病变；伴有腹泻者，多见于慢性肠道疾病或胰腺疾病；伴有腹块者，应注意是肿大的脏器、抑或是炎性包块或肿瘤。

5.辅助检查

如胃液分析对胃癌和消化性溃疡的鉴别诊断有一定价值；十二指肠引流检查、胆囊及胆道造影可了解胆囊结石及胆道病变；疑有食管、胃、小肠疾病可做 X 线钡餐检查，结肠病变则需钡剂灌肠检查，消化道X线气钡双重造影可提高诊断率；各种内镜检查除可直接观察消化道内腔、腹腔和盆腔病变外，并可采取活组织检查；超声波检查可显示肝、脾、胆囊、胰等脏器及腹块的大小和轮廓等；CT、MRI 具有较高的分辨力，并可自不同角度和不同方向对病变部位进行扫描，获得清晰影像，对鉴别诊断有很大帮助。

（宋　波）

第九节　水　肿

人体组织间隙有过多的液体积聚使组织肿胀称为水肿。水肿可分为全身性水肿与局部性水肿。当液体在体内组织间隙呈弥漫性分布时称全身性水肿（常为凹陷性）；液体积聚在局部组织间隙时称局部性水肿；发生于体腔内称积液，如胸腔积液、腹水、心包积液。一般情况下，水肿这一术语，不包括内脏器官局部的水肿，如脑水肿、肺水肿等。

一、发生机制

在正常人体中，一方面，血管内液体不断地从毛细血管小动脉端滤出至组织间隙成为组织液，另一方面，组织液又不断从毛细血管小静脉端回吸入血管中。两者经常保持动态平衡，因而组织间隙无过多液体积聚。

保持这种平衡的主要因素有：①毛细血管内静水压；②血浆胶体渗透压；③组织间隙机械压力（组织压）；④组织液的胶体渗透压。当维持体液平衡的因素发生障碍出现组织间液的生成大于回吸收，则可产生水肿。

产生水肿的主要因素为：①水、钠潴留，如继发性醛固酮增多症等；②毛细血管滤过压升高，如右侧心力衰竭等；③毛细血管通透性增高，如急性肾炎等；④血浆胶体渗透压降低，如血浆清蛋白减少；⑤淋巴回流受阻，如丝虫病等。

二、病因与临床表现

（一）全身性水肿

1.心源性水肿

（1）风心病、冠心病、肺心病等各种心脏病引起右侧心力衰竭时出现。

（2）发生机制主要是有效循环血量减少，肾血流量减少，继发性醛固酮增多引起水、钠潴留以及静脉淤血，毛细血管滤过压增高，组织液回吸收减少所致。前者决定水肿的程度，后者决定水肿的部位。水肿程度可由于心力衰竭程度而有不同，可有轻度的踝部水肿以至严重的全身性水肿。

（3）水肿特点是首先出现于身体下垂部位（下垂部流体静水压较高）。能起床活动者，最早出现于踝内侧，行走活动后明显，休息后减轻或消失；经常卧床者以腰骶部为明显。颜面部一般不肿。水肿为对称性、凹陷性。此外，通常有颈静脉怒张、肝大、静脉压升高，严重时还出现胸、腹水等右侧心力衰竭的其他表现。

2.肾源性水肿

（1）肾源性水肿见于急慢性肾炎、肾盂肾炎、急慢性肾衰竭等。

（2）发生机制主要是由多种因素引起肾排泄水钠减少，导致水、钠潴留，细胞外液增多，毛细血管静水压升高，引起水肿。水、钠潴留是肾性水肿的基本机制。

（3）导致水、钠潴留可能与下列因素相关：①肾小球超滤系数及滤过率下降，而肾小管回吸收钠增加（球-管失衡）导致水、钠潴留；②大量尿蛋白致低蛋白血症，血浆胶体渗透压下降致使水分外渗;③肾实质缺血,刺激肾素-血管紧张素,醛固酮活性增加,醛固酮活性增多导致水、钠潴留;④肾内前列腺素产生减少,致使肾排钠减少。水肿特点是疾病早期晨间起床时有眼睑与颜面水肿,以后发展为全身水肿(肾病综合征时为重度水肿)。常有尿改变、高血压、肾功能损害的表现。

3.肝源性水肿

(1)任何肝脏疾病引起血浆白蛋白明显下降时均可引起水肿。

(2)失代偿期肝硬化主要表现为腹水,也可首先出现踝部水肿,逐渐向上蔓延,而头、面部及上肢常无水肿。

(3)门脉高压症、低蛋白血症、肝淋巴液回流障碍、继发醛固酮增多等因素是水肿与腹水形成的主要机制。肝硬化在临床上主要有肝功能减退和门脉高压两方面表现。

4.营养不良性水肿

(1)慢性消耗性疾病长期营养缺乏、神经性厌食、胃肠疾病、妊娠呕吐、消化吸收障碍、重度烧伤、排泄或丢失过多、蛋白质合成障碍等所致低蛋白血症或维生素 B 缺乏均可产生水肿。

(2)特点是水肿发生前常有消瘦、体质量减轻等表现。皮下脂肪减少所致组织松弛,组织压降低,加重了水肿液的潴留。

(3)水肿常从足部开始逐渐蔓延至全身。

5.其他原因的全身水肿

(1)黏液性水肿时产生非凹陷性水肿(是由于组织液所含蛋白量较高之故),颜面及下肢较明显。

(2)特发性水肿为一种原因不明或原因尚未确定的综合征,多见于妇女。特点为月经前 7～14 d 出现眼睑、踝部及手部轻度水肿,可伴乳房胀痛及盆腔沉重感,月经后水肿逐渐消退。

(3)药物性水肿,可见于糖皮质激素、雄激素、雌激素、胰岛素、萝芙木制剂、甘草制剂等疗程中。

(4)内分泌性水肿,腺垂体功能减退症、黏液性水肿、皮质醇增多症、原发性醛固酮增多症等。

(5)其他可见于妊娠中毒症、硬皮病、血管神经性水肿等。

(二)局部性水肿

1.局部炎症所致水肿

局部炎症所致水肿为最常见的局部水肿,见于丹毒、疖肿、蛇毒中毒等。

2.淋巴回流障碍性水肿

淋巴回流障碍性水肿多见于丝虫病、非特发性淋巴管炎、肿瘤等。

3.静脉阻塞性水肿

静脉阻塞性水肿常见于肿瘤压迫或肿瘤转移、静脉血栓形成、血栓性静脉炎、上腔或下腔静脉阻塞综合征等。

4.变态反应性水肿

变态反应性水肿如荨麻疹、血清病以及食物、药物等引起的变态反应等。

5.血管神经性水肿

属变态反应或神经源性病变,部分病例与遗传有关。

三、伴随症状

(1)水肿伴肝大:可为心源性、肝源性与营养不良性,而同时有颈静脉怒张者则为心源性。

（2）水肿伴重度蛋白尿：常为肾源性,而轻度蛋白尿也可见于心源性。

（3）水肿伴呼吸困难与发绀：常提示由于心脏病、上腔静脉阻塞综合征等所致。

（4）水肿与月经周期有明显关系：可见于特发性水肿。

（5）水肿伴失眠、烦躁、思想不集中等：见于经前期紧张综合征。

（夏　青）

第二章   神经内科疾病

第一节   脑   出   血

脑出血(intracerebral hemorrhage,ICH)也称脑溢血,系指原发性非外伤性脑实质内出血,故又称原发性或自发性脑出血。脑出血系脑内的血管病变破裂而引起的出血,绝大多数是高血压伴发小动脉微动脉瘤在血压骤升时破裂所致,称为高血压性脑出血。主要病理特点为局部脑血流变化、炎症反应,以及脑出血后脑血肿的形成和血肿周边组织受压、水肿、神经细胞凋亡。80%的脑出血发生在大脑半球,20%发生在脑干和小脑。脑出血起病急骤,临床表现为头痛、呕吐、意识障碍、偏瘫、偏身感觉障碍等。在所有脑血管疾病患者中,脑出血占 20%～30%,年发病率为(60～80)/10 万,急性期病死率为 30%～40%,是病死率和致残率很高的常见疾病。该病常发生于 40～70 岁,其中>50 岁的人群发病率最高,占发病人数的 93.6%,但近年来发病年龄有愈来愈年轻的趋势。

一、病因与发病机制

(一)病因

高血压及高血压合并小动脉硬化是 ICH 的最常见病因,约 95%的 ICH 患者患有高血压。其他病因有先天性动静脉畸形或动脉瘤破裂、脑动脉炎血管壁坏死、脑瘤出血、血液病并发脑内出血、烟雾病、脑淀粉样血管病变、梗死性脑出血、药物滥用、抗凝或溶栓治疗等。

(二)发病机制

尚不完全清楚,与下列因素相关。

1.高血压

持续性高血压引起脑内小动脉或深穿支动脉壁脂质透明样变性和纤维蛋白样坏死,使小动脉变脆,血压持续升高引起动脉壁疝或内膜破裂,导致微小动脉瘤或微夹层动脉瘤。血压骤然升高时血液自血管壁渗出或动脉瘤壁破裂,血液进入脑组织形成血肿。此外,高血压引起远端血管痉挛,导致小血管缺氧坏死、血栓形成、斑点状出血及脑水肿,继发脑出血,可能是子痫时高血压脑出血的主要机制。脑动脉壁中层肌细胞薄弱,外膜结缔组织少且缺乏外层弹力层,豆纹动脉等穿动脉自大脑中动脉近端呈直角分出,受高血压血流冲击易发生粟粒状动脉瘤,使深穿支动脉成为脑出血的主要好发部位,故豆纹动脉外侧支称为出血动脉。

2.淀粉样脑血管病

它是老年人原发性非高血压性脑出血的常见病因,好发于脑叶,易反复发生,常表现为多发性脑出血。发病机制不清,可能为血管内皮异常导致渗透性增加,血浆成分包括蛋白酶侵入血管壁,形成纤维蛋白样坏死或变性,导致内膜透明样增厚,淀粉样蛋白沉积,使血管中膜、外膜被淀粉样蛋白取代,弹性膜及中膜平滑肌消失,形成蜘蛛状微血管瘤扩张,当情绪激动或活动诱发血压升高时血管瘤破裂引起出血。

3.其他因素

血液病如血友病、白血病、血小板减少性紫癜、红细胞增多症、镰状细胞病等可因凝血功能障碍引起大片状脑出血。肿瘤内异常新生血管破裂或侵蚀正常脑血管也可导致脑出血。维生素 B_1、维生素 C 缺乏或毒素(如砷)可引起脑血管内皮细胞坏死,导致脑出血,出血灶特点通常为斑点状而非融合成片。结节性多动脉炎、病毒性和立克次体性疾病等可引起血管床炎症,炎症致血管内皮细胞坏死、血管破裂发生脑出血。脑内小动、静脉畸形破裂可引起血肿,脑内静脉循环障碍和静脉破裂亦可导致出血。血液病、肿瘤、血管炎或静脉窦闭塞性疾病等所致脑出血亦常表现为多发性脑出血。

(三)脑出血后脑水肿的发生机制

脑出血后机体和脑组织局部发生一系列病理生理反应,其中自发性脑出血后最重要的继发性病理变化之一是脑水肿。由于血肿周围脑组织形成水肿带,继而引起神经细胞及其轴突的变性和坏死,成为患者病情恶化和死亡的主要原因之一。目前认为,ICH 后脑水肿与占位效应、血肿内血浆蛋白渗出和血凝块回缩、血肿周围继发缺血、血肿周围组织炎症反应、水通道蛋白-4(AQP-4)及自由基级联反应等有关。

1.占位效应

主要是通过机械性压力和颅内压增高引起。巨大血肿可立即产生占位效应,造成周围脑组织损害,并引起颅内压持续增高。早期主要为局灶性颅内压增高,随后发展为弥漫性颅内压增高,而颅内压的持续增高可引起血肿周围组织广泛性缺血,并加速缺血组织的血管通透性改变,引发脑水肿形成。同时,脑血流量降低、局部组织压力增加可促发血管活性物质从受损的脑组织中释放,破坏血-脑屏障,引发脑水肿形成。因此,血肿占位效应虽不是脑水肿形成的直接原因,但可通过影响脑血流量、周围组织压力以及颅内压等因素,间接地在脑出血后脑水肿形成机制中发挥作用。

2.血肿内血浆蛋白渗出和血凝块回缩

血肿内血液凝结是脑出血超急性期血肿周围脑组织水肿形成的首要条件。在正常情况下,脑组织细胞间隙中的血浆蛋白含量非常低,但在血肿周围组织细胞间隙中却可见血浆蛋白和纤维蛋白聚积,这可导致细胞间隙胶体渗透压增高,使水分渗透到脑组织内形成水肿。此外,血肿形成后由于血凝块回缩,使血肿腔静水压降低,这也将导致血液中的水分渗透到脑组织间隙形成水肿。凝血连锁反应激活、血凝块回缩(血肿形成后血块分离成 1 个红细胞中央块和 1 个血清包绕区)以及纤维蛋白沉积等,在脑出血后血肿周围脑组织水肿形成中发挥着重要作用。血凝块形成是脑出血血肿周围脑组织水肿形成的必经阶段,而血浆蛋白(特别是凝血酶)则是脑水肿形成的关键因素。

3.血肿周围继发缺血

脑出血后血肿周围局部脑血流量显著降低,而脑血流量的异常降低可引起血肿周围组织缺血。一般脑出血后6～8 h,血红蛋白和凝血酶释出细胞毒性物质,兴奋性氨基酸释放增多等,细胞内钠聚集,则引起细胞毒性水肿;出血后4～12 h,血-脑屏障开始破坏,血浆成分进入细胞间液,则引起血管源性水肿。同时,脑出血后形成的血肿在降解过程中,产生的渗透性物质和缺血的代谢产物,也使组织间渗透压增高,促进或加重脑水肿,从而形成血肿周围半暗带。

4.血肿周围组织炎症反应

脑出血后血肿周围中性粒细胞、巨噬细胞和小胶质细胞活化,血凝块周围活化的小胶质细胞和神经元中白细胞介素-1(IL-1)、白细胞介素-6(IL-6)、细胞间黏附因子-1(ICAM-1)和肿瘤坏死因子-α(TNF-α)表达增加。临床研究采用双抗夹心酶联免疫吸附试验检测41例脑出血患者脑脊液 IL-1 和 S100 蛋白含量发现,急性患者脑脊液 IL-1 水平显著高于对照组,提示 IL-1 可能促进了脑水肿和脑损伤的发展。ICAM-1在中枢神经系统中分布广泛。Gong 等的研究证明,脑出血后12 h 神经细胞开始表达ICAM-1,3 d达高峰,持续 10 d 逐渐下降;脑出血后 1 d 时血管内皮开始表达 ICAM-1,7 d 达高峰,持续 2 周。表达ICAM-1的白细胞活化后能产生大量蛋白水解酶,特别是基质金属蛋白酶(MMP),促使血-脑屏障通透性增加,血管源性脑水肿形成。

5.水通道蛋白-4(AQP-4)与脑水肿

过去一直认为水的跨膜转运是通过被动扩散实现的,而水通道蛋白(aquaporin,AQP)的发现完全改变了这种认识。现在认为,水的跨膜转运实际上是一个耗能的主动过程,是通过 AQP 实现的。AQP 在脑组织中广泛存在,可能是脑脊液重吸收、渗透压调节、脑水肿形成等生理、病理过程的分子生物学基础。迄今已发现的 AQP 至少存在 10 种亚型,其中 AQP-4 和 AQP-9 可能参与血肿周围脑组织水肿的形成。实验研究脑出血后不同时间点大鼠脑组织 AQP-4 的表达分布发现,对照组和实验组未出血侧 AQP-4 在各时间点的表达均为弱阳性,而水肿区从脑出血后 6 h 开始表达增强,3 d 时达高峰,此后逐渐回落,1 周后仍明显高于正常组。另外,随着出血时间的推移,出血侧 AQP-4 表达范围不断扩大,表达强度不断增强,并且与脑水肿严重程度呈正相关。以上结果提示,脑出血能导致细胞内外水和电解质失衡,细胞内外渗透压发生改变,激活位于细胞膜上的 AQP-4,进而促进水和电解质通过 AQP-4 进入细胞内导致细胞水肿。

6.自由基级联反应

脑出血后脑组织缺血缺氧发生一系列级联反应造成自由基浓度增加。自由基通过攻击脑内细胞膜磷脂中多聚不饱和脂肪酸和脂肪酸的不饱和双键,直接造成脑损伤发生脑水肿;同时引起脑血管通透性增加,亦加重脑水肿从而加重病情。

二、病理

肉眼所见:脑出血病例尸检时脑外观可见到明显动脉粥样硬化,出血侧半球膨隆肿胀,脑回宽、脑沟窄,有时可见少量蛛网膜下腔积血,颞叶海马与小脑扁桃体处常可见脑疝痕迹,出血灶一般在2～8 cm,绝大多数为单灶,仅 1.8％～2.7％为多灶。常见的出血部位为壳核出血,出血向内发展可损伤内囊,出血量大时可破入侧脑室。丘脑出血时,血液常穿破第三脑室或侧脑室,向外可损伤内囊。脑桥和小脑出血时,血液可穿破第四脑室,甚至可经中脑导水管逆行进入侧脑室。原发性脑室出血,出血量小时只侵及单个脑室或多个脑室的一部分;大量出血时全部脑室均可被血液充满,脑室扩张积血形成铸型。脑出血血肿周围脑组织受压,水肿明显,颅内压增高,脑组织可移位。幕上半球出血,血肿向下破坏或挤压丘脑下部和脑干,使其变形、移位和继发出血,并常出现小脑幕疝;如中线部位下移可形成中心疝;颅内压增高明显或小脑出血较重时均易发生枕骨大孔疝,这些都是导致患者死亡的直接原因。急性期后,血块溶解,含铁血黄素和破坏的脑组织被吞噬细胞清除,胶质增生,小出血灶形成胶质瘢痕,大者形成囊腔,称为中风囊,腔内可见黄色液体。

显微镜观察可分为 3 期:①出血期,可见大片出血,红细胞多新鲜,出血灶边缘多出现坏死、软化的脑组织,神经细胞消失或呈局部缺血改变,常有多形核白细胞浸润。②吸收期,出血 24～36 h 即可出现胶质细胞增生,小胶质细胞及来自血管外膜的细胞形成格子细胞,少数格子细胞内有含铁血黄素;星形胶质细胞增生及肥胖变性。③修复期,血液及坏死组织渐被清除,组织缺损部分由胶质细胞、胶质纤维及胶原纤维代替,形成瘢痕;出血灶较小可完全修复,较大则遗留囊腔。血红蛋白代谢产物长久残存于瘢痕组织中,呈现棕黄色。

三、临床表现

(一)症状与体征

1.意识障碍

多数患者发病时很快出现不同程度的意识障碍,轻者可呈嗜睡,重者可昏迷。

2.高颅内压征

表现为头痛、呕吐。头痛以病灶侧为重,意识蒙眬或浅昏迷者可见患者用健侧手触摸病灶侧头部;呕吐多为喷射性,呕吐物为胃内容物,如合并消化道出血可为咖啡样物。

3.偏瘫

病灶对侧肢体瘫痪。

4.偏身感觉障碍

病灶对侧肢体感觉障碍,主要是痛觉、温度觉减退。

5.脑膜刺激征

见于脑出血已破入脑室、蛛网膜下腔以及脑室原发性出血之时,可有颈项强直或强迫头位,Kernig 征阳性。

6.失语症

优势半球出血者多伴有运动性失语症。

7.瞳孔与眼底异常

瞳孔可不等大、双瞳孔缩小或散大。眼底可有视网膜出血和视盘水肿。

8.其他症状

如心律不齐、呃逆、呕吐咖啡样胃内容物、呼吸节律紊乱、体温迅速上升及心电图异常等变化。脉搏常有力或缓慢,血压多升高,可出现肢端发绀,偏瘫侧多汗,面色苍白或潮红。

(二)不同部位脑出血的临床表现

1.基底节区出血

基底节区出血为脑出血中最多见者,占 60%～70%。其中壳核出血最多,约占脑出血的 60%,主要是豆纹动脉尤其是其外侧支破裂引起;丘脑出血较少,约占 10%,主要是丘脑穿动脉或丘脑膝状体动脉破裂引起;尾状核及屏状核等出血少见。虽然各核出血有其特点,但出血较多时均可侵及内囊,出现一些共同症状。现将常见的症状分轻、重两型叙述如下。

(1)轻型:多属壳核出血,出血量一般为数毫升至 30 mL,或为丘脑小量出血,出血量仅数毫升,出血限于丘脑或侵及内囊后肢。患者突然头痛、头晕、恶心呕吐、意识清楚或轻度障碍,出血灶对侧出现不同程度的偏瘫,亦可出现偏身感觉障碍及偏盲(三偏征),两眼可向病灶侧凝视,优势半球出血可有失语。

(2)重型:多属壳核大量出血,向内扩展或穿破脑室,出血量可达30~160 mL;或丘脑较大量出血,血肿侵及内囊或破入脑室。发病突然,意识障碍重,鼾声明显,呕吐频繁,可吐咖啡样胃内容物(由胃部应激性溃疡所致)。丘脑出血病灶对侧常有偏身感觉障碍或偏瘫,肌张力低,可引出病理反射,平卧位时,患侧下肢呈外旋位。但感觉障碍常先于或重于运动障碍,部分病例病灶对侧可出现自发性疼痛。常有眼球运动障碍(眼球向上注视麻痹,呈下视内收状态)。瞳孔缩小或不等大,一般为出血侧散大,提示已有小脑幕疝形成;部分病例有丘脑性失语(言语缓慢而不清、重复言语、发音困难、复述差,朗读正常)或丘脑性痴呆(记忆力减退、计算力下降、情感障碍、人格改变等)。如病情发展,血液大量破入脑室或损伤丘脑下部及脑干,昏迷加深,出现去大脑强直或四肢弛缓,面色潮红或苍白,出冷汗,鼾声大作,中枢性高热或体温过低,甚至出现肺水肿、上消化道出血等内脏并发症,最后多发生枕骨大孔疝死亡。

2.脑叶出血

脑叶出血又称皮质下白质出血。应用CT以后,发现脑叶出血约占脑出血的15%,发病年龄在11~80岁,40岁以下占30%,年轻人多由血管畸形(包括隐匿性血管畸形)、烟雾病(Moyamoya病)引起,老年人常见于高血压动脉硬化及淀粉样血管病等。脑叶出血以顶叶最多见,以后依次为颞叶、枕叶、额叶,40%为跨叶出血。脑叶出血除意识障碍、颅内高压和抽搐等常见症状外,还有各脑叶的特异表现。

(1)额叶出血:常有一侧或双侧的前额痛、病灶对侧偏瘫。部分病例有精神行为异常、凝视麻痹、言语障碍和癫痫发作。

(2)顶叶出血:常有病灶侧颞部疼痛;病灶对侧的轻偏瘫或单瘫、深浅感觉障碍和复合感觉障碍;体象障碍、手指失认和结构失用症等,少数病例可出现下象限盲。

(3)颞叶出血:常有耳部或耳前部疼痛,病灶对侧偏瘫,但上肢瘫重于下肢,中枢性面、舌瘫,可有对侧上象限盲;优势半球出血可出现感觉性失语或混合性失语;可有颞叶癫痫、幻嗅、幻视、兴奋躁动等精神症状。

(4)枕叶出血:可出现同侧眼部疼痛,同向性偏盲和黄斑回避现象,可有一过性黑蒙和视物变形。

3.脑干出血

(1)中脑出血:中脑出血少见,自CT应用于临床后,临床已可诊断。轻症患者表现为突然出现复视、眼睑下垂、一侧或两侧瞳孔扩大、眼球不同轴、水平或垂直眼震,同侧肢体共济失调,也可表现大脑脚综合征(Weber综合征)或红核综合征(Benedikt综合征)。重者出现昏迷、四肢迟缓性瘫痪、去大脑强直,常迅速死亡。

(2)脑桥出血:占脑出血的10%左右。病灶多位于脑桥中部的基底部与被盖部之间。患者表现突然头痛,同侧第Ⅵ、Ⅶ、Ⅷ对脑神经麻痹,对侧偏瘫(交叉性瘫痪),出血量大或病情重者常有四肢瘫,很快进入意识障碍、针尖样瞳孔、去大脑强直、呼吸障碍,多迅速死亡。可伴中枢性高热、大汗和应激性溃疡等。一侧脑桥小量出血可表现为脑桥腹内侧综合征(Foville综合征)、闭锁综合征和脑桥腹外侧综合征(Millard-Gubler综合征)。

(3)延髓出血:延髓出血更为少见,突然意识障碍,血压下降,呼吸节律不规则,心律失常,轻症病例可呈延髓背外侧综合征(Wallenberg综合征),重症病例常因呼吸心跳停止而死亡。

4.小脑出血

小脑出血约占脑出血的10％。多见于一侧半球的齿状核部位,小脑蚓部也可发生。发病突然,眩晕明显,频繁呕吐,枕部疼痛,病灶侧共济失调,可见眼球震颤,同侧周围性面瘫,颈项强直等,如不仔细检查,易误诊为蛛网膜下腔出血。当出血量不大时,主要表现为小脑症状,如病灶侧共济失调,眼球震颤,构音障碍和吟诗样语言,无偏瘫。出血量增加时,还可表现有脑桥受压体征,如展神经麻痹、侧视麻痹等,以及肢体偏瘫和(或)锥体束征。病情如继续加重,颅内压增高明显,昏迷加深,极易发生枕骨大孔疝死亡。

5.脑室出血

脑室出血分原发与继发两种,继发性系指脑实质出血破入脑室者;原发性指脉络丛血管出血及室管膜下动脉破裂出血,血液直流入脑室者。以前认为脑室出血罕见,现已证实占脑出血的3％～5％。55％的患者出血量较少,仅部分脑室有血,脑脊液呈血性,类似蛛网膜下腔出血。临床常表现为头痛、呕吐、颈项强直、Kernig 征阳性、意识清楚或一过性意识障碍,但常无偏瘫体征,脑脊液血性,酷似蛛网膜下腔出血,预后良好,可以完全恢复正常;出血量大,全部脑室均被血液充满者,其临床表现符合既往所谓脑室出血的症状,即发病后突然头痛、呕吐、昏迷、瞳孔缩小或时大时小,眼球浮动或分离性斜视,四肢肌张力增高,病理反射阳性,早期出现去大脑强直,严重者双侧瞳孔散大,呼吸深,鼾声明显,体温明显升高,面部充血多汗,预后极差,多迅速死亡。

四、辅助检查

(一)头颅 CT

发病后CT平扫可显示近圆形或卵圆形均匀高密度的血肿病灶,边界清楚,可确定血肿部位、大小、形态及是否破入脑室,血肿周围有无低密度水肿带及占位效应(脑室受压、脑组织移位)和梗阻性脑积水等。早期可发现边界清楚、均匀的高度密度灶,CT 值为60～80 Hu,周围环绕低密度水肿带。血肿范围大时可见占位效应。根据CT影像估算出血量可采用简单易行的多田计算公式:出血量(mL)＝0.5×最大面积长轴(cm)×最大面积短轴(cm)×层面数。出血后 3～7 d,血红蛋白破坏,纤维蛋白溶解,高密度区向心性缩小,边缘模糊,周围低密度区扩大。病后2～4 周,形成等密度或低密度灶。病后 2 个月左右,血肿区形成囊腔,其密度与脑脊液近乎相等,两侧脑室扩大;增强扫描,可见血肿周围有环状高密度强化影,其大小、形状与原血肿相近。

(二)头颅 MRI/MRA

MRI的表现主要取决于血肿所含血红蛋白量的变化。发病1 d内,血肿呈 T_1 等信号或低信号,T_2 呈高信号或混合信号;第 2 d 至 1 周内,T_1 为等信号或稍低信号,T_2 为低信号;第2～4周,T_1 和 T_2 均为高信号;4 周后,T_1 呈低信号,T_2 为高信号。此外,MRA 可帮助发现脑血管畸形、肿瘤及血管瘤等病变。

(三)数字减影血管造影(DSA)

对脑叶出血、原因不明或怀疑脑血管畸形、血管瘤、Moyamoya 病和血管炎等患者有意义,尤其血压正常的年轻患者应通过 DSA 查明病因。

(四)腰椎穿刺检查

在无条件做 CT 时,且患者病情不重,无明显颅内高压者可进行腰椎穿刺检查。脑出血者脑脊液压力常增高,若出血破入脑室或蛛网膜下腔者脑脊液多呈均匀血性。有脑疝及小脑出血者应禁做腰椎穿刺检查。

(五)经颅多普勒超声(TCD)

由于简单及无创性,可在床边进行检查,已成为监测脑出血患者脑血流动力学变化的重要方法。①通过检测脑动脉血流速度,间接监测脑出血的脑血管痉挛范围及程度,脑血管痉挛时其血流速度增高。②测定血流速度、血流量和血管外周阻力可反映颅内压增高时脑血流灌注情况,如颅内压超过动脉压时收缩期及舒张期血流信号消失,无血流灌注。③提供脑动静脉畸形、动脉瘤等病因诊断的线索。

(六)脑电图(EEG)

可反映脑出血患者脑功能状态。意识障碍可见两侧弥漫性慢活动,病灶侧明显;无意识障碍时,基底节和脑叶出血出现局灶性慢波,脑叶出血靠近皮质时可有局灶性棘波或尖波发放;小脑出血无意识障碍时脑电图多正常,部分患者同侧枕颞部出现慢活动;中脑出血多见两侧阵发性同步高波幅慢活动;脑桥出血患者昏迷时可见 $8\sim12$ Hz α 波、低波幅 β 波、纺锤波或弥漫性慢波等。

(七)心电图

可及时发现脑出血合并心律失常或心肌缺血,甚至心肌梗死。

(八)血液检查

重症脑出血急性期白细胞数可增至 $(10\sim20)\times10^9/L$,并可出现血糖含量升高、蛋白尿、尿糖、血尿素氮含量增加,以及血清肌酶含量升高等。但均为一过性,可随病情缓解而消退。

五、诊断与鉴别诊断

(一)诊断要点

1.一般性诊断要点

(1)急性起病,常有头痛、呕吐、意识障碍、血压增高和局灶性神经功能缺损症状,部分病例有眩晕或抽搐发作。饮酒、情绪激动、过度劳累等是常见的发病诱因。

(2)常见的局灶性神经功能缺损症状和体征包括偏瘫、偏身感觉障碍、偏盲等,多于数分钟至数小时内达到高峰。

(3)头颅 CT 扫描可见病灶中心呈高密度改变,病灶周边常有低密度水肿带。头颅 MRI/MRA 有助于脑出血的病因学诊断和观察血肿的演变过程。

2.各部位脑出血的临床诊断要点

(1)壳核出血:①对侧肢体偏瘫,优势半球出血常出现失语;②对侧肢体感觉障碍,主要是痛觉、温度觉减退;③对侧偏盲;④凝视麻痹,呈双眼持续性向出血侧凝视;⑤尚可出现失用、体象障碍、记忆力和计算力障碍、意识障碍等。

(2)丘脑出血:①丘脑型感觉障碍,对侧半身深浅感觉减退、感觉过敏或自发性疼痛;②运动障碍,出血侵及内囊可出现对侧肢体瘫痪,多为下肢重于上肢;③丘脑性失语,言语缓慢而不清、重复言语、发音困难、复述差,朗读正常;④丘脑性痴呆,记忆力减退、计算力下降、情感障碍、人格改变;⑤眼球运动障碍,眼球向上注视麻痹,常向内下方凝视。

(3)脑干出血:①中脑出血,突然出现复视,眼睑下垂;一侧或两侧瞳孔扩大,眼球不同轴,水平或垂直眼震,同侧肢体共济失调,也可表现 Weber 综合征或 Benedikt 综合征;严重者很快出现意识障碍,去大脑强直。②脑桥出血,突然头痛,呕吐,眩晕,复视,眼球不同轴,交叉性瘫痪或偏瘫、四肢瘫等;出血量较大时,患者很快进入意识障碍,针尖样瞳孔,去大脑强直,呼吸障碍,并可伴有高热、大汗、应激性溃疡等,多迅速死亡;出血量较少时可表现为一些典型的综合征,如Foville 综合征、Millard-Gubler 综合征和闭锁综合征等。③延髓出血,突然意识障碍,血压下降,呼吸节律不规则,心律失常,继而死亡;轻者可表现为不典型的 Wallenberg 综合征。

(4)小脑出血:①突发眩晕、呕吐、后头部疼痛,无偏瘫;②有眼震,站立和步态不稳,肢体共济失调、肌张力降低及颈项强直;③头颅 CT 扫描示小脑半球或小脑蚓高密度影及第四脑室、脑干受压。

(5)脑叶出血:①额叶出血,前额痛、呕吐、痛性发作较多见;对侧偏瘫、共同偏视、精神障碍;优势半球出血时可出现运动性失语。②顶叶出血,偏瘫较轻,而偏侧感觉障碍显著;对侧下象限盲,优势半球出血时可出现混合性失语。③颞叶出血,表现为对侧中枢性面、舌瘫及上肢为主的瘫痪;对侧上象限盲;优势半球出血时可有感觉性或混合性失语;可有颞叶癫痫、幻嗅、幻视。④枕叶出血,对侧同向性偏盲,并有黄斑回避现象,可有一过性黑蒙和视物变形;多无肢体瘫痪。

(6)脑室出血:①突然头痛、呕吐,迅速进入昏迷或昏迷逐渐加深。②双侧瞳孔缩小,四肢肌张力增高,病理反射阳性,早期出现去大脑强直,脑膜刺激征阳性。③常出现丘脑下部受损的症状及体征,如上消化道出血、中枢性高热、大汗、应激性溃疡、急性肺水肿、血糖增高、尿崩症等。④脑脊液压力增高,呈血性。⑤轻者仅表现头痛、呕吐、脑膜刺激征阳性,无局限性神经体征。临床上易误诊为蛛网膜下腔出血,需通过头颅 CT 检查来确定诊断。

(二)鉴别诊断

1.脑梗死

发病较缓,或病情呈进行性加重;头痛、呕吐等颅内压增高症状不明显;典型病例一般不难鉴别;但脑出血与大面积脑梗死、少量脑出血与脑梗死临床症状相似,鉴别较困难,常需头颅 CT鉴别。

2.脑栓塞

起病急骤,一般缺血范围较广,症状常较重,常伴有风湿性心脏病、心房颤动、细菌性心内膜炎、心肌梗死或其他容易产生栓子来源的疾病。

3.蛛网膜下腔出血

好发于年轻人,突发剧烈头痛,或呈爆裂样头痛,以颈枕部明显,有的可痛牵颈背、双下肢。呕吐较频繁,少数严重患者呈喷射状呕吐。约 50% 的患者可出现短暂、不同程度的意识障碍,尤以老年患者多见。常见一侧动眼神经麻痹,其次为视神经、三叉神经和展神经麻痹,脑膜刺激征常见,无偏瘫等脑实质损害的体征,头颅 CT 可帮助鉴别。

4.外伤性脑出血

外伤性脑出血是闭合性头部外伤所致,发生于受冲击颅骨下或对冲部位,常见于额极和颞极,外伤史可提供诊断线索,CT 可显示血肿外形不整。

5.内科疾病导致的昏迷

(1)糖尿病昏迷:①糖尿病酮症酸中毒,多数患者在发生意识障碍前数天有多尿、烦渴多饮和乏力,随后出现食欲缺乏、恶心、呕吐,常伴头痛、嗜睡、烦躁、呼吸深快,呼气中有烂苹果味(丙酮)。随着病情进一步发展,出现严重失水,尿量减少,皮肤弹性差,眼球下陷,脉细速,血压下降,至晚期时各种反射迟钝甚至消失,嗜睡甚至昏迷。尿糖、尿酮体呈强阳性,血糖和血酮体均有升高。头部 CT 结果阴性。②高渗性非酮症糖尿病昏迷,起病时常先有多尿、多饮,但多食不明显,或反而食欲缺乏,以致常被忽视。失水随病程进展逐渐加重,出现神经精神症状,表现为嗜睡、幻觉、定向障碍、偏盲、上肢拍击样粗震颤、痫性发作(多为局限性发作)等,最后陷入昏迷。尿糖强阳性,但无酮症或较轻,血尿素氮及肌酐升高。突出地表现为血糖常高至 33.3 mmol/L(600 mg/dL)以上,一般为33.3～66.6 mmol/L(600～1 200 mg/dL);血钠升高可达155 mmol/L;血浆渗透压显著增高达330～460 mmol/L,一般在 350 mmol/L 以上。头部 CT 结果阴性。

(2)肝性昏迷:有严重肝病和(或)广泛门体侧支循环,精神紊乱、昏睡或昏迷,明显肝功能损害或血氨升高,扑翼(击)样震颤和典型的脑电图改变(高波幅的 δ 波,每秒少于 4 次)等,有助于诊断与鉴别诊断。

(3)尿毒症昏迷:少尿(<400 mL/d)或无尿(<50 mL/d),血尿,蛋白尿,管型尿,氮质血症,水电解质紊乱和酸碱失衡等。

(4)急性酒精中毒:①兴奋期,血乙醇浓度达到 11 mmol/L(50 mg/dL)即感头痛、欣快、兴奋;血乙醇浓度超过 16 mmol/L(75 mg/dL),健谈、饶舌、情绪不稳定、自负、易激怒,可有粗鲁行为或攻击行动,也可能沉默、孤僻;浓度达到 22 mmol/L(100 mg/dL)时,驾车易发生车祸。②共济失调期,血乙醇浓度达到 33 mmol/L(150 mg/dL)时,肌肉运动不协调,行动笨拙,言语含糊不清,眼球震颤,视物模糊,复视,步态不稳,出现明显共济失调;浓度达到 43 mmol/L(200 mg/dL)时,出现恶心、呕吐、困倦。③昏迷期,血乙醇浓度升至 54 mmol/L(250 mg/dL)时,患者进入昏迷期,表现昏睡、瞳孔散大、体温降低;血乙醇浓度超过 87 mmol/L(400 mg/dL)时,患者陷入深昏迷,心率快、血压下降,呼吸慢而有鼾音,可出现呼吸、循环麻痹而危及生命。实验室检查可见血清乙醇浓度升高,呼出气中乙醇浓度与血清乙醇浓度相当;动脉血气分析可见轻度代谢性酸中毒;电解质失衡,可见低血钾、低血镁和低血钙;血糖可降低。

(5)低血糖昏迷:低血糖昏迷是指各种原因引起的重症的低血糖症。患者突然昏迷、抽搐,表现为局灶神经系统症状的低血糖易被误诊为脑出血。化验血糖低于 2.8 mmol/L,推注葡萄糖后症状迅速缓解,发病后 72 h 复查头部 CT 结果阴性。

(6)药物中毒:①镇静催眠药中毒,有服用大量镇静催眠药史,出现意识障碍和呼吸抑制及血压下降。胃液、血液、尿液中检出镇静催眠药。②阿片类药物中毒,有服用大量吗啡或哌替啶的阿片类药物史,或有吸毒史,除了出现昏迷、针尖样瞳孔(哌替啶的急性中毒瞳孔反而扩大)、呼吸抑制"三联征"等特点外,还可出现发绀、面色苍白、肌肉无力、惊厥、牙关禁闭、角弓反张,呼吸先浅而慢,后叹息样或潮式呼吸、肺水肿、休克、瞳孔对光反射消失,死于呼吸衰竭。血、尿阿片类毒物成分,定性试验呈阳性。使用纳洛酮可迅速逆转阿片类药物所致的昏迷、呼吸抑制、缩瞳等毒性作用。

(7)CO 中毒:①轻度中毒,血液碳氧血红蛋白(COHb)可高于 10％～20％。患者有剧烈头痛、头晕、心悸、口唇黏膜呈樱桃红色、四肢无力、恶心、呕吐、嗜睡、意识模糊、视物不清、感觉迟钝、谵妄、幻觉、抽搐等。②中度中毒,血液 COHb 浓度可高达30％～40％。患者出现呼吸困难、意识丧失、昏迷,对疼痛刺激可有反应,瞳孔对光反射和角膜反射可迟钝,腱反射减弱,呼吸、血压和脉搏可有改变。经治疗可恢复且无明显并发症。③重度中毒,血液 COHb 浓度可高于 50％。深昏迷,各种反射消失。患者可呈去大脑皮质状态(患者可以睁眼,但无意识,不语,不动,不主动进食或大小便,呼之不应,推之不动,肌张力增强),常有脑水肿、惊厥、呼吸衰竭、肺水肿、上消化道出血、休克和严重的心肌损害,出现心律失常,偶可发生心肌梗死。有时并发脑局灶损害,出现锥体系或锥体外系损害体征。监测血中 COHb 浓度可明确诊断。

应详细询问病史,内科疾病导致昏迷者有相应的内科疾病病史,仔细查体,局灶体征不明显;脑出血者则同向偏视、一侧瞳孔散大、一侧面部出现船帆现象、一侧上肢出现扬鞭现象、一侧下肢呈外旋位,血压升高。CT 检查可助鉴别。

六、治疗

急性期的主要治疗原则是:保持安静,防止继续出血;积极抗脑水肿,降低颅内压;调整血压;改善循环;促进神经功能恢复;加强护理,防治并发症。

(一)一般治疗

1.保持安静

(1)卧床休息 3～4 周,脑出血发病后 24 h 内,特别是 6 h 内可有活动性出血或血肿继续扩大,应尽量减少搬运,就近治疗。重症需严密观察体温、脉搏、呼吸、血压、瞳孔和意识状态等生命体征变化。

(2)保持呼吸道通畅,头部抬高 15°～30°,切忌无枕仰卧;疑有脑疝时应床脚抬高 45°,意识障碍患者应将头歪向一侧,以利于口腔、气道分泌物及呕吐物流出;痰稠不易吸出,则要行气管切开,必要时吸氧,以使动脉血氧饱和度维持在 90% 以上。

(3)意识障碍或消化道出血者宜禁食 24～48 h,发病后 3 d,仍不能进食者,应鼻饲以确保营养。过度烦躁不安的患者可适量用镇静药。

(4)注意口腔护理,保持大便通畅,留置尿管的患者应做膀胱冲洗以预防尿路感染。加强护理,经常翻身,预防压疮,保持肢体功能位置。

(5)注意水、电解质平衡,加强营养。注意补钾,液体总量应控制在 2 000 mL/d 左右,或以尿量加 500 mL 来估算,不能进食者鼻饲各种营养品。对于频繁呕吐、胃肠道功能减弱或有严重的应激性溃疡者,应考虑给予肠外营养。如有高热、多汗、呕吐或腹泻者,可适当增加入液量,或 10% 脂肪乳 500 mL 静脉滴注,每天 1 次。如需长期采用鼻饲,应考虑胃造瘘术。

(6)脑出血急性期血糖含量增高可以是原有糖尿病的表现或是应激反应。高血糖和低血糖都能加重脑损伤。当患者血糖含量增高超过 11.1 mmol/L 时,应立即给予胰岛素治疗,将血糖控制在 8.3 mmol/L 以下。同时应监测血糖,若发生低血糖,可用葡萄糖口服或注射纠正低血糖。

2.亚低温治疗

能够减轻脑水肿,减少自由基的产生,促进神经功能缺损恢复,改善患者预后。降温方法:立即行气管切开,静脉滴注冬眠肌松合剂(0.9% 氯化钠注射液 500 mL＋氯丙嗪 100 mg＋异丙嗪 100 mg),同时冰毯机降温。行床旁监护仪连续监测体温(T)、心率(HR)、血压(BP)、呼吸(R)、脉搏(P)、血氧饱和度(SPO₂)、颅内压(ICP)。直肠温度(RT)维持在 34 ℃～36 ℃,持续 3～5 d。冬眠肌松合剂用量和速度根据患者 T、HR、BP、肌张力等调节。保留自主呼吸,必要时应用同步呼吸机辅助呼吸,维持 SPO₂ 在 95% 以上,10～12 h 将 RT 降至 34 ℃～36 ℃。当 ICP 降至正常后 72 h,停止亚低温治疗。采用每天恢复 1 ℃～2 ℃,复温速度不超过 0.1 ℃/h。在 24～48 h 内,将患者 RT 复温至 36.5 ℃～37 ℃。局部亚低温治疗实施越早,效果越好,建议在脑出血发病 6 h 内使用,治疗时间最好持续 48～72 h。

(二)调控血压和防止再出血

脑出血患者一般血压都高,甚至比平时更高,这是因为颅内压增高时机体保证脑组织供血的代偿性反应,当颅内压下降时血压亦随之下降,因此一般不应使用降血压药物,尤其是注射利血平等强有力降压剂。目前理想的血压控制水平还未确定,主张采取个体化原则,应根据患者年龄、病前有无高血压、病后血压情况等确定适宜血压水平。但血压过高时,容易增加再出血的危险性,则应及时控制高血压。一般来说,收缩压≥26.7 kPa(200 mmHg),舒张压≥15.3 kPa(115 mmHg)时,应降血压治疗,使血压控制于治疗前原有血压水平或略高水平。收缩压≤24.0 kPa(180 mmHg)或舒张压≤15.3 kPa(115 mmHg)时,或平均动脉压17.3 kPa(130 mmHg)时可暂不使用降压药,但需密切观察。收缩压在24.0～30.7 kPa(180～230 mmHg)或舒张压在14.0～18.7 kPa(105～140 mmHg)宜口服卡托普利、美托洛尔等降压药,收缩压24.0 kPa(180 mmHg)以内或舒张压14.0 kPa(105 mmHg)以内,可观察而不用降压药。急性期过后(约2周),血压仍持续过高时可系统使用降压药,急性期血压急骤下降表明病情严重,应给予升压药物以保证足够的脑供血量。

止血剂及凝血剂对脑出血并无效果,但如合并消化道出血或有凝血障碍时仍可使用。消化道出血时,还可经胃管鼻饲或口服云南白药、三七粉、氢氧化铝凝胶和(或)冰牛奶、冰盐水等。

(三)控制脑水肿

脑出血后48 h水肿达到高峰,维持3～5 d或更长时间后逐渐消退。脑水肿可使ICP增高和导致脑疝,是影响功能恢复的主要因素和导致早期死亡的主要死因。积极控制脑水肿、降低ICP是脑出血急性期治疗的重要环节,必要时可行ICP监测。治疗目标是使ICP降至2.7 kPa(20 mmHg)以下,脑灌注压大于9.3 kPa(70 mmHg),应首先控制可加重脑水肿的因素,保持呼吸道通畅,适当给氧,维持有效脑灌注,限制液体和盐的入量等。应用皮质类固醇减轻脑出血后脑水肿和降低ICP,其有效证据不充分;脱水药只有短暂作用,常用20%甘露醇、利尿药如呋塞米等。

1.20%甘露醇

20%甘露醇为渗透性脱水药,可在短时间内使血浆渗透压明显升高,形成血与脑组织间渗透压差,使脑组织间液水分向血管内转移,经肾脏排出,每8 g甘露醇可由尿带出水分100 mL,用药后20～30 min开始起效,2～3 h作用达峰。常用剂量为125～250 mL,每6～8 h 1次,疗程7～10 d。如患者出现脑疝征象可快速加压经静脉或颈动脉推注,可暂时缓解症状,为术前准备赢得时间。冠心病、心肌梗死、心力衰竭和肾功能不全者慎用,注意用药不当可诱发肾衰竭和水盐及电解质失衡。因此,在应用甘露醇脱水时,一定要严密观察患者尿量、血钾和心肾功能,一旦出现尿少、血尿、无尿时应立即停用。

2.利尿剂

呋塞米注射液较常用,脱水作用不如甘露醇,但可抑制脑脊液产生,用于心肾功能不全不能用甘露醇的患者,常与甘露醇合用,减少甘露醇用量。每次20～40 mg,每天2～4次,静脉注射。

3.甘油果糖氯化钠注射液

该药为高渗制剂,通过高渗透性脱水,能使脑水分含量减少,降低颅内压。本品降低颅内压作用起效较缓,持续时间较长,可与甘露醇交替使用。推荐剂量为每次250～500 mL,每天1～2次,静脉滴注,连用7 d左右。

4.10%人血清蛋白

通过提高血浆胶体渗透压发挥对脑组织脱水降颅内压作用,改善病灶局部脑组织水肿,作用持久。适用于低蛋白血症的脑水肿伴高颅内压的患者。推荐剂量每次10～20 g,每天1～2次,静脉滴注。该药可增加心脏负担,心功能不全者慎用。

5.地塞米松

可防止脑组织内星形胶质细胞肿胀,降低毛细血管通透性,维持血-脑屏障功能。抗脑水肿作用起效慢,用药后 12～36 h 起效。剂量每天 10～20 mg,静脉滴注。由于易并发感染或使感染扩散,可促进或加重应激性上消化道出血,影响血压和血糖控制等,临床不主张常规使用,病情危重、不伴上消化道出血者可早期短时间应用。

若药物脱水、降颅内压效果不明显,出现颅高内压危象时可考虑转外科手术开颅减压。

(四)控制感染

发病早期或病情较轻时通常不需使用抗生素,老年患者合并意识障碍易并发肺部感染,合并吞咽困难易发生吸入性肺炎,尿潴留或导尿易合并尿路感染,可根据痰液或尿液培养、药物敏感试验等选用抗生素治疗。

(五)维持水电解质平衡

患者液体的输入量最好根据其中心静脉压(CVP)和肺毛细血管楔压(PCWP)来调整,CVP保持在0.7～1.6 kPa(5～12 mmHg)或者 PCWP 维持在 1.3～1.9 kPa(10～14 mmHg)。无此条件时每天液体输入量可按前 1 天尿量＋500 mL 估算。每天补钠 50～70 mmol/L,补钾 40～50 mmol/L,糖类 13.5～18 g。使用液体种类应以 0.9％氯化钠注射液或复方氯化钠注射液(林格液)为主,避免用高渗糖水,若用糖时可按每 4 g 糖加 1 U 胰岛素后再使用。由于患者使用大量脱水药、进食少、合并感染等原因,极易出现电解质紊乱和酸碱失衡,应加强监护和及时纠正,意识障碍患者可通过鼻饲管补充足够热量的营养和液体。

(六)对症治疗

1.中枢性高热

宜先行物理降温,如头部、腋下及腹股沟区放置冰袋,戴冰帽或睡冰毯等。效果不佳者可用多巴胺受体激动剂如溴隐亭 3.75 mg/d,逐渐加量至 7.5～15.0 mg/d,分次服用。

2.痫性发作

可静脉缓慢推注(注意患者呼吸)地西泮 10～20 mg,控制发作后可予卡马西平片,每次100 mg,每天 2 次。

3.应激性溃疡

丘脑、脑干出血患者常合并应激性溃疡和引起消化道出血,机制不明,可能是出血影响边缘系统、丘脑、丘脑下部及下行自主神经纤维,使肾上腺皮质激素和胃酸分泌大量增加,黏液分泌减少及屏障功能削弱。常在病后第 2～14 d 突然发生,可反复出现,表现呕血及黑便,出血量大时常见烦躁不安、口渴、皮肤苍白、湿冷、脉搏细速、血压下降、尿量减少等外周循环衰竭表现。可采取抑制胃酸分泌和加强胃黏膜保护治疗。①H_2 受体阻滞剂雷尼替丁,每次 150 mg,每天2次,口服;②H_2 受体阻滞剂西咪替丁,0.4～0.8 g/d,加入0.9％氯化钠注射液,静脉滴注;③质子泵抑制剂注射用奥美拉唑钠,每次 40 mg,每 12 h 静脉注射 1 次,连用 3 d。还可用胃黏膜保护剂硫糖铝,每次 1 g,每天 4 次,口服;或氢氧化铝凝胶,每次 40～60 mL,每天 4 次,口服。若发生上消化道出血可用去甲肾上腺素 4～8 mg加冰盐水 80～100 mL,每天4～6 次,口服;云南白药,每次0.5 g,每天 4 次,口服。保守治疗无效时可在胃镜下止血,需注意呕血引起窒息,并补液或输血维持血容量。

4.心律失常

心房颤动常见,多见于病后前 3 d。心电图复极改变常导致易损期延长,易损期出现的期前收缩可导致室性心动过速或心室颤动。这可能是脑出血患者易发生猝死的主要原因。心律失常影响心排血量，降低脑灌注压，可加重原发脑病变，影响预后。应注意改善冠心病患者的心肌供血，给予常规抗心律失常治疗，及时纠正电解质紊乱，可试用β受体阻滞剂和钙通道阻滞剂治疗，维护心脏功能。

5.大便秘结

脑出血患者，由于卧床等原因，常会出现便秘。用力排便时腹压增高，从而使颅内压升高，可加重脑出血症状。便秘时腹胀不适，使患者烦躁不安，血压升高，亦可使病情加重，故脑出血患者便秘的护理十分重要。便秘可用甘油灌肠剂（支），患者侧卧位插入肛门内 6～10 cm，将药液缓慢注入直肠内 60 mL，5～10 min 即可排便；缓泻剂如酚酞 2 片，每晚口服，亦可用中药番泻叶3～9 g 泡服。

6.稀释性低钠血症

稀释性低钠血症又称血管升压素分泌异常综合征，10％的脑出血患者可发生。因血管升压素分泌减少，尿排钠增多，血钠降低，可加重脑水肿，每天应限制水摄入量在 800～1 000 mL，补钠 9～12 g；宜缓慢纠正，以免导致脑桥中央髓鞘溶解症。另有脑耗盐综合征，是心钠素分泌过高导致低钠血症，应输液补钠治疗。

7.下肢深静脉血栓形成

急性脑卒中患者易并发下肢和瘫痪肢体深静脉血栓形成，患肢进行性水肿和发硬，肢体静脉血流图检查可确诊。勤翻身、被动活动或抬高瘫痪肢体可预防；治疗可用肝素钠 5 000 U，静脉滴注，每天 1 次；或低分子量肝素，每次 4 000 U，皮下注射，每天 2 次。

（七）外科治疗

可挽救重症患者的生命及促进神经功能恢复，手术宜在发病后 6～24 h 内进行，预后直接与术前意识水平有关，昏迷患者通常手术效果不佳。

1.手术指征

（1）脑叶出血：患者清醒、无神经障碍和小血肿（<20 mL）者，不必手术，可密切观察和随访。患者意识障碍、大血肿和在 CT 片上有占位征，应手术。

（2）基底节和丘脑出血：大血肿、有神经障碍者应手术。

（3）脑桥出血：原则上内科治疗。但对非高血压性脑桥出血如海绵状血管瘤，可手术治疗。

（4）小脑出血：血肿直径≥2 cm 者应手术，特别是合并脑积水、意识障碍、神经功能缺失和占位征者。

2.手术禁忌证

（1）深昏迷患者（GCS 3～5 分）或去大脑强直。

（2）生命体征不稳定，如血压过高、高热、呼吸不规则，或有严重系统器质性病变者。

（3）脑干出血。

（4）基底节或丘脑出血影响到脑干。

（5）病情发展急骤，发病数小时即深昏迷者。

3.常用手术方法

（1）小脑减压术：是高血压性小脑出血最重要的外科治疗，可挽救生命和逆转神经功能缺损，病程早期患者处于清醒状态时手术效果好。

（2）开颅血肿清除术：占位效应引起中线结构移位和初期脑疝时外科治疗可能有效。

(3)钻孔扩大骨窗血肿清除术。

(4)钻孔微创颅内血肿清除术。

(5)脑室出血脑室引流术。

(八)早期康复治疗

原则上应尽早开始。在神经系统症状不再进展,没有严重精神、行为异常,生命体征稳定,没有严重的并发症、合并症时即可开始康复治疗的介入,但需注意康复方法的选择。早期康复治疗对恢复患者的神经功能,提高生活质量是十分有利的。早期对瘫痪肢体进行按摩及被动运动,开始有主动运动时即应根据康复要求按阶段进行训练,以促进神经功能恢复,避免出现关节挛缩、肌肉萎缩和骨质疏松;对失语患者需加强言语康复训练。

(九)加强护理,防治并发症

常见的并发症有肺部感染、上消化道出血、吞咽困难和水电解质紊乱、下肢静脉血栓形成、肺栓塞、肺水肿、冠状动脉性疾病和心肌梗死、心脏损伤、痫性发作等。脑出血预后与急性期护理有直接关系,合理的护理措施十分重要。

1.体位

头部抬高 $15°\sim30°$,既能保持脑血流量,又能保持呼吸道通畅。切忌无枕仰卧。凡意识障碍患者宜采用侧卧位,头稍前屈,以利口腔分泌物流出。

2.饮食与营养

营养不良是脑出血患者常见的易被忽视的并发症,应充分重视。重症意识障碍患者急性期应禁食 $1\sim2$ d,静脉补给足够能量与维生素,发病 48 h 后若无活动性消化道出血,可鼻饲流质饮食,应考虑营养合理搭配与平衡。患者意识转清、咳嗽反射良好、能吞咽时可停止鼻饲,应注意喂食时宜取 $45°$半卧位,食物宜做成糊状,流质饮料均应选用茶匙喂食,喂食出现呛咳可拍背。

3.呼吸道护理

脑出血患者应保持呼吸道通畅和足够通气量,意识障碍或脑干功能障碍患者应行气管插管,指征是 $PaO_2<8.0$ kPa(60 mmHg)、$PaCO_2>6.7$ kPa(50 mmHg)或有误吸危险者。鼓励勤翻身、拍背,鼓励患者尽量咳嗽,咳嗽无力痰多时可超声雾化治疗,呼吸困难、呼吸道痰液多、经鼻抽吸困难者可考虑气管切开。

4.压疮防治与护理

昏迷或完全性瘫痪患者易发生压疮,预防措施包括定时翻身,保持皮肤干燥清洁,在骶部、足跟及骨隆起处加垫气圈,经常按摩皮肤及活动瘫痪肢体促进血液循环,皮肤发红可用 70%乙醇溶液或温水轻柔,涂以 3.5%安息香酊。

七、预后与预防

(一)预后

脑出血的预后与出血量、部位、病因及全身状况等有关。脑干、丘脑及大量脑室出血预后差。脑水肿、颅内压增高及脑疝并发症与脑-内脏(脑-心、脑-肺、脑-肾、脑-胃肠)综合征是致死的主要原因。早期多死于脑疝,晚期多死于中枢性衰竭、肺炎和再出血等继发性并发症。影响本病的预后因素有:①年龄较大;②昏迷时间长和程度深;③颅内压高和脑水肿重;④反复多次出血和出血量大;⑤小脑、脑干出血;⑥神经体征严重;⑦出血灶多和生命体征不稳定;⑧伴癫痫发作、去大脑皮质强直或去大脑强直;⑨伴有脑-内脏联合损害;⑩合并代谢性酸中毒、代谢障碍或电解质紊乱者,预后差。及时给予正确的中西医结合治疗和内外科治疗,可大大改善预后,减少病死率和致残率。

(二)预防

总的原则是定期体检,早发现、早预防、早治疗。脑出血是多危险因素所致的疾病。研究证明,高血压是最重要的独立危险因素,心脏病、糖尿病是肯定的危险因素。多种危险因素之间存在错综复杂的相关性,它们互相渗透、互相作用、互为因果,从而增加了脑出血的危险性,也给预防和治疗带来困难。目前,我国仍存在对高血压知晓率低、用药治疗率低和控制率低等"三低"现象,恰与我国脑卒中患病率高、致残率高和病死率高等"三高"现象形成鲜明对比。因此,加强高血压的防治宣传教育是非常必要的。在高血压治疗中,轻型高血压可选用尼群地平和吲达帕胺,对其他类型的高血压则应根据病情选用钙通道阻滞剂、β受体阻滞剂、血管紧张素转化酶抑制剂(ACEI)、利尿剂等联合治疗。

有些危险因素是先天决定的,而且是难以改变甚至不能改变的(如年龄、性别);有些危险因素是环境造成的,很容易预防(如感染);有些是人们生活行为的方式,是完全可以控制的(如抽烟、酗酒);还有些疾病常常是可治疗的(如高血压)。虽然大部分高血压患者都接受过降压治疗,但规范性、持续性差,这样非但没有起到降低血压、预防脑出血的作用,反而使血压忽高忽低,易于引发脑出血。所以控制血压除进一步普及治疗外,重点应放在正确的治疗方法上。预防工作不可简单、单一化,要采取突出重点、顾及全面的综合性预防措施,才能有效地降低脑出血的发病率、病死率和复发率。

除针对危险因素进行预防外,日常生活中需注意经常锻炼、戒烟酒,合理饮食,调理情绪。饮食上提倡"五高三低",即高蛋白质、高钾、高钙、高纤维素、高维生素及低盐、低糖、低脂。锻炼要因人而异,方法灵活多样,强度不宜过大,避免剧烈运动。

(谢月真)

第二节 脑 栓 塞

脑栓塞以前称栓塞性脑梗死,是指来自身体各部位的栓子,经颈动脉或椎动脉进入颅内,阻塞脑部血管,中断血流,导致该动脉供血区域的脑组织缺血缺氧而软化坏死及相应的脑功能障碍。临床表现出相应的神经系统功能缺损症状和体征,如急骤起病的偏瘫、偏身感觉障碍和偏盲等。大面积脑梗死还有颅内高压症状,严重时可发生昏迷和脑疝。脑栓塞约占脑梗死的15%。

一、病因与发病机制

(一)病因

脑栓塞按其栓子来源不同,可分为心源性脑栓塞、非心源性脑栓塞及来源不明的脑栓塞。其中,心源性栓子占脑栓塞的60%~75%。

1.心源性

风湿性心脏病引起的脑栓塞,占整个脑栓塞的50%以上。二尖瓣狭窄或二尖瓣狭窄合并关闭不全者最易发生脑栓塞,因二尖瓣狭窄时,左心房扩张,血流缓慢瘀滞,又有涡流,易于形成附壁血栓,血流的不规则更易使之脱落成栓子,故心房颤动时更易发生脑栓塞。慢性心房颤动是脑栓塞形成最常见的原因。其他还有心肌梗死、心肌病的附壁血栓,以及细菌性心内膜炎时瓣膜上的炎性赘生物脱落、心脏黏液瘤和心脏手术等病因。

2.非心源性

主动脉以及发出的大血管粥样硬化斑块和附着物脱落引起的血栓栓塞也是脑栓塞的常见原因。另外,还有炎症的脓栓、骨折的脂肪栓、人工气胸和气腹的空气栓、癌栓、虫栓和异物栓等。还有来源不明的栓子等。

(二)发病机制

各个部位的栓子通过颈动脉系统或椎动脉系统时,栓子阻塞血管的某一分支,造成缺血、梗死和坏死,产生相应的临床表现;还有栓子造成远端的急性供血中断,该区脑组织发生缺血性变性、坏死及水肿;另外,由于栓子的刺激,该段动脉和周围小动脉反射性痉挛,结果不仅造成该栓塞的动脉供血区的缺血,同时因其周围的动脉痉挛,进一步加重脑缺血损害的范围。

二、病理

脑栓塞的病理改变与脑血栓形成基本相同。但是,有以下几点不同:①脑栓塞的栓子与动脉壁不粘连;而脑血栓形成是在动脉壁上形成的,所以血栓与动脉壁粘连不易分开。②脑栓塞的栓子可以向远端移行,而脑血栓形成的栓子不能。③脑栓塞所致的梗死灶,有60%以上合并出血性梗死;脑血栓形成所致的梗死灶合并出血性梗死较少。④脑栓塞往往为多发病灶,脑血栓形成常为一个病灶。另外,炎性栓子可见局灶性脑炎或脑脓肿,寄生虫栓子在栓塞处可发现虫体或虫卵。

三、临床表现

(一)发病年龄
风湿性心脏病引起者以中青年为多,冠心病及大动脉病变引起者以中老年人为多。

(二)发病情况
发病急骤,在数秒钟或数分钟之内达高峰,是所有脑卒中发病最快者,有少数患者因反复栓塞可在数天内呈阶梯式加重。一般发病无明显诱因,安静和活动时均可发病。

(三)症状与体征
约有4/5的脑栓塞发生于前循环,特别是大脑中动脉,病变对侧出现偏瘫、偏身感觉障碍和偏盲,优势半球病变还有失语。癫痫发作很常见,因大血管栓塞,常引起脑血管痉挛,有部分性发作或全面性发作。椎-基底动脉栓塞约占1/5,起病有眩晕、呕吐、复视、交叉性瘫痪、共济失调、构音障碍和吞咽困难等。栓子进入一侧或两侧大脑后动脉有同向性偏盲或皮质盲。基底动脉主干栓塞会导致昏迷、四肢瘫痪,可引起闭锁综合征及基底动脉尖综合征。

心源性栓塞患者有心慌、胸闷、心律不齐和呼吸困难等。

四、辅助检查

(一)胸部X线检查
可发现心脏肥大。

（二）心电图检查

可发现陈旧或新鲜心肌梗死、心律失常等。

（三）超声心动图检查

超声心动图检查是评价心源性脑栓塞的重要依据之一，能够显示心脏立体解剖结构，包括瓣膜反流和运动、心室壁的功能和心腔内的肿块。

（四）多普勒超声检查

有助于测量血流通过狭窄瓣膜的压力梯度及狭窄的严重程度。彩色多普勒超声血流图可检测瓣膜反流程度并可研究与血管造影的相关性。

（五）经颅多普勒超声（TCD）

TCD可检测颅内血流情况，评价血管狭窄的程度及闭塞血管的部位，也可检测动脉粥样硬化的斑块及微栓子的部位。

（六）神经影像学检查

头颅CT和MRI检查可显示缺血性梗死和出血性梗死改变。合并出血性梗死高度支持脑栓塞的诊断，许多患者继发出血性梗死临床症状并未加重，发病3～5 d内复查CT可早期发现继发性梗死后出血。早期脑梗死CT难于发现，常规MRI假阳性率较高，MRI弥散成像（DWI）和灌注成像（PWI）可以发现超急性期脑梗死。磁共振血管成像（MRA）是一种无创伤性显示脑血管狭窄或阻塞的方法，造影特异性较高。数字减影血管造影（DSA）可更好地显示脑血管狭窄的部位、范围和程度。

（七）腰椎穿刺脑脊液检查

脑栓塞引起的大面积脑梗死可有脑脊液压力增高和蛋白含量增高。出血性脑梗死时可见红细胞。

五、诊断与鉴别诊断

（一）诊断

（1）多为急骤发病。

（2）多数无前驱症状。

（3）一般意识清楚或有短暂意识障碍。

（4）有颈内动脉系统或椎-基底动脉系统症状和体征。

（5）腰椎穿刺脑脊液检查一般不应含血，若有红细胞可考虑出血性脑栓塞。

（6）栓子的来源可为心源性或非心源性，也可同时伴有脏器栓塞症状。

（7）头颅CT和MRI检查有梗死灶或出血性梗死灶。

（二）鉴别诊断

1.血栓形成性脑梗死

均为急性起病的偏瘫、偏身感觉障碍，但血栓形成性脑梗死发病较慢，短期内症状可逐渐进展，一般无心房颤动等心脏病症状，头颅CT很少有出血性梗死灶，以资鉴别。

2.脑出血

均为急骤起病的偏瘫，但脑出血多数有高血压、头痛、呕吐和意识障碍，头颅CT为高密度灶可以鉴别。

六、治疗

(一)抗凝治疗

对抗凝治疗预防心源性脑栓塞复发的利弊,仍存在争议。有的学者认为脑栓塞容易发生出血性脑梗死和大面积脑梗死,可有明显的脑水肿,所以在急性期不主张应用较强的抗凝药物,以免引起出血性梗死,或并发脑出血及加重脑水肿。也有学者认为,抗凝治疗是预防随后再发栓塞性脑卒中的重要手段。心房颤动或有再栓塞风险的心源性病因、动脉夹层或动脉高度狭窄的患者,可应用抗凝药物预防再栓塞。栓塞复发的高风险可完全抵消发生出血的风险。常用的抗凝药物有以下几种。

1.肝素

肝素有妨碍凝血活酶的形成作用;能增强抗凝血酶、中和活性凝血因子及纤溶酶;还有消除血小板的凝集作用,通过抑制透明质酸酶的活性而发挥抗凝作用。肝素每次 12 500~25 000 U(100~200 mg)加入 5%葡萄糖注射液或 0.9%氯化钠注射液 1 000 mL 中,缓慢静脉滴注或微泵注入,以每分钟 10~20 滴为宜,维持48 h,同时第 1 天开始口服抗凝药。

有颅内出血、严重高血压、肝肾功能障碍、消化道溃疡、急性细菌性心内膜炎和出血倾向者禁用。根据部分凝血活酶时间(APTT)调整剂量,维持治疗前 APTT 值的 1.5~2.5 倍,及时检测凝血活酶时间及活动度。用量过大,可导致严重自发性出血。

2.那曲肝素钙

那曲肝素钙又名低分子肝素钙,是一种由普通肝素钠通过硝酸分解纯化而得到的低分子肝素钙盐,其平均分子量为 4 500。目前认为低分子肝素钙是通过抑制凝血酶的生长而发挥作用。另外,还可溶解血栓和改善血流动力学。对血小板的功能影响明显小于肝素,很少引起出血并发症。因此,那曲肝素钙是一种比较安全的抗凝药。每次 4 000~5 000 U(WHO 单位),腹部脐下外侧皮下垂直注射,每天1~2 次,连用 7~10 d,注意不能用于肌内注射。可能引起注射部位出血性瘀斑、皮下淤血、血尿和过敏性皮疹。

3.华法林

华法林为香豆素衍生物钠盐,通过拮抗维生素 K 的作用,使凝血因子Ⅱ、Ⅶ、Ⅸ和Ⅹ的前体物质不能活化,在体内发挥竞争性的抑制作用,为一种间接性的中效抗凝剂。第 1 天给予 5~10 mg口服,第 2 天半量;第 3 天根据复查的凝血酶原时间及活动度结果调整剂量,凝血酶原活动度维持在 25%~40%给予维持剂量,一般维持量为每天 2.5~5 mg,可用 3~6 个月。不良反应可有牙龈出血、血尿、发热、恶心、呕吐、腹泻等。

(二)脱水降颅内压药物

脑栓塞患者常为大面积脑梗死、出血性脑梗死,常有明显脑水肿,甚至发生脑疝的危险,对此必须立即应用降颅内压药物。心源性脑栓塞应用甘露醇可增加心脏负荷,有引起急性肺水肿的风险。20%甘露醇每次只能给 125 mL 静脉滴注,每天 4~6 次。为增强甘露醇的脱水力度,同时必须加用呋塞米,每次 40 mg 静脉注射,每天 2 次,可减轻心脏负荷,达到保护心脏的作用,保证甘露醇的脱水治疗;甘油果糖每次250~500 mL 缓慢静脉滴注,每天 2 次。

(三)扩张血管药物

1.丁苯酞

每次 200 mg,每天 3 次,口服。

2.葛根素注射液

每次 500 mg 加入 5％葡萄糖注射液或 0.9％氯化钠注射液 250 mL 中静脉滴注,每天 1 次,可连用10～14 d。

3.复方丹参注射液

每次 2 支(4 mL)加入 5％葡萄糖注射液或 0.9％氯化钠注射液 250 mL 中静脉滴注,每天 1 次,可连用 10～14 d。

4.川芎嗪注射液

每次 100 mg 加入 5％葡萄糖注射液或 0.9％氯化钠注射液 250 mL 中静脉滴注,每天 1 次,可连用10～15 d,有脑水肿和出血倾向者忌用。

(四)抗血小板聚集药物

早期暂不应用,特别是已有出血性梗死者急性期不宜应用。当急性期过后,为预防血栓栓塞的复发,可较长期应用阿司匹林或氯吡格雷。

(五)原发病治疗

对感染性心内膜炎(亚急性细菌性心内膜炎),在病原菌未培养出来时,给予青霉素每次 320 万～400 万单位加入 5％葡萄糖注射液或 0.9％氯化钠注射液 250 mL 中静脉滴注,每天 4～6 次;已知病原微生物,对青霉素敏感的首选青霉素,对青霉素不敏感者选用头孢曲松钠,每次 2 g加入 5％葡萄糖注射液250～500 mL 中静脉滴注,12 h 滴完,每天 2 次。对青霉素过敏和过敏体质者慎用,对头孢菌素类药物过敏者禁用。对青霉素和头孢菌素类抗生素不敏感者可应用去甲万古霉素,30 mg/(kg·d),分 2 次静脉滴注,每 0.8 g 药物至少加 200 mL 液体,在 1 h 以上时间内缓慢滴入,可用4～6 周,24 h 内最大剂量不超过 2 g,此药有明显的耳毒性和肾毒性。

七、预后与预防

(一)预后

脑栓塞急性期病死率为 5％～15％,多死于严重脑水肿、脑疝。心肌梗死引起的脑栓塞预后较差,多遗留严重的后遗症。如栓子来源不消除,半数以上患者可能复发,约 2/3 在 1 年内复发,复发的病死率更高。10％～20％的脑栓塞患者可能在病后 10 d 内发生第 2 次栓塞,病死率极高。栓子较小、症状较轻、及时治疗的患者,神经功能障碍可以部分或完全缓解。

(二)预防

最重要的是预防脑栓塞的复发。目前认为对于心房颤动、心肌梗死、二尖瓣脱垂患者可首选华法林作为二级预防的药物,阿司匹林也有效,但效果低于华法林。华法林的剂量一般为每天 2.5～3.0 mg,老年人每天 1.5～2.5 mg,并可采用国际标准化比值(INR)为标准进行治疗,既可获效,又可减少出血的危险性。1993 年,欧洲 13 个国家 108 个医疗中心联合进行了一组临床试验,共入选 1 007 例非风湿性心房颤动发生短暂性脑缺血发作(TIA)或小卒中的患者,分为 3 组,一组应用香豆素,一组用阿司匹林,另一组用安慰剂,随访 2～3 年,计算脑卒中或其他部位栓塞的发生率。结果发现应用香豆素组每年可减少 9％脑卒中发生率,阿司匹林组减少 4％。前者出血发生率为 2.8％(每年),后者为 0.9％(每年)。

关于脑栓塞发生后何时开始应用抗凝剂仍有不同看法。有的学者认为过早应用可增加出血的危险性,因此建议发病后数周再开始应用抗凝剂比较安全。据临床研究结果表明,高血压是引起出血的主要危险因素,如能严格控制高血压,华法林的剂量强度控制在 INR 2.0~3.0 之间,则其出血发生率可以降低。因此,目前认为华法林可以作为某些心源性脑栓塞的预防药物。

(谢月真)

第三节 腔隙性脑梗死

腔隙性脑梗死(LI)是指大脑半球深部白质和脑干等中线部位,由直径为 $100\sim400~\mu m$ 的穿支动脉血管闭塞导致的脑梗死。所引起的病灶为 $0.5\sim15.0~mm^3$ 的梗死灶。大多由大脑前动脉、大脑中动脉、前脉络丛动脉和基底动脉的穿支动脉闭塞所引起。脑深部穿动脉闭塞导致相应灌注区脑组织缺血、坏死、液化,由吞噬细胞将该处组织移走而形成小腔隙。好发于基底节、丘脑、内囊、脑桥的大脑皮质贯通动脉供血区。反复发生多个腔隙性脑梗死,称多发性腔隙性脑梗死。临床引起相应的综合征,常见的有纯运动性轻偏瘫、纯感觉性卒中、构音障碍手笨拙综合征、共济失调性轻偏瘫和感觉运动性卒中。高血压和糖尿病是主要原因,特别是高血压尤为重要。腔隙性脑梗死占脑梗死的 $20\%\sim30\%$。

一、病因与发病机制

(一)病因

真正的病因和发病机制尚未完全清楚,但与下列因素有关。

1.高血压

长期高血压作用于小动脉及微小动脉壁,致脂质透明变性,管腔闭塞,产生腔隙性病变。舒张压增高是多发性腔隙性脑梗死的常见原因。

2.糖尿病

糖尿病时血浆低密度脂蛋白及极低密度脂蛋白的浓度增高,引起脂质代谢障碍,促进胆固醇合成,从而加速、加重动脉硬化的形成。

3.微栓子(无动脉病变)

各种类型小栓子阻塞小动脉导致腔隙性脑梗死,如胆固醇、红细胞增多症、纤维蛋白等。

4.血液成分异常

如红细胞增多症、血小板增多症和高凝状态,也可导致发病。

(二)发病机制

腔隙性脑梗死的发病机制还不完全清楚。微小动脉粥样硬化被认为是症状性腔隙性脑梗死常见的发病机制。在慢性高血压患者中,在粥样硬化斑直径为 $100\sim400~\mu m$ 的小动脉中,也能发现形成的动脉狭窄和闭塞。颈动脉粥样斑块,尤其是多发性斑块,可能会导致腔隙性脑梗死;脑深部穿动脉闭塞,导致相应灌注区脑组织缺血、坏死,由吞噬细胞将该处脑组织移走,遗留小腔,因而导致该部位神经功能缺损。

二、病理

腔隙性脑梗死灶呈不规则圆形、卵圆形或狭长形。累及管径在 $100\sim400~\mu m$ 的穿动脉,梗死部位主要在基底节(特别是壳核和丘脑)、内囊和脑桥的白质。大多数腔隙性脑梗死位于豆纹动脉分支、大脑后动脉的丘脑深穿支、基底动脉的旁中央支供血区。阻塞常发生在深穿支的前半部分,因而梗死灶均较小,大多数直径为0.2～15 mm。病变血管可见透明变性、玻璃样脂肪变、玻璃样小动脉坏死、血管壁坏死和小动脉硬化等。

三、临床表现

本病常见于40～60岁以上的中老年人。腔隙性脑梗死患者中高血压的发病率约为75%,糖尿病的发病率为25%～35%,有 TIA 史者约有20%。

(一)症状和体征

临床症状一般较轻,体征单一,一般无头痛、颅内高压症状和意识障碍。由于病灶小,又常位于脑的静区,故许多腔隙性脑梗死在临床上无症状。

(二)临床综合征

Fisher 根据病因、病理和临床表现,归纳为21种综合征,常见的有以下几种。

1.纯运动性轻偏瘫(pure motor hemiparesis,PMH)

PMH 最常见,约占60%,有病灶对侧轻偏瘫,而不伴失语、感觉障碍和视野缺损,病灶多在内囊和脑干。

2.纯感觉性卒中(pure sensory stroke,PSS)

PSS 约占10%,表现为病灶对侧偏身感觉障碍,也可伴有感觉异常,如麻木、烧灼和刺痛感。病灶在丘脑腹后外侧核或内囊后肢。

3.构音障碍手笨拙综合征(dysarthric-clumsy hand syndrome,DCHS)

DCHS 约占20%,表现为构音障碍、吞咽困难,病灶对侧轻度中枢性面、舌瘫,手的精细运动欠灵活,指鼻试验欠稳。病灶在脑桥基底部或内囊前肢及膝部。

4.共济失调性轻偏瘫(ataxic-hemiparesis,AH)

病灶同侧共济失调和病灶对侧轻偏瘫,下肢重于上肢,伴有锥体束征。病灶多在放射冠汇集至内囊处,或脑桥基底部皮质脑桥束受损所致。

5.感觉运动性卒中(sensorimotor stroke,SMS)

SMS 少见,以偏身感觉障碍起病,再出现轻偏瘫,病灶位于丘脑腹后核及邻近内囊后肢。

6.腔隙状态

由 Marie 提出,由于多次腔隙性脑梗死后,有进行性加重的偏瘫、严重的精神障碍、痴呆、平衡障碍、二便失禁、假性延髓性麻痹、双侧锥体束征和类帕金森综合征等。近年由于有效控制血压及治疗的进步,现在已很少见。

四、辅助检查

(一)神经影像学检查

1.颅脑 CT

非增强 CT 扫描显示为基底节区或丘脑呈卵圆形低密度灶,边界清楚,直径为10～15 mm。由于病灶小,占位效应轻微,一般仅为相邻脑室局部受压,多无中线移位,梗死密度随时间逐渐减低,4周后接近脑脊液密度,并出现萎缩性改变。增强扫描于梗死后3 d 至1个月可能发生均一或斑块性强化,以2～3周明显,待达到脑脊液密度时,则不再强化。

2.颅脑 MRI

MRI 显示比 CT 优越,尤其是对脑桥的腔隙性脑梗死和新旧腔隙性脑梗死的鉴别有意义,增强后能提高阳性率。颅脑 MRI 检查在 T_2WI 像上显示高信号,是小动脉阻塞后新的或陈旧的病灶。T_1WI 和 T_2WI 分别表现为低信号和高信号斑点状或斑片状病灶,呈圆形、椭圆形或裂隙形,最大直径常为数毫米,一般不超过 1 cm。急性期 T_1WI 的低信号和 T_2WI 的高信号,常不及慢性期明显,由于水肿的存在,使病灶看起来常大于实际梗死灶。注射造影剂后,T_1WI 急性期、亚急性期和慢性期病灶显示增强,呈椭圆形、圆形,也可呈环形。

3.CT 血管成像(CTA)、磁共振血管成像(MRA)

了解颈内动脉有无狭窄及闭塞程度。

(二)超声检查

经颅多普勒超声(TCD)了解颈内动脉狭窄及闭塞程度。三维超声检查,了解颈内动脉粥样硬化斑块的大小和厚度。

(三)血液学检查

了解有无糖尿病和高脂血症等。

五、诊断与鉴别诊断

(一)诊断

(1)中老年人发病,多数患者有高血压病史,部分患者有糖尿病史或 TIA 史。

(2)急性或亚急性起病,症状比较轻,体征比较单一。

(3)临床表现符合 Fisher 描述的常见综合征之一。

(4)颅脑 CT 或 MRI 发现与临床神经功能缺损一致的病灶。

(5)预后较好,恢复较快,大多数患者不遗留后遗症状和体征。

(二)鉴别诊断

1.小量脑出血

均为中老年发病,有高血压和急起的偏瘫和偏身感觉障碍。但小量脑出血头颅 CT 显示高密度灶即可鉴别。

2.脑囊虫病

CT 均表现为低信号病灶。但是,脑囊虫病 CT 呈多灶性、小灶性和混合灶性病灶,临床表现常有头痛和癫痫发作,血和脑脊液囊虫抗体阳性,可供鉴别。

六、治疗

(一)抗血小板聚集药物

抗血小板聚集药物是预防和治疗腔隙性脑梗死的有效药物。

1.肠溶阿司匹林(或拜阿司匹林)

每次 100 mg,每天 1 次,口服,可连用 6～12 个月。

2.氯吡格雷

每次 50～75 mg,每天 1 次,口服,可连用半年。

3.西洛他唑

每次 50～100 mg,每天 2 次,口服。

4.曲克芦丁

每次 200 mg,每天 3 次,口服;或每次 400～600 mg 加入 5％葡萄糖注射液或 0.9％氯化钠注射液 500 mL 中静脉滴注,每天 1 次,可连用 20 d。

(二)钙通道阻滞剂

1.氟桂利嗪

每次 5～10 mg,睡前口服。

2.尼莫地平

每次 20～30 mg,每天 3 次,口服。

3.尼卡地平

每次 20 mg,每天 3 次,口服。

(三)血管扩张药

1.丁苯酞

每次 200 mg,每天 3 次,口服。偶见恶心、腹部不适,有严重出血倾向者忌用。

2.丁咯地尔

每次 200 mg 加入 5％葡萄糖注射液或 0.9％氯化钠注射液 250 mL 中静脉滴注,每天 1 次,连用10～14 d;或每次 200 mg,每天 3 次,口服。可有头痛、头晕、恶心等不良反应。

3.倍他司汀

每次 6～12 mg,每天 3 次,口服。可有恶心、呕吐等不良反应。

(四)内科病的处理

有效控制高血压、糖尿病、高脂血症等,坚持药物治疗,定期检查血压、血糖、血脂、心电图和有关血液流变学指标。

七、预后与预防

(一)预后

Marie 和 Fisher 认为腔隙性脑梗死一般预后良好,下述几种情况影响本病的预后。

(1)梗死灶的部位和大小,如腔隙性脑梗死发生在脑的重要部位——脑桥和丘脑,以及大的和多发性腔隙性脑梗死者预后不良。

(2)有反复 TIA 发作,有高血压、糖尿病和严重心脏病(缺血性心脏病、心房颤动、心脏瓣膜病等),症状没有得到很好控制者预后不良。据报道,1 年内腔隙性脑梗死的复发率为 10％～18％;腔隙性脑梗死,特别是多发性腔隙性脑梗死半年后约有 23％的患者发展为血管性痴呆。

(二)预防

控制高血压、防治糖尿病和 TIA 是预防腔隙性脑梗死发生和复发的关键。

(1)积极处理危险因素。①血压的调控:长期高血压是腔隙性脑梗死主要的危险因素之一。在降血压药物方面无统一规定应用的药物。选用降血压药物的原则是既要有效和持久地降低血压,又不至于影响重要器官的血流量。可选用钙离子通道阻滞剂,如硝苯地平缓释片,每次20 mg,每天 2 次,口服;或尼莫地平,每次 30 mg,每天 3 次,口服。也可选用血管紧张素转换酶抑制剂(ACEI),如卡托普利,每次12.5～25 mg,每天 3 次,口服;或贝拉普利,每次 5～10 mg,每天 1 次,口服。②调控血糖:糖尿病也是腔隙性脑梗死主要的危险因素之一。要积极控制血糖,注意饮食与休息。③调控高血脂:可选用辛伐他汀(Simvastatin,或舒降之),每次 10～20 mg,每天1次,口服;或洛伐他汀(Lovastatin,又名美降之),每次20~40 mg,每天1~2次,口服。④积极防治心脏病:要减轻心脏负荷,避免或慎用增加心脏负荷的药物,注意补液速度及补液量;对有心肌缺血、心肌梗死者应在心血管内科医师的协助下进行药物治疗。

(2)可以较长时期应用抗血小板聚集药物,如阿司匹林、氯吡格雷和中药活血化瘀药物。

(3)生活规律,心情舒畅,饮食清淡,适宜的体育锻炼。

(谢月真)

第四节　高血压脑病

高血压脑病(hypertensive encephalopathy,HE)是指血压突然显著升高而引起的一种急性脑功能障碍综合征。可发生于各种原因所致的动脉性高血压患者,其发病率约占高血压患者的5%。发病时血压突然升高,收缩压、舒张压均升高,以舒张压升高为主。临床上出现剧烈头痛、烦躁、恶心呕吐、视力障碍、抽搐、意识障碍甚至昏迷等症状,也可出现暂时性偏瘫、失语、偏身感觉障碍等。本病的特点是起病急、病程短,经及时降低血压,所有症状在数分钟或数天内可完全消失,而不留后遗症,否则可导致严重的脑功能损害,甚至死亡。病理特征:主要是脑组织不同程度的水肿,镜下可出现玻璃样变性,即小动脉管壁发生纤维蛋白样坏死。

本病可发生于各种原因导致的动脉性高血压患者,成人舒张压>18.7 kPa(140 mmHg),儿童、孕妇或产妇血压>24.0/16.0 kPa(180/120 mmHg)可导致发病。新近发病或急速发病的高血压患者可在血压相对较低的水平发生本病,如儿童急性肾小球肾炎或子痫患者血压在21.3/13.3 kPa(160/100 mmHg)左右即可发病。高血压脑病起病急,病死率高,故对其防治的研究显得尤为重要,目前西医治疗高血压脑病已取得了较好的成效。

一、病因与发病机制

(一)病因

(1)原发性高血压,当受情绪或精神影响时,血压迅速升高,可发生高血压脑病。

(2)继发性高血压,包括肾性高血压、嗜铬细胞瘤、原发性醛固酮增多症、皮质醇增多症、某些肾上腺酶的先天缺陷、妊娠高血压、主动脉狭窄等引起的高血压及收缩期高血压。

(3)少部分抑郁症患者在服用单胺氧化酶抑制剂时可发生高血压脑病,吃过多富含酪胺的食物(奶油、干酪、扁豆、腌鱼、红葡萄酒、啤酒等)也可诱发高血压脑病。

(4)急慢性脊髓损伤的患者,因膀胱充盈或胃肠潴留等过度刺激自主神经可诱发高血压脑病。

(5)突然停用高血压药物,特别是停用可乐亭亦可导致高血压脑病。

(6)临床上应用环孢素时若出现头痛、抽搐、视觉异常等症状时,也应考虑为高血压脑病的可能。

总之,临床上任何原因引起的急进型恶性高血压均可能成为高血压脑病的发病因素。

(二)发病机制

1.脑血管自动调节机制崩溃学说

正常情况下,血压波动时可通过小动脉的自动调节维持恒定的脑血流量,即 Bayliss 效应,此调节范围限制在平均动脉压为 8.0～24.0 kPa(60～180 mmHg)之内,在此范围内小动脉会随着血压的波动自动调节保持充足的脑血流量。而当平均动脉压迅速升高达 24.0 kPa(180 mmHg)以上时,可引起其自动调节机制破坏,使脑血管由收缩变为被动扩张,脑血流量迅速增加,血管内压超出脑间质压,血管内液体外渗,迅速出现脑水肿及颅内压增高,从而导致毛细血管壁变性坏死,出现点状出血及微梗死。

2.脑血管自动调节机制过度学说

又称小动脉痉挛学说,血压迅速升高,导致 Bayliss 效应过强,小动脉痉挛,血流量反而减少,血管壁缺血变性,通透性增加,血管内液外渗,引起水肿、点状出血及微梗死等。高血压脑病患者尸检时可见脑组织极度苍白,血管内无血,表明高血压脑病患者脑血管有显著的痉挛。高血压脑病发生时,还可见身体其他器官亦发生局限性血管痉挛,也支持小动脉痉挛的看法。

3.脑水肿学说

(1)有学者认为,上述两种机制可能同时存在。血压急剧升高后,先出现脑小动脉广泛的痉挛,继而出现扩张,造成小血管缺血变性,血管内液和血细胞外渗,引起广泛的脑水肿,从而出现点状出血及微血栓形成,甚至继发较大的动脉血栓形成,严重时因脑疝形成而致死。

(2)高血压脑病是急性过度升高的血压迫使血管扩张,通过动脉壁过度牵伸破坏了血-脑屏障,毛细血管通透性增加,使血浆成分和水分子外溢,细胞外液增加,继发血管源性水肿,导致神经功能缺损。

目前多数学者认为血管自动调节障碍是高血压脑病发病的主要因素。

二、病理

(一)肉眼观察

脑组织不同程度的水肿是高血压脑病的主要病理表现。严重脑水肿者,脑的重量可增加 20%～30%。脑的外观呈苍白色,脑回变平,脑沟变浅,脑室变小,脑干常因颅内压增高而疝入枕骨大孔,导致脑干发生圆锥形的变形,脑的表面可有出血点,周围有大量的脑脊液外渗,浅表部位动脉、毛细血管及静脉可见扩张。切面呈白色,可见脑室变小、点状及弥散性小出血灶或微小狭长的裂隙状出血灶或腔隙性脑梗死灶。

(二)镜下观察

脑部小动脉管壁发生纤维蛋白样坏死,即玻璃样变性,血管内皮增殖,中层肥厚,外膜增生,血管腔变小或阻塞,形成本病所特有的小动脉病变。毛细血管壁变性或坏死,血-脑屏障结构被破坏。血管周围有明显的渗出物,组织细胞间隙增宽,部分神经细胞变性坏死,但胶质细胞增生不多。长期高血压者,还可见到较大的脑动脉壁中层肥大,内膜呈粥样硬化。此外,亦可在皮质及基底节区见到少数胶质细胞肿胀、神经元的缺血性改变及神经胶质的瘢痕形成。

三、临床表现

高血压脑病起病急骤,常因过度劳累、精神紧张或情绪激动诱发,病情发展迅速,急骤加重。起病前常先有动脉压显著增高,并有严重头痛、精神错乱、意识改变、周身浮肿等前驱症状,一般经 12～48 h 发展成高血压脑病,严重者仅需数分钟。大部分患者在出现前驱症状时,立即嘱其卧床休息,并给予适当的降压治疗后,脑病往往可以消失而不发作;若血压继续升高则可转变为高血压脑病。本病发病年龄与病因有关,平均年龄为40岁;因急性肾小球性肾炎引起本病者多见于儿童或青年;因慢性肾小球肾炎引起者则以成年人多见;恶性高血压在 30～45 岁间最多见。高血压脑病的症状一般持续数分钟到数小时,最长可达 1～2 个月。若不进行及时降压或对原发病治疗,使脑病症状持续较长时间,可造成不可逆的神经功能损伤,重者可因继发癫痫持续状态、心力衰竭或呼吸障碍而死亡。本病可反复发作,症状可有所不同。

(一)急性期

1.动脉压升高

原已有高血压者,发病时血压再度增高,舒张压往往升高至 16.0 kPa(120 mmHg)以上,平均动脉压常在 20.0～26.7 kPa(150～200 mmHg)之间。对于妊娠毒血症的妇女或急性肾小球肾炎儿童,发生高血压脑病时,血压波动范围较已有高血压的患者为小,收缩压可不高于 24.0 kPa(180 mmHg),舒张压亦可不高于 16.0 kPa(120 mmHg)。新近起病的高血压患者脑病发作时的血压水平要比慢性高血压患者发作时的血压低。

2.颅内压增高

表现为剧烈头痛,呕吐,颈项强直及视盘水肿等颅内高压症;并出现高血压性视网膜病变,表现为眼底火焰状出血和动脉变窄以及绒毛状渗出物。脑脊液压力可显著增高,甚至在腰椎穿刺时脑脊液可喷射而出,此时腰椎穿刺可促进脑疝的发生,故应慎行。

(1)头痛:为高血压脑病的早期症状,以前额或后枕部为主,咳嗽、紧张、用力时加重。头痛多出现于早晨,程度与血压水平相关,经降压及休息等相应治疗后头痛可缓解。

(2)呕吐:常在早晨与头痛伴发,可以呈喷射状,恶心可以不明显。其原因可能由于颅内压增高刺激迷走神经核所致,也可能是由于颅内高压、脑内的血液供应不足、延髓的呕吐中枢缺血缺氧而致。

(3)视盘水肿:指视盘表面和筛板前区神经纤维的肿胀,镜检发现视盘周围有毛刺样边界不清,随着水肿的发展,视盘边缘逐渐模糊、充血,颜色呈红色,视盘隆起,常超过 2 个屈光度,生理凹陷消失,视网膜静脉充盈、怒张、搏动消失,颅内压持续增高可出现血管周围点状或片状出血。眼底视网膜荧光照相可见视盘中央及其周边区有异常扩张的毛细血管网,且有液体漏出。轻度视盘水肿可在颅内压增高几小时内形成,高度视盘水肿一般需要几天的时间,此期患者可出现视物模糊、偏盲或黑蒙等视力障碍症状,可能与枕叶水肿、大脑后动脉或大脑中动脉痉挛有关。颅内高压解除之后,视盘水肿即开始消退。

3.抽搐

抽搐是高血压脑病的常见症状,其发生率为 10.5%～41%,是由于颅内高压、脑部缺血缺氧、脑神经异常放电所致。表现为发作性意识丧失、瞳孔散大、两眼上翻、口吐白沫、呼吸暂停、皮肤发紫、肢体痉挛,并可有舌头咬破及大小便失禁等。发作多为全身性,也可为局限性,一般持续 1～2 min 后,痉挛停止。有的患者频繁发作,最后发展为癫痫持续状态,有些患者则因抽搐诱发心力衰竭而死亡。

4.脑功能障碍

(1)意识障碍:表现为兴奋,烦躁不安,继而精神萎靡、嗜睡、神志模糊等。若病情继续进展可在数小时或 1～2 d 内出现意识障碍加重甚至昏迷。

(2)精神症状:表现为强哭、强笑、定向障碍、判断力障碍、冲动行为,甚至谵妄、痴呆等症状。

(3)脑局灶性病变:表现为短暂的偏瘫、偏盲、失语、听力障碍和偏身感觉障碍等神经功能缺损症状。

5.阵发性呼吸困难

可能由于呼吸中枢血管痉挛、局部脑组织缺血及酸中毒引起。

6.高血压脑病的全身表现

(1)视网膜和眼底改变:视网膜血管出现不同程度的损害,如血管痉挛、硬化、渗出和出血等。血管痉挛是视网膜血管对血压升高的自身调节反应;渗出是小血管壁通透性增高和血管内压增高所致;出血则是小血管在高血压作用下管壁破裂的结果。

(2)肾脏和肾功能:持续性高血压可引起肾小动脉和微动脉硬化、纤维组织增生,促成肾大血管的粥样硬化与血栓形成,从而使肾缺血、肾单位萎缩和纤维化。轻者出现多尿、夜尿等,重者导致肾衰竭。若为肾性高血压,血压快速升高后,又可通过肾小血管的功能和结构改变,加重肾缺血,加速肾脏病变和肾衰竭。

(二)恢复期

血压下降至正常后症状消失,辅助检查指标转入正常,一般可在数天内完全恢复正常。

四、辅助检查

(一)血液、尿液检查

高血压脑病本身无特异性的血、尿改变,若合并肾功能损害,可出现氮质血症,血中酸碱度及电解质紊乱,尿中可出现蛋白、白细胞、红细胞、管型等改变。

(二)脑脊液检查

外观正常;多数患者脑脊液压力增高,多为中度增高,少数正常;细胞数多数正常,少数可有少量红细胞、白细胞;蛋白含量多数轻度增高,个别可达 1.0 g/L。

(三)脑电图检查

可见弥散性慢波或者癫痫样放电。急性期脑电图可出现两侧同步的尖、慢波,尤以枕部明显。严重的脑水肿可出现广泛严重的慢节律脑电活动波;当出现局灶性脑电波时可能存在有局灶病变。脑电图表现可以间接反映高血压脑病的严重程度。

(四)CT、MRI 检查

颅脑 CT 可见脑水肿所致的弥漫性白质密度降低,脑室变小;部分患者脑干及脑实质内可见弥漫性密度减低,环池狭窄。MRI 显示脑水肿呈长 T_1 与长 T_2 信号,这种信号可以在脑实质或脑干内出现,而且在 FLAIR 不被抑制,而呈更明显的高信号。CT 和 MRI 的这种改变通常在病情稳定后 1 周左右消失。

五、诊断与鉴别诊断

(一)诊断依据

(1)有原发或继发性高血压等病史,发病前常有过度疲劳、精神紧张、情绪激动等诱发因素。急性或亚急性起病,病情发展快,常在 12～48 h 达高峰;突然出现明显的血压升高,尤以舒张压升高为主[常大于 16.0 kPa(120 mmHg)]。

(2)出现头痛、抽搐、意识障碍、呕吐、视盘水肿、偏瘫、失语、高血压性视网膜病变等症状和体征;眼底显示 3～4 级高血压视网膜病变。

(3)头颅 CT 或 MRI 显示特征性顶枕叶水肿。脑脊液清晰,部分患者压力可能增高,可有少量红细胞或白细胞,蛋白含量可轻度增高;合并尿毒症者尿中可见蛋白及管型,血肌酐、尿素氮可升高。

(4)经降低颅内压和血压后症状可迅速缓解,一般不遗留任何脑损害后遗症。

(5)需排除高血压性脑出血、特发性蛛网膜下腔出血及颅内占位性病变。

(二)鉴别诊断

1.高血压危象

(1)指高血压病程中全身周围小动脉发生暂时性强烈痉挛,导致血压急剧升高,引起全身多脏器功能损伤的一系列症状和体征。

(2)出现头痛烦躁、恶心呕吐、心悸气促及视物模糊等症状。伴靶器官病变者可出现心绞痛、肺水肿或高血压脑病。

(3)血压以收缩压显著升高为主,常>26.7 kPa(200 mmHg),也可伴有舒张压升高。

2.高血压性脑出血

(1)多发生于 50 岁以上的老年人,有较长时间的高血压动脉硬化病史。

(2)于体力活动或情绪激动时突然发病,有不同程度的头痛、恶心、呕吐、意识障碍等症状。

(3)病情进展快,几分钟或几小时内迅速出现肢体功能障碍及颅内压增高的症状。

(4)查体有神经系统定位体征。

(5)颅脑 CT 检查可见脑内高密度血肿区。

3.特发性蛛网膜下腔出血

(1)意识障碍常在发病后立即出现,血压升高不明显。

(2)有头痛、呕吐等颅内压增高的症状和脑膜刺激征阳性体征,伴或不伴有意识障碍。

(3)眼底检查可发现视网膜新鲜出血灶。脑脊液压力增高,为均匀血性脑脊液。

(4)脑 CT 可发现在蛛网膜下腔内或出血部位有高密度影。

4.原发性癫痫

(1)无高血压病史,临床症状与血压控制程度无关。

(2)具有发作性、短暂性、重复性、刻板性的临床特点。

(3)出现突发意识丧失、瞳孔散大、两眼上翻、口吐白沫、四肢抽搐等表现。

(4)脑电图见尖波、棘波、尖-慢波或棘-慢波等痫样放电。

(5)部分癫痫患者有明显的家族病史。

六、治疗

(一)高血压脑病急性期治疗

主要应降低血压和管理血压,降压药物使用原则应做到迅速、适度、个体化。①发作时应在数分钟至 1 h 内使血压下降,原有高血压的患者舒张压应降至 14.7 kPa(110 mmHg)以下,原血压正常者舒张压应降至 10.7 kPa(80 mmHg)以下,维持 1～2 周,以利脑血管自动调节功能的恢复。②根据患者病情及心肾功能情况选用降压药物,以作用快、有可逆性、无中枢抑制作用、毒性小为原则。③在用药过程中,严密观察血压变化,避免降压过快过猛,以防血压骤降而出现休克,导致心脑肾等重要靶器官缺血或功能障碍如失明、昏迷、心绞痛、心肌梗死、脑梗死或肾小管坏死等。④血压降至一定程度时,若无明显神经功能改善甚至加重或出现新的神经症状,应考虑是否有脑缺血的可能,可将血压适当提高。⑤老年人个体差异大,血压易波动,故降压药应从小剂量开始,渐加大剂量,使血压缓慢下降。⑥注意血压、意识状态、尿量及尿素氮的变化,如降压后出现意识障碍加重,尿少,尿素氮升高,提示降压不当,应加以调整。⑦一般首选静脉给药,待血压降至适当水平后保持恒定2~3 d,再逐渐改为口服以巩固疗效。

1.降压药物

(1)硝普钠:能扩张周围血管、降低外周血管阻力而使血压下降,能减轻心脏前负荷,不增加心率和心排血量;作用快而失效亦快,应在血压监护下使用。硝普钠50 mg,加入5%葡萄糖注射液500 mL中静脉滴注,滴速为1 mL/min(开始每分钟按体质量0.5 μg/kg,根据治疗反应以每分钟0.5 μg/kg递增,逐渐调整剂量,常用剂量为每分钟按体质量3 μg/kg,极量为每分钟按体质量10 μg/kg),每2~3 min测血压1次,根据血压值调整滴速使血压维持在理想水平;本药很不稳定,必须新鲜配制,应在12 h内使用。

(2)硝酸甘油:5~10 mg加入5%葡萄糖注射液250~500 mL中静脉滴注,开始10 μg/min,每5 min可增加5~10 μg,根据血压值调整滴速。硝酸甘油作用迅速,且不良反应小,适于合并有冠心病、心肌供血不足和心功能不全的患者使用。以上两药因降压迅猛,静脉滴注过程亦应使用血压监护仪,时刻监测血压,以防血压过度下降。

(3)利血平:通过耗竭交感神经末梢儿茶酚胺的贮藏、降低周围血管阻力、扩张血管而起到降血压作用,该药使用较安全,不必经常监测血压,但药量个体差异较大,从250~500 mg或更大剂量开始,而且起效较缓慢、降压力量较弱,不作为首选,可用于快速降压后维持用药。

(4)硫酸镁:有镇静、止痉及解除血管痉挛而降压的作用,可用于各种原因所致的高血压脑病,一般为妊娠高血压综合征所致子痫的首选药物。25%硫酸镁注射液10 mL肌内注射,必要时可每天2~3次;或以25%硫酸镁注射液溶于500 mL液体中静脉滴注。但应注意硫酸镁使用过量会出现呼吸抑制,一旦出现立即用10%葡萄糖酸钙注射液10~20 mL缓慢静脉注射以对抗。

(5)卡托普利:12.5 mg舌下含服,无效0.5 h后可重复1~2次,有一定的降压效果。

(6)尼莫地平:针剂50 mL通过静脉输液泵以每小时5~10 mL的速度输入,较安全,个别患者使用降压迅速,输入过程亦应使用血压监护仪,根据血压调整输入速度,以防血压过度下降。

2.降低颅内压

要选降低颅内压快的药物。

(1)20%甘露醇:125~250 mL快速静脉滴注,每4~6 h 1次,心肾功能不全者慎用,使用期间密切监测肾功能变化,注意监测水、电解质变化。

(2)甘油果糖:250 mL,每天1~2次,滴速不宜过快,以免发生溶血反应,心肾功能不全者慎用或禁用,其降颅内压持续时间比甘露醇约长2 h,并无反跳现象,更适用于慢性高颅内压、肾功能不全或需要较长时间脱水的患者;使用期间需密切监测血常规变化。

(3)呋塞米:20~40 mg,肌内注射或缓慢静脉滴注,1~1.5 h后视情况可重复给药。

3.控制抽搐

首选地西泮注射液,一般用量为10 mg,缓慢静脉注射,速度应小于2 mg/min,如无效可于5 min后使用同一剂量再次静脉注射;或氯硝西泮,成人剂量为1~2 mg,缓慢静脉注射,或用氯硝西泮4~6 mg加入0.9%氯化钠注射液48 mL通过静脉输液泵输入(每小时4~6 mL),可根据抽搐控制情况调整泵入速度;或苯巴比妥0.1~0.2 g,肌内注射,以后每6~8 h重复注射0.1 g;或10%水合氯醛30~40 mL,保留灌肠。用药过程应严密观察呼吸等情况。待控制发作后可改用丙戊酸钠或卡马西平等口服,维持2~3个月以防复发。

4.改善脑循环和神经营养

由于脑水肿与脑缺血,故在高血压脑病急性期治疗后,可给予改善脑循环和神经营养的药物,如神经细胞活化剂脑活素、胞磷胆碱等。

5.病因治疗

积极对高血压脑病的原发病进行治疗,对于高血压脑病的控制及恢复尤显重要。

(二)高血压脑病恢复期治疗

血压控制至理想水平后,可改口服降压剂以巩固治疗,积极防治水电解质及酸碱平衡失调;对有心力衰竭、癫痫、肾炎等病症时,应进行相应处理。

七、预后与预防

(一)预后

与以下因素有关。

1.病因

高血压脑病的预后视致病的原因而定,病因成为影响高血压脑病预后的重要因素。因而积极治疗原发病是本病治疗的关键。

2.复发

高血压脑病复发频繁者预后不良,如不及时处理,则会演变成急性脑血管疾病,甚至死亡。

3.治疗

高血压脑病的治疗重在早期及时治疗,预后一般较好,若耽误治疗时间,则预后不良。发作时病情凶险,但若能得到及时的降压治疗,预后一般较好。

4.并发症

高血压脑病若无并发症则预后较好,若并发脑出血或脑梗死则加重脑部损伤;合并高血压危象,可造成全身多脏器损害,更加重病情,预后不良。

5.降压

血压控制情况直接影响高血压脑病的预后,若降压效果不好,可使脑功能继续受到损伤;若血压降得太低,又可造成脑缺血性损伤,更加重脑损伤。

(二)预防

本病可发生于各种原因导致的动脉性高血压患者,成人舒张压＞18.7 kPa(140 mmHg),儿童、孕妇或产妇血压＞24.0/16.0 kPa(180/120 mmHg),可导致发病。新近发病或急速发病的高血压患者可在血压相对较低的水平发生本病,如儿童急性肾小球肾炎或子痫患者血压在21.3/13.3 kPa(160/100 mmHg)左右即可发生。高血压脑病起病急、病死率高,故对其预防显得尤为重要。

(1)控制高血压:积极治疗各种原因导致的动脉性高血压患者,使血压控制在正常水平。

(2)控制体质量:所有高血压肥胖者,减轻体质量可使血压平均下降约15%。强调低热量饮食必须与鼓励体育活动紧密结合,并持之以恒。

(3)饮食方面:限制食盐量,食盐日摄入量控制在5 g左右,并提高钾摄入,有助于轻、中度高血压患者血压降低;限制富含胆固醇的食物,以防动脉粥样硬化的发生和发展;避免服用单胺氧化酶抑制剂或进食含酪胺的食物,以防诱发高血压脑病。

(4)增强体质:经常坚持适度体力活动可预防和控制高血压。

(5)积极治疗和控制各种容易引起高血压脑病的诱因。

(王世凤)

第五节　肝豆状核变性

一、概述

肝豆状核变性又称 Wilson 病(WD),是以铜代谢障碍为特征的常染色体隐性遗传病。由于 WD 基因(位于 $13q^{14.3}$)编码的蛋白(ATP7B 酶)突变,导致血清铜蓝蛋白合成不足以及胆管排铜障碍,血清自由态铜增高,并在肝、脑、肾等器官沉积,出现相应的临床症状和体征。本病好发于青少年,临床表现为铜代谢障碍引起的肝硬化、基底节变性等多脏器病损。该病是全球性疾病,世界范围的患病率约为 30/100 万,我国的患病率及发病率远高于欧美。

二、临床表现

(一)肝症状

以肝病作为首发症状者占 40%～50%,儿童患者约 80%发生肝脏症状。肝脏受累程度和临床表现存在较大差异,部分患者表现为肝炎症状,如倦怠、乏力、食欲缺乏,或无症状的转氨酶持续增高;大多数患者表现为进行性肝大,继而进展为肝硬化、脾肿大、脾功能亢进,出现黄疸、腹水、食管静脉曲张及上消化道出血等;一些患儿表现为暴发性肝衰竭伴有肝铜释放入血而继发的 Coombs 试验阴性的溶血性贫血。也有不少患者并无肝大,甚至肝缩小。

(二)神经系统症状

以神经系统症状为首发的患者占 40%～59%,其平均发病年龄比以肝病首发者晚 10 年左右。铜在脑内的沉积部位主要是基底节区,故神经系统症状突出表现为锥体外系症状。最常见的症状是以单侧肢体为主的震颤,逐渐进展至四肢,震颤可为意向性、姿位性或几种形式的混合,振幅可细小或较粗大,也有不少患者出现扑翼样震颤。肌张力障碍常见,累及咽喉部肌肉可导致言语不清、语音低沉、吞咽困难和流涎;累及面部、颈、背部和四肢肌肉引起动作缓慢僵硬、起步困难、肢体强直,甚至引起肢体或(和)躯干变形。部分患者出现舞蹈样动作或指划动作。WD 患者的少见症状是周围神经损害、括约肌功能障碍、感觉症状。

(三)精神症状

精神症状的发生率为 10%～51%。最常见为注意力分散,导致学习成绩下降、失学。其余还有:情感障碍,如暴躁、欣快、兴奋、淡漠、抑郁等;行为异常,如生活懒散、动作幼稚、偏执等,少数患者甚至自杀;还有幻觉、妄想等。极易被误诊为精神分裂症、躁狂抑郁症等精神疾病。

(四)眼部症状

具有诊断价值的是铜沉积于角膜后弹力层而形成的 Kayser-Fleischer(K-F)环,呈黄棕色或黄绿色,以角膜上、下缘最为明显,宽约为 1.3 mm 左右,严重时呈完整的环形。应行裂隙灯检查予以肯定和早期发现。7 岁以下患儿此环少见。

61

（五）肾症状

肾功能损害主要表现为肾小管重吸收障碍,出现血尿(或镜下血尿)、蛋白尿、肾性糖尿、氨基酸尿、磷酸盐尿、尿酸尿、高钙尿。部分患者还会发生肾钙质沉积症和肾小管性酸中毒。持续性氨基酸尿可见于无症状患者。

（六）血液系统症状

主要表现为急性溶血性贫血,推测可能与肝细胞破坏致铜离子大量释放入血,引起红细胞破裂有关。还有继发于脾功能亢进所致的血小板、粒细胞、红细胞减少,以鼻出血、齿龈出血、皮下出血为临床表现。

（七）骨骼肌肉症状

2/3 的患者出现骨质疏松,还有较常见的是骨及软骨变性、关节畸形、X 形腿或 O 形腿、病理性骨折、肾性佝偻病等。少数患者发生肌肉症状,主要表现为肌无力、肌痛、肌萎缩。

（八）其他

其他病变包括:皮肤色素沉着、皮肤黝黑,以面部和四肢伸侧较为明显;鱼鳞癣、指甲变形。内分泌紊乱如葡萄糖耐量异常、甲状腺功能低下、月经异常、流产等。少数患者可发生急性心律失常。

三、诊断要点

（一）诊断

任何患者,特别是 40 岁以下者发现有下列情况应怀疑 WD,须进一步检查。

(1)其他病因不能解释的肝脏疾病、持续血转氨酶增高、持续性氨基酸尿、急性重型肝炎合并溶血性贫血。

(2)其他病因不能解释的神经系统疾病,特别是锥体外系疾病、精神障碍。

(3)家族史中有相同或类似疾病的患者,特别是先证者的近亲,如同胞、堂或姨兄弟姐妹等。

（二）鉴别诊断

对疑似患者应进行下列检查,以排除或肯定 WD 的诊断。

1.实验室检查

对所有疑似患者都应进行下列检查。

(1)血清铜蓝蛋白(ceruloplasmin,CP):CP 降低是诊断 WD 的重要依据之一。成人 CP 正常值为270～370 mg/L(27～37 mg/dL),新生儿的血清 CP 为成人的 1/5,此后逐年增长,至 3～6 岁时达到成人水平。96%～98% 的 WD 患者 CP 降低,其中 90% 以上显著降低(80 mg/L 以下),甚至为零。杂合子的 CP 值多在 100～230 mg/L 之间,但 CP 正常不能排除该病的诊断。

(2)尿铜:尿铜增高也是诊断 WD 的重要依据之一。正常人每天尿铜排泄量为 0.047～0.55 μmol/24 h(3～35 μg/24 h)。未经治疗的 WD 患者尿排铜量可略高于正常人甚至达正常人的数倍至数十倍,少数患者也可正常。

(3)肝铜量:肝铜测定是诊断 WD 最重要的生化证据,但肝穿为创伤性检查,目前尚不能作为常规的检测手段。

(4)血清铜:正常成人血清铜为 11～22 μmol/L(70～140 μg/dL),90% 的 WD 患者血清铜降低,低于 9.4 μmol/L(60 μg/dL)有诊断价值。须注意,肾病综合征、严重营养不良和失蛋白肠病也出现血清铜降低。

2.影像学检查

颅脑 CT 扫描多显示双侧对称的基底节区、丘脑密度减低,多伴有不同程度的脑萎缩。MRI 扫描多于基底节、丘脑、脑干等处出现长 T_1、长 T_2 异常信号,约 34％伴有轻至中度脑萎缩,以神经症状为主的患者 CT 及 MRI 的异常率显著高于以肝症状为主的 WD 患者。影像学检查虽无定性价值,但有定位及排除诊断的价值。

(三)诊断标准

(1)肝、肾病史:肝、肾病征和(或)锥体外系病征。

(2)铜生化异常:主要是 CP 显著降低(<80 mg/L);肝铜增高(237.6 μg/g 肝干重);血清铜降低(<9.4 μmol/L);24 h 尿铜增高(>1.57 μmol/24 h)。

(3)角膜 K-F 环阳性。

(4)阳性家族史。

(5)基因诊断。

符合(1)、(2)、(3)或(1)、(2)、(4)可确诊 WD;符合(1)、(3)、(4)而 CP 正常或略低者为不典型 WD(此种情况少见);符合上述 1～4 条中的 2 条,很可能是 WD(若符合 2、4 可能为症状前患者),此时可参考脑 MRI 改变、肝脏病理改变、四肢骨关节改变等。

基因诊断虽然是金标准,但因 WD 的突变已有 200 余种,因此基因检测目前仍不能作为常规检测方法。

四、治疗方案及原则

(一)治疗目的

(1)排除积聚在体内组织过多的铜。

(2)减少铜的吸收,防止铜在体内再次积聚。

(3)对症治疗,减轻症状,减少畸形的发生。

(二)治疗原则

1.早期和症状前治疗

越早治疗越能减轻或延缓病情发展,尤其是症状前患者。同时应强调本病是唯一有效治疗的疾病,但应坚持终身治疗。

2.药物治疗

(1)螯合剂:①右旋青霉胺(D-penicillamine,商品名 cuprimine、depen):是首选的排铜药物,尤其是以肝脏症状为主者。以神经症状为主的患者服用青霉胺后 1～3 个月内症状可能恶化,而且有37％～50％的患者症状会加重,且其中又有 50％不能逆转。使用前需行青霉素皮试,阴性者方可使用。青霉胺用作开始治疗时剂量为 15～25 mg/kg,宜从小剂量开始,逐渐加量至治疗剂量。然后根据临床表现和实验室检查指标决定逐渐减量至理想的长期维持剂量。本药应在进餐前 2 h 服用。青霉胺促进尿排铜效果肯定,10％～30％的患者发生不良反应。青霉胺的不良反应较多,如发热、皮疹、胃肠道症状、多发性肌炎、肾病、粒细胞减少、血小板计数降低、维生素 B_6 缺乏、自身免疫疾病(类风湿关节炎和重症肌无力等)。补充维生素 B_6 对预防一些不良反应有益。②曲恩汀或三乙撑四胺双盐酸盐:本药排铜效果不如青霉胺,但不良反应低于青霉胺。250 mg,每天 4 次,于餐前 1 h 或餐后 2 h 服用。本药最适合用于不能使用青霉胺的 WD 患者。但国内暂无供应。③其他排铜药物:包括二巯丙醇(BAL,因不良反应大已少用)、二巯丁二酸钠

(Na-DMS)、二巯基丁二酸胶囊、二巯基丙磺酸钠(DMPS)等重金属离子螯合剂。

(2)阻止肠道对铜吸收和促进排铜的药物:①锌制剂的排铜效果低于和慢于青霉胺,但不良反应低,是用于 WD 维持治疗和症状前患者治疗的首选药物;也可作为其他排铜药物的辅助治疗。常用的锌剂有硫酸锌、醋酸锌、甘草锌、葡萄糖酸锌等。锌剂应饭后服药,不良反应有胃肠道刺激、口唇及四肢麻木、烧灼感。锌剂(以醋酸锌为代表)的致畸作用被 FDA 定为 A 级,即无风险。②四硫钼酸铵(Ammonium tetrathiomolybdate,ATTM)能在肠道内与蛋白和铜形成复合体排出体外,可替代青霉胺用作开始驱铜治疗,但国内无药。

(3)对症治疗:非常重要,应积极进行。神经系统症状,特别是锥体外系症状、精神症状、肝病、肾病、血液和其他器官的病损,应给予相应的对症治疗。脾肿大合并脾功能亢进者,特别是引起血液 3 种系统都降低者应行脾切除手术;对晚期肝衰竭患者肝移植是唯一有效的治疗手段。

3.低铜饮食治疗

避免摄入高铜食物,如贝类、虾蟹、动物内脏和血、豆类、坚果类、巧克力、咖啡等,勿用铜制炊具;可给予高氨基酸或高蛋白饮食。

(谢月真)

第六节 小 舞 蹈 病

小舞蹈病(chorea minor,CM)又称风湿性舞蹈病或 Sydenham 舞蹈病,由 Sydenham (1684 年)首先描述,是风湿热在神经系统的常见表现。本病多见于儿童和青少年,其临床特征为不自主的舞蹈样动作、肌张力降低、肌力减弱、自主运动障碍和情绪改变。本病可自愈,但复发者并不少见。

一、病因与发病机制

本病的发病与 A 组 β-溶血性链球菌感染有关。属自体免疫性疾病。约 30% 的病例在风湿热发作或多发性关节炎后 2~3 个月发病,通常无近期咽痛或发热史,部分患者咽拭子培养 A 组溶血性链球菌阳性;血清可检出抗神经元抗体,与尾状核、丘脑底核等部位神经元抗原起反应,抗体滴度与本病的转归有关,提示可能与自身免疫反应有关。本病好发于围青春期,女性多于男性,一些患者在怀孕或口服避孕药时复发,提示与内分泌改变也有关系。

二、病理

病理改变主要是黑质、纹状体、丘脑底核及大脑皮质可逆性炎性改变和神经细胞弥漫性变性,神经元丧失和胶质细胞增生。有的病例可见散在动脉炎、栓塞性小梗死。90% 的尸解病例可发现风湿性心脏病证据。

三、临床表现

(一)发病年龄及性别

发病年龄多在 5~15 岁,女多于男,男女之比约为 1:3。

（二）起病形式

大多数为亚急性或隐袭起病，少数可急性起病。大约 1/3 的病例舞蹈症状出现前 2～6 个月或更长的时间内有 β-溶血性链球菌感染史，曾有咽喉肿痛、发热、多关节炎、心肌炎、心内膜炎、心包炎、皮下风湿结节或紫癜等临床症状和体征。

（三）早期症状

早期症状常不明显，不易被察觉。患儿表现为情绪不稳、焦虑不安、易激动、注意力分散、学习成绩下降、动作笨拙、步态不稳、手中物品时常坠落，行走摇晃不稳等。其后症状日趋明显，表现为舞蹈样动作和肌张力改变等。

（四）舞蹈样动作

常常可急性或隐袭出现，常为双侧性，可不规则，变幻不定，突发骤止，约 20% 患者可偏侧或甚至更为局限。在情绪紧张和作自主运动时加重，安静时减轻，睡眠时消失。常在 2～4 周内加重，3～6 个月内自行缓解。

（1）面部最明显，表现挤眉、弄眼、噘嘴、吐舌、扮鬼脸等，变幻莫测。

（2）肢体表现为一种快速的不规则无目的的不自主运动，常起于一肢，逐渐累及一侧或对侧，上肢比下肢明显，上肢各关节交替伸直、屈曲、内收等动作，下肢步态颠簸、行走摇晃、易跌倒。

（3）躯干表现为脊柱不停地弯、伸或扭转，呼吸也可变得不规则。

（4）头颈部的舞蹈样动作表现为摇头耸肩或头部左右扭转。伸舌时很难维持，舌部不停地扭动，软腭或其他咽肌的不自主运动可致构音、吞咽障碍。

（五）体征

（1）肌张力及肌力减退，膝反射常减弱或消失。肢体软弱无力，与舞蹈样动作、共济失调一起构成小舞蹈病的三联征。

（2）旋前肌征：由于肌张力和肌力减退导致当患者举臂过头时，手掌旋前。

（3）舞蹈病手姿：当手臂前伸时，因张力过低而呈腕屈、掌指关节过伸，伴手指弹钢琴样小幅舞动。

（4）挤奶妇手法，或称盈亏征：若令患者紧握检查者第二、三手指时，检查者能感到患者的手时紧时松，握力不均，时大时小。

（5）约 1/3 患者会有心脏病征，包括风湿性心肌炎、二尖瓣返流或主动脉瓣关闭不全。

（六）精神症状

可有失眠、躁动、不安、精神错乱、幻觉、妄想等精神症状，称为躁狂性舞蹈病。有些病例精神症状可与躯体症状同样显著，以致呈现舞蹈性精神病。随着舞蹈样动作消除，精神症状很快缓解。

四、辅助检查

（一）血清学检查

白细胞计数增加，红细胞沉降率加快，C 反应蛋白效价提高，黏蛋白增多，抗链球菌溶血素"O"滴度增加；由于小舞蹈病多发生在链球菌感染后 2～3 个月，甚至 6～8 个月，故不少患者发生舞蹈样动作时链球菌血清学检查常为阴性。

（二）咽拭子培养

检查可见 A 组溶血型链球菌。

（三）脑电图

无特异性，常为轻度弥漫性慢活动。

（四）影像学检查

部分患者头部 CT 扫描可见尾状核区低密度灶及水肿，MRI 显示尾状核、壳核、苍白球增大，T_2 加权像显示信号增强，PET 可见纹状体呈高代谢改变，但症状减轻或消失后可恢复正常。

五、诊断

凡学龄期儿童有风湿病史和典型舞蹈样症状，结合实验室及影像学检查通常可以诊断。

六、鉴别诊断

见表 2-1。

表 2-1　常见小舞蹈病鉴别要点

	小舞蹈病	亨廷顿病	肝豆状核变性	偏侧舞蹈症
病因	风湿性	常染色体显性遗传	遗传性铜代谢障碍	脑卒中、脑瘤
发病年龄	大多数为 5～15 岁	30 岁以后	儿童、青少年	成年
临床特征	全身或偏侧不规则舞蹈，动作快	全身舞蹈、手足徐动、动作较慢	偏侧舞蹈样运动	有不完全偏瘫
	肌张力低、肌力减退	慢	角膜 K-F 色素环	
	情绪不稳定，性格改变	进行性痴呆	精神障碍	
	可有心脏受损征象		肝脏受损征	
治疗	抗链球菌感染（青霉素）	氯丙嗪、氟哌啶醇	排铜 D-青霉胺口服	治疗原发病
	肾上腺皮质激素		口服硫酸锌减少铜吸收	对症用氟哌啶醇
	氟哌啶醇、氯丙嗪、苯巴比妥		对症用氟哌啶醇	

七、治疗

（一）一般处理

急性期应卧床休息，保持环境安静，避免强光或其他刺激，给予足够的营养支持。

（二）病因治疗

确诊本病后，无论病症轻重，均应使用青霉素或其他有效抗生素治疗，10～14 d 为 1 个疗程。同时给予水杨酸钠或泼尼松，症状消失后再逐渐减量至停药，目的是最大限度地防止或减少本病复发，并控制心肌炎、心瓣膜病的发生。

1.抗生素

青霉素：首选 40 万～80 万单位，每天 1～2 次，2 周 1 个疗程，也可用红霉素、头孢菌素类药物治疗。

2.阿司匹林

0.1～1.0 g，每天 4 次，小儿按 0.1 g/kg，计算，症状控制后减量，维持 6～12 周。

3.激素

风湿热症状明显时，泼尼松每天 10～30 mg，分 3～4 次口服。

（三）对症治疗

（1）首选氟哌啶醇：0.5 mg 开始，每天口服 2～3 次，以后逐渐加量。

（2）氯丙嗪：12.5～50 mg，每天 2～3 次。

（3）苯巴比妥：15～30 mg，每天 2～4 次。

（4）地西泮：2.5～5 mg，每天 2～4 次。

八、预后

本病预后良好，可完全恢复而无任何后遗症状，大约 20％的病例死于心脏并发症，35％的病例数月或数年后复发。个别病例舞蹈症状持续终身。

（谢月真）

第七节　运动神经元病

运动神经元病（motor neuron disease，MND），是一组主要侵犯上、下运动神经元的慢性变性疾病。病变范围包括脊髓前角细胞、脑干运动神经元、大脑皮质锥体细胞以及皮质脊髓束、皮质核束（皮质延髓束）。临床表现为下运动神经元损害所引起的肌萎缩、肢体无力和上运动神经元损害的体征，其中以上、下运动神经元合并受损者为最常见。一般无感觉缺损。这类患者俗称"渐冻人"，大多数患者发生于 30～50 岁，90％～95％的患者是散发性，5％～10％为家族性，通常呈常染色体显性遗传。年患病率(0.13～1.4)/10 万，男女患病率之比为(1.2～2.5)：1。起病隐袭，进展缓慢。患者常常伴有并发症。

MND 在世界各地的发病率无多大差别，但是在关岛和日本纪伊半岛例外，当地 MND 的发病率高。MND 的病死率为(0.7～1)/10 万。种族、居住环境和纬度与发病无关。

一、病因

本病病因至今尚未明了，为此提出了多种可能的病因学说，涉及病毒感染、环境因素、免疫因素、兴奋性氨基酸(EAA)学说、凋亡学说及遗传因素等，但均未被证实。

（一）病毒感染学说

很早就提出慢病毒感染学说，但由于始终无确切证据证明肌萎缩性侧索硬化(ALS)患者神经系统内存在慢病毒而几乎被放弃，1985 年后该理论再度被提出。脊髓灰质炎病毒对运动神经元有特殊的选择性，似提示 ALS 可能是一种非典型的脊髓灰质炎病毒感染所致，但至今尚无从患者脑脊髓组织及脑脊液中分离出脊髓灰质炎病毒包涵体的报道。亦有人提出人类免疫缺陷病毒(HIV)可能损害脊髓运动神经元及周围神经引起运动神经元病。在动物实验中，应用 ALS 患者脑脊液组织接种至灵长类动物，经长期观察，未能复制出人类 ALS 的病理改变，未能证明 ALS 是慢病毒感染所致。

（二）环境学说

某些金属如铅、铝、铜等对神经元有一定的毒性。在某些 ALS 的高发地区，水及土壤中的铅含量增高。以铅等金属进行动物中毒实验，发现这些动物可出现类似人类 ALS 的临床及病理改变,只是除有运动神经元损害外,尚有感觉神经等的损害。此外,在有铜/锌超氧化物歧化酶(Cu/Zn-SOD 即 SOD-1)基因突变的家族性 ALS(FALS)患者中,由于 SOD 酶的稳定性下降,体内可能产生过多的 Cu 和 Zn,这些贮积的金属成分可能对神经元有毒性作用。而总的来说,目前尚无足够的证据说明人类 ALS 是由这些金属中毒所致的。

(三)免疫学说

早在 20 世纪 60 年代就发现 ALS 患者血及脑脊液中免疫球蛋白的异常增高,使人们注意到 ALS 与免疫异常间的关系。近期 Duarte 等还发现患者血清单克隆免疫球蛋白较正常人明显升高。Zavalishin 等也证实 ALS 患者的血清及脑脊液中有抗神经元结构成分的抗体存在,且脑脊液中的含量高于血清。目前研究较多的是 ALS 与抗神经节苷脂抗体间的关系,神经节苷脂为嗜酸性糖脂,是神经细胞的一种成分,对神经元的新陈代谢和电活性起调节作用。据报道,10%～15% ALS 患者存在有此抗体,这些患者多为下运动神经元受损明显的患者,且研究显示,此抗体滴度似乎与病情严重程度有关,但不能证实 ALS 与抗体的因果关系。

新近还发现 ALS 患者血清中尚有抗钙通道抗体存在。Smith 等在动物实验中发现,75% ALS 患者血清 IgG 能与兔 L-型通道蛋白起抗原抗体反应,其强度与 ALS 病程呈正相关。Kimura 等也发现 ALS 患者 IgG 能特异性地与电压依赖性钙通道亚单位结合。以上实验都证实了 ALS 患者血清中存在抗电压依赖性钙通道的抗体,此抗体不仅能影响电压依赖性钙通道,还能改变激动药依赖性钙通道及钙依赖性神经递质的释放。

在细胞免疫方面,亦有报道 ALS 患者 CD3、CD8 及 CD4/CD8 比例异常,但对此方面尚无统一的结论。

(四)兴奋性氨基酸(EAA)学说

兴奋性氨基酸包括谷氨酸、天冬氨酸及其衍生物红藻氨酸(KA)、使君子氨酸(QA)、鹅膏氨酸(IA)和 N-甲基-D-天冬氨酸(NMDA)。兴奋性氨基酸的兴奋毒性可能参与 ALS 的发病。谷氨酸与 NMDA 受体结合可致钙内流,激活一系列蛋白酶和蛋白激酶,使蛋白质的分解和自由基的生成增加,脂质过氧化过程加强,神经元自行溶解。此外,过量钙还可激活核内切酶,使 DNA 裂解及核崩解。ALS 的病变主要局限在运动神经系统可能与谷氨酸的摄取系统有关。

(五)细胞凋亡学说

Tews 等在 ALS 患者肌肉组织中发现了大量 DNA 片段,大量凋亡促进因子 bax、ICE 及抗凋亡因子 bcl-2 的表达,推断程序性细胞死亡在 MND 发病机制中起重要作用,并为以后抗凋亡治疗提供了理论依据。

(六)遗传学说

Siddiqe 等以微卫星 DNA 标记对 6 个 FALS 家系进行遗传连锁分析,将 FALS 基因定位于21 号染色体长臂。已确认此区主要包括了 SOD-1、谷氨酸受体亚单位 GluR5、甘氨酰胺核苷酸合成酶、甘氨酰胺核苷酸甲酰转移酶四种催化酶基因,现今认为 FALS 的发病与 SOD-1 基因突变关系密切,20%～50% FALS 是由于 SOD-1 基因突变所致。1993 年,美国的 Rosen 等发现18 个 ALS 家系检测出 SOD-1 突变。迄今为止,已经发现 5 种遗传方式、139 种突变类型,其中,大多数是错义突变,少数是无义、插入和缺失突变。非神经元(包括小胶质细胞)的突变在 ALS中的作用越来越受到重视。

SOD-1 基因突变所致的细胞毒性作用,可能与 SOD-1 酶不稳定性有关,此可加速体内毒性物质的聚积,并可能产生对神经细胞的高亲和力,从而加重对神经细胞的损害。但尚不足以解释运动神经元损害以及中年后发病等现象。有人提出 $SOD-1$ 基因突变致基因产物的结构改变，使之产生新的蛋白功能，即所谓的"功能的获得"理论，但对这种具有"新"功能的蛋白质的作用尚有待进一步研究。

另外，近年来对神经微丝与 ALS 发病间的研究正逐渐受到重视。Hirano 等曾指出，无论是散发性或家族性 ALS 的神经元胞体及轴索内均有神经微丝的蓄积。Lee 等动物实验表明神经微丝轻链基因点突变时，可复制出人类 ALS 的临床病理特征。众所周知，运动神经元较一级神经元大，且轴突极长，所以此细胞内的细胞骨架蛋白对维持运动神经元的正常生存较重要，此骨架蛋白功能异常，似可致运动神经元易损性增加。

Jemeen Sreedharan 及其在英国和澳大利亚的同僚，对英国的一个遗传性 ALS 的大家族进行了分析。他们在一个叫作 TAR DNA binding protein(TDP-43)的基因中发现了一种变异，而该变异看来与该疾病有关。研究人员在受 ALS 影响的神经元中发现了团簇状泛素化包涵体，其主要成分就是 TDP-43 蛋白，这些结果进一步加强了 TDP-43 与该疾病之间的关联性。研究显示，TDP-43 蛋白的生长不仅是这种基因导致的有害不良反应，而且可能是造成运动神经元最终死亡的原因。

综上所述，虽然 ALS 的病因有多种学说，但任何一种都不能很好地解释 ALS 的发病特点，可能是几种因素的综合作用，亦不能排除还有其他作用因素的存在。新近研究揭示出 $SOD-1$、$TDP-43$ 基因突变与 FALS 间的联系最具振奋性，为最终揭示 ALS 病因提供了线索。

二、病理

脊髓前角和脑干神经运动核的神经细胞明显减少和变性，脊髓中以颈、腰膨大受损最重，延髓部位的舌下神经核和疑核也易受波及，大脑皮质运动区的巨大锥体细胞即 Betz 细胞也可有类似改变，但一般较轻。大脑皮质脊髓束和大脑皮质脑干束髓鞘脱失和变性。脊神经前根萎缩、变性。应用脂肪染色可追踪至脑干和内囊后肢甚至辐射冠，并可见髓鞘退变后反应性巨噬细胞的集结。动眼神经核很少被累及。肌肉表现出神经源性萎缩的典型表现。在亚急性与慢性病例中可看到肌肉内有神经纤维的萌芽，可能是神经再生的证据。

三、临床表现

根据病变部位和临床症状，可分为下运动神经元型(包括进行性脊肌萎缩症和进行性延髓麻痹)，上运动神经元型(原发性侧索硬化症)和混合型(肌萎缩性侧索硬化症)3 型。关于它们之间的关系尚未完全清楚，部分患者乃系这一单元疾病在不同发展阶段的表现，如早期只表现为肌萎缩以后才出现锥体束症状而呈现为典型的肌萎缩侧索硬化，但也有的患者病程中只有肌萎缩，极少数患者则在病程中只表现为缓慢进展的锥体束损害症状。

(一)肌萎缩性侧索硬化症(amyotrophic lateral sclerosis，ALS)

本病起病隐袭，缓慢进展，临床表现为进行性发展的上、下肢肌萎缩、无力、锥体束损害以及延髓性麻痹，一般无感觉缺损。大多数患者发生于 30～50 岁，男性较女性发病率高 2～3 倍。多从一侧肢体开始，继而发展为双侧。首发症状为手指活动不灵，精细操作不准确，握力减退，继而手部肌肉萎缩，表现为"爪形手"，然后向前臂、上臂和肩胛带肌发展，肌萎缩加重，肢体无力，直至瘫痪。肌萎缩区肌肉跳动感。与此同时患肢的腱反射亢进，并出现病理反射。上肢受累后不久或同时出现下肢症状，两下肢多同时发病，肌萎缩一般不明显，但腱反射亢进与病理反射较显著，即下肢主要表现为上运动神经元受累的特征。感觉系统客观检查无异常,患者主观有麻木、发凉感。随着病程延长,无力症状扩展到躯干及颈部,最后累及面部及延髓支配肌肉,可见延髓麻痹的临床表现。至疾病晚期,双侧胸锁乳突肌萎缩,患者无力转颈和抬头,多数病例还出现皮质延髓束、皮质脑桥束受累的脑干上运动神经元损害症状,如下颌反射,吸吮反射等亢进。病初一般无膀胱括约肌功能障碍,后期可出现排尿功能异常。呼吸肌受累,导致呼吸困难、胸闷、咳嗽无力,患者多死于肺部感染。

少数不典型病例的首发症状,可从下肢远端开始,以后累及上肢和躯干肌。关岛的Chamorro族及日本纪伊半岛当地人群的肌萎缩侧索硬化常合并帕金森病和痴呆,称帕金森痴呆和肌萎缩侧索硬化复合征。

(二)进行性脊肌萎缩症

运动神经元变性仅限于脊髓前角细胞,而不累及上运动神经元,表现为下运动神经元损害的症状和体征。发病年龄在20~50岁,男性较多,隐袭起病,缓慢进展,50岁以后发病极少见。临床主要表现为上肢远端的肌肉萎缩和无力,严重者出现爪形手。再发展至前臂、上臂和肩部肌群的肌萎缩。肌萎缩区可见肌束震颤。肌张力低、腱反射减弱或消失,感觉正常,锥体束阴性。首发于下肢者少见,本病预后较肌萎缩侧索硬化症好。

(三)原发性侧索硬化

本病仅限于上运动神经元变性而不累及下运动神经元。本病少见,男性居多。临床表现为锥体束受损。病变多侵犯下胸段,主要表现为缓慢进行性痉挛性截瘫或四肢瘫,双下肢或四肢无力,肌张力高,呈剪刀步态,腱反射亢进,病理征阳性,无感觉障碍。上肢症状出现晚,一般不波及颈髓和骶髓,故无膀胱直肠功能障碍。

(四)进行性延髓麻痹

本病多发病于老年前期,仅表现为延髓支配的下运动神经元受累,大多数患者迟早会发展为肌萎缩侧索硬化症。临床特征表现为构音不良、声音嘶哑、鼻音、饮水呛咳、吞咽困难及流涎等。检查时可见软腭活动和咽喉肌无力,咽反射消失,舌肌明显萎缩,舌肌束颤似蚯蚓蠕动。下部面肌受累可表现为表情淡漠、呆板。如果双侧皮质延髓束受累时,可出现假性延髓性麻痹综合征。本病发展迅速,通常在1~2年,因呼吸肌麻痹或继发肺部感染而死亡。

四、诊断和鉴别诊断

根据发病缓慢隐袭,逐渐进展加重,具有双侧基本对称的上或下、或上下运动神经元混合损害症状,而无客观感觉障碍等临床特征,肌电图呈神经源性损害表现,肌肉活检为失神经性肌萎缩的典型病理改变,并排除了有关疾病后,一般诊断并不困难。

本病脑脊液(CSF)的压力、成分和动力学检查均属正常,少数患者蛋白量可有轻度增高。虽有肌萎缩但血清酶学检查(磷酸肌酸激酶、乳酸脱氢酶等)多为正常。部分MND患者CSF及血中谷氨酸盐水平升高,这可能是由于谷氨酸盐转运异常所致。这一发现有助于临床对抗谷氨酸盐治疗效果的评价。脑脊液中神经递质相关因子如乙酰胆碱合成酶降低,细胞色素C降低,谷氨酸转氨酶降低,而胶原纤维酸性蛋白(GFAP)片段升高。这些生化改变往往先于临床症状而出现。

患肌的肌电图(EMG)可见纤颤、正尖和束颤等自发电位,运动单位电位的时限宽、波幅高、可见巨大电位,重收缩时运动单位电位的募集明显减少。肌电图检查时应多选择几块肌肉包括肌萎缩不明显的肌肉进行检测,胸锁乳突肌、胸段脊肌和舌肌 EMG 对诊断非常重要。腹直肌 EMG 检查本病胸段脊髓的临床下运动神经元损害,可提高临床早期诊断率。建立三叉神经颈反射(TCR)检测方法并用于检测 ALS 最早累及的上颈段及延髓区脑干的临床下运动神经元损害,可提高亚临床的检出率。应用运动单位计数的方法和技术对 ALS 病情变化进行动态评估和研究,可客观监测疾病发展的自然过程,定量评估病情进展与治疗的效果。应用单纤维 EMG 技术对早期 ALS 与颈椎病进行鉴别。

脊髓磁共振检查可显示脊髓萎缩。应用弥散张力磁共振显像(difusion tensor imaging, DTI)技术能早期发现 ALS 上运动神经元损害。

五、主要诊断依据

(1)中年后发病,进行性加重。

(2)表现为上、下运动神经元损害的症状和体征。

(3)无感觉障碍。

(4)脑脊液检查无异常。

(5)肌电图呈神经源性损害表现。神经传导速度往往正常。

(6)肌肉活检为失神经性肌萎缩的典型病理改变。

(7)已排除颈椎病、颈髓肿瘤、脊髓空洞症、脑干肿瘤等。

六、诊断标准

1998 年 Rowland 提出以下诊断标准。

(一)ALS 必须具备的条件

(1)20 岁以后起病。

(2)进展性,无明显的缓解期和平台期。

(3)所有患者均有肌萎缩和肌无力,多数有束颤。

(4)肌电图示广泛失神经。

(二)支持脊髓性肌萎缩(SMA)的条件

(1)上述的下运动神经元体征。

(2)腱反射消失。

(3)无 Hoffmann 和 Babinski 征。

(4)神经传导速度正常。

(三)支持 ALS 的条件

(1)具备支持脊髓性肌萎缩诊断的下运动神经元体征。

(2)必须有 Hoffmann 或 Babinski 征阳性或有膝、踝阵挛。

(3)可有假性延髓性麻痹和情感不稳定或强哭强笑。

(4)多为消瘦体型。

(四)有可疑上运动神经元体征的 ALS(即 ALS-PUMNS)

(1)上述下运动神经元受累体征。

(2)肢体有肌无力和肌萎缩但腱反射保留,有肌肉抽动。

(3)无 Hoffmann 或 Babinski 征或膝、踝阵挛。

(五)原发性侧索硬化的诊断标准

(1)必要条件:①成年起病;②无卒中史或支持多发性硬化的缓解复发病史;③家族中无类似病史;④痉挛性截瘫;⑤下肢腱反射亢进;⑥Babinski征阳性或有踝阵挛;⑦无局限性肌无力、肌萎缩及肢体或舌肌束颤;⑧无持续性的感觉异常或肯定的感觉缺失;⑨无痴呆;⑩肌电图无失神经的证据。

(2)符合和支持诊断的条件:①假性延髓性麻痹(吞咽困难、构音障碍);②上肢的上运动神经元体征(手活动不灵活、轮替动作缓慢笨拙、双臂腱反射活跃、Hoffmann征阳性);③痉挛性膀胱症状;④MRI示运动皮质萎缩及皮质脊髓束高信号;⑤磁共振光谱(magnetic resonance spectroscope,MRS)有皮质乙酰天门冬氨酸缺失的证据;⑥运动皮质磁刺激示中枢运动传导损害。

(3)诊断原发性侧索硬化还应注意排除下列疾病:①MRI排除多发性硬化、后脑畸形、枕骨大孔区压迫性损害、颈椎病性脊髓病、脊髓空洞和多发性脑梗死;②血液检查排除维生素 B_{12} 缺乏、HTLV-1、肾上腺脑白质营养不良、Lyme病、梅毒、副蛋白血症;③脑脊液检查排除多发性硬化、HTLV-1感染和神经梅毒。原发性侧索硬化的临床为排除性诊断,确诊要靠尸体解剖。

七、鉴别诊断

(一)颈椎病

颈椎病为中老年人普遍存在的脊椎退行性变,当引起上肢肌萎缩,伴下肢痉挛性肌力弱,且无感觉障碍时,与运动神经元病表现相似,有时鉴别甚为困难。但颈椎病病程十分缓慢,再根据颈椎 X 线片或颈椎 CT 扫描或脊髓 MRI 上的阳性发现,并与临床症状仔细对比分析,可做出正确判断。

(二)颅颈区畸形

颅底凹陷症等颅颈区畸形,可引起后 4 对脑神经损害,上肢肌萎缩,下肢痉挛性瘫痪,但多早年起病,病程缓慢,常有颈项短、小脑损害症状及感觉障碍,X 线片有相应阳性发现,可做鉴别。

(三)脊髓和枕骨大孔附近肿瘤

颈髓肿瘤可引起一侧或两侧上肢肌萎缩伴痉挛性截瘫,后者还有后 4 对脑神经损害症状,但肿瘤有神经根性刺激症状和感觉障碍,膀胱排尿功能障碍常见,双侧症状往往不对称,脑脊液蛋白增高,可有椎管梗阻表现,脊髓造影和磁共振检查可提供较确切诊断依据。

(四)脊髓蛛网膜炎

颈髓蛛网膜炎也可引起上肢肌萎缩和下肢痉挛性瘫痪,但多呈亚急性起病,病情常有反复,双侧症状不对称,感觉障碍弥散而零乱,脑脊液常有异常。

(五)继发于其他疾病的肌萎缩侧索硬化综合征

如某些代谢障碍(低血糖等)、中毒(汞中毒等),以及恶性肿瘤有时也可引起类似肌萎缩侧索硬化症的临床表现,此时,须注意查找原发疾病。

八、治疗

(一)处理原则

MND 作为一种神经系统慢性致死性变性疾病,目前尚无将其治愈的方法。在考虑 MND 治疗的具体方案时,可参考 1999 年美国神经病学会发布的运动神经元病处理原则。

（1）要高度重视患者自身的决定和自主性，要充分考虑患者及其家属的社会文化心理背景。

（2）给予患者及其家属充分的信息和时间以便做出对各种处理方案的选择，而且这些选择会随病情变化而改变。

（3）医务人员应给予患者连续和完整的医疗和护理。

（二）主要治疗方法

当前的主要治疗包括病因治疗、对症治疗和多种非药物的支持治疗。现阶段治疗研究的发展方向包括神经保护药、抗兴奋毒性药物、神经营养因子、抗氧化和自由基清除剂、干细胞和基因治疗等方面。

（1）维生素 E 和 B 族维生素口服。

（2）三磷腺苷（ATP）100 mg，肌内注射，每天 1 次；辅酶Ⅰ100 U，肌内注射，每天 1 次；胞磷胆碱250 mg，肌内注射，每天 1 次，可间歇应用。

（3）针对肌肉痉挛可用地西泮 2.5～5.0 mg，口服，每天 2～3 次；巴氯芬 50～100 mg/d，分次服。

（4）利鲁唑（力如太）：能延长 MND 患者的存活期，但不能推迟发病时间。它通过 3 种机制发挥抑制作用，即抑制兴奋性氨基酸的释放、抑制兴奋性氨基酸受体受刺激后的反应及维持电压门控钠离子通道的非活动状态。用药方法为 50 mg，每天 2 次，口服，疗程为 1～1.5 年。该药耐受性好，常见不良反应有恶心、乏力和丙氨酸转氨酶升高。

（5）患肢按摩，被动活动。

（6）吞咽困难者，以鼻饲维持营养和水分的摄入。

（7）呼吸肌麻痹者，以呼吸机辅助呼吸。

（8）防治肺部感染。

（9）干细胞移植：干细胞作为一种具有较强自我更新能力和多向分化潜能的细胞，近年来在神经系统疾病治疗方面引起了医学界的普遍关注。研究发现，把神经干细胞直接移植到成年鼠脊髓损伤部位，可明显减轻脊髓损伤所导致的神经功能缺损。但治疗 MND 是否有效，仍处于试验阶段。

（10）神经营养因子：常用的神经生长因子有碱性成纤维细胞生长因子（bFGF）。bFGF 是一种广谱的神经元保护剂，动物实验表明它可以延缓 MND 的进程，防止肌肉萎缩和运动神经元变性。其他还有胰岛样生长因子-1（IGF-1）、睫状神经营养因子（CNTF）、脑源性神经营养因子（BDNF）、胶质细胞源性神经营养因子（GDNF）、非肽类神经营养因子、神经营养因子-3（NT-3）等。由于神经营养因子的半衰期短，体内生物利用度低，降解快，故应用到人体还受很多因素的限制。

（11）基因工程治疗：Finiels 等研究发现，特异高产的生长因子基因可以通过肌内注射重组腺病毒转染而到达运动神经元，然后经轴突逆向传输至神经元胞体，并通过注射肌肉的选择来决定基因转至脊髓的特定部位。此方法在动物实验中已取得成功。

（12）过氧化物歧化酶（SOD）：磷脂酰胆碱铜/锌过氧化物歧化酶（PC-SOD）通过清除自由基，而达到延缓 MND 的进程，防止肌肉萎缩和运动神经元变性的作用。

（13）神经一氧化氮合酶抑制药：MND 患者中枢神经系统（CNS）中一氧化氮含量增高，SOD 活性下降，因此神经一氧化氮合酶抑制药能推迟发病时间及延缓脊髓运动神经元变性。

（14）免疫治疗：IVIG（静脉注射免疫球蛋白）治疗抗 GM1 抗体阳性的运动神经元综合征。

IVIG 含有抗 GM1 独特型抗体,能阻止抗 GM1 与相应抗原的结合,从而达到治疗目的。但也有报道认为其作用机制与此无关。

(15)免疫抑制药治疗:MND 存在免疫功能异常,有自身抗体存在,属于一种自身免疫性疾病,故免疫抑制药治疗理论上有效,实践中效果并不令人满意。IL-6 及可溶性 IL-6 受体复合物,可激发信号传导成分 gp130 形成同源二聚体,具有神经保护作用。

(16)其他治疗:钙离子通道拮抗药、中医中药、莨菪类药物(主要作用机制是改善患者的脊髓微循环,国内有报道此疗法效果尚可,但重复性并不理想)、变构蛇神经毒素、拟促甲状腺激素释放激素等均可治疗 MND。

九、病程及预后

本病为一进行性疾病,但不同类型的患者病程有所不同,即使同一类型患者其进展快慢亦有差异。肌萎缩侧索硬化症平均病程 3 年,进展快的甚至起病后 1 年内即可死亡,进展慢的病程有时可达 10 年以上。成人型脊肌萎缩症一般发展较慢,病程长达 10 年以上。原发性侧索硬化症临床罕见,一般发展较为缓慢。死亡多因延髓性麻痹、呼吸肌麻痹、合并肺部感染或全身衰竭所致。

(王世凤)

第八节 帕金森病

帕金森病(Parkinson disease,PD)也称为震颤麻痹,是一种常见的神经系统变性疾病,临床上特征性表现为静止性震颤、运动迟缓、肌强直及姿势步态异常。病理特征是黑质多巴胺能神经元变性缺失和路易(Lewy)小体形成。

一、研究史

本病的研究已有 190 多年的历史。1817 年,英国医师 James Parkinson 发表了经典之作《震颤麻痹的论述》,报告了 6 例患者,首次提出震颤麻痹一词。在此之前也有零散资料介绍过多种类型瘫痪性震颤疾病,但未确切描述过 PD 的特点。中国医学对本病早已有过具体描述,但由于传播上的障碍,未被世人所知。在 Parkinson 之后,Marshall Hall 在《神经系统讲座》一书中报道一例患病 28 年的偏侧 PD 患者尸检结果,提出病变位于四叠体区。随后 Trousseau 描述了被 Parkinson 忽视的体征肌强直,还发现随疾病进展可出现智能障碍、记忆力下降和思维迟缓等。Charcot(1877)详细描述 PD 患者的语言障碍、步态改变及智力受损等特点。Lewy(1913)发现 PD 患者黑质细胞有奇特的内含物,后称为 Lewy 体,认为是 PD 的重要病理特征。

瑞典 Arvid Carlsson(1958)确定兔脑内含有 DA,而且纹状体内 DA 占脑内 70%,提出 DA 是脑内独立存在的神经递质。他因发现 DA 信号转导在运动控制中作用,成为 2000 年诺贝尔生理学或医学奖的得主之一。奥地利 Hornykiewicz(1963)发现 6 例 PD 患者纹状体和黑质部 DA 含量显著减少,认为 PD 可能由于 DA 缺乏所致,推动了抗帕金森病药物左旋多巴(L-dopa)的研制。Cotzias 等(1967)首次用 L-dopa 口服治疗本病获得良好疗效。Birkmayer 和 Cotzia(1969)

又分别将苄丝肼和卡比多巴与左旋多巴合用治疗 PD,使左旋多巴用量减少 90%,不良反应明显减轻。到 1975 年 Sinemet 和 Madopar 两种左旋多巴复方制剂上市,逐渐取代了左旋多巴,成为当今治疗 PD 最有效的药物之一。

Davis 等(1979)发现,注射非法合成的麻醉药品能产生持久性帕金森病。美国 Langston 等(1983)证明化学物质 1-甲基-4-苯基-1,2,3,6-四氢吡啶(MPTP)引起的 PD。1996 年,意大利 PD 大家系研究发现致病基因 α-突触核蛋白(α-synuclein,α-SYN)突变,20 世纪 90 年代末美国和德国两个研究组先后报道 α-SYN 基因 2 个点突变(A53T,A30P)与某些家族性常染色体显性遗传 PD(ADPD)连锁,推动了遗传、环境因素、氧化应激等与 PD 发病机制的相关性研究。

二、流行病学

世界各国 PD 的流行病学资料表明,从年龄分布上看,大部分国家帕金森病人群发病率及患病率随年龄增长而增加,50 岁以上约为 0.5%,60 岁以上约为 1%;白种人发病率高于黄种人,黄种人高于黑种人。

我国进行的 PD 流行病学研究,选择北京、西安及上海 3 个相隔甚远的地区,在 79 个乡村和 58 个城镇,通过分层、多级、群体抽样选择 29 454 个年龄≥55 岁的老年人样本,应用横断层面模式进行帕金森病患病率调查。依据标准化的诊断方案,确认 277 人罹患 PD,显示 65 岁或以上的老人 PD 患病率为 1.7%,估计中国年龄在 55 岁或以上的老年人中约有 170 万人患有帕金森病。这一研究提示,中国 PD 患病率相当于发达国家的水平,修正了中国是世界上 PD 患病率最低的国家的结论。预计随着我国人口的老龄化,未来我国正面临着大量的 PD 病例,将承受更大的 PD 负担。

三、病因及发病机制

特发性帕金森病的病因未明。研究显示,农业环境如杀虫剂和除草剂使用,以及遗传因素等是 PD 较确定的危险因素。居住农村或橡胶厂附近、饮用井水、从事田间劳动、在工业化学品厂工作等也可能是危险因素。吸烟与 PD 发病间存在负相关,被认为是保护因素,但吸烟有众多危害性,不能因 PD 的"保护因素"而提倡吸烟。饮茶和喝咖啡者患病率也较低。

本病的发病机制复杂,可能与下列因素有关。

(一)环境因素

例如,20 世纪 80 年代初美国加州一些吸毒者因误用 MPTP,出现酷似原发性 PD 的某些病理变化、生化改变、症状和药物治疗反应,给猴注射 MPTP 也出现相似效应。鱼藤酮为脂溶性,可穿过血-脑屏障,研究表明鱼藤酮可抑制线粒体复合体 I 活性,导致大量氧自由基和凋亡诱导因子产生,使 DA 能神经元变性。与 1-甲基-4-苯基吡啶离子(MPP$^+$)结构相似的百草枯(Paraquat)及其他吡啶类化合物,也被证明与帕金森病发病相关。利用 MPTP 和鱼藤酮制作的动物模型已成为帕金森病实验研究的有效工具。锰剂和铁剂等也被报道参与了帕金森病的发病。

(二)遗传因素

流行病学资料显示,近 10%～15% 的 PD 患者有家族史,呈不完全外显的常染色体显性或隐性遗传,其余为散发性 PD。目前已定位 13 个 PD 的基因位点,分别被命名为 PARK1-13,其中 9 个致病基因已被克隆。

1.常染色体显性遗传性帕金森病致病基因

包括 α-突触核蛋白基因（PARK1/PARK4）、UCH-L1 基因（PARK5）、LRRK2 基因（PARK8）、GIGYF2 基因（PARK11）和 HTRA2/Omi 基因（PARK13）。① α-突触核蛋白（PARK1）基因定位于 4 号染色体长臂 4q21～23，α-突触核蛋白可能增高 DA 能神经细胞对神经毒素的敏感性，α-突触核蛋白基因 A la53Thr 和 A la39Pro 突变导致 α-突触核蛋白异常沉积，最终形成路易小体；②富亮氨酸重复序列激酶 2（LRRK2）基因（PARK8），是目前为止帕金森病患者中突变频率最高的常染色体显性帕金森病致病基因，与晚发性帕金森病相关；③HTRA2 也与晚发性 PD 相关；④泛素蛋白 C 末端羟化酶-L1(UCH-L1)为PARK5 基因突变，定位于 4 号染色体短臂 4p14。

2.常染色体隐性遗传性帕金森病致病基因

包括Parkin 基因（PARK2）、PINK1 基因（PARK6）、DJ-1 基因（PARK7）和ATP13A2 基因（PARK9）。

（1）Parkin 基因定位于 6 号染色体长臂 6q25.2～27，基因突变常导致 Parkin 蛋白功能障碍，酶活性减弱或消失，造成细胞内异常蛋白质沉积，最终导致 DA 能神经元变性。Parkin 基因突变是早发性常染色体隐性家族性帕金森病的主要病因之一。

（2）ATP13A2 基因突变在亚洲人群中较为多见，与常染色体隐性遗传性早发性帕金森病相关，该基因定位在 1 号染色体，包含 29 个编码外显子，编码 1 180 个氨基酸的蛋白质，属于三磷腺苷酶的 P 型超家族，主要利用水解三磷腺苷释能驱动物质跨膜转运，ATPl3A2 蛋白的降解途径主要有 2 个：溶酶体通路和蛋白酶体通路。蛋白酶体通路的功能障碍是导致神经退行性病变的因素之一，蛋白酶体通路 E3 连接酶 Parkin 蛋白的突变可以导致 PD 的发生。

（3）PINK1 基因最早在 3 个欧洲帕金森病家系中发现，该基因突变分布广泛，在北美、亚洲及中国台湾地区均有报道，该基因与线粒体的融合、分裂密切相关，且与Parkin 、DJ-1 和 Htra2 等帕金森病致病基因间存在相互作用，提示其在帕金森病发病机制中发挥重要作用。

（4）DJ-1 蛋白是氢过氧化物反应蛋白，参与机体氧化应激。DJ-1 基因突变后 DJ-1 蛋白功能受损，增加氧化应激反应对神经元的损害。DJ-1 基因突变与散发性早发性帕金森病的发病有关。

3.细胞色素P4502D6 基因和某些线粒体 DNA 突变

细胞色素P4502D6 基因和某些线粒体 DNA 突变可能是 PD 发病易感因素之一，可能使 P450 酶活性下降，使肝脏解毒功能受损，易造成 MPTP 等毒素对黑质纹状体损害。

（三）氧化应激与线粒体功能缺陷

氧化应激是 PD 发病机制的研究热点。自由基可使不饱和脂肪酸发生脂质过氧化（LPO），后者可氧化损伤蛋白质和 DNA，导致细胞变性死亡。PD 患者由于 B 型单胺氧化酶（MAO-B）活性增高，可产生过量 OH·，破坏细胞膜。在氧化的同时，黑质细胞内 DA 氧化产物聚合形成神经黑色素，与铁结合产生 Fenton 反应可形成 OH·。在正常情况下细胞内有足够的抗氧化物质，如脑内的谷胱甘肽（GSH）、谷胱甘肽过氧化物酶（GSH-PX）和超氧化物歧化酶（SOD）等，因而 DA 氧化产生自由基不会产生氧化应激，保证免遭自由基损伤。PD 患者黑质部还原型 GSH 降低和 LPO 增加，铁离子（Fe^{2+}）浓度增高和铁蛋白含量降低，使黑质成为易受氧化应激侵袭的部位。近年发现线粒体功能缺陷在 PD 发病中起重要作用。对 PD 患者线粒体功能缺陷认识源于对 MPTP 作用机制研究，MPTP 通过抑制黑质线粒体呼吸链复合物 I 活性导致 PD。体外实验证实 MPTP 活性成分 MPP^+ 能造成 MES 23.5 细胞线粒体膜电势（$\Delta\Psi m$）下降，氧自由基生成增加。PD 患者黑质线粒体复合物 I 活性可降低 $32\%\sim38\%$，复合物 I 活性降低使黑质细胞对自由基损伤敏感性显著增加。在多系统萎缩及进行性核上性麻痹患者黑质中未发现复合物 I 活性改变，表明 PD 黑质复合物 I 活性降低可能是 PD 相对特异性改变。PD 患者存在线粒体功能缺陷可能与遗传和环境因素有关，研究提示 PD 患者存在线粒体 DNA 突变，复合物 I 是由细胞核和线粒体两个基因组编码翻译，两组基因任何片段缺损都可影响复合物 I 功能。近年来 PARK1 基因突变受到普遍重视，它的编码蛋白就位于线粒体内。

（四）免疫及炎性机制

Abramsky（1978）提出 PD 发病与免疫/炎性机制有关。研究发现 PD 患者细胞免疫功能降低，白细胞介素-1（IL-1）活性降低明显。PD 患者脑脊液（CSF）中存在抗 DA 能神经元抗体。细胞培养发现，PD 患者的血浆及 CSF 中的成分可抑制大鼠中脑 DA 能神经元的功能及生长。采用立体定向技术将 PD 患者血 IgG 注入大鼠一侧黑质，黑质酪氨酸羟化酶（TH）及 DA 能神经元明显减少，提示可能有免疫介导性黑质细胞损伤。许多环境因素如 MPTP、鱼藤酮、百草枯、铁剂等诱导的 DA 能神经元变性与小胶质细胞激活有关，小胶质细胞是脑组织主要的免疫细胞，在神经变性疾病发生中小胶质细胞不仅是简单的"反应性增生"，而且参与了整个病理过程。小胶质细胞活化后可通过产生氧自由基等促炎因子，对神经元产生毒性作用。DA 能神经元对氧化应激十分敏感，而活化的小胶质细胞是氧自由基产生的主要来源。此外，中脑黑质是小胶质细胞分布最为密集的区域，决定了小胶质细胞的活化在帕金森病发生发展中有重要作用。

（五）年龄因素

PD 主要发生于中老年，40 岁以前很少发病。研究发现自 30 岁后黑质 DA 能神经元、酪氨酸羟化酶（TH）和多巴脱羧酶（DDC）活力，以及纹状体 DA 递质逐年减少，DA 的 D_1 和 D_2 受体密度减低。然而，罹患 PD 的老年人毕竟是少数，说明生理性 DA 能神经元退变不足以引起 PD。只有黑质 DA 能神经元减少 50% 以上，纹状体 DA 递质减少 80% 以上，临床才会出现 PD 症状，老龄只是 PD 的促发因素。

（六）泛素-蛋白酶体系统功能异常

泛素-蛋白酶体系统（ubiquitin-proteasome system，UPS）可选择性降低细胞内的蛋白质，在细胞周期性增殖及凋亡相关蛋白的降解中发挥重要作用。*Parkin* 基因突变常导致 UPS 功能障碍，不能降解错误折叠的蛋白，错误折叠蛋白的过多异常聚集则对细胞有毒性作用，引起氧化应激增强和线粒体功能损伤。应用蛋白酶体抑制剂已经构建成模拟 PD 的细胞模型。

（七）兴奋性毒性作用

应用微透析及高压液相色谱（HPLC）检测发现，由 MPTP 制备的 PD 猴模型纹状体中兴奋性氨基酸（谷氨酸、天门冬氨酸）含量明显增高。若细胞外间隙谷氨酸浓度异常增高，过度刺激受体可对 CNS 产生明显毒性作用。动物实验发现，脑内注射微量谷氨酸可导致大片神经元坏死，谷氨酸兴奋性神经毒作用是通过 N-甲基-D-天冬氨酸受体（N-methyl-D-aspartic acid receptor，NMDA）介导的，与 DA 能神经元变性有关。谷氨酸可通过激活 NMDA 受体产生一氧化氮（NO）损伤神经细胞，并释放更多的兴奋性氨基酸，进一步加重神经元损伤。

（八）细胞凋亡

PD 发病过程存在细胞凋亡及神经营养因子缺乏等。细胞凋亡是帕金森病患者 DA 能神经元变性的基本形式，许多基因及其产物通过多种机制参与 DA 能神经元变性的凋亡过程。此外，多种迹象表明多巴胺转运体和囊泡转运体的异常表达与 DA 能神经元的变性直接相关。其他如神经细胞自噬、钙稳态失衡可能也参与帕金森病的发病。

目前,大多数学者认同帕金森病并非单一因素引起,是由遗传、环境因素、免疫/炎性因素、线粒体功能衰竭、兴奋性氨基酸毒性、神经细胞自噬及老化等多种因素通过多种机制共同作用所致。

四、病理及生化病理

(一)病理

PD 主要病理改变是含色素神经元变性、缺失,黑质致密部 DA 能神经元最显著。镜下可见神经细胞减少,黑质细胞黑色素消失,黑色素颗粒游离散布于组织和巨噬细胞内,伴不同程度神经胶质增生。正常人黑质细胞随年龄增长而减少,黑质细胞 80 岁时从原有 42.5 万减至 20 万个,PD 患者少于 10 万个,出现症状时 DA 能神经元丢失 50% 以上,蓝斑、中缝核、迷走神经背核、苍白球、壳核、尾状核及丘脑底核等也可见轻度改变。

残留神经元胞浆中出现嗜酸性包涵体路易小体(Lewy body)是本病重要的病理特点,Lewy 小体是细胞质蛋白质组成的玻璃样团块,中央有致密核心,周围有细丝状晕圈。一个细胞有时可见多个大小不同的 Lewy 小体,见于约 10% 的残存细胞,黑质明显,苍白球、纹状体及蓝斑等亦可见,α-突触核蛋白和泛素是 Lewy 小体的重要组分。α-突触核蛋白在许多脑区含量丰富,多集中于神经元突触前末梢。在小鼠或果蝇体内过量表达 α-突触核蛋白可产生典型的帕金森病症状。尽管 α-突触核蛋白基因突变仅出现在小部分家族性帕金森病患者中,但该基因表达的蛋白是路易小体的主要成分,提示它在帕金森病发病过程中起重要作用。

(二)生化病理

PD 最显著的生物化学特征是脑内 DA 含量减少。DA 和乙酰胆碱(ACh)作为纹状体两种重要神经递质,功能相互拮抗,两者平衡对基底核环路活动起重要的调节作用。脑内 DA 递质通路主要为黑质-纹状体系,黑质致密部 DA 能神经元自血流摄入左旋酪氨酸,在细胞内酪氨酸羟化酶(TH)作用下形成左旋多巴(L-dopa)→经多巴胺脱羧酶(DDC)→DA→通过黑质-纹状体束,DA 作用于壳核、尾状核突触后神经元,最后被分解成高香草酸(HVA)。由于特发性帕金森病 TH 和 DDC 减少,使 DA 生成减少。单胺氧化酶 B(MAO-B)抑制剂减少神经元内 DA 分解代谢,增加脑内 DA 含量。儿茶酚-氧位-甲基转移酶(COMT)抑制剂减少 L-dopa 外周代谢,维持 L-dopa 稳定血浆浓度(图 2-1),可用于 PD 治疗。

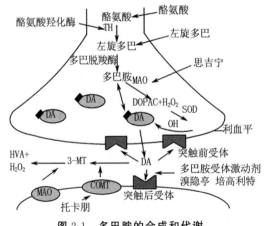

图 2-1 多巴胺的合成和代谢

PD 患者黑质 DA 能神经元变性丢失,黑质-纹状体 DA 通路变性,纹状体 DA 含量显著降低(＞80％),使 ACh 系统功能相对亢进,是导致肌张力增高、动作减少等运动症状的生化基础。此外,中脑-边缘系统和中脑-皮质系统 DA 含量亦显著减少,可能导致智能减退、行为情感异常、言语错乱等高级神经活动障碍。DA 递质减少程度与患者症状严重度一致,病变早期通过 DA 更新率增加(突触前代偿)和 DA 受体失神经后超敏现象(突触后代偿),临床症状可能不明显(代偿期),随疾病的进展可出现典型 PD 症状(失代偿期)。基底核其他递质或神经肽如去甲肾上腺素(NE)、5-羟色胺(5-HT)、P 物质(SP)、脑啡肽(ENK)、生长抑素(SS)等也有变化。

五、临床表现

帕金森病通常在 40～70 岁发病,60 岁后发病率增高,在 30 多岁前发病者少见,男性略多。起病隐袭,发展缓慢,主要表现静止性震颤、肌张力增高、运动迟缓和姿势步态异常等,症状出现孰先孰后可因人而异。首发症状以震颤最多见(60％～70％),其次为步行障碍(12％)、肌强直(10％)和运动迟缓(10％)。症状常自一侧上肢开始,逐渐波及同侧下肢、对侧上肢与下肢,呈 N 字形的进展顺序(65％～70％);25％～30％的病例可自一侧的下肢开始,两侧下肢同时开始极少见,不少病例疾病晚期症状仍存在左右差异。

(一)静止性震颤

常为 PD 的首发症状,多由一侧上肢远端(手指)开始,逐渐扩展到同侧下肢及对侧肢体,上肢震颤幅度较下肢明显,下颌、口唇、舌及头部常最后受累。典型表现静止性震颤,拇指与屈曲示指呈搓丸样动作,节律 4～6 Hz,静止时出现,精神紧张时加重,随意动作时减轻,睡眠时消失;常伴交替旋前与旋后、屈曲与伸展运动。令患者活动一侧肢体如握拳或松拳,可引起另侧肢体出现震颤,该试验有助于发现早期轻微震颤。少数患者尤其 70 岁以上发病者可能不出现震颤。部分患者可合并姿势性震颤。

(二)肌强直

锥体外系病变导致屈肌与伸肌张力同时增高,关节被动运动时始终保持阻力增高,似弯曲软铅管,称为铅管样强直,如患者伴有震颤,检查者感觉在均匀阻力中出现断续停顿,如同转动齿轮,称为齿轮样强直,是肌强直与静止性震颤叠加所致。这两种强直与锥体束受损的折刀样强直不同,后者可伴腱反射亢进及病理征。以下的临床试验有助于发现轻微的肌强直:①令患者运动对侧肢体,被检肢体肌强直可更明显;②头坠落试验,患者仰卧位,快速撤离头下枕头时头常缓慢落下,而非迅速落下;③令患者把双肘置于桌上,使前臂与桌面成垂直位,两臂及腕部肌肉尽量放松,正常人此时腕关节与前臂约成 90°屈曲,PD 患者腕关节或多或少保持伸直,好像竖立的路标,称为"路标现象"。老年患者肌强直可能引起关节疼痛,是肌张力增高使关节血供受阻所致。

(三)运动迟缓

表现为随意动作减少,包括始动困难和运动迟缓,因肌张力增高、姿势反射障碍出现一系列特征性运动障碍症状,如起床、翻身、步行和变换方向时运动迟缓,面部表情肌活动减少,常双眼凝视,瞬目减少,呈面具脸;以及手指精细动作如扣纽扣、系鞋带等困难,书写时字愈写愈小,称为写字过小征等。口、咽、腭肌运动障碍,使讲话缓慢,语音低沉单调,流涎等,严重时吞咽困难。

(四)姿势步态异常

患者四肢、躯干和颈部肌强直呈特殊屈曲体姿,头部前倾,躯干俯屈,上肢肘关节屈曲,腕关节伸直,前臂内收,指间关节伸直,拇指对掌。下肢髋关节与膝关节均略呈弯曲,随疾病进展姿势障碍加重,晚期自坐位、卧位起立困难。早期下肢拖曳,逐渐变为小步态,起步困难,起步后前冲,愈走愈快,不能及时停步或转弯,称慌张步态,行走时上肢摆动减少或消失;因躯干僵硬,转弯时躯干与头部联带小步转弯,与姿势平衡障碍导致重心不稳有关。患者害怕跌倒,遇小障碍物也要停步不前。

(五)非运动症状

PD 的非运动症状包括疾病早期常出现的嗅觉减退、快动眼期睡眠行为障碍、便秘等症状。

(1)嗅觉缺失经常出现在运动症状前,是 PD 的早期特征,嗅觉检测作为一种可能的生物学标记物,有助于将来对 PD 高危人群的识别。

(2)抑郁症在 PD 患者中常见,约占患者的 50%,多为疾病本身的表现,患者可能同时伴有5-羟色胺递质功能减低;通常应用 5-羟色胺再摄取抑制剂,如舍曲林 50 mg、西酞普兰 20 mg 等治疗可改善。运动症状好转常可使抑郁症状缓解。

(3)快动眼期睡眠行为障碍(RBD)可见于 30% 的 PD 患者,20%~38% 的 RBD 患者可能发展为 PD。与正常人相比,RBD 患者存在明显的嗅觉障碍、颜色辨别力及运动速度受损。功能影像学显示特发性 RBD 患者纹状体内存在多巴胺转运体减少,RBD 同样可能是 PD 的早期标志物,其确切的病理基础尚不清楚,可能与蓝斑下核及桥脚核等下位脑干病变有关。

(4)便秘是 PD 患者的常见症状,具有顽固性、反复性、波动性及难治性等特点。可能与肠系膜神经丛的神经元变性导致胆碱能功能降低,胃肠道蠕动减弱有关,此外,抗胆碱药等抗帕金森病药物可使蠕动功能下降,加重便秘。

(5)其他症状:诸如皮脂腺、汗腺分泌亢进引起脂颜、多汗,交感神经功能障碍导致直立性低血压等;部分患者晚期出现轻度认知功能减退或痴呆、视幻觉等,通常不严重。

(六)辅助检查

(1)PD 患者的 CT、MRI 检查通常无特征性异常。

(2)生化检测:高效液相色谱-电化学法(HPLC-EC)检测患者 CSF 和尿中高香草酸(HVA)含量降低,放免法检测 CSF 中生长抑素含量降低。血及脑脊液常规检查无异常。

(3)基因及生物标志物:家族性 PD 患者可采用 DNA 印迹技术、PCR、DNA 序列分析等检测基因突变。采用蛋白组学等技术检测血清、CSF、唾液中 α-突触核蛋白、DJ-1 等潜在的早期 PD 生物学标志物。

(4)超声检查可见对侧中脑黑质的高回声(图 2-2)。

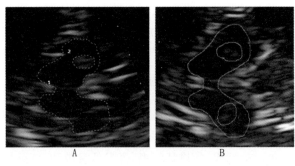

图 2-2 帕金森的超声表现
A.偏侧帕金森病对侧中脑黑质出现高回声;B.双侧帕金森病两侧中脑黑质出现高回声

(5)功能影像学检测。①DA 受体功能显像:PD 纹状体 DA 受体,主要是 D_2 受体功能发生改变,PET 和 SPECT 可动态观察 DA 受体,SPECT 较简便经济,特异性 D_2 受体标记物[123]I Io-dobenzamide(^{123}I-IBZM)合成使 SPECT 应用广泛。②DA 转运体(dopa-mine transporter,DAT)功能显像:纹状体突触前膜 DAT 可调控突触间隙中 DA 有效浓度,使 DA 对突触前和突触后受体发生时间依赖性激动,早期 PD 患者 DAT 功能较正常下降 31%~65%,应用[123]I-β-CIT PET 或[99m]Tc-TRODAT-1 SPECT 可检测 DAT 功能,用于 PD 早期和亚临床诊断(图 2-3)。③神经递质功能显像:[18]F-dopa 透过血-脑屏障入脑,多巴脱羧酶将[18]F-dopa 转化为[18]F-DA,PD 患者纹状体区[18]F-dopa 放射性聚集较正常人明显减低,提示多巴脱羧酶活性降低。

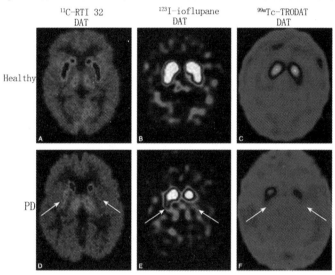

图 2-3　脑功能影像
显示帕金森病患者的纹状体区 DAT 活性降低

(6)药物试验:目前临床已很少采用。

左旋多巴试验:①试验前 24 h 停用左旋多巴、多巴胺受体激动剂、抗胆碱能药、抗组胺药;②试验前 30 min 和试验开始前各进行 1 次临床评分;③早 8~9 时患者排尿便,然后口服 375~500 mg 多巴丝肼;④服药45~150 min 按 UPDRS-Ⅲ量表测试患者的运动功能;⑤病情减轻为阳性反应。

多巴丝肼弥散剂试验:药物吸收快,很快达到有效浓度,代谢快,用药量较小,可短时间(10~30 min)内确定患者对左旋多巴反应。对 PD 诊断、鉴别诊断及药物选择等有价值。

阿扑吗啡试验:①②项同左旋多巴试验;③皮下注射阿扑吗啡 2 mg;④用药后 30~120 min,测试患者的运动功能,病情减轻为阳性反应,如阴性可分别隔 4 h 用 3 mg、5 mg 或 10 mg 阿扑吗啡重复试验。

六、诊断及鉴别诊断

(一)诊断

英国帕金森病协会脑库(UKPDBB)诊断标准以及中国帕金森病诊断标准均依据中老年发病,缓慢进展性病程,必备运动迟缓及至少具备静止性震颤、肌强直或姿势步态障碍中的一项,结合对左旋多巴治疗敏感即可作出临床诊断(表 2-2)。联合嗅觉、经颅多普勒超声及功能影像(PET/SPECT)检查有助于早期发现临床前帕金森病。帕金森病的临床与病理诊断符合率约为 80%。

(二)鉴别诊断

PD 主要须与其他原因引起的帕金森综合征鉴别(表 2-3)。在所有帕金森综合征中,约 75% 为原发性帕金森病,约 25% 为其他原因引起的帕金森综合征。

表 2-2 英国 PD 协会脑库(UKPDBB)临床诊断标准

包括标准	排除标准	支持标准
· 运动迟缓(随意运动启动缓慢,伴随重复动作的速度和幅度进行性减少)	· 反复卒中病史,伴随阶梯形进展的 PD 症状	确诊 PD 需具备以下 3 个或 3 个以上的条件
· 并至少具备以下中的一项:肌强直;4~6 Hz 静止性震颤;不是由于视力、前庭或本体感觉障碍导致的姿势不稳	· 反复脑创伤病史	· 单侧起病
	· 明确的脑炎病史	· 静止性震颤
	· 动眼危象	· 疾病逐渐进展
	· 在服用抗精神病类药物过程中出现症状	· 持久性的症状不对称,以患侧受累更重
	· 一个以上的亲属发病	· 左旋多巴治疗有明显疗效(70%~100%)
	· 病情持续好转	· 严重的左旋多巴诱导的舞蹈症
	· 起病 3 年后仍仅表现单侧症状	· 左旋多巴疗效持续 5 年或更长时间
	· 核上性凝视麻痹	· 临床病程 10 年或更长时间
	· 小脑病变体征	
	· 疾病早期严重的自主神经功能紊乱	
	· 早期严重的记忆、语言和行为习惯紊乱的痴呆	
	· Batinski 征阳性	
	· CT 扫描显示脑肿瘤或交通性脑积水	
	· 大剂量左旋多巴治疗无效(排除吸收不良导致的无效)	
	· MPTP 接触史	

表 2-3 帕金森病与帕金森综合征的分类

1.原发性

· 原发性帕金森病

· 少年型帕金森综合征

2.继发性(后天性、症状性)帕金森综合征

· 感染:脑炎后、慢病毒感染

· 药物:神经安定剂(吩噻嗪类及丁酰苯类)、利血平、甲氧氯普胺、α-甲基多巴、锂剂、氟桂利嗪、桂利嗪

· 毒物:MPTP 及其结构类似的杀虫剂和除草剂、一氧化碳、锰、汞、二硫化碳、甲醇、乙醇

- 血管性:多发性脑梗死、低血压性休克

- 创伤:拳击性脑病

- 其他:甲状旁腺功能异常、甲状腺功能减退、肝脑变性、脑瘤、正压性脑积水

3.遗传变性性帕金森综合征

- 常染色体显性遗传,路易小体病、亨廷顿病、肝豆状核变性、Hallervorden-Spatz 病、橄榄脑桥小脑萎缩、脊髓小脑变性、家族性基底核钙化、家族性帕金森综合征伴周围神经病、神经棘红细胞增多症、苍白球黑质变性

4.多系统变性(帕金森叠加征群)

- 进行性核上性麻痹、Shy-Drager 综合征、纹状体黑质变性、帕金森综合征-痴呆-肌萎缩性侧索硬化复合征、皮质基底核变性、阿尔茨海默病、偏侧萎缩-偏侧帕金森综合征

1.继发性帕金森综合征

有明确的病因可寻,如感染、药物、中毒、脑动脉硬化、创伤等。继发于甲型脑炎(即昏睡性脑炎)后的帕金森综合征,目前已罕见。多种药物均可导致药物性帕金森综合征,一般是可逆的。在拳击手中偶见头部创伤引起的帕金森综合征。老年人基底核区多发性腔隙性梗死可引起血管性帕金森综合征,患者有高血压、动脉硬化及卒中史,步态障碍较明显,震颤少见,常伴锥体束征。

2.伴发于其他神经变性疾病的帕金森综合征

不少神经变性疾病具有帕金森综合征表现。这些神经变性疾病各有其特点,有些为遗传性,有些为散发的,除程度不一的帕金森症状外,还有其他症状,如不自主运动、垂直性眼球凝视障碍(见于进行性核上性麻痹)、直立性低血压(Shy-Drager 综合征)、小脑性共济失调(橄榄脑桥小脑萎缩)、出现较早且严重的痴呆(路易体痴呆)、角膜色素环(肝豆状核变性)、皮质复合感觉缺失、锥体束征和失用、失语(皮质基底核变性)等。此外,所伴发的帕金森病症状,经常以强直、少动为主,静止性震颤很少见,对左旋多巴治疗不敏感。

3.早期患者需与原发性震颤、抑郁症、脑血管病鉴别

(1)原发性震颤较常见,约 1/3 的患者有家族史,在各年龄期均可发病,姿势性或动作性震颤为唯一的表现,无肌强直和运动迟缓,饮酒或用普萘洛尔后震颤可显著减轻。

(2)抑郁症可伴表情贫乏、言语单调、随意运动减少,但无肌强直和震颤,抗抑郁剂治疗有效。

(3)早期帕金森病症状限于一侧肢体,患者常主诉一侧肢体无力或不灵活,若无震颤,易误诊为脑血管病,询问原发病和仔细体检易于鉴别。

七、治疗原则

帕金森病的治疗原则是采取综合治疗,包括药物治疗、手术治疗、康复治疗、心理治疗等,目前应用的所有治疗手段,只能改善症状,不能阻止病情发展。其中药物治疗是首选的主要的治疗手段。

八、药物治疗

(一)药物治疗原则

应从小剂量开始,缓慢递增,以较小剂量达到较满意的疗效。治疗应考虑个体化特点,用药选择不仅要考虑病情特点,而且要考虑患者的年龄、就业状况、经济承受能力等因素。药物治疗

目标是延缓疾病进展、控制症状,并尽可能延长症状控制的年限,同时尽量减少药物不良反应和并发症。

(二)保护性治疗

目的是延缓疾病发展,改善患者症状。原则上,帕金森病一旦被诊断就应及早进行保护性治疗。目前临床应用的保护性治疗药物主要是单胺氧化酶 B 型(MAO-B)抑制剂。曾报道司来吉兰＋维生素 E 疗法(deprenyl and tocopherol an-tioxidation therapy of parkinsonism,DATA-TOP)可推迟使用左旋多巴、延缓疾病发展约 9 个月,可用于早期轻症 PD 患者;但司来吉兰的神经保护作用仍未定论。多巴胺受体激动剂和辅酶 Q_{10} 也可能有神经保护作用。

(三)症状性治疗

选择药物的原则如下。

(1)老年前期(年龄＜65 岁)患者,且不伴智能减退,可以选择:①多巴胺受体激动剂;②MAO-B 抑制剂司来吉兰,或加用维生素 E;③复方左旋多巴＋儿茶酚-氧位-甲基转移酶(COMT)抑制剂;④金刚烷胺和(或)抗胆碱能药;震颤明显而其他抗帕金森病药物效果不佳时,可试用抗胆碱能药;⑤复方左旋多巴:一般在①、②、④方案治疗效果不佳时加用。在某些患者,如果出现认知功能减退,或因特殊工作之需,需要显著改善运动症状,复方左旋多巴也可作为首选。

(2)老年期(年龄≥65 岁)患者或伴智能减退:首选复方左旋多巴,必要时可加用多巴胺受体激动剂、MAO-B 抑制剂或 COMT 抑制剂。尽可能不用苯海索,尤其老年男性患者,除非有严重震颤,并明显影响患者的日常生活或工作能力时。

(四)治疗药物

1.抗胆碱能药

抑制 ACh 的活力,可提高脑内 DA 的效应和调整纹状体内的递质平衡,临床常用盐酸苯海索。对震颤和强直有效,对运动迟缓疗效较差,适于震颤明显年龄较轻的患者。常用 1～2 mg 口服,每天 3 次。该药改善症状短期效果较明显,但常见口干、便秘和视物模糊等不良反应,偶可见神经精神症状。闭角型青光眼及前列腺肥大患者禁用。中国指南建议苯海索由于有较多的不良反应,尽可能不用,尤其老年男性患者。

2.金刚烷胺

促进神经末梢 DA 释放,阻止再摄取,可轻度改善少动、强直和震颤等。起始剂量 50 mg,每天 2～3 次,1 周后增至 100 mg,每天 2～3 次,一般不超过 300 mg/d,老年人不超过 200 mg/d。药效可维持数月至一年。不良反应较少,如不安、意识模糊、下肢网状青斑、踝部水肿和心律失常等,肾功能不全、癫痫、严重胃溃疡和肝病患者慎用,哺乳期妇女禁用。

3.左旋多巴(L-dopa)及复方左旋多巴

PD 患者迟早要用到 L-dopa 治疗。L-dopa 可透过血-脑屏障,被脑 DA 能神经元摄取后脱羧变为 DA,改善症状,对震颤、强直、运动迟缓等运动症状均有效。由于 95％以上的 L-dopa 在外周脱羧成为 DA,仅约 1％通过血-脑屏障进入脑内,为减少外周不良反应,增强疗效,多用 L-dopa 与外周多巴脱羧酶抑制剂(DCI)按 4：1 制成的复方左旋多巴制剂,用量较 L-dopa 减少 3/4。

(1)复方左旋多巴剂型:包括标准片、控释片、水溶片等。

标准片:多巴丝肼由 L-dopa 与苄丝肼按 4：1 组成,多巴丝肼 250 为 L-dopa 200 mg 加苄丝肼 50 mg,多巴丝肼 125 为 L-dopa 100 mg 加苄丝肼 25 mg;国产多巴丝肼胶囊成分与多巴丝肼相同。息宁 250 和 Sinemet 125 是由 L-dopa 与卡比多巴按 4∶1 组成。

控释片：有多巴丝肼液体动力平衡系统和息宁控释片。①多巴丝肼-HBS：剂量为 125 mg，由 L-dopa100 mg 加苄丝肼 25 mg 及适量特殊赋形剂组成。口服后药物在胃内停留时间较长，药物基质表面先形成水化层，通过弥散作用逐渐释放，在小肠 pH 较高的环境中逐渐被吸收。多种因素可影响药物的吸收，如药物溶解度、胃液与肠液的 pH、胃排空时间等。本品不应与制酸药同时服用。②息宁控释片(sinemet CR)：L-dopa 200 mg 加卡比多巴 50 mg，制剂中加用单层分子基质结构，药物不断溶释，达到缓释效果，口服后 120～150 min 达到血浆峰值浓度；片中间有刻痕，可分为半片服用。

水溶片：弥散型多巴丝肼，剂量为 125 mg，由 L-dopa 100 mg 加苄丝肼 25 mg 组成。其特点是易在水中溶解，吸收迅速，很快达到治疗阈值浓度。

(2)用药时机：何时开始复方左旋多巴治疗尚有争议，长期用药会产生疗效减退、症状波动及异动症等运动并发症。一般应根据患者年龄、工作性质、症状类型等决定用药。年轻患者可适当推迟使用，患者因职业要求不得不用 L-dopa 时应与其他药物合用，减少复方左旋多巴剂量。年老患者可早期选用 L-dopa，因发生运动并发症机会较少，对合并用药耐受性差。

(3)用药方法：从小剂量开始，根据病情逐渐增量，用最低有效量维持。

标准片：复方左旋多巴开始用 62.5 mg(1/4 片)，每天 2～4 次，根据需要逐渐增至 125 mg，每天3～4 次；最大剂量一般不超过 250 mg，每天 3～4 次；空腹(餐前 1 h 或餐后 2 h)用药疗效好。

控释片：优点是减少服药次数，有效血药浓度稳定，作用时间长，可控制症状波动；缺点是生物利用度较低，起效缓慢，标准片转换成为控释片时每天剂量应相应增加并提前服用；适于症状波动或早期轻症患者。

水溶片：易在水中溶解，吸收迅速，10 min 起效，作用维持时间与标准片相同，该剂型适用于有吞咽障碍或置鼻饲管、清晨运动不能、"开-关"现象和剂末肌张力障碍患者。

(4)运动并发症及其他药物不良反应：主要有周围性和中枢性两类，前者为恶心、呕吐、低血压、心律失常(偶见)；后者有症状波动、异动症和精神症状等。前者的不良反应可以通过小剂量开始渐增剂量、餐后服药、加用多潘立酮等可避免或减轻上述症状。后者的不良反应都在长期用药后发生，一般经过 5 年治疗后，约 50％患者会出现症状波动或异动症等运动并发症。具体处理详见本节运动并发症的治疗。

4.DA 受体激动剂

DA 受体包括 5 种类型，其中 D_1 受体和 D_2 受体亚型与 PD 治疗关系密切。DA 受体激动剂可有以下作用：①直接刺激纹状体突触后 DA 受体，不依赖于多巴脱羧酶将 L-dopa 转化为 DA 发挥效应；②血浆半衰期(较复方左旋多巴)长；③推测可持续而非波动性刺激 DA 受体，预防或延迟运动并发症发生，PD 早期单用 DA 受体激动剂有效，若与复方左旋多巴合用，可提高疗效，减少复方左旋多巴用量，且可减少或避免症状波动或异动症的发生。

(1)适应证：PD 后期患者用复方左旋多巴治疗产生症状波动或异动症，加用 DA 受体激动剂可减轻或消除症状，减少复方左旋多巴用量。疾病后期黑质纹状体 DA 能系统缺乏多巴脱羧酶，不能把外源性L-dopa脱羧转化为 DA，用复方左旋多巴无效，用 DA 受体激动剂可能有效。发病年纪轻的早期患者可单独应用，应从小剂量开始，渐增量至获得满意疗效。不良反应与复方左旋多巴相似，症状波动和异动症发生率低，直立性低血压和精神症状发生率较高。

(2)该类药物有两种类型:麦角类和非麦角类。目前大多推荐非麦角类 DA 受体激动剂,尤其是年轻患者病程初期。这类长半衰期制剂能避免对纹状体突触后膜 DA 受体产生"脉冲"样刺激,从而预防或减少运动并发症的发生。麦角类 DA 受体激动剂可导致心脏瓣膜病和肺胸膜纤维化,多不主张使用。

非麦角类:被美国神经病学学会、运动障碍学会,以及我国帕金森病治疗指南推荐为一线治疗药物。①普拉克索:为新一代选择性 D_2、D_3 受体激动剂,开始 0.125 mg,每天 3 次,每周增加 0.125 mg,逐渐加量至 0.5～1.0 mg,每天 3 次,最大量不超过 4.5 mg/d;服用左旋多巴的 PD 晚期患者加服普拉克索可改善左旋多巴不良反应,对震颤和抑郁有效。②罗匹尼罗:用于早期或进展期 PD,开始 0.25 mg,每天3次,逐渐加量至 2～4 mg,每天 3 次,症状波动和异动症发生率低,常见意识模糊、幻觉及直立性低血压。③吡贝地尔(泰舒达缓释片):为缓释型选择性 D_2、D_3 受体激动剂,对中脑-皮质和边缘叶通路 D_3 受体有激动效应,改善震颤作用明显,对强直和少动也有作用;初始剂量 50 mg,每天1次,第2周增至 50 mg,每天 2 次,有效剂量 150 mg/d,分 3 次口服,最大量不超过 250 mg/d。④罗替戈汀:为一种透皮贴剂,有4.5 mg/10 cm²,9 mg/20 cm²,13.5 mg/30 cm²,18 mg/40 cm² 等规格;早期使用4.5 mg/10 cm²,以后视病情发展及治疗反应可增大剂量,均每天 1 贴;治疗 PD 优势为可连续、持续释放药物,消除首关效应,提供稳态血药水平,避免对 DA 受体脉冲式刺激,减少口服药治疗突然"中断"状态,减少服左旋多巴等药物易引起运动波动,"开-关"现象等。⑤阿扑吗啡:为 D_1 和 D_2 受体激动剂,可显著减少"关期"状态,对症状波动,尤其"开-关"现象和肌张力障碍疗效明显,采取笔式注射法给药后 5～15 min 起效,有效作用时间 60 min,每次给药 0.5～2 mg,每天可用多次,便携式微泵皮下持续灌注可使患者每天保持良好运动功能;也可经鼻腔给药。

麦角类:①溴隐亭:D_2 受体激动剂,开始 0.625 mg/d,每隔 3～5 d 增加0.625 mg,通常治疗剂量 7.5～15 mg/d,分 3 次口服;不良反应与左旋多巴类似,错觉和幻觉常见,精神病病史患者禁用,相对禁忌证包括近期心肌梗死、严重周围血管病和活动性消化性溃疡等。②α-二氢麦角隐亭:2.5 mg,每天 2 次,每隔 5 d 增加 2.5 mg,有效剂量 30～50 mg/d,分 3 次口服。上述四种药物之间的参考剂量转换为吡贝地尔:普拉克索:溴隐亭:α-二氢麦角隐亭为 100∶1∶10∶60。③卡麦角林:是所有 DA 受体激动剂中半衰期最长(70 h),作用时间最长,适于 PD 后期长期应用复方左旋多巴产生症状波动和异动症患者,有效剂量 2～10 mg/d,平均 4 mg/d,只需每天1次,较方便。④利舒脲:具有较强的选择性 D_2 受体激动作用,对 D_1 受体作用很弱。按作用剂量比,其作用较溴隐亭强 10～20 倍,但作用时间短于溴隐亭;其 $t_{1/2}$ 短(平均 2.2 h),该药为水溶性,可静脉或皮下输注泵应用,主要用于因复方左旋多巴治疗出现明显的"开-关"现象者;治疗须从小剂量开始,0.05～0.1 mg/d,逐渐增量,平均有效剂量为2.4～4.8 mg/d。

5.单胺氧化酶 B(MAO-B)抑制剂

抑制神经元内 DA 分解,增加脑内 DA 含量。合用复方左旋多巴有协同作用,减少 L-dopa 约 1/4 用量,延缓"开-关"现象。MAO-B 抑制剂中的司来吉兰即丙炔苯丙胺 2.5～5 mg,每天 2 次,因可引起失眠,不宜傍晚服用。不良反应有口干、胃纳少和直立性低血压等,胃溃疡患者慎用。该药可与左旋多巴合用,亦可单独应用,可缓解 PD 症状,也可能有神经保护作用。第二代 MAO-B 抑制剂雷沙吉兰已投入临床应用,其作用优于第 1 代司来吉兰 5～10 倍,对各期 PD 患者症状均有改善作用,也可能有神经保护作用;其代谢产物为一种无活性非苯丙胺物质 Aminoindan,安全性较第 1 代 MAO-B 抑制剂好。唑尼沙胺原为抗癫痫药,偶然发现应用唑尼沙胺

300 mg/d 有效控制癫痫的同时,也显著改善 PD 症状,抗 PD 机制证实为抑制 MAO-B 活性。

6.儿茶酚-氧位-甲基转移酶(COMT)抑制剂

COMT 是由脑胶质细胞分泌参与 DA 分解酶之一。COMT 抑制剂通过抑制脑内、脑外 COMT 活性,提高左旋多巴生物利用度,显著改善左旋多巴疗效。COMT 抑制剂本身不会对 CNS 产生影响,在外周主要阻止左旋多巴被 COMT 催化降解成 3-氧甲基多巴。需与复方左旋多巴合用,单独使用无效,用药次数一般与复方左旋多巴次数相同。主要用于中晚期 PD 患者的剂末现象、"开-关"现象等症状波动的治疗,可使"关"期时限缩短,"开"期时限增加,也推荐用于早期 PD 患者初始治疗,希望通过持续 DA 能刺激(CDS),以推迟出现症状波动等运动并发症,但尚有待进一步研究证实。①恩他卡朋:亦名珂丹,是周围 COMT 抑制剂,100～200 mg 口服,可提高 CNS 对血浆左旋多巴利用,提高血药浓度,增强左旋多巴疗效,减少临床用量;该药耐受性良好,主要不良反应是胃肠道症状,尿色变浅,但无严重肝功能损害报道。②托卡朋:亦名答是美,100～200 mg 口服;该药是治疗 PD 安全有效的辅助药物,不良反应有腹泻、意识模糊、转氨酶升高,偶有急性重症肝炎报道,应注意肝脏毒副作用,用药期间须监测肝功能。

7.腺苷 A_{2A} 受体阻断剂

腺苷 A_{2A} 受体在基底核选择性表达,与运动行为有关。多项证据表明,阻断腺苷 A_{2A} 受体能够减轻 DA 能神经元的退变。

伊曲茶碱是一种新型腺苷 A_{2A} 受体阻断剂,可明显延长 PD 患者"开期"症状,缩短"关期",具有良好安全性和耐受性,临床上已用于 PD 治疗。

(五)治疗策略

1.早期帕金森病治疗(Hoehn&Yahr Ⅰ～Ⅱ级)

疾病早期若病情未对患者造成心理或生理影响,应鼓励患者坚持工作,参与社会活动和医学体疗(关节活动、步行、平衡及语言锻炼、面部表情肌操练、太极拳等),可暂缓用药。若疾病影响患者的日常生活和工作能力,应开始症状性治疗。

2.中期帕金森病治疗(Hoehn&Yahr Ⅲ级)

若在早期阶段首选 DA 受体激动剂、司来吉兰或金刚烷胺/抗胆碱能药治疗的患者,发展至中期阶段时症状改善往往已不明显,此时应添加复方左旋多巴治疗;若在早期阶段首选小剂量复方左旋多巴治疗患者,应适当增加剂量,或添加 DA 受体激动剂、司来吉兰或金刚烷胺,或 COMT 抑制剂。

3.晚期帕金森病治疗(Hoehn&Yahr Ⅳ～Ⅴ级)

晚期帕金森病临床表现极复杂,包括疾病本身进展,也有药物不良反应因素。晚期患者治疗,一方面继续力求改善运动症状,另一方面需处理伴发的运动并发症和非运动症状。

(六)运动并发症治疗

运动并发症,如症状波动和异动症是晚期 PD 患者治疗中最棘手的问题,包括药物剂量、用法等治疗方案调整及手术治疗(主要是脑深部电刺激术)。

1.症状波动的治疗

症状波动有 3 种形式。

(1)疗效减退或剂末恶化:指每次用药的有效作用时间缩短,症状随血液药物浓度发生规律性波动,可增加每天服药次数或增加每次服药剂量或改用缓释剂,也可加用其他辅助药物。

(2)"开-关"现象:指症状在突然缓解("开期")与加重("关期")之间波动,开期常伴异动症;

多见于病情严重者,发生机制不详,与服药时间、血浆药物浓度无关;处理困难,可试用 DA 受体激动剂。

(3)冻结现象:患者行动踌躇,可发生于任何动作,突出表现是步态冻结,推测是情绪激动使细胞过度活动,增加去甲肾上腺素能介质输出所致;如冻结现象发生在复方左旋多巴剂末期,伴PD 其他体征,增加复方左旋多巴单次剂量可使症状改善;如发生在"开期",减少复方左旋多巴剂量,加用 MAO-B 抑制剂或 DA 受体激动剂或许有效,部分患者经过特殊技巧训练也可改善。

2.异动症的治疗

异动症(abnormal involuntary movements,AIMs)又称为运动障碍,常表现舞蹈-手足徐动症样、肌张力障碍样动作,可累及头面部、四肢及躯干。

异动症常见的 3 种形式是:①剂峰异动症或改善-异动症-改善(improvement-dyskinesia-im-provement,I-D-I),常出现在血药浓度高峰期(用药 1~2 h),与用药过量或 DA 受体超敏有关,减少复方左旋多巴单次剂量可减轻异动症;晚期患者治疗窗较窄,减少剂量虽有利于控制异动症,但患者往往不能进入"开期",故减少复方左旋多巴剂量时需加用 DA 受体激动剂。②双相异动症或异动症-改善-异动症(dyskinesia-improvement-dyskinesia,D-I-D),剂峰和剂末均可出现,机制不清,治疗困难,可尝试增加复方左旋多巴每次剂量或服药次数,或加用 DA 受体激动剂。③肌张力障碍,常表现足或小腿痛性痉挛,多发生于清晨服药前,可睡前服用复方左旋多巴控释剂或长效 DA 受体激动剂,或起床前服用弥散型多巴丝肼或标准片;发生于剂末或剂峰的肌张力障碍可相应增减复方左旋多巴用量。

不常见的异动症也有 3 种形式:①反常动作,可能由于情绪激动使神经细胞产生或释放 DA引起少动现象短暂性消失;②少动危象,患者较长时间不能动,与情绪改变无关,是 PD 严重的少动类型,可能由于纹状体 DA 释放耗竭所致;③出没现象,表现出没无常的少动,与服药时间无关。

(七)非运动症状的治疗

帕金森病的非运动症状主要包括精神障碍、自主神经功能紊乱、感觉障碍等。

1.精神障碍的治疗

PD 患者的精神症状表现形式多种多样,如生动梦境、抑郁、焦虑、错觉、幻觉、欣快、轻躁狂、精神错乱及意识模糊等。治疗原则:首先考虑依次逐减或停用抗胆碱能药、金刚烷胺、DA 受体激动剂、司来吉兰等抗帕金森病药物;若采取以上措施患者仍有症状,可将复方左旋多巴逐步减量;经药物调整无效的严重幻觉、精神错乱、意识模糊可加用非经典抗精神病药如氯氮平、喹硫平;氯氮平被 B 级推荐,可减轻意识模糊和精神障碍,不阻断 DA 能药效,可改善异动症,但需定期监测粒细胞;喹硫平被 C 级推荐,不影响粒细胞数;奥氮平不推荐用于 PD 精神症状治疗(B 级推荐)。抑郁、焦虑、痴呆等可为疾病本身表现,用药不当可能加重。精神症状常随运动症状波动,"关期"出现抑郁、焦虑,"开期"伴欣快、轻躁狂,改善运动症状常使这些症状缓解。较重的抑郁症、焦虑症可用 5-羟色胺再摄取抑制剂。对认知障碍和痴呆可应用胆碱酯酶抑制剂,如石杉碱甲、多奈哌齐、利斯的明或加兰他敏。

2.自主神经功能障碍治疗

自主神经功能障碍常见便秘、排尿障碍及直立性低血压等。便秘增加饮水量和高纤维含量食物对大部分患者有效,停用抗胆碱能药,必要时应用通便剂;排尿障碍患者需减少晚餐后摄水量,可试用奥昔布宁、莨菪碱等外周抗胆碱能药;直立性低血压患者应增加盐和水摄入量,睡眠时抬高头位,穿弹力裤,从卧位站起宜缓慢,α肾上腺素能激动剂米多君治疗有效。

3.睡眠障碍

较常见,主要为失眠和快速眼动期睡眠行为异常(RBD),可应用镇静安眠药。失眠若与夜间帕金森病运动症状相关,睡前需加用复方左旋多巴控释片。若伴不宁腿综合征(RLS)睡前加用DA受体激动剂如普拉克索,或复方左旋多巴控释片。

九、手术及干细胞治疗

(1)中晚期PD患者常不可避免地出现药物疗效减退及严重并发症,通过系统的药物调整无法解决时可考虑选择性手术治疗。苍白球损毁术的远期疗效不尽如人意,可能有不可预测的并发症,临床已很少施行。

目前,推荐深部脑刺激疗法(deep brain stimula-tion,DBS),优点是定位准确、损伤范围小、并发症少、安全性高和疗效持久等,缺点是费用昂贵。适应证:①原发性帕金森病,病程5年以上;②服用复方左旋多巴曾有良好疗效,目前疗效明显下降或出现严重的运动波动或异动症,影响生活质量;③除外痴呆和严重的精神疾病。

(2)细胞移植:将自体肾上腺髓质或异体胚胎中脑黑质细胞移植到患者纹状体,纠正DA递质缺乏,改善PD运动症状,目前已很少采用。酪氨酸羟化酶(TH)、神经营养因子,如胶质细胞源性神经营养因子(GNDF)和脑源性神经营养因子(BDNF)基因治疗,以及干细胞,包括骨髓基质干细胞、神经干细胞、胚胎干细胞和诱导性潜能干细胞移植治疗在动物实验中显示出良好疗效,已进行少数临床试验也显示一定的疗效。随着基因治疗的目的基因越来越多,基因治疗与干细胞移植联合应用可能是将来发展的方向。

十、中医、康复及心理治疗

中药或针灸和康复治疗作为辅助手段对改善症状也可起到一定作用。对患者进行语言、进食、走路及各种日常生活训练和指导,日常生活帮助如设在房间和卫生间的扶手、防滑橡胶座垫、大把手餐具等,可改善生活质量。适当运动如打太极拳等对改善运动症状和非运动症状可有一定的帮助。教育与心理疏导也是PD治疗中不容忽视的辅助措施。

十一、预后

PD是慢性进展性疾病,目前尚无根治方法。多数患者发病数年仍能继续工作,也可能较快进展而致残。疾病晚期可因严重肌强直和全身僵硬,终至卧床不起。死因常为肺炎、骨折等并发症。

(王世凤)

第三章 呼吸内科疾病

第一节 流行性感冒

一、概述

流行性感冒(简称流感)是由流行性感冒病毒引起的急性呼吸道传染病,是人类面临的主要公共健康问题之一。1918年20世纪第一次流感世界大流行死亡人数达2 000万,比第一次世界大战死亡人数还多,以后陆续在1957年(H_2N_2)、1968年(H_1N_1)、1977年(H_1N_1)均有大流行。而近年来禽流感病毒H_5N_1连续在亚洲多个国家造成人类感染,对公共卫生形成严重威胁,同时也一再提醒人们,一次新的流感大流行随时可能发生。

二、病原学与致病性

流感病毒呈多形性,其中球形直径为80～120 nm,有囊膜。流感病毒属正黏病毒科,流感病毒属,基因组为分节段、单股、负链RNA。根据病毒颗粒核蛋白(NP)和基质蛋白(M_1)抗原及其基因特性的不同,流感病毒分为甲、乙、丙3型。

甲型流感病毒基因组由8个节段的单链RNA组成,负责编码病毒所有结构蛋白和非结构蛋白。甲型流感病毒囊膜上有3种突起:H、N和M_2蛋白,血凝素(H)和神经氨酸酶(N)为两种穿膜糖蛋白,它们突出于脂质包膜表面,分别与病毒吸附于敏感细胞和从受染细胞释放有关。第三种穿膜蛋白是M_2蛋白,这是一种离子通道蛋白,为病毒进入细胞后脱衣壳所必需。根据其表面H和N抗原的不同,甲型流感病毒又分成许多亚型。甲型流感病毒的血凝素共有16个亚型($H_{1～16}$)。神经氨酸酶则有9个亚型($N_{1～9}$)。所有16个亚型的血凝素和9个亚型的神经氨酸酶都在禽类中检测出,但只有H_1、H_2、H_3、H_5、H_7、H_9、N_1、N_2、N_3、N_7,可能还有N_8亚型引起人类流感流行。

流感病毒表面抗原特别是H抗原具有高度易变性,以此逃脱机体免疫系统对它的记忆、识别和清除。流感病毒抗原性变异形式有两种:抗原性飘移和抗原性转变。抗原性飘移主要是由于编码H或N蛋白基因点突变导致H或N蛋白分子上抗原位点氨基酸的替换,并由于人群选择压力使得小变异逐步积累。抗原性转变只发生于甲型流感病毒,当两种不同的甲型流感病毒同时感染同一宿主细胞时,其基因组的各节段可能会重新分配或组合,导致新的血凝素和(或)神经氨酸酶的出现,或者是 H、N 之间新的组合,从而产生一种新的甲型流感的亚型。

流感病毒在进入宿主细胞之后,其血凝素蛋白需先经宿主细胞的蛋白酶消化,成为 2 个由二硫键相连的多肽,这一过程与病毒的致病性密切相关。在人类呼吸道和禽类胃肠道中有一种胰酶样的蛋白酶能够酶切流感病毒的血凝素,因此流感病毒往往引起人类呼吸道感染和禽类胃肠道感染。宿主细胞表面对病毒血凝素的受体在人和禽类之间是不同的,因此通常多数禽流感病毒不感染人类,但是已经有越来越多的证据表明,某些禽流感病毒可越过种属界限而感染人类。当两种分别来源于人和禽的流感同时感染同一例患者时,或另一种可能的中间宿主猪(因为猪对禽流感和人流感都敏感,而且与禽类和人都可能有密切接触),两种病毒就有可能在复制自身的过程中发生基因成分的交换,产生新的"杂交"病毒。由于人类对其缺乏免疫力,因此患者往往病情严重,死亡率极高。

三、流行病学

流感传染源主要为流感患者和隐性感染者。人禽流感主要是患禽流感或携带禽流感病毒的鸡、鸭、鹅等家禽及其排泄物,特别是鸡传播。流感病毒主要是通过空气飞沫和直接接触传播。人禽流感是否还可通过消化道或伤口传播,至今尚缺乏证据。人对流感病毒普遍易感,新生儿对流感及其病毒的敏感性与成年人相同。青少年发病率高,儿童病情较重。流感流行具有一定的季节性。我国北方常发生于冬季,而南方多发生在冬夏两季,然而流感大流行可发生在任何季节。

根据发生特点不同流感发生可分为散发、暴发、流行和大流行。散发一般在非流行期间,病例在人群中呈散在零星分布,各病例在发病时间及地点上没有明显的联系。暴发是指一个集体或小地区在相当短时间内突然发生很多流感病例。流行是指在较大地区内流感发病率明显超出当地同期发病率水平,流感流行时发病率一般为 5%～20%。大流行的发生是由于新亚型毒株出现,由于人群普遍地缺乏免疫力,疾病传播迅速,流行范围超出国界和洲界,发病率可超过50%。世界性流感大流行间隔 10 年左右,常有 2～3 个波,通常第一波持续时间短,发病率高,第二波持续时间长,发病率低,有时还有第三波,第一波主要发生在城市和交通便利的地方,第二波主要发生在农村及交通闭塞地区。

四、临床表现

流感的潜伏期一般为 1～3 d。起病多急骤,症状变化较多,主要以全身中毒症状为主,呼吸道症状轻微或不明显。季节性流感多发于青少年,临床表现和轻重程度差异颇大,病死率通常不高,一般恢复快,不留后遗症,死者多为年迈体衰、年幼体弱或合并有慢性疾病的患者。在亚洲国家发生的人感染 H_5N_1 禽流感病毒有别于常见的季节性流感。感染后的临床症状往往比较严重,死亡率高达 50%,并且常常累及多个器官。流感根据临床表现可分为单纯型、肺炎型、中毒型、胃肠型。

(一)单纯型

最为常见,先有畏寒或寒战、发热,继之全身不适,腰背发酸、四肢疼痛,头昏、头痛。大部分患者有轻重不同的打喷嚏、鼻塞、流涕、咽痛、干咳或伴有少量黏液痰,有时有胸骨后烧灼感、紧压感或疼痛。发热可高达 39 ℃～40 ℃,一般持续 2～3 d 渐降。部分患者可出现食欲缺乏、恶心、便秘等消化道症状。年老体弱的患者,症状消失后体力恢复慢,常感软弱无力、多汗,咳嗽可持续

1～2周或更长。体格检查:患者可呈重病容,衰弱无力,面部潮红,皮肤上偶有类似麻疹、猩红热、荨麻疹样皮疹,软腭上有时有点状红斑,鼻咽部充血水肿。本型中较轻者病情似一般感冒,全身和呼吸道症状均不显著,病程仅 1～2 d,单从临床表现难以确诊。

(二)肺炎型

本型常发生在 2 岁以下的小儿,或原有慢性基础疾病,如二尖瓣狭窄、肺源性心脏病、免疫力低下以及孕妇、年老体弱者。其特点是在发病后 24 h 内可出现高热、烦躁、呼吸困难、咳血痰和明显发绀。全肺可有呼吸音减低、湿啰音或哮鸣音,但无肺实变体征。胸部 X 线可见双肺广泛小结节性浸润,近肺门较多,肺周围较少。上述症状可进行性加重,抗生素无效。病程 1 周至 2 月余,大部分患者可逐渐恢复,也可因呼吸循环衰竭在 5～10 d 内死亡。

(三)中毒型

较少见。肺部体征不明显,具有全身血管系统和神经系统损害,有时可有脑炎或脑膜炎表现。临床表现为高热不退,神志昏迷,成人常有谵妄,儿童可发生抽搐。少数患者由于血管神经系统紊乱或肾上腺出血,导致血压下降或休克。

(四)胃肠型

主要表现为恶心、呕吐和严重腹泻,病程 2～3 d,恢复迅速。

五、诊断

流感的诊断主要依据流行病学资料,并结合典型临床表现确定,但在流行初期,散发或轻型的病例诊断比较困难,确诊往往需要实验室检查。流感常用辅助检查。

(一)一般辅助检查

1.外周血常规

白细胞总数不高或偏低,淋巴细胞相对增加,重症患者多有白细胞总数及淋巴细胞下降。

2.胸部影像学检查

单纯型患者胸部 X 线检查可正常,但重症尤其肺炎型患者胸部 X 线检查可显示单侧或双侧肺炎,少数可伴有胸腔积液等。

(二)流感病毒病原学检测及分型

流感病毒病原学检测及分型对确诊流感及与其他疾病如严重急性呼吸综合征(SARS)等鉴别十分重要,常用病毒学检测方法主要有以下几种。

1.病毒培养分离

病毒培养分离是诊断流感最常用和最可靠的方法之一。目前分离流感病毒主要应用马达犬肾细胞(Madin-Darby canine kidney,MDCK)为宿主系统。培养过程中观察细胞病变效应,并可应用血清学实验来进行鉴定和分型。传统的培养方法对于流感病毒的检测因需要时间较长(一般需要 4～5 d),不利于早期诊断和治疗。近年来新出现了一种快速流感病毒实验室培养技术——离心培养技术(shell vial culure,SVC),在流感病毒的快速培养分离上发挥了很大作用。离心培养法是在标本接种后进行长时间的低速离心,使标本中含病毒的颗粒在外力作用下被挤压吸附于培养细胞上,从而大大缩短了培养时间。

2.血清学诊断

血清学诊断主要是检测患者血清中的抗体水平,即用已知的流感病毒抗原来检测血清中的抗体,此法简便易行、结果可信。血清标本应包括急性期和恢复期双份血清。急性期血样应在发病后 7 d 内采集,恢复期血样应在发病后 2～4 周采集。双份血清进行抗体测定,恢复期抗体滴度较急性期有 4 倍或以上升高,有助于确诊和回顾性诊断,单份血清一般不能用作诊断。

3.病毒抗原检测

对于病毒抗原的检测的方法主要有两类:直接荧光抗体检测(direct fluorescent antibody test,DFA)和快速酶(光)免法。DFA 用抗流感病毒的单克隆抗体直接检测临床标本中的病毒抗原,应用亚型特异性的单抗能够快速和直接地检测标本中的病毒抗原,并且可以进一步进行病毒的分型,不仅可用于诊断,还可以用于流行病学的调查。目前快速酶免、光免法主要有:Directigen FluA、Directigen Flu A plus B、Binax Now Flu A and B、Biostar FLU OIA、Quidel Quick vue 和 Zstat Flu test 等。值得注意的是,上述几种检测方法对于乙型流感病毒的检测效果不如甲型。

4.病毒核酸检测

以聚合酶链反应(polymerase chainreaction,PCR)技术为基础发展出了各种各样的病毒核酸检测方法,在流感病毒鉴定和分型方面发挥着越来越大的作用,不仅可以快速诊断流感,并且可以根据所分离病毒核酸序列的不同对病毒进行准确分型。常用的方法有核酸杂交、逆转录-聚合酶链反应、多重逆转录-聚合酶链反应、酶联免疫 PCR、实时定量 PCR、依赖性核酸序列扩增、荧光 PCR 等方法。

以上述各种检测方法为基础,很多生物制品公司开发出多种试剂盒供临床快速检测应用。近年来,应用基因芯片对流感病毒进行检测和分型是研究的一大热点,基因芯片灵敏度极高,并且可以同时检测多种病毒,尤其适用于流感多亚型、易变异的特点。目前多种基因芯片技术已应用到流感病毒的检测和分型中。

六、鉴别诊断

主要与除流感病毒的多种病毒、细菌等病原体引起的流感样疾病(influenza like illness,ILI)相鉴别。确诊需依据实验室检查,如病原体分离、血清学检查和核酸检测。

(1)普通感冒:普通感冒可由多种呼吸道病毒感染引起。除注意收集流行病学资料以外,通常流感全身症状比普通感冒重,而普通感冒呼吸道局部症状更突出。

(2)严重急性呼吸综合征(SARS):SARS 是由 SARS 冠状病毒引起的一种具有明显传染性,可累及多个脏器、系统的特殊肺炎,临床上以发热、乏力、头痛、肌肉关节疼痛等全身症状和干咳、胸闷、呼吸困难等呼吸道症状为主要表现。临床表现类似肺炎型流感。根据流行病学史,临床症状和体征,一般实验室检查,胸部 X 线影像学变化,配合 SARS 病原学检测阳性,排除其他疾病,可做出 SARS 的诊断。

(3)肺炎支原体感染:发热、头痛、肌肉疼痛等全身症状较流感轻,呛咳症状较明显,或伴少量黏痰。胸部 X 线检查可见两肺纹理增深,并发肺炎时可见肺部斑片状阴影等间质肺炎表现。痰及咽拭子标本分离肺炎支原体可确诊。血清学检查对诊断有一定帮助,核酸探针或 PCR 有助于早期快速诊断。

(4)衣原体感染:发热、头痛、肌肉疼痛等全身症状较流感轻,可引起鼻旁窦炎、咽喉炎、中耳炎、气管-支气管炎和肺炎。实验室检查可帮助鉴别诊断,包括病原体分离、血清学检查和 PCR 检测。

(5)嗜肺军团菌感染:夏秋季发病较多,并常与空调系统及水源污染有关。起病较急,畏寒、发热、头痛等,全身症状较明显,呼吸道症状表现为咳嗽、黏痰、痰血、胸闷、气促,少数可发展为ARDS;呼吸道以外的症状也常见,如腹泻、精神症状以及心功能和肾功能障碍,胸部 X 线检查示炎症浸润影。呼吸道分泌物、痰、血培养阳性可确定诊断,但检出率低。对呼吸道分泌物用直接荧光抗体法(DFA)检测抗原或用 PCR 检查核酸,对早期诊断有帮助。血清、尿间接免疫荧光抗体测定,也具诊断意义。

七、治疗

隔离患者,流行期间对公共场所加强通风和空气消毒,避免传染他人。

合理应用对症治疗药物,可应用解热药、缓解鼻黏膜充血药物、止咳祛痰药物等。

尽早应用抗流感病毒药物治疗:抗流感病毒药物治疗只有早期(起病 1～2 d 内)使用,才能取得最佳疗效。抗流感病毒化学治疗药物现有离子通道 M_2 阻滞剂(表 3-1)和神经氨酸酶抑制剂两类,前者包括金刚烷胺和金刚乙胺;后者包括奥司他韦和扎那米韦。

表 3-1　金刚烷胺和金刚乙胺用法和剂量

药名	年龄(岁)			
	1～9	10～12	13～16	≥65
金刚烷胺	5 mg/(kg·d)(最高 150 mg/d)分 2 次	100 mg 每天 2 次	100 mg 每天 2 次	≤100 mg/d
金刚乙胺	不推荐使用	不推荐使用	100 mg 每天 2 次	100 mg 或 200 mg/d

(一)离子通道 M_2 阻滞剂

金刚烷胺和金刚乙胺,对甲型流感病毒有活性,抑制其在细胞内的复制。在发病 24～48 h 内使用,可减轻发热和全身症状,减少病毒排出,防止病毒扩散。金刚烷胺在肌酐清除率 ≤50 mL/min 时酌情减少用量,并密切观察其不良反应,必要时停药。血透对金刚烷胺清除的影响不大。肌酐清除率<10 mL/min 时金刚乙胺应减为 100 mg/d;对老年和肾功能减退患者应监测不良反应。不良反应主要有:中枢神经系统有神经质、焦虑、注意力不集中和轻微头痛等,其发生率金刚烷胺高于金刚乙胺;胃肠道反应主要表现为恶心和呕吐。这些不良反应一般较轻,停药后大多可迅速消失。

(二)神经氨酸酶抑制剂

神经氨酸酶抑制剂对甲、乙两型流感病毒都是有效的,目前有 2 个品种,即奥司他韦和扎那米韦,我国临床目前只有奥司他韦。

(1)用法和剂量:奥司他韦为成人 75 mg,每天 2 次,连服 5 d,应在症状出现 2 d 内开始用药。儿童用法见表 3-2,1 岁以内不推荐使用。扎那米韦为 6 岁以上儿童及成人剂量均为每次吸入 10 mg,每天 2 次,连用 5 d,应在症状出现 2 d 内开始用药。6 岁以下儿童不推荐使用。

表 3-2　儿童奥司他韦用量

药名	体质量(kg)			
	≤15	16～23	24～40	>40
奥司他韦(mg)	30	45	60	75

(2)不良反应:奥司他韦不良反应少,一般为恶心、呕吐等消化道症状,也有腹痛、头痛、头晕、

失眠、咳嗽、乏力等不良反应的报道。扎那米韦吸入后最常见的不良反应有头痛、恶心、咽部不适、眩晕、鼻出血等。个别哮喘和慢性阻塞性肺疾病(COPD)患者使用后可出现支气管痉挛和肺功能恶化。

（3）肾功能不全的患者无须调整扎那米韦的吸入剂量。对肌酐清除率 <30 mL/min 的患者，奥司他韦减量至 75 mg，每天 1 次。

需要注意的是，因神经氨酸酶抑制剂对甲、乙两型流感病毒均有效且耐药发生率低，不会引起支气管痉挛，而 M_2 阻滞剂都只对甲型流感病毒有效且在美国耐药率较高，因此美国目前推荐使用抗流感病毒药物仅有奥司他韦和扎那米韦，只有有证据表明流行的流感病毒对金刚烷胺或金刚乙胺敏感才用于治疗和预防流感。对于那些非卧床的流感患者，早期吸入扎那米韦或口服奥司他韦能够降低发生下呼吸道并发症的可能性。另外，自 2004 年以来，绝大多数 H_5N_1 病毒株对神经氨酸酶抑制剂敏感，而对金刚烷胺类耐药，因此确诊为 H_5N_1 禽流感病毒感染的患者或疑似患者推荐用奥司他韦治疗。

（三）并发症治疗

肺炎型流感常见并且最重要的并发症为细菌的二重感染，尤其是细菌性肺炎。肺炎型流感尤其重症患者往往有严重呼吸窘迫、缺氧，严重者可发生急性呼吸窘迫综合征（ARDS），应给予患者氧疗，必要时行无创或有创机械通气治疗。对于中毒型或胃肠型流感患者，应注意纠正患者水电解质平衡，维持血流动力学稳定。

八、预防

隔离患者，流行期间对公共场所加强通风和空气消毒，切断传染链，终止流感流行。流行期间减少大型集会及集体活动，接触者应戴口罩。

目前接种流感病毒疫苗是当今预防流感疾病发生、流行的最有效手段。当疫苗和流行病毒抗原匹配良好时，流感疫苗在年龄<65岁的健康人群中可预防 $70\%\sim90\%$ 的疾病发生。由于免疫系统对接种疫苗需要 $6\sim8$ 周才起反应，所以疫苗必须在流感季节到来之前接种，最佳时间为 10 月中旬至 11 月中旬。由于流感病毒抗原性变异较快，所以人类无法获得持久的免疫力，进行流感疫苗接种后人体可产生免疫力，但对新的变异病毒株无保护作用。因此，在每年流感疫苗生产之前，都要根据当时所流行病毒的抗原变化来调整疫苗的组成，以求最大的保护效果。

流感疫苗包括减毒活疫苗和灭活疫苗。至今对于病毒快速有效的减毒方法和准确的减毒标准仍存在许多不确定因素，因此减毒疫苗仍不能广泛应用。现在世界范围内广泛使用的流感病毒疫苗以纯化、多价的灭活疫苗为主。

美国疾病预防控制中心制订的流感疫苗和抗病毒剂使用指南推荐，每年接受一次流感疫苗接种的人员包括：学龄儿童；6 个月至 4 岁的儿童；50 岁以上的成年人；6 个月至 18 岁的高危 Reye 综合征（因长期使用阿司匹林治疗）患者；将在流感季节怀孕的妇女；慢性肺炎（包括哮喘）患者；心脏血管（高血压除外）疾病患者；肾、肝、血液或代谢疾病（包括糖尿病）患者；免疫抑制人员；在某些条件下危及呼吸功能人员；居住在养老院的人员和其他慢性疾病患者的护理人员；卫生保健人员；接触年龄<5岁和年龄>50岁的健康人员和爱心志愿者（特别是接触小于 6 个月婴儿的人员）；感染流感可引发严重并发症的人员。

流感疫苗接种的不良反应主要为注射部位疼痛，偶见发热和全身不适，大多可自行恢复。

应用抗流感病毒药物。明确或怀疑某部门流感暴发时，对所有非流感者和未进行疫苗接种的医务人员可给予金刚烷胺、金刚乙胺或奥司他韦进行预防性治疗,时间持续 2 周或流感暴发结束后 1 周。

(冯兆田)

第二节　支气管扩张

支气管扩张是支气管慢性异常扩张的疾病,直径大于 2 mm 中等大小近端支气管及其周围组织慢性炎症及支气管阻塞,引起支气管组织结构较严重的病理性破坏所致。儿童及青少年多见,常继发于麻疹、百日咳后的支气管炎,迁延不愈的支气管肺炎等。主要症状为慢性咳嗽、咳大量脓痰和(或)反复咯血。

一、病因和发病机制

(一)支气管-肺组织感染

婴幼儿时期支气管肺组织感染是支气管扩张最常见的病因。由于婴幼儿支气管较细,且支气管壁发育尚未完善,管壁薄弱,易于阻塞和遭受破坏。反复感染破坏支气管壁各层组织,尤其是肌层组织及弹性组织的破坏,减弱了对管壁的支撑作用。支气管炎使支气管黏膜充血、水肿、分泌物堵塞引流不畅,从而加重感染。左下叶支气管细长且位置低,受心脏影响,感染后引流不畅,故发病率高。左舌叶支气管开口与左下叶背段支气管开口相邻,易被左下叶背段感染累及,因此两叶支气管同时扩张亦常见。

支气管内膜结核引起管腔狭窄、阻塞、引流不畅,导致支气管扩张。肺结核纤维组织增生、牵拉收缩,亦导致支气管变形扩张,因肺结核多发于上叶,引流好,痰量不多或无痰,所以称之为"干性"支气管扩张。其他如吸入腐蚀性气体、支气管曲霉菌感染、胸膜粘连等可损伤或牵拉支气管壁,反复继发感染,引起支气管扩张。

(二)支气管阻塞

肿瘤、支气管异物和感染均引起支气管腔内阻塞,支气管周围肿大淋巴结或肿瘤的外压可致支气管阻塞。支气管阻塞导致肺不张,失去肺泡弹性组织缓冲,胸腔负压直接牵拉支气管壁引起支气管扩张。右肺中叶支气管细长,有三组淋巴结围绕,因非特异性或结核性淋巴结炎而肿大,从而压迫支气管,引起右肺中叶肺不张和反复感染,又称"中叶综合征"。

(三)支气管先天性发育障碍和遗传因素

支气管先天发育障碍,如巨大气管-支气管症,可能是先天性结缔组织异常、管壁薄弱所致的扩张。因软骨发育不全或弹性纤维不足,导致局部管壁薄弱或弹性较差所致支气管扩张,常伴有鼻窦炎及内脏转位(右位心),称为 Kartagener 综合征。与遗传因素有关的肺囊性纤维化,由于支气管黏液腺分泌大量黏稠液体,分泌物潴留在支气管内引起阻塞、肺不张和反复继发感染,可发生支气管扩张。遗传性 α_1-抗胰蛋白酶缺乏症亦伴有支气管扩张。

(四)全身性疾病

近年来发现类风湿关节炎、Crohn 病、溃疡性结肠炎、系统性红斑狼疮、支气管哮喘和弥漫性泛细支气管炎等疾病可同时伴有支气管扩张。一些不明原因的支气管扩张,其体液和细胞免疫功能有不同程度的异常,提示支气管扩张可能与机体免疫功能失调有关。

二、病理

发生支气管扩张的主要原因是炎症。支气管壁弹力组织、肌层及软骨均遭到破坏,由纤维组织取代,使管腔逐渐扩张。支气管扩张的形状可为柱状或囊状,亦常混合存在呈囊柱状。典型的病理改变为支气管壁全层均有破坏,黏膜表面常有溃疡及急、慢性炎症,纤毛柱状上皮细胞鳞状化生、萎缩,杯状细胞和黏液腺增生,管腔变形、扭曲、扩张,腔内含有多量分泌物。常伴毛细血管扩张,或支气管动脉和肺动脉的终末支扩张与吻合,进而形成血管瘤,血管瘤破裂可出现反复大量咯血。支气管扩张发生反复感染,病变范围扩大蔓延,逐渐发展影响肺通气功能及肺弥散功能,导致肺动脉高压,引起肺心病、右心衰竭。

三、临床表现

本病多起病于小儿或青年,呈慢性经过,多数患者在童年期有麻疹、百日咳或支气管肺炎迁延不愈的病史。早期常无症状,随病情发展可出现典型临床症状。

(一)症状

(1)慢性咳嗽、大量脓痰:与体位改变有关,每天痰量可达 100～400 mL,支气管扩张分泌物积潴,体位变动时分泌物刺激支气管黏膜,引起咳嗽和排痰。痰液静置后分三层:上层为泡沫,中层为黏液或脓性黏液,底层为坏死组织沉淀物。合并厌氧菌混合感染时,则痰有臭味,常见病原体为铜绿假单胞菌、金黄色葡萄球菌、流感嗜血杆菌、肺炎链球菌和卡他莫拉菌。

(2)反复咯血:50%～70%的患者有不同程度的咯血史,从痰中带血至大量咯血,咯血量与病情严重程度、病变范围不一定成比例。部分患者以反复咯血为唯一症状,平时无咳嗽、咳脓痰等症状,称为干性支气管扩张,病变多位于引流良好的上叶支气管。

(3)反复肺部感染:特点为同一肺段反复发生肺炎并迁延不愈,此由于扩张的支气管清除分泌物的功能丧失,引流差,易于反复发生感染。

(4)慢性感染中毒症状:反复感染可引起发热、乏力、头痛、食欲减退等,病程较长者可有消瘦、贫血,儿童可影响生长发育。

(二)体征

早期或干性支气管扩张可无异常肺部体征。典型者在下胸部、背部可闻及固定、持久的局限性粗湿啰音,有时可闻及哮鸣音。部分慢性患者伴有杵状指(趾),病程长者可有贫血和营养不良,出现肺炎、肺脓肿、肺气肿、肺心病等并发症时可有相应体征。

四、实验室检查及辅助检查

(一)实验室检查

血白细胞总数与分类一般正常,急性感染时白细胞总数及中性粒细胞比例可增高,贫血患者血红蛋白下降,红细胞沉降率可增快。

(二)X线检查

早期轻症患者胸部平片可无特殊发现,典型 X 线表现为一侧或双侧下肺纹理增粗紊乱,其中有多个不规则的透亮阴影,或沿支气管分布的蜂窝状、卷发状阴影,急性感染时阴影内可出现小液平面。柱状支气管扩张的 X 线表现是"轨道征",系增厚的支气管壁影。胸部 CT 显示支气管管壁增厚的柱状扩张,并延伸至肺周边,或成串、成簇的囊状改变,可含气液平面。支气管造影可确诊此病,并明确支气管扩张的部位、形态、范围和病变严重程度,为手术治疗提供资料。高分辨 CT 较常规 CT 具有更高的空间和密度分辨力,能够显示以次级肺小叶为基本单位的肺内细微结构,已基本取代支气管造影(图 3-1)。

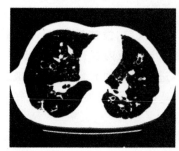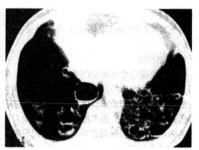

图 3-1　胸部 CT

(三)支气管镜检

可发现出血、扩张或阻塞部位及原因,可进行局部灌洗、清除阻塞,局部止血,取灌洗液行细菌学、细胞学检查,有助于诊断、鉴别诊断与治疗。

五、诊断

根据慢性咳嗽、咳大量脓痰、反复咯血和肺同一肺段反复感染等病史,查体于下胸部及背部可闻及固定而持久的粗湿啰音,结合童年期有诱发支气管扩张的呼吸道感染病史,X 线显示局部肺纹理增粗、紊乱或呈蜂窝状、卷发状阴影,可做出初步临床诊断,支气管造影或高分辨 CT 可明确诊断。

六、鉴别诊断

(一)慢性支气管炎

多发生于中老年吸烟者,于气候多变的冬春季节咳嗽、咳痰明显,多为白色黏液痰,感染急性发作时出现脓性痰,反复咯血症状不多见,两肺底散在的干湿啰音,咳嗽后可消失。胸片肺纹理紊乱,或有肺气肿改变。

(二)肺脓肿

起病急,全身中毒症状重,有高热、咳嗽、大量脓臭痰,X 线检查可见局部浓密炎症阴影,其中有空洞伴气液平面,有效抗生素治疗炎症可完全吸收。慢性肺脓肿则以往有急性肺脓肿的病史。支气管扩张和肺脓肿可以并存。

(三)肺结核

常有低热、盗汗、乏力等结核中毒症状,干、湿性啰音多位于上肺部,X 线胸片和痰结核菌检查可做出诊断。结核可合并支气管扩张,部位多见于双肺上叶及下叶背段支气管。

(四)先天性肺囊肿

先天性肺囊肿是一种先天性疾病,无感染时可无症状,X 线检查可见多个薄壁的圆形或椭圆形阴影,边界纤细,周围肺组织无炎症浸润,胸部 CT 检查和支气管造影有助于诊断。

(五)弥漫性泛细支气管炎

慢性咳嗽、咳痰,活动时呼吸困难,合并慢性鼻窦炎,胸片与胸 CT 有弥漫分布的边界不太清楚的小结节影。类风湿因子、抗核抗体、冷凝集试验可呈阳性,需病理学确诊。大环内酯类的抗生素治疗两个月以上有效。

七、治疗

支气管扩张的治疗原则是防治呼吸道反复感染,保持呼吸道引流通畅,必要时手术治疗。

(一)控制感染

控制感染是急性感染期的主要治疗措施。应根据病情参考细菌培养及药物敏感试验结果选用抗菌药物。轻者可选用氨苄西林或阿莫西林 0.5 g,一日 4 次,或用第一、二代头孢菌素;也可用氟喹诺酮类或磺胺类药物。重症患者需静脉联合用药,如三代头孢菌素加氨基糖苷类药物有协同作用。假单胞菌属细菌感染者可选用头孢他啶、头孢吡肟和亚胺培南等。若痰有臭味,多伴有厌氧菌感染,则可加用甲硝唑 0.5 g 静脉滴注,一日 2~3 次;或替硝唑 0.4~0.8 g 静脉滴注,一日 2 次。其他抗菌药物如大环内酯类、四环素类可酌情应用。经治疗后如体温正常,脓痰明显减少,则 1 周左右考虑停药。缓解期不必常规使用抗菌药物,应适当锻炼,增强体质。

(二)清除痰液

清除痰液是控制感染和减轻全身中毒症状的关键。

(1)祛痰剂:口服氯化铵 0.3~0.6 g,或溴己新 8~16 mg,每天 3 次。

(2)支气管舒张剂:由于支气管痉挛,部分患者痰液排出困难,在无咳血的情况下,可口服氨茶碱0.1~0.2 g,一日 3~4 次或其他缓解气道痉挛的药物,也可加用 β₂-受体激动剂或异丙托溴铵吸入。

(3)体位引流:体位引流是根据病变部位采取不同的体位,原则上使患处处于高位,引流支气管的开口朝下,以利于痰液排入大气道咳出,对于痰量多、不易咳出者更重要。每天 2~4 次,每次 15~30 min。引流前可行雾化吸入,体位引流时轻拍病变部位以提高引流效果。

(4)纤维支气管镜吸痰:若体位引流痰液难以排出,可行纤维支气管镜吸痰,清除阻塞。可用生理盐水冲洗稀释痰液,并局部应用抗生素治疗,效果明显。

(三)咯血的处理

大咯血最重要的环节是防止窒息。若经内科治疗未能控制,可行支气管动脉造影,对出血的小动脉定位后注入明胶海绵或聚乙烯醇栓,或导入钢圈进行栓塞止血。

(四)手术治疗

适用于心肺功能良好,反复呼吸道感染或大咯血内科治疗无效,病变范围局限于一叶或一侧肺组织者。危及生命的大咯血,明确出血部位时部分病患需急诊手术。

八、预防及预后

积极防治婴幼儿麻疹、百日咳、支气管肺炎及肺结核等慢性呼吸道疾病,增强机体免疫及抗病能力,防止异物及尘埃误吸,预防呼吸道感染。

病变较轻者及病灶局限内科治疗无效手术切除者预后好;病灶广泛,后期并发肺心病者预后差。

(冯兆田)

第三节 支气管哮喘

支气管哮喘是由嗜酸性粒细胞、肥大细胞和 T 淋巴细胞等多种炎症细胞参与的气道慢性炎症。这种炎症使易感者产生气道高反应性和气道缩窄。临床上表现为发作性的带有哮鸣音的呼气性呼吸困难、胸闷或咳嗽。本病可发生于任何年龄,但半数以上在 12 岁前发病。约 40％的患者有家族史。

一、病因和发病机制

(一)病因
哮喘的病因目前还不十分清楚,大多认为与多基因遗传及环境因素有关。

1.遗传因素

许多调查资料表明,哮喘患者亲属发病率高于群体发病率,亲缘关系越近发病率越高。一些学者认为气道高反应性、IgE 调节和特异性反应相关的基因在哮喘发病中起着重要作用。

2.激发因素

尘螨、花粉、真菌、动物毛屑、二氧化硫、氨气等特异和非特异吸入物,细菌、病毒、支原体等的感染,食用鱼虾、鸡蛋、奶制品等异种蛋白,阿司匹林、青霉素等药物,气候变化、运动、妇女的月经期、妊娠等都可能是哮喘的激发因素。

(二)发病机制
哮喘的发病机制目前仍不完全清楚,多数人认为哮喘与变态反应、气道炎症、气道反应性增高及神经等因素相互作用有关。

1.变态反应

当有过敏体质的人接触到某种变应原后,可刺激机体通过 T 淋巴细胞的传递,由 B 淋巴细胞合成特异性 IgE,后者结合于肥大细胞和嗜碱性粒细胞上,当变应原再次进入体内,抗原抗体相结合,使该细胞合成并释放多种活性物质如组胺、缓激肽、嗜酸性粒细胞趋化因子、慢反应物质等,导致支气管平滑肌收缩、黏液分泌增加、血管通透性增高和炎细胞浸润等。

接触变应原后立即发生哮喘称之为速发型哮喘。而更常见的是接触变应原后数小时乃至数十小时后发作的哮喘,称为迟发型哮喘。现在认为迟发型哮喘是由于多种炎症细胞相互作用,许多介质和细胞因子参与的一种慢性炎症反应。

2.气道炎症

目前认为哮喘与气道的慢性炎症有密切的关系,气道内多种炎症细胞如肥大细胞、嗜酸性粒细胞、巨噬细胞、中性粒细胞等浸润、聚集和相互作用,分泌出大量炎症介质和细胞因子,如白三烯(LT)、前列腺素(PG)、血小板活化因子(PAF)、血栓素(TX)等,引起气道反应性增高,气道收缩,腺体分泌增加,微血管通透性增加。

3.气道高反应性(AHR)

表现为气道对物理、化学、生物等各种刺激因子出现过强、过早的收缩反应,是哮喘发生发展的一个重要因素。目前普遍认为气道炎症是导致气道高反应性的重要原因,当气道受到变应原或其他刺激后,由于多种炎症细胞、炎症介质和细胞因子的参与,气道上皮和上皮内神经的损害均可导致气道高反应性。

4.神经因素

支气管受自主神经支配,除了胆碱能神经、肾上腺素能神经,目前研究还有非肾上腺素能非胆碱能(NANC)神经。β-肾上腺素受体功能低下和迷走神经功能亢进可导致支气管哮喘。NANC能释放舒张支气管平滑肌的神经介质如血管活性肠肽(VIP)、一氧化氮(NO)及收缩支气管平滑肌的介质如P物质、神经激肽,两者平衡失调,则可引起支气管平滑肌收缩。

二、病理

肺膨胀,支气管及细支气管内有大量黏稠痰液及黏液栓。组织学检查见支气管平滑肌肥厚、黏膜及黏膜下血管增生、血管扩张和微血管渗漏、黏膜水肿、上皮脱落、基底膜显著增厚,支气管壁有嗜酸性粒细胞、中性粒细胞和淋巴细胞浸润。

三、临床表现

(一)症状

发作性的伴有哮鸣音的呼气性呼吸困难或发作性胸闷和咳嗽,有时咳嗽可为唯一的症状(咳嗽变异性哮喘)。严重者被迫采取端坐位,口唇发绀,大汗淋漓。发作持续数小时至数天,可自行缓解或用支气管舒张药缓解。在夜间及凌晨发作和加重是哮喘的特征之一。缓解期无任何症状或异常体征。

(二)体征

哮喘发作时,患者胸廓饱满呈吸气状态,呼吸动度减弱,两肺有广泛哮鸣音。但在严重哮喘时,也可听不到哮鸣音。在严重哮喘时还可出现奇脉、胸腹反常运动、发绀等。

四、并发症

哮喘发作时可并发气胸、纵隔气肿等。长期反复发作和感染易并发慢性支气管炎、肺气肿、肺心病。

五、实验室及其他辅助检查

血液检查嗜酸性粒细胞增高,合并感染时,白细胞总数及中性粒细胞增多。

(一)痰液检查

痰液中可见较多嗜酸性粒细胞,还可见到夏科雷登结晶及库什曼螺旋体。如合并呼吸道感染痰涂片镜检,细菌培养及药敏试验有助于指导治疗。

(二)胸部 X 线检查

哮喘发作时,两肺透光度增强,肋间隙增宽,膈平坦。缓解期可无异常。如合并感染可有肺纹理增强或炎性浸润阴影。同时要注意肺不张、气胸或纵隔气肿等并发症的存在。

(三)肺功能检查

哮喘发作时呼气流速各项指标均显著下降:深吸气后做最大呼气,第 1 秒钟用力呼气量(FEV_1)、第 1 秒钟用力呼气量占用力肺活量比值($FEV_1/FVC\%$)、最大呼气中期流速(MMER)、25％与 50％肺活量时的最大呼气流量($MEF_{25\%}$与 $MEF_{50\%}$)以及呼气流量峰值(PEF)

均减少。在缓解期或使用支气管扩张剂后上述指标可好转。

(四)血气分析

哮喘发作时,若有缺氧可有 PaO_2 降低,由于过度通气可使 $PaCO_2$ 下降,pH 上升,表现呼吸性碱中毒。重症哮喘时,气道阻塞严重,可使 CO_2 潴留,$PaCO_2$ 上升,表现呼吸性酸中毒。若缺氧明显,可合并代谢性酸中毒。

(五)特异性变应原检测

可用放射性变应原吸附试验(RAST)测定特异性 IgE,过敏性哮喘患者血清 IgE 可较正常人高 2~6 倍。在缓解期用来判断变应原,但应防止发生变态反应。也可做皮肤变应原测试,需根据病史和当地生活环境选择可疑的变应原通过皮肤点刺等方法进行,皮试阳性提示患者对该变态反应过敏。

六、诊断

(一)诊断标准

(1)反复发作性喘息、呼吸困难、胸闷或咳嗽,多与接触变应原、冷空气、物理、化学性刺激、病毒性上呼吸道感染、运动有关。

(2)发作时在双肺可闻及散在或弥漫性以呼气相为主的哮鸣音,呼气相延长。

(3)上述症状可经治疗缓解或自行缓解。

(4)除外其他疾病引起的喘息、胸闷、咳嗽,如慢性支气管炎、阻塞性肺气肿、支气管扩张、肺间质纤维化、急性左心衰竭等。

(5)症状不典型者(如无明显喘息或体征)至少以下一项试验阳性:支气管舒张试验阳性(FEV_1 增加 15% 以上);支气管激发试验或运动试验阳性;PEF 日内变异率或昼夜波动率≥20%。

符合(1)~(4)条或(4)、(5)条者,即可诊断为支气管哮喘。

(二)哮喘控制水平评估

为了指导临床治疗,世界各国哮喘防治专家共同起草,并不断更新了全球哮喘防治创议(global initiative for asthma,GINA)。2006 版 GINA 建议根据哮喘的临床控制情况对其严重程度进行分级(表 3-3,表 3-4)。

表 3-3　哮喘控制水平分级

临床特征	控制 (满足以下所有表现)	部分控制 (任意 1 周出现以下 1 种表现)	未控制
白天症状	无(或≤2 次/周)	>2 次/周	任意 1 周出现部分控制表现≥3 项
活动受限	无	任何 1 次	
夜间症状和/或憋醒	无	任何 1 次	
需接受缓解药物治疗和/或急救治疗	无(或≤2 次/周)	>2 次/周	
肺功能(PEE 和 FEV_1)	正常	<80%预计值或个人最佳值(若已知)	
急性加重	没有	≥1 次/年	任意 1 周出现 1 次

表 3-4　哮喘发作严重程度的评价

临床特点	轻度	中度	重度	危重
气短	步行、上楼时	稍事活动	休息时	
体位	可平卧	多为坐位	端坐呼吸	
讲话方式	连续成句	常有中断	单字	不能讲话
精神状态	尚安静	时有焦虑或烦躁	常焦虑、烦躁	意识障碍
出汗	无	有	大汗淋漓	
呼吸频率	轻度增加	增加	常>30 次/分钟	
三凹征	无	可有	常有	胸腹矛盾运动
哮鸣音	散在	弥漫	弥漫	可无
脉率	<100 次/分钟	100～120 次/分钟	>120 次/分钟	缓慢
奇脉	无	可有	常有	
使用 β_2-肾上腺素受体激动剂后 PEF 占正常预计或本人平素最高值%	>80%	60%～80%	<60%	
PaO_2	正常	8.0～10.7 kPa	<8.0 kPa	
$PaCO_2$	<6.0 kPa	≤6.0 kPa	>6.0 kPa	
SaO_2	>95%	91%～95%	≤90%	
pH			降低	

推荐用于哮喘临床控制水平评估的工具包括哮喘控制测试(ACT)、哮喘控制问卷(ACQ)、哮喘疗效评估问卷(ATAQ)和哮喘控制记分系统。这些工具有助于改善哮喘的控制,逐周或逐月提供可重复的客观指标,改善医护人员和患者之间的交流与沟通。

七、鉴别诊断

(一)心源性哮喘

心源性哮喘常见于左心衰竭,发作时的症状与哮喘相似,但心源性哮喘常有高血压、冠心病、风心病等病史,常有阵发性咳嗽、咳大量粉红色泡沫痰,两肺布满湿啰音及哮鸣音,心界扩大,心尖部可闻及奔马律,胸部 X 线检查可见心脏增大,肺淤血征。

(二)慢性喘息型支气管炎

现认为为慢性支气管炎合并哮喘,多见于老年人,有慢性咳嗽、咳痰病史,多于冬季加重,两肺可闻及湿啰音。

(三)支气管肺癌

中央型肺癌导致支气管狭窄或伴有感染或有类癌综合征时,可出现喘鸣或类似哮喘样呼吸困难,肺部可闻及哮鸣音。但肺癌常有咯血,呼吸困难及哮鸣症状常进行性加重,用支气管扩张剂效果差。胸部X线、CT 或纤维支气管镜检查有助于诊断。

(四)变态反应性肺浸润

致病原因为寄生虫、原虫、花粉、化学药品、职业粉尘等,多有接触史,症状轻,多有发热,胸部

X线表现为多发的此起彼伏的淡片状浸润阴影,可自行消失或再发。

八、治疗

哮喘的防治原则是消除病因、控制发作、防止复发。根据病情,因人而异采取相应综合措施。

(一)去除病因

尽量避免或消除引起哮喘发作的各种诱发因素。

(二)药物治疗

治疗哮喘的药物主要分两类:支气管舒张药和抗炎药。

1.支气管舒张药

(1)β_2-肾上腺素受体激动剂(简称 β_2-受体激动剂):为目前常用的支气管扩张剂,主要是通过激动呼吸道的 β_2-受体,激活腺苷酸环化酶,使细胞内环磷酸腺苷(cAMP)含量增高,从而松弛支气管平滑肌。常用药物:沙丁胺醇、特布他林、非诺特罗等,属短效 β_2-受体激动剂,作用时间为 $4\sim6$ h。新一代长效β_2-受体激动剂如福莫特罗、丙卡特罗、沙美特罗、班布特罗等,作用时间达 $12\sim24$ h。

β_2-受体激动剂的用药方法可采用吸入、口服或静脉注射。首选吸入法,因药物吸入气道直接作用于呼吸道,局部浓度高且作用迅速,全身不良反应少。使用方法为沙丁胺醇或特布他林气雾剂,每天3~4次,每次 $1\sim2$ 喷,长效 β_2-受体激动剂如福莫特罗 $4.5\mu g$,每天 2 次,每次 1 喷。沙丁胺醇或特布他林一般口服用法为$2.4\sim2.5$ mg,每天 3 次。注射用药多用于重症哮喘。

(2)茶碱类:也是临床常用的平喘药物之一。除了抑制磷酸二酯酶,提高平滑肌细胞内的cAMP 浓度外,还具有拮抗腺苷受体、刺激肾上腺分泌肾上腺素、增强呼吸肌收缩、增强气道纤毛消除功能和抗炎作用。

轻度哮喘可口服给药,氨茶碱每次 $0.1\sim0.2$ g,每天 3 次,茶碱控释片 $200\sim600$ mg/d。中度以上哮喘静脉给药,静脉注射首次剂量 $4\sim6$ mg/kg,缓慢注射,静脉滴注维持量为 $0.8\sim1.0$ mg/kg,每天总量不超过 1.0 g。也可选用喘定 0.25 g 肌内注射,或 $0.5\sim1.0$ g 加入 5% 葡萄糖注射液静脉滴注。

氨茶碱的不良反应有胃肠道症状(恶心、呕吐),心血管反应(心动过速、心律失常、血压下降),严重者可引起抽搐甚至死亡。故老年人、妊娠、有心、肝、肾功能障碍、甲亢患者应慎用,合用西咪替丁、大环内酯类、喹诺酮类等药物可影响茶碱代谢而使其排泄减慢,最好进行血药浓度监测。

(3)抗胆碱药:可减少 cGMP 浓度,从而减少活性物质的释放,使支气管平滑肌松弛。由于全身用药不良反应大,现多用吸入抗胆碱药如异丙托溴铵,一次 $20\sim80$ μg,每天 3~4 次。

2.抗炎药

主要治疗哮喘的气道炎症。

(1)糖皮质激素:由于气道慢性非特异性炎症是哮喘的病理基础,糖皮质激素是治疗哮喘最有效的药物。其作用机制是抑制炎症细胞的迁移和活化;抑制细胞因子的生成;抑制炎症介质的释放;增强平滑肌细胞 β_2-受体的反应性,可吸入、口服和静脉使用。

吸入剂是目前推荐长期抗感染治疗哮喘的最常用药,具有用量小、局部高效、不良反应少等优点。目前常用的有倍氯米松、布地奈德、氟替卡松等,根据病情,吸入剂量 $200\sim1\,000$ $\mu g/d$。不良反应为口咽部念珠菌感染、声音嘶哑或呼吸道不适,喷药后用清水漱口可减轻局部反应和胃肠吸收。与长效 β_2-受体激动剂合用增加其抗炎作用,减少吸入激素用量。

常用的口服剂有泼尼松和泼尼松龙。用于吸入糖皮质激素无效或需要短期加强的患者。30～40 mg/d,症状缓解后逐渐减量,然后停用或改用吸入剂。

重度及危重哮喘发作应静脉给药,如氢化可的松 100～400 mg/d,或地塞米松 10～30 mg/d,或甲泼尼龙 80～160 mg/d,症状缓解后逐渐减量,然后改为口服或吸入维持。

(2)色苷酸钠:能抑制肥大细胞释放介质,还能直接抑制神经反射性支气管痉挛。主要用于预防哮喘发作,雾化吸入 3.5～7 mg,或干粉吸入 20 mg,每天 3～4 次。

(3)酮替酚:是 H_1 受体拮抗剂,具有抑制肥大细胞和嗜碱性粒细胞释放生物活性物质的作用。对过敏性、运动性哮喘均有效。每次 1 mg,日服 2 次。也可选用新一代 H_1 受体拮抗剂如阿司咪唑、曲尼斯特、氯雷他定等。不良反应可有倦怠、胃肠道反应、嗜睡、眩晕等。

(4)白三烯拮抗剂:白三烯在气道炎症中起重要作用,它不仅能使气道平滑肌收缩,还能促进嗜酸性粒细胞积聚,使黏液分泌增加,气道血浆渗出。白三烯拮抗剂可减少哮喘的发作,减少支气管扩张剂的应用,与糖皮质激素合用具有协同抗炎效应。临床常用的有扎鲁司特 20 mg,每天 2 次,或孟鲁司特 10 mg,每天 1 次。

(三)重度及危重哮喘的处理

哮喘不能控制,进行性加重往往有下列因素存在:如变态反应持续存在、呼吸道感染未能控制、痰栓阻塞气道、酸碱平衡失调和电解质紊乱、并发肺不张或自发性气胸等,应详细分析分别对症处理,同时采取综合治疗措施。

(1)氧疗注意气道湿化。

(2)迅速解除支气管痉挛,静脉滴注氨茶碱、糖皮质激素,雾化吸入 β_2-受体激动剂,也可配合雾化吸入抗胆碱药,口服白三烯拮抗剂。

(3)积极控制感染选用有效抗菌药物。

(4)补液、纠正酸碱失衡及电解质紊乱。

(5)若有并发症如气胸、纵隔气肿、肺不张等,参照有关章节处理。

(6)上述措施仍不能纠正缺氧加重时,进行机械通气。

(四)缓解期治疗

制止哮喘发作最好的办法就是预防,因此在缓解期应根据病情程度制订长期控制计划。

(1)间歇性哮喘患者在运动前或暴露于变应原前吸入 β_2-受体激动剂或色苷酸钠,或者用吸入型抗胆碱能药物或短效茶碱作为吸入型短效 β_2-受体激动剂的替代药物。

(2)轻度哮喘患者需长期每天用药。基本的治疗是抗感染治疗。每天定量吸入小剂量糖皮质激素($\leqslant 500$ $\mu g/d$),也可加用缓释茶碱或 β_2-受体激动剂。

(3)中度哮喘患者吸入型糖皮质激素量应该每天 500～$1\,000$ μg,同时加用缓释茶碱、长效 β_2-受体激动剂。效果不佳时可改为口服糖皮质激素,哮喘控制后改为吸入。

(4)重度哮喘发作患者治疗需要每天使用多种长期预防药物。糖皮质激素每天 $>1\,000$ μg,联合吸入长效口服 β_2-激动剂、茶碱缓释片、白三烯拮抗剂或吸入型抗胆碱药。症状不能控制者加用糖皮质激素片剂。

以上方案为基本原则,还应根据每个地区和个人不同情况制订治疗方案。每 3～6 个月对病情进行一次评估,然后再根据病情调整治疗方案,或升级或降级治疗。

九、哮喘的教育与管理

实践表明哮喘患者的教育和管理是哮喘防治工作中十分重要的组成部分。通过哮喘教育可以显著地提高哮喘患者对于疾病的认识,更好地配合治疗和预防,提高患者防治依从性,达到减少哮喘发作,维持长期稳定,提高生活质量,并减少医疗经费开支的目的。通过教育使患者了解或掌握以下内容:①相信通过长期、规范的治疗,可以有效地控制哮喘;②了解诱发哮喘的各种因素,结合每位患者的具体情况,找出具体的促(诱)发因素以及避免诱因的方法,如减少变态反应吸入,避免剧烈运动,忌用可以诱发哮喘的药物等;③初步了解哮喘的本质和发病机制;④熟悉哮喘发作先兆表现及相应处理办法;⑤了解峰流速仪的测定和记录方法,并鼓励记录哮喘日记;⑥学会在哮喘发作时进行简单的紧急自我处理办法;⑦初步了解常用的治疗哮喘药物的作用特点、正确用法,并了解各种药物的不良反应及如何减少、避免这些不良反应;⑧正确掌握使用各种定量雾化吸入器的技术;⑨根据病情程度医患双方联合制订出初步治疗方案;⑩认识哮喘加重恶化的征象以及知道此时应采取的相应行动;⑪知道什么情况下应去医院就诊或看急诊;⑫了解心理因素在哮喘发病和治疗中的作用,掌握必要的心理调适技术。

在此基础上采取一切必要措施对患者进行长期系统管理,定期强化有关哮喘规范治疗的内容,提高哮喘患者对哮喘的认识水平和防治哮喘的技能,重点是定量气雾剂吸入技术以及落实环境控制措施,定期评估病情和治疗效果。提高哮喘患者对医护人员的信任度,改善哮喘患者防治疾病的依从性。

根据2006版GINA指南,成功的哮喘管理目标是:①达到并维持哮喘症状的控制;②保持正常活动,包括运动;③保持肺功能尽可能接近正常水平;④预防哮喘急性发作;⑤避免药物不良反应;⑥预防哮喘导致的死亡。

(冯兆田)

第四节　急性气管-支气管炎

急性气管-支气管炎是由生物、物理、化学刺激或过敏等因素引起的急性气管-支气管黏膜的急性炎症。多为散发,年老体弱者易感。临床上主要表现为咳嗽、咳痰,一般为自限性,最终痊愈并恢复功能。

一、病因和发病机制

(一)感染
本病常发生于普通感冒或鼻、咽喉及气管、支气管的其他病毒感染之后,常伴有继发性细菌感染。引起急性支气管炎的病毒主要有腺病毒、冠状病毒、副流感病毒、呼吸道合胞病毒和单纯疱疹病毒,常见的细菌有流感嗜血杆菌、肺炎链球菌,支原体和衣原体也可引起急性感染性支气管炎。

(二)理化因素
各种粉尘、强酸、氨、某些挥发性有机溶剂、氯、硫化氢、二氧化硫及吸烟等均可刺激气管-支气管黏膜,引起急性损伤和炎症反应。

(三)变态反应

常见的变应原包括花粉、有机粉尘、真菌孢子、动物皮毛等;寄生虫卵在肺内移行也可以引起气管-支气管急性炎症。

二、病理

早期气管、支气管黏膜充血,之后出现黏膜水肿,黏膜下层白细胞浸润,伴有上皮细胞损伤,腺体肥大增生。

三、临床表现

(一)症状

急性起病。开始时表现为干咳,但数小时或数天后出现少量黏痰,随后出现较多的黏液或黏液脓性痰,明显的脓痰则提示合并细菌感染。部分患者有烧灼样胸骨后痛,咳嗽时加重。患者一般全身症状较轻,可有发热。咳嗽、咳痰一般持续2～3周。少数患者病情迁延不愈,可演变成慢性支气管炎。

(二)体征

如无合并症,急性支气管炎几乎无肺部体征,少数患者可能闻及散在干、湿性啰音,部位不固定。持续存在的胸部局部体征则提示支气管肺炎的发生。

四、实验室和其他检查

血液白细胞计数多正常。由细菌感染引起者,则白细胞计数及中性粒细胞百分比增高,红细胞沉降率加快。痰培养可发现致病菌。X线胸片常有肺纹理增强,也可无异常表现。

五、诊断

通常根据症状和体征,结合血象和X线胸片,可做出诊断。痰病毒和细菌检查有助于病因诊断。应注意与流行性感冒、急性上呼吸道感染鉴别。

六、治疗

(一)一般治疗

多休息,发热期间应鼓励患者饮水,一般应达到3～4 L/d。

(二)对症治疗

1.祛痰镇咳

咳嗽无痰或少痰的患者,可给予右美沙芬、喷托维林(咳必清)等镇咳药。有痰而不易咳出的患者,可选用盐酸氨溴索、溴己新(必嗽平)化痰,也可进行雾化吸入。棕色合剂兼有镇咳和化痰两种作用,在临床上较为常用。也可选用中成药镇咳祛痰。

2.退热

发热可用解热镇痛药,如阿司匹林每次口服0.3～0.6 g,3次/天,必要时每4 h 1次。或对乙酰氨基酚每次口服0.5～1.0 g,3～4次/天,1 d总量不超过2 g。

3.抗菌药物治疗

抗生素只在有细菌感染时使用,可首选新大环内酯类或青霉素类,也可选用头孢菌素类或喹诺酮类。如症状持续、复发或病情异常严重时,应根据痰培养及药敏试验选择抗生素。

七、健康指导

增强体质,预防上呼吸道感染。治理空气污染,改善生活环境。

八、预后

绝大部分患者预后良好,少数患者可迁延不愈。

（冯兆田）

第五节　慢性支气管炎

慢性支气管炎是由于感染或非感染因素引起气管、支气管黏膜及其周围组织的慢性非特异性炎症。临床上以慢性咳嗽、咳痰或气喘为主要症状。疾病不断进展,可并发阻塞性肺气肿、肺源性心脏病,严重影响劳动和健康。

一、病因和发病机制

病因尚未完全清楚,一般认为是多种因素长期相互作用的结果,这些因素可分为外因和内因两个方面。

(一)吸烟

大量研究证明吸烟与慢性支气管炎的发生有密切关系。吸烟时间越长,量越多,患病率也越高。戒烟可使症状减轻或消失,病情缓解,甚至痊愈。

(二)理化因素

包括刺激性烟雾、粉尘、大气污染(如二氧化硫、二氧化氮、氯气、臭氧等)的慢性刺激。这些有害气体的接触者慢性支气管炎患病率远较不接触者为高。

(三)感染因素

感染是慢性支气管炎发生、发展的重要因素,病毒感染以鼻病毒、黏液病毒、腺病毒和呼吸道合胞病毒为多见。细菌感染常继发于病毒感染之后,如肺炎链球菌、流感嗜血杆菌等。这些感染因素造成气管、支气管黏膜的损伤和慢性炎症。感染虽与慢性支气管炎的发病有密切关系,但目前尚无足够证据说明为首发病因,只认为是慢性支气管炎的继发感染和加剧病变发展的重要因素。

(四)气候

慢性支气管炎发病及急性加重常见于冬天寒冷季节,尤其是在气候突然变化时。寒冷空气可以刺激腺体,增加黏液分泌,使纤毛运动减弱,黏膜血管收缩,有利于继发感染。

(五)过敏因素

主要与喘息性支气管炎的发生有关。在患者痰液中嗜酸性粒细胞数量与组胺含量都有增高倾向,说明部分患者与过敏因素有关。尘埃、尘螨、细菌、真菌、寄生虫、花粉以及化学气体等,都可以成为过敏因素而致病。

(六)呼吸道局部免疫功能减低及自主神经功能失调

呼吸道局部免疫功能减低及自主神经功能失调为慢性支气管炎发病提供内在的条件。老年人常因呼吸道的免疫功能减退,免疫球蛋白的减少,呼吸道防御功能退化等导致患病率较高。副交感神经反应增高时,微弱刺激即可引起支气管收缩痉挛,分泌物增多,而产生咳嗽、咳痰、气喘等症状。

综上所述,当机体抵抗力减弱时,呼吸道在不同程度易感性的基础上,有一种或多种外因的存在,长期反复作用,可发展成为慢性支气管炎。如长期吸烟损害呼吸道黏膜,加上微生物的反复感染,可发生慢性支气管炎。

二、病理

由于炎症反复发作,引起上皮细胞变性、坏死和鳞状上皮化生,纤毛变短,参差不齐或稀疏脱落。黏液腺泡明显增多,腺管扩张,杯状细胞也明显增生。支气管壁有各种炎性细胞浸润、充血、水肿和纤维增生。支气管黏膜发生溃疡,肉芽组织增生,严重者支气管平滑肌和弹性纤维也遭破坏以致机化,引起管腔狭窄。

三、临床表现

(一)症状

起病缓慢,病程长,常反复急性发作而逐渐加重。主要表现为慢性咳嗽、咳痰、喘息。开始症状轻微,气候变冷或感冒时,则引起急性发作,这时患者咳嗽、咳痰、喘息等症状加重。

1.咳嗽

主要由支气管黏膜充血、水肿或分泌物积聚于支气管腔内而引起咳嗽。咳嗽严重程度视病情而定,一般晨间和晚间睡前咳嗽较重,有阵咳或排痰,白天则较轻。

2.咳痰

痰液一般为白色黏液或浆液泡沫性,偶可带血。起床后或体位变动可刺激排痰,因此,常以清晨排痰较多。急性发作伴有细菌感染时,则变为黏液脓性,咳嗽和痰量也随之增加。

3.喘息或气急

喘息性慢性支气管炎可有喘息,常伴有哮鸣音。早期无气急。反复发作数年,并发阻塞性肺气肿时,可伴有轻重程度不等的气急,严重时生活难以自理。

(二)体征

早期可无任何异常体征。急性发作期可有散在的干、湿性啰音,多在背部及肺底部,咳嗽后可减少或消失。喘息型可听到哮鸣音及呼气延长,而且不易完全消失。并发肺气肿时有肺气肿体征。

四、实验室和其他检查

(一)X线检查

早期可无异常。病变反复发作,可见两肺纹理增粗、紊乱,呈网状或条索状、斑点状阴影,以下肺野较明显。

(二)呼吸功能检查

早期常无异常。如有小呼吸道阻塞时,最大呼气流速-容积曲线在 75% 和 50% 肺容量时,流量明显降低,它比第 1 s 用力呼气容积更为敏感。发展到呼吸道狭窄或有阻塞时,常有阻塞性通气功能障碍的肺功能表现,如第 1 s 用力呼气量占用力肺活量的比值减少(<70%),最大通气量减少(低于预计值的 80%);流速-容量曲线减低更为明显。

(三)血液检查

慢支急性发作期或并发肺部感染时,可见白细胞计数及中性粒细胞增多。喘息型者嗜酸性粒细胞可增多。缓解期多无变化。

(四)痰液检查

涂片或培养可见致病菌。涂片中可见大量中性粒细胞,已破坏的杯状细胞,喘息型者常见较多的嗜酸性粒细胞。

五、诊断和鉴别诊断

(一)诊断标准

根据咳嗽、咳痰或伴喘息,每年发病持续 3 个月,连续 2 年或以上,并排除其他引起慢性咳嗽的心、肺疾病,可做出诊断。如每年发病持续不足 3 个月,而有明确的客观检查依据(如 X 线片、呼吸功能等)也可诊断。

(二)分型、分期

1.分型

可分为单纯型和喘息型两型。单纯型的主要表现为咳嗽、咳痰;喘息型者除有咳嗽、咳痰外尚有喘息,伴有哮鸣音,喘鸣在阵咳时加剧,睡眠时明显。

2.分期

按病情进展可分为 3 期。急性发作期是指 1 周之内"咳""痰""喘"等症状任何一项明显加剧,痰量明显增加并出现脓性或黏液脓性痰,或伴有发热等炎症表现。慢性迁延期是指有不同程度的"咳""痰""喘"症状迁延 1 个月以上者。临床缓解期是指经治疗或临床缓解,症状基本消失或偶有轻微咳嗽少量痰液,保持 2 个月以上者。

(三)鉴别诊断

慢性支气管炎需与下列疾病相鉴别。

1.支气管哮喘

常于幼年或青年突然起病,一般无慢性咳嗽、咳痰史,以发作性、呼气性呼吸困难为特征。发作时两肺布满哮鸣音,缓解后可无症状。常有个人或家族过敏性疾病史。喘息型慢性支气管炎多见于中、老年,一般以咳嗽、咳痰伴发喘息及哮鸣音为主要症状,感染控制后症状多可缓解,但肺部可听到哮鸣音。典型病例不难区别,但哮喘并发慢性支气管炎和(或)肺气肿则难以区别。

2.咳嗽变异性哮喘

以刺激性咳嗽为特征,常由受到灰尘、油烟、冷空气等刺激而诱发,多有家族史或过敏史。抗生素治疗无效,支气管激发试验阳性。

3.支气管扩张

具有咳嗽、咳痰反复发作的特点,合并感染时有大量脓痰,或反复咯血。肺部以湿啰音为主,可有杵状指(趾)。X 线检查常见下肺纹理粗乱或呈卷发状。支气管造影或 CT 检查可以鉴别。

4.肺结核

多有发热、乏力、盗汗、消瘦等结核中毒症状,咳嗽、咯血等局部症状。经 X 线检查和痰结核菌检查可以明确诊断。

5.肺癌

患者年龄常在 40 岁以上,特别是有多年吸烟史,发生刺激性咳嗽,常有反复发生或持续的血痰,或者慢性咳嗽性质发生改变。X 线检查可发现有块状阴影或结节状影或阻塞性肺炎。用抗生素治疗,未能完全消散,应考虑肺癌的可能,痰脱落细胞检查或经纤维支镜活检一般可明确诊断。

6.肺尘埃沉着病(尘肺)

有粉尘等职业接触史。X 线检查肺部可见硅结节,肺门阴影扩大及网状纹理增多,可做出诊断。

六、治疗

在急性发作期和慢性迁延期应以控制感染和祛痰、镇咳为主。伴发喘息时,应予解痉平喘治疗。对临床缓解期宜加强锻炼,增强体质,提高机体抵抗力,预防复发为主。

(一)急性发作期的治疗

1.控制感染

根据致病菌和感染严重程度或药敏试验选择抗生素。轻者可口服,较重患者用肌内注射或静脉滴注抗生素。常用的有喹诺酮类、头孢菌素类、大环内酯类、β-内酰胺类或磺胺类口服,如左氧氟沙星 0.4 g,1 次/天;或罗红霉素 0.3 g,2 次/天;或阿莫西林 2～4 g/d,分 2～4 次口服;或头孢呋辛 1.0 g/d,分 2 次口服;或复方磺胺甲噁唑 2 片,2 次/天。能单独应用窄谱抗生素应尽量避免使用广谱抗生素,以免二重感染或产生耐药菌株。

2.祛痰、镇咳

可改善患者症状,迁延期仍应坚持用药。可选用氯化铵合剂 10 mL,3 次/天;也可加用溴己新 8～16 mg,3 次/天;盐酸氨溴索 30 mg,3 次/天。干咳则可选用镇咳药,如右美沙芬、那可丁等。中成药镇咳也有一定效果。对年老体弱无力咳痰者或痰量较多者,更应以祛痰为主,协助排痰,畅通呼吸道。应避免应用强力镇咳药,如可卡因等,以免抑制中枢,加重呼吸道阻塞和炎症,导致病情恶化。

3.解痉、平喘

主要用于喘息明显的患者,常选用氨茶碱 0.1 g,3 次/天,或用茶碱控释药;也可用特布他林、沙丁胺醇等 β2-激动药加糖皮质激素吸入。

4.气雾疗法

对于痰液黏稠不易咳出的患者,雾化吸入可稀释气管内的分泌物,有利排痰。目前主要用超声雾化吸入,吸入液中可加入抗生素及痰液稀释药。

(二)缓解期治疗

(1)加强锻炼,增强体质,提高免疫功能,加强个人卫生,注意预防呼吸道感染,如感冒流行季节避免到拥挤的公共场所,出门戴口罩等。

(2)避免各种诱发因素的接触和吸入,如戒烟、脱离接触有害气体的工作岗位等。

(3)反复呼吸道感染者可试用免疫调节药或中医中药治疗,如卡介苗、多糖核酸、胸腺素等。

(陈　丽)

第六节　肺炎链球菌肺炎

一、定义

肺炎链球菌肺炎是由肺炎链球菌感染引起的急性肺部炎症,为社区获得性肺炎中最常见的细菌性肺炎。起病急骤,临床以高热、寒战、咳嗽、血痰及胸痛为特征,病理为肺叶或肺段的急性表现。近来,因抗生素的广泛应用,典型临床和病理表现已不多见。

二、病因

致病菌为肺炎链球菌,革兰氏阳性,有荚膜,复合多聚糖荚膜共有 86 个血清型。成人致病菌多为1 型、5 型。为口咽部定植菌,不产生毒素(除Ⅲ型),主要靠荚膜对组织的侵袭作用而引起组织的炎性反应,通常在机体免疫功能低下时致病。冬春季因带菌率较高(40%～70%)为本病多发季节。青壮年男性或老幼多见。长期卧床、心力衰竭、昏迷和手术后等易发生肺炎链球菌肺炎。常见诱因有病毒性上呼吸道感染史或受寒、酗酒、疲劳等。

三、诊断

(一)临床表现

因患者年龄、基础疾病及有无并发症,就诊是否使用过抗生素等影响因素,临床表现差别较大。

(1)起病:多急骤,短时寒战继之出现高热,呈稽留热型,肌肉酸痛及全身不适,部分患者体温低于正常。

(2)呼吸道症状:起病数小时即可出现,初起为干咳,继之咳嗽,咳黏性痰,典型者痰呈铁锈色,累及胸膜可有针刺样胸痛,下叶肺炎累及膈胸膜时疼痛可放射至上腹部。

(3)其他系统症状:纳差、恶心、呕吐以及急腹症消化道症状。老年人精神萎靡、头痛,意识朦胧等。部分严重感染的患者可发生周围循环衰竭,甚至早期出现休克。

(4)体检:急性病容,呼吸急促,体温达 39 ℃～40 ℃,口唇单纯疱疹,可有发绀及巩膜黄染,肺部听诊为实变体征或可听到啰音,累及胸膜时可有胸膜摩擦音甚至胸腔积液体征。

(5)并发症及肺外感染表现。①脓胸(5%～10%):治疗过程中又出现体温升高、血白细胞计数增高时,要警惕并发脓胸和肺脓肿的可能;②脑膜炎:可出现神经症状或神志改变;③心肌炎或心内膜炎:心率快,出现各种心律失常或心脏杂音,脾大,心力衰竭。

(6)败血症或毒血症(15%～75%):可出现皮肤、黏膜出血点,巩膜黄染。

(7)感染性休克:表现为外周循环衰竭,如血压降低、四肢厥冷、心动过速等,个别患者起病即表现为休克而呼吸道症状并不明显。

(8)麻痹性肠梗阻。

(9)罕见 DIC、ARDS。

（二）实验室检查

（1）血常规：白细胞数为$(10\sim30)\times10^9/L$,中型粒细胞增多,占80%以上,分类核左移并可见中毒颗粒。酒精中毒、免疫力低下及年老体弱者白细胞总数可正常或减少,提示预后较差。

（2）病原体检查：①痰涂片及荚膜染色镜检,可见革兰氏染色阳性双球菌,2～3次痰检为同一细菌有意义;②痰培养加药敏可助确定菌属并指导有效抗生素的使用,干咳无痰者可做高渗盐水雾化吸入导痰;③血培养致病菌阳性者可做药敏试验;④脓胸者应做胸腔积液菌培养;⑤对重症或疑难病例,有条件时可采用下呼吸道直接采样法做病原学诊断,如防污染毛刷采样(PSB)、防污染支气管-肺泡灌洗(PBAL)、经胸壁穿刺肺吸引(LA)、环甲膜穿刺经气管吸引(TTA)。

（三）胸部 X 线

（1）早期病变肺段纹理增粗、稍模糊。

（2）典型表现为大叶性、肺段或亚肺段分布的浸润、实变阴影,可见支气管气道征及肋膈角变钝。

（3）病变吸收较快时可出现浓淡不均假空洞征。

（4）吸收较慢时可出现机化性肺炎。

（5）老年人、婴儿多表现为支气管肺炎。

四、鉴别诊断

（1）干酪样肺炎：常有结核中毒症状,胸部 X 线表现肺实变、消散慢,病灶多在肺尖或锁骨下、下叶后段或下叶背段,新旧不一、有钙化点、易形成空洞并肺内播散。痰抗酸菌染色可发现结核菌,PPD 试验常阳性,青霉素 G 治疗无效。

（2）其他病原体所致肺炎：①多为院内感染,金黄色葡萄球菌肺炎和克雷伯杆菌肺炎的病情通常较重;②多有基础疾病;③痰或血的细菌培养阳性可鉴别。

（3）急性肺脓肿：早期临床症状相似,病情进展可出现大量脓臭痰,查痰菌多为金黄色葡萄球菌、克雷伯杆菌、革兰氏阴性杆菌、厌氧菌等。胸部 X 线可见空洞及液平。

（4）肺癌伴阻塞性肺炎：常有长期吸烟史、刺激性干咳和痰中带血史,无明显急性感染中毒症状;痰脱落细胞可阳性;症状反复出现;可发现肺肿块、肺不张或肿大的肺门淋巴结;胸部 CT 及支气管镜检查可帮助鉴别。

（5）其他：ARDS、肺梗死、放射性肺炎和胸膜炎等。

五、治疗

（一）抗菌药物治疗

首先应给予经验性抗生素治疗,然后根据细菌培养结果进行调整。经治疗不好转者,应再次复查病原学及药物敏感试验进一步调整治疗方案。

1.轻症患者

（1）首选青霉素：青霉素每天 240 万单位,分 3 次肌内注射;或普鲁卡因青霉素每天 120 万单位,分 2 次肌内注射,疗程5～7 d。

（2）青霉素过敏者：可选用大环内酯类。红霉素每天 2 g,分 4 次口服,或红霉素每天 1.5 g 分次静脉滴注;或罗红霉素每天 0.3 g,分 2 次口服;或林可霉素每天 2 g,肌内注射或静脉滴注;或克林霉素每天0.6～1.8 g,分 2 次肌内注射;或氯林可霉素每天 1.8～2.4 g 分次静脉滴注。

2.较重症患者

青霉素每天120万单位,分2次肌内注射,加用丁胺卡那每天0.4 g分次肌内注射;或红霉素每天1.0～2.0 g,分2～3次静脉滴注;或克林霉素每天0.6～1.8 g,分3～4次静脉滴注;或头孢噻吩钠(先锋霉素Ⅰ)每天2～4 g,分3次静脉注射。

疗程2周或体温下降3 d后改口服。老人、有基础疾病者可适当延长。8%～15%青霉素过敏者对头孢菌素类有交叉过敏应慎用。若为青霉素速发性变态反应则禁用头孢菌素;若青霉素皮试阳性而头孢菌素皮试阴性者可用。

3.重症或有并发症患者(如胸膜炎)

青霉素每天1 000万～3 000万单位,分4次静脉滴注;或头孢唑啉钠(先锋霉素Ⅴ),每天2～4 g分2次静脉滴注。

4.极重症者如并发脑膜炎

头孢曲松每天1～2 g分次静脉滴注;或碳青霉烯类如亚胺培南-西司他丁(泰能)每天2 g,分次静脉滴注;或万古霉素每天1～2 g,分次静脉滴注并加用第3代头孢菌素;或亚胺培南加第3代头孢菌素。

5.耐青霉素肺炎链球菌感染者

近来,耐青霉素肺炎链球菌感染不断增多,通常最小抑制浓度(MIC)≥1.0 mg/L为中度耐药,MIC≥2.0 mg/L为高度耐药。临床上可选用以下抗生素:克林霉素每天0.6～1.8 g分次静脉滴注;或万古霉素每天1～2 g分次静脉滴注;或头孢曲松每天1～2 g分次静脉滴注;或头孢噻肟每天2～6 g分次静脉滴注;或氨苄西林舒巴坦、替卡西林克拉维酸、阿莫西林克拉维酸。

(二)支持疗法

包括卧床休息、维持液体和电解质平衡等。应根据病情及检查结果决定补液种类。给予足够热量以及蛋白质和维生素。

(三)对症治疗

胸痛者止痛;刺激性咳嗽可给予可待因,止咳祛痰可用氯化铵或棕色合剂,痰多者禁用止咳剂;发热物理降温,不用解热药;呼吸困难者鼻导管吸氧。烦躁、谵妄者服用安定5 mg或水合氯醛1～1.5 g灌肠,慎用巴比妥类。鼓肠者给予缸管排气,胃扩张给予胃肠减压。

(四)并发症的处理

(1)呼吸衰竭:机械通气、支持治疗(面罩、气管插管、气管切开)。

(2)脓胸:穿刺抽液必要时肋间引流。

(五)感染性休克的治疗

(1)补充血容量:低分子右旋糖酐和平衡盐液静滴,以维持收缩压12.0～13.3 kPa(90～100 mmHg),脉压>4.0 kPa(30 mmHg),尿量>30 mL/h,中心静脉压0.58～0.98 kPa(4.4～7.4 mmHg)。

(2)血管活性药物的应用:输液中加入血管活性药物以维持收缩压12.0～13.3 kPa(90～100 mmHg)以上。为升高血压的同时保证和调节组织血流灌注,近年来主张血管活性药物为主,配合收缩性药物,常用的有多巴胺、间羟胺、去甲肾上腺素和山莨菪碱等。

(3)控制感染:及时、有效地控制感染是治疗中的关键。要及时选择足量、有效的抗生素静脉并联合给药。

(4)糖皮质激素的应用:病情或中毒症状重及上述治疗血压不恢复者,在使用足量抗生素的基础上可给予氢化可的松 100～200 mg 或地塞米松 5～10 mg 静脉滴注,病情好转立即停药。

(5)纠正水、电解质和酸碱平衡紊乱:严密监测血压、心率、中心静脉压、血气、水、电解质变化,及时纠正。

(6)纠正心力衰竭:严密监测血压、心率、中心静脉压、意识及末梢循环状态,及时给予利尿及强心药物,并改善冠状动脉供血。

(冯兆田)

第七节　慢性阻塞性肺疾病

一、慢性阻塞性肺疾病概述

(一)定义

慢性阻塞性肺疾病(chronic obstructive pulmonary disease,COPD)是一种以气流受限为特征的可以预防和治疗的疾病,气流受限不完全可逆,呈进行性发展,与肺部对香烟烟雾等有害气体或颗粒的异常炎症反应有关,COPD 主要累及肺脏,但也可以引起全身(或称肺外)的不良反应。

COPD 是指具有气流受限的慢性支气管炎(慢支)和(或)肺气肿。慢支或肺气肿可单独存在,但在绝大多数情况下是合并存在,无论是单独或合并存在,只要有气流受限,均可以称为COPD,当其合并存在时,各自所占的比重则因人而异。

慢支的定义为"慢性咳嗽、咳痰,每年至少 3 个月,连续 2 年以上,并能除外其他肺部疾病者"。

肺气肿的定义为"终末细支气管远侧气腔异常而持久的扩大,并伴有气腔壁的破坏,而无明显的纤维化"。

以上慢支和肺气肿的定义中都没有提到气流受限,而 COPD 是以气流受限为特征的疾病,因此现在国内外均逐渐以 COPD 这一名称取代具有气流受限的慢支和(或)肺气肿。如果一个患者,具有 COPD 的危险因素,又有长期咳嗽、咳痰的症状,但肺功能检查正常,则只能视为COPD 的高危对象,其中一部分患者在以后的随访过程中,可出现气流受限,但也有些患者肺功能始终正常,当其出现气流受限时,才能称为 COPD。

以往有些学者认为支气管哮喘,甚至支气管扩张都应包括在 COPD 之内,但支气管哮喘在发病机制上与 COPD 完全不同,虽然也有慢性气流受限,但其程度完全可逆或可逆性比较大,支气管扩张相对来说是一种局限性病变,二者均不应包括在 COPD 之内。

COPD 不仅累及肺,对全身也有影响,COPD 晚期常有体质量下降,营养不良,骨骼肌无力,精神抑郁,由于呼吸衰竭,可并发肺源性心脏病,肺性脑病,还可伴发心肌梗死、骨质疏松等。因此,COPD 不仅是一种呼吸系统疾病,还是一种全身性疾病,在评定 COPD 的严重程度时,不仅要看肺功能,还要看全身的状况。

(二)流行病学

COPD 是呼吸系统最常见的疾病之一,据世界卫生组织(World Health Organization,

WHO)调查,1990 年全球 COPD 病死率占各种疾病病死率的第 6 位,到 2020 年将上升至第 3 位,据 2003 年文献报道,亚太地区 12 国根据其流行病学调查推算,30 岁以上人群中重度 COPD 的平均患病率为 6.3%,近期对我国 7 个地区 20 245 个成年人进行调查,COPD 患病率占 40 岁以上人群的 8.2%,患病率之高,十分惊人。另外,流行病学调查还表明 COPD 患病率在吸烟者、戒烟者中比不吸烟者明显增高,男性比女性增高,40 岁以上者比 40 岁以下者明显增高。

二、慢性阻塞性肺疾病的病因病理

(一)病因

COPD 的病因至今仍不十分清楚,但已知与某些危险因素有关,吸烟是最主要的危险因素,但吸烟者中也只有 15%~20% 发生 COPD,因此个体的易感性也是重要原因,环境因素与个体的易感因素相结合导致发病。

1.环境因素

(1)吸烟:已知吸烟为 COPD 最主要的危险因素,大多数患者均有吸烟史,吸烟数量愈大,年限愈长,则发病率愈高。被动吸烟能够增加吸入有害气体和颗粒的总量,也可以导致 COPD 的发生。

(2)职业性粉尘和化学物质:包括有机或无机粉尘,化学物质和烟雾,如二氧化硅、煤尘、棉尘、蔗尘、盐酸、硫酸、氯气。

(3)室内空气污染:用生物燃料如木材、畜粪等或煤炭做饭或取暖,通风不良,在不发达国家,是不吸烟而发生 COPD 的重要原因。

(4)室外空气污染:在城市里汽车、工厂排放的废气,如一氧化氮、二氧化氮、二氧化硫、二氧化碳,其他如臭氧等,在 COPD 的发生上,作为独立的因素,可能起的作用较小,但可以引起 COPD 的急性加重。

2.易感性

包括易感基因和后天获得的易感性。

(1)易感基因:比较明确的是表达先天性 α_1-抗胰蛋白酶缺乏的基因,是 COPD 的一个致病原因,但这种病在我国还未见报道,有报道 COPD 在一个家庭中多发,但迄今尚未发现明确的基因,COPD 的表型较多,很可能是一种多基因疾病,流行病学调查发现吸烟者与早期慢支患者,其 FEV_1 逐年下降率与气道反应性有关,气道反应性高者,其 FEV_1 下降率加速,因此认为气道高反应性也是 COPD 发病的危险因素。某些研究资料表明气道高反应性与基因有关,总之基因与 COPD 的关系,尚待深入研究。

(2)出生低体质量:学龄儿童调查发现出生低体质量者肺功能较差,这些儿童以后若吸烟,可能是 COPD 的一个易感因素。

(3)儿童时期下呼吸道感染:许多调查报告表明儿童时期下呼吸道感染与成年后 COPD 的发病有关,如果这些患病的儿童以后吸烟,则 COPD 的发病率显著增加,如果不吸烟,则对 COPD 的发生无明显影响,上述结果提示儿童时期下呼吸道感染可能是吸烟者发生 COPD 的易感因素,因儿童时期肺组织尚在发育,下呼吸道感染对肺组织的结构与功能均会发生不利影响,如果再吸烟,气道就更容易受到损害而发生 COPD,这种因果关系尚有待今后更多的研究资料证实。

(4)气道高反应性:气道高反应性是 COPD 的一个危险因素。气道高反应性除与基因有关外也可以是后天获得,继发于环境因素,例如氧化应激反应,可使气道反应性增高。

(二)病理

1.病理变化

COPD特征性的病理变化见于中央气道、周围气道、肺实质和肺血管,存在着慢性炎症,在普通的吸烟者,也可以看到这种慢性炎症,是对吸入的有害物质的正常防御反应,但在COPD患者,这种炎症反应被放大而且持久,这种异常的炎症反应可能是由易感基因决定的。COPD在不同的部位,有不同的炎症细胞,气道腔内中性粒细胞增多,气道腔、气道壁、肺实质巨噬细胞增加,气道壁和肺实质$CD8^+$T淋巴细胞增加,反复的组织损伤和修复导致气道结构的重塑和狭窄。

(1)中央气道(气管和内径>2 mm的支气管)。①炎症细胞:巨噬细胞数升高,$CD8^+$(细胞毒)T淋巴细胞数升高,气腔内中性粒细胞数升高;②结构变化:杯状细胞数升高,黏膜下腺体增大(二者致黏液分泌增多),上皮鳞状化生。

(2)周围气道(细支气管内径<2 mm)。①炎症细胞:巨噬细胞数升高,T淋巴细胞($CD8^+$>$CD4^+$)数升高,B淋巴细胞、淋巴滤泡、成纤维细胞数升高,气腔内中性粒细胞数升高;②结构变化:气道壁增厚,支气管壁纤维化,腔内炎性渗出,气道狭窄(阻塞性细支气管炎)炎性反应和渗出随病情加重而加重;

(3)肺实质(呼吸性细支气管和肺泡)。①炎症细胞:巨噬细胞数升高,$CD8^+$T淋巴细胞数升高,肺泡腔内中性粒细胞数升高;②结构变化:肺泡壁破坏,上皮细胞和内皮细胞凋亡。

(4)肺血管。①炎症细胞:巨噬细胞数升高,T淋巴细胞数升高;②结构变化:内膜增厚,内皮细胞功能不全,平滑肌增生导致肺动脉高压。

2.病理分类

各类型肺气肿如图3-2所示。

(1)小叶中心型肺气肿:呼吸性细支气管的破坏和扩张,常见于吸烟者和肺上部(图3-2B)。

(2)全小叶型肺气肿:肺泡囊与呼吸性细支气管的破坏和融合,常见于先天性α_1-抗胰蛋白酶缺乏者,也可见于吸烟者(图3-2C)。

(3)隔旁肺气肿:为小叶远端肺泡导管、肺泡囊、肺泡的破坏与融合,位于肺内叶间隔或靠近胸壁的胸膜旁,常与以上两种肺气肿并存(图3-2D)。

(4)肺大疱:肺气肿可伴有肺大疱,为直径>1 cm的扩张的肺气肿气腔。肺气肿应与其他肺泡过度充气相鉴别,支气管哮喘由于支气管痉挛狭窄,远端肺泡腔残气增加,肺泡扩张,但并无肺泡壁的破坏,并非肺气肿。

(5)代偿性肺气肿也是正常的肺泡过度扩张,不同于COPD中的肺气肿。

(6)老年性肺气肿,部分老年患者也可见到肺泡腔扩张,肺容量增加,主要是肺泡壁的弹性组织退行性变,肺泡弹性降低所致,并无肺泡壁的破坏,也无明显的症状。

三、慢性阻塞性肺疾病的发病机制

近年来对COPD的研究已有了很大进展,但对其发病机制至今尚不完全明了。

(一)气道炎症

香烟的烟雾与大气中的有害物质能激活气道内的肺泡巨噬细胞,巨噬细胞处在COPD慢性炎症的关键位置,它被激活后释放各种细胞因子,包括白介素-8(IL-8)、肿瘤坏死因子-α(TNF-α)、干扰素诱导性蛋白-10(IP-10)、单核细胞趋化肽-1(MCP-1)与白三烯B_4(LTB_4)。IL-8

与 LTB₄ 是中性粒细胞的趋化因子,MCP-1 是巨噬细胞的趋化因子,IP-10 是 CD8⁺ T 淋巴细胞的趋化因子,这些炎症细胞被募集至气道后,在其与组织细胞相互作用下,发生了慢性炎症。TNF-α 能上调血管内皮细胞间黏附分子-1(ICAM-1)的表达,使中性粒细胞黏附于血管壁并移行至血管外并向气道内聚集,巨噬细胞与中性粒细胞释放的弹性蛋白酶与 TNF-α 均能损伤气道上皮细胞,使其释放更多的 IL-8,进一步加剧了气道炎症,蛋白酶还可刺激黏液腺增生肥大,使黏液分泌增多,上皮细胞损伤后脱纤毛以及免疫球蛋白受到蛋白酶的破坏,都能削弱气道的防御功能,容易继发感染,气道潜在的腺病毒感染,可以激活上皮细胞内的核因子 NF-κB 的转录,产生 IL-8 与 ICAM-1,吸引更多的中性粒细胞,使炎症持久不愈,这也可以解释为何 COPD 患者在戒烟以后,病情仍持续进展。CD8⁺ T 淋巴细胞也是重要的炎症细胞,其释放的 TNF-α、穿孔素等能使肺泡细胞溶解和凋亡,导致肺气肿。

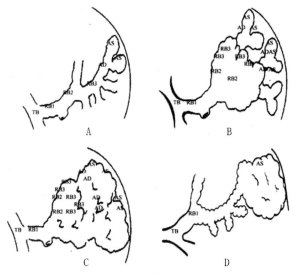

图 3-2　不同类型肺气肿

A.正常肺小叶;B.小叶中心型肺气肿:呼吸性细支气管破坏融合,肺泡导管肺泡囊正常;C.全小叶型肺气肿:终末细支气管远端气腔全部破坏、融合扩大;D.隔旁肺气肿:小叶周围的肺泡腔破坏融合,靠近胸膜。TB:终末细支气管;RB1～3:呼吸性细支气管;AD:肺泡导管;AS:肺泡囊

气道炎症引起的分泌物增多,使气道狭窄,炎症细胞释放的介质可引起气道平滑肌的收缩,使其增生肥厚,上皮细胞与黏膜下组织损伤后的修复过程可导致气道壁的纤维化与气道重塑,以上的病理改变共同导致阻塞性通气障碍。巨噬细胞在 COPD 炎症反应中的枢纽作用见图 3-3,小气道阻塞发生的机制见图 3-4。

(二)蛋白酶与抗蛋白酶的失平衡

香烟等有害气体与颗粒除了引起支气管、细支气管的炎症以外,还可引起肺泡的慢性炎症,肺泡腔内有多量的巨噬细胞与中性粒细胞聚集,前者可产生半胱氨酸蛋白酶与基质金属蛋白酶(matrix metallo proteinase,MMP),后者可产生丝氨酸蛋白酶与基质金属蛋白酶,它们可水解肺泡壁中的弹性蛋白与胶原蛋白,使肺泡壁溶解破裂,许多小的肺泡腔融合成大的肺泡腔,产生肺气肿,在呼吸性细支气管,则可引起呼吸性细支气管的破坏、融合,产生小叶中心型肺气肿。

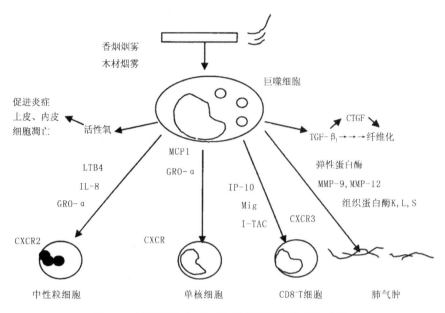

图 3-3　巨噬细胞在 COPD 炎症反应中的枢纽作用

巨噬细胞被香烟烟雾等激活后,可分泌许多炎症因子,促进了 COPD 炎症的发生,IL-8,生长相关性肿瘤基因 α(GRO-α)和白三烯 B_4(LTB4)趋化中性粒细胞,巨噬细胞趋化蛋白 1(MCP1)趋化单核细胞,γ-干扰素诱导性蛋白(IP-10),γ-干扰素诱导性单核细胞因子(Mig)与干扰素诱导性 T 细胞 α-趋化因子(I-TAC)趋化 $CD8^+$ T 细胞。巨噬细胞释放基质金属蛋白酶(MMP)和组织蛋白酶溶解弹性蛋白并释放转化生长因子(TGF-β)和结缔组织生长因子(CTGF)导致纤维化。巨噬细胞还产生活性氧,放大炎症反应,损伤上皮和内皮细胞。CXCR:CXC 受体

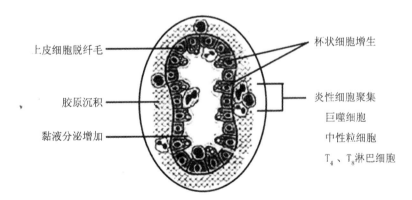

图 3-4　COPD 小气道阻塞发生机制

杯状细胞增生,气道炎症,黏液分泌增多,上皮细胞脱落,纤毛清除能力降低,胶原沉积,气道重塑

　　在正常情况下,由于抗蛋白酶的存在,可与蛋白酶保持平衡,使其不致对组织产生过度的破坏,血浆中的 $α_2$-巨球蛋白、$α_1$-抗胰蛋白酶能与中性粒细胞释放的丝氨酸蛋白酶结合而使其失去活性,此外气道的黏液细胞、上皮细胞尚可分泌低分子的分泌型白细胞蛋白酶抑制药(secretory leuco protease inhibitor,SLPI),能够抑制中性粒细胞释放的弹性蛋白酶的活性。许多组织能产生半胱氨酸蛋白酶抑制药与组织基质金属蛋白酶抑制药(tissue inhibitors of matrix metalloproteinases,TIMPs)使这两种蛋白酶失活,但在 COPD 患者,可能由于基因的多态性,影响了某些抗蛋白酶的产量或功能,使其不足以对抗蛋白酶的破坏作用而发生肺气肿(图 3-5)。

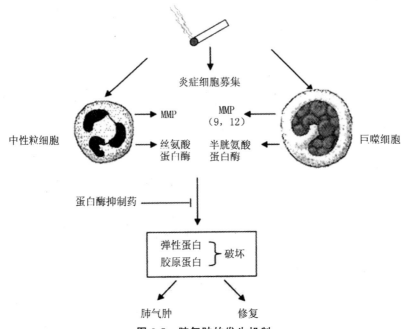

图 3-5 肺气肿的发生机制

香烟等烟雾导致炎症细胞向气道和肺泡聚集，巨噬细胞和中性粒细胞释放
多种蛋白酶，而抗蛋白酶的作用减弱，二者失去平衡。细胞外基质包括弹
性蛋白、胶原蛋白，受到破坏，发生肺气肿。MMP：基质金属蛋白酶

(三)氧化与抗氧化的不平衡

香烟的烟雾中含有许多活泼的氧化物，包括氮氧化物、氧自由基等，此外炎症细胞如巨噬细胞与中性粒细胞均可产生氧自由基，它们可氧化抗蛋白酶，使其失去活性，氧化物还可激活上皮细胞中的 NF-κB，促使其进入细胞核，加强了某些炎前因子的转录，如 IL-8 与 TNF-α 等，加重了气道的炎症(图 3-6)。中性粒细胞释放的活性氧还可以上调黏附分子的表达和增加气道的反应性，放大慢性炎症。

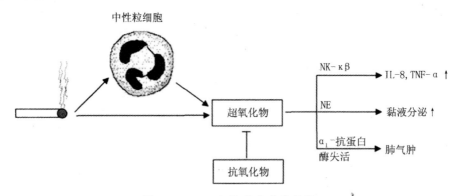

图 3-6 COPD 氧化-抗氧化失平衡

香烟烟雾与炎性细胞产生超氧化物能使上皮细胞中的 NF-κβ 激活，进入细胞核，转录 IL-8、TNF-α，中性粒
细胞弹性蛋白酶(NE)可刺激黏液腺分泌，超氧化物可使 α₁-抗蛋白酶失活，有利于肺气肿的形成。

四、慢性阻塞性肺疾病的病理生理

COPD 的主要病理生理变化是气流受限,肺泡过度充气和通气灌注比例(V/Q)不平衡。

(一)气流受限

支气管炎症导致黏膜水肿增厚,分泌物增多,支气管痉挛,平滑肌肥厚和气管壁的纤维化使支气管狭窄,阻力增加,流速变慢。

肺气肿时由于肺泡壁的弹性蛋白减少,弹性压降低,呼气时驱动压降低,故流速变慢,此外由于细支气管壁上,均有许多肺泡附着,肺泡壁的弹力纤维对其有牵拉扩张作用,当弹性蛋白减少时,扩张作用减弱,故细支气管壁萎陷,气流受限(图 3-7)。

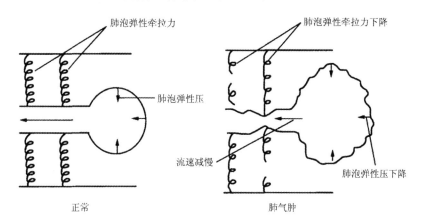

图 3-7 肺气肿时气流受限

左:正常肺泡与气道,气道壁外的弹簧表示附着在肺泡壁上的肺泡组织的弹性压力对气道壁的牵拉;右:肺气肿时,虽然肺泡容积增加,但弹性压降低,附着在气道壁外侧的肺泡由于弹性压降低,使其对气道的牵拉作用减弱,气道变窄,以上两种原因使气体流速受限。

在 COPD 患者,由于肺泡弹性压的降低,支气管阻力的增加,最大呼气流速(maximal expiratory flow rates,Vmax)也明显受限(图 3-8)。

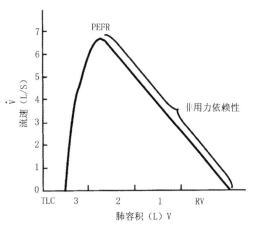

图 3-8 正常人最大呼气流速容积(MEFV)曲线

纵坐标为流速(V),横坐标为肺容积(V),曲线的顶点为呼气峰流速(peak expiratory flow rate,PEFR),是用力依赖性的,曲线下降支各点的流速为非用力依赖性的。

图 3-8 为最大呼气流速容积(MEFV)曲线,从肺总量(total lung capacity,TLC)位用力呼气至残气容积(residual volume,RV)位,纵坐标为流速,横坐标为肺容积,左边线为升支,代表用力呼气的前 1/3,右边线为降支,代表用力呼气的后 2/3,顶点代表用力呼气峰流速,它是用力依赖性的,呼气愈用力,则该点愈高,而在该点以后各点的 Vmax,则是非用力依赖性的,是在该点的肺容积情况下所得到的最大流速,即使再用力呼气,流速也不再增加,其发生的机制可以用在用力呼气时,胸腔内的气道受到的动态压迫解释(图 3-9)。

图 3-9A 显示在某肺容积情况下,用力呼气时的流速受限,设肺泡弹性压(Pel)＝0.59 kPa(6 cmH₂O),胸膜腔压(Ppl)＝0.98 kPa(10 cmH₂O),肺泡压(Palv)＝Pel＋Ppl＝1.57 kPa(16 cmH₂O),肺泡压为驱动压,驱动肺泡气向口腔侧运动,形成气道内压,在肺泡压驱动流速前进的过程中,必须不断地克服气道的阻力,消耗能量。因此气道内压从肺泡侧到口腔侧,逐渐地减弱,最后气道内压等于大气压,流速停止,由于气道内压不断地减弱,胸腔内的气道必有一点,气道内外的压力达到平衡,这一点称为等压点(equal pressure point,EPP),在图 3-9A 中,等压点的压力为 0.98 kPa(10 cmH₂O),在等压点的上游(肺泡侧),气道内压大于胸膜腔压,气道不致萎陷,但在等压点的下游(口腔侧),气道内压小于胸膜腔压,因此气道萎陷,阻力增加,流速降低(动态压迫)。在用力呼气时,胸膜腔压增加,一方面增加肺泡压,同时也增加了对胸腔内气道外侧壁的压力,而且这两个压力增加的量是相等的,因此等压点不变,即使再用力,流速也不会增加,如图 3-9B 所示,胸膜腔压由 0.98 kPa(10 cmH₂O)增加到 1.96 kPa(20 cmH₂O),肺泡压由 1.57 kPa(16 cmH₂O)变为 2.55 kPa(26 cmH₂O),气道外压也由 0.98 kPa(10 cmH₂O)变为 1.96 kPa(20 cmH₂O),气道内外增加的压力量是一样的,等压点不变,流速仍然受限,应当注意,肺容积不同,等压点的位置也不同,在高肺容积时,肺泡弹性压也加大,同时对气道壁的牵拉作用也加大,因此胸腔内气道是扩张的,此时等压点在有软骨支撑的气管附近,用力呼气,气管不致萎陷,而只会增加流速,故 Vmax 是用力依赖性的,随着呼气的进行,肺容积越来越小,肺泡弹性压也越来越低,气道的阻力越来越大,为克服气道阻力,气道内压更早地消耗变小,气道内外的压力更早地达到平衡,也就是说,等压点逐渐向肺泡侧移位,气道壁越来越缺少软骨的支撑,容易受到胸膜腔压力的压迫,使流速受限,此时 Vmax 变为非用力依赖性的,等压点的上游,最大流速取决于肺泡弹性压与气道阻力的大小,而与用力的大小无关。

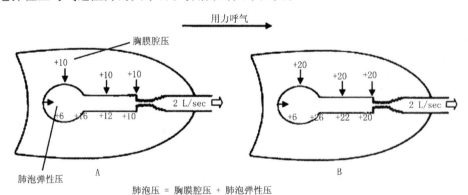

图 3-9 非用力依赖部分的流速受限

A.肺泡弹性压＝6 cmH₂O,开始用力呼气时,胸膜腔压＝10 cmH₂O,肺泡压＝16 cmH₂O。随着呼气的进行,气道内压逐渐降低,等压点为 10 cmH₂O,等压点下游的气道内压＜气道外压,动态压迫变窄。B.呼气用力加大,胸膜腔压由 10 cmH₂O 增加到 20 cmH₂O,肺泡压由 16 cmH₂O 增加到 26 cmH₂O,气道内外的压力增加量是一样的,等压点不变,气道受压部位不变,流速没有增加正常人在用力呼气时的流速容积曲线,同样也显示,开始 1/3 是用力依赖性的,后 2/3 是非用力依赖性的,但在 COPD 患者,由于肺泡弹性压降低,气道阻力增加,等压点向上游移位,比正常人更靠近肺泡侧,常常在小气道,在用力呼气时,气道容易过早地陷闭,使 RV 加大,而且在相同肺容积情况下,其 Vmax 比正常人为小,在 MEFV 曲线上,表现为降支呈勺状向内凹陷(图 3-10)。

图 3-11 为一重度 COPD 患者(左侧)和一正常人(右侧)MEFV 曲线的比较,纵坐标为流速,横坐标为肺容积,COPD 患者的肺容积大,PEFR 明显降低,且降支明显地呈勺状向内凹陷。

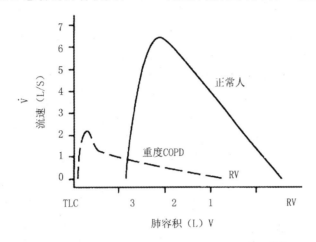

图 3-10　正常人与重度 COPD 患者的流速容积曲线

纵坐标为流速($\dot{V}$),横坐标为肺容积(V),COPD 患者 TLC 与 RV 明显增加,呼气峰流速降低,肺容积<70%FVC 时,流速明显受限,曲线的降支呈勺状凹陷

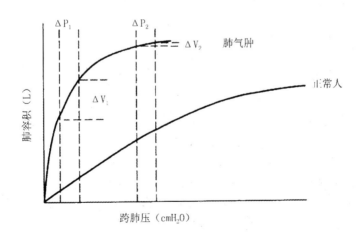

图 3-11　正常人和肺气肿时肺的压力-容积曲线

当肺容积较小时,肺气肿肺比正常人肺的顺应性(顺应性＝△V/△P)大;而当肺容积过高时,其顺应性比正常人减小。△P:压力的改变,△V:容积的变化

(二)肺泡过度充气

在 COPD 患者常有 RV 和功能残气量(functional residual capacity,FRC)的增加,由于肺泡弹性压的降低和气道阻力的增加,呼气时间延长,在用力呼气末,肺泡气往往残留较多,因而 RV

增加,前述用力呼气时,小气道过早地陷闭,也是 RV 增加的原因,FRC 是潮气呼气末的肺容积,此时向外的胸壁弹性压和向内的肺泡弹性压保持平衡,肺气肿时,肺泡弹性压降低,向外扩张的力强,因而 FRC 增加,COPD 患者在潮气呼吸(平静呼吸)时,由于气道阻力的增加和呼吸频率的增快,呼气时间不够长,往往不足以排出过多的肺泡气,就要开始下一次吸气,因此 FRC 越来越高,这种情况称为动态性过度充气,随着 FRC 的增加,肺泡弹性压也增加,在呼气末,肺泡压可大于大气压,所增加的压力称为内源性呼气末正压(intrinsic postive end expiratory pressure,PEEPi),在下一次吸气时,胸膜腔的负压必须先抵消 PEEPi 后,才能有空气吸入,因而增加了呼吸功。

由于肺容积增加,横膈低平,在吸气开始时,横膈肌的肌纤维缩短,不在原始位置,因而收缩力减弱,容易发生呼吸肌疲劳。

由以上的病理生理可见,中重度 COPD 患者由于动态性肺泡过度充气,肺泡内源性 PEEP,吸气时对膈肌不利的几何学位置,在吸气时均会加重呼吸功,因此感到呼吸困难,特别是体力活动时,需要增加通气量,更感呼吸困难,最后导致呼吸肌疲劳和呼吸衰竭。

COPD 患者,呼气的时间常数延长,时间常数=肺顺应性×气道阻力,COPD 患者常有肺顺应性与气道阻力的增加,所以时间常数延长,呼气时间常常不足以排出过多的肺泡气,使肺容积增加,肺容积过高时,肺顺应性反而降低(图 3-11),以致呼吸功增加,肺泡通气量(alveolar ventilation,VA)减少,但若肺泡的血流灌注量更少,肺气肿区仍然是通气大于灌注,存在无效腔通气,无效腔通气是无效通气,徒然增加呼吸功。

(三)通气灌注比例不平衡

COPD 患者的各个肺区肺泡顺应性和气道阻力常有差异,因而时间常数也不一致,造成肺泡通气不均,有的肺泡区通气高于血流灌注(高 V/Q 区),有的肺泡区通气低于血流灌注(低 V/Q 区),高 V/Q 区有部分气体是无效通气(无效腔通气),低 V/Q 区则流经肺泡的血液得不到充分的氧合,即进入左心,产生低氧血症,这种低氧血症发生的机制是由于 V/Q 比例不平衡所致。慢性低氧血症会引起肺血管收缩,血管内皮、平滑肌增生和管壁重塑与继发性红细胞增多,产生肺动脉高压和肺源性心脏病。

五、慢性阻塞性肺疾病的临床表现

早期患者,即使肺功能持续下降,可毫无症状,及至中晚期,出现咳嗽、咳痰、气短等症状,痰量因人而异,为白色黏液痰,合并细菌感染后则变为黏液脓性。在长期患病过程中,反复急性加重和缓解是本病的特点,病毒或细菌感染常常是急性加重的重要诱因,常发生于冬季,咯血不常见,但痰中可带血丝,如咯血量较多,则应进一步检查,以除外肺癌和支气管扩张,晚期患者气短症状常非常明显,即使是轻微的活动,都不能耐受。进行性的气短,提示肺气肿的存在。

晚期患者可见缩唇呼吸,呼气时嘴唇呈吹口哨状,以增加气道内压,使肺泡气缓慢地呼出,避免小气道过早地萎陷,以减少 RV。患者常采取上身前倾,两手支撑在椅上的特殊体位,此种姿势,可固定肩胛带,使胸大肌和背阔肌活动度增加,以协助肋骨的运动。患者胸廓前后径增加,肺底下移,呈桶状胸,呼吸运动减弱,叩诊为过清音,呼吸音减弱,肺底可有少量湿啰音,如湿性啰音较多,则应考虑合并支气管扩张、肺炎、左心衰竭等。COPD 在急性加重期,肺部可听到哮鸣音,表示支气管痉挛或黏膜水肿,黏液堵塞,但其程度常不如支气管哮喘那样严重而广泛。患者缺氧时,可出现发绀,如果有杵状指,则应考虑其他原因所致,例如合并肺癌或支气管扩张等,因

COPD或缺氧本身并不会发生杵状指。合并肺源性心脏病时，可见颈静脉怒张，伴三尖瓣收缩期反流杂音，肝大、下肢水肿等，但水肿并不一定表示都有肺源性心脏病，因COPD呼吸衰竭伴低氧血症和高碳酸血症时，肾小球滤过率减少也可发生水肿。单纯肺源性心脏病心力衰竭时，很少有胸腔积液，如有胸腔积液则应进一步检查，以除外其他原因所致，例如合并左心衰竭或肿瘤等，呼吸衰竭伴膈肌疲劳时可出现胸腹矛盾呼吸运动，即在吸气时，胸廓向外，腹部内陷，呼气时相反。并发肺性脑病时，患者可出现嗜睡、神志障碍，与严重的低氧血症和高碳酸血症有关。

COPD可分两型，即慢支型和肺气肿型。慢支型又称紫肿型（blue bloater，BB），因缺氧发绀较重，常常合并肺源性心脏病，水肿明显；肺气肿型又称红喘型（pink puffer，PP），因缺氧相对较轻，发绀不明显，而呼吸困难、气喘较重。大多数患者，兼具这两型的特点，但临床上以某型的表现为主，确可见到。两型的特点见表3-5。

表 3-5　COPD 慢支型与肺气肿型临床特点的比较

比较项目	慢支型	肺气肿型
气短	轻	重
咳痰	多	少
支气管感染	频繁	少
呼吸衰竭	反复出现	终末期表现
胸部X线	肺纹理增多，心脏大	肺透光度增加、肺大疱、心界小
PaO_2(mmHg)	<60	>60
$PaCO_2$(mmHg)	>50	<45
血细胞比容	高	正常
肺源性心脏病	常见	少见或终末期表现
气道阻力	高	正常至轻度
弥散能力	正常	降低

六、慢性阻塞性肺疾病的实验室检查

(一)胸部 X 线与 CT

慢支可见肺纹理增多；如果病变以肺气肿为主，可见肺透光度增加，肺纹理稀少，肋间隙增宽，横膈低平，有时可见肺大疱，普通X线对肺气肿的诊断阳性率不高，即使在中重度肺气肿，其阳性率也只有40%。薄层（1～1.5 mm）高分辨CT阳性率比较高，与病理表现高度相关，CT上可见到低密度的肺泡腔、肺大疱与肺血管减少，并可区别小叶中心型肺气肿，全小叶型肺气肿或隔旁肺气肿。胸部X线检查的另一重要功能在于发现其他肺疾病或心脏疾病，有助于COPD的鉴别诊断和并发症的诊断。

(二)肺功能

COPD的特点是慢性气流受限，要证实有无气流受限，只能依靠肺功能检查，最常用的指标是一秒钟用力呼气容积（forced expiratory volume in one second，FEV_1）占其预计值的百分比（FEV_1%预计值）和FEV_1与其用力肺活量（forced vital capacity，FVC）之比（FEV_1/FVC）。后者是检出早期COPD一项敏感的指标，而FEV_1%预计值对中晚期COPD的检查比较可靠，因中晚期 COPD,FVC 的降低比 FEV$_1$ 的降低可相对更多,如果以 FEV$_1$/FVC 作为检测指标,则其比值可以不低或高。在诊断 COPD 时,必须以使用支气管舒张药以后测定的 FEV$_1$ 为准,FEV$_1$<80% 预计值,和(或)FEV$_1$/FVC<70% 可认为存在气流受限,FEV$_1$ 值要求是使用支气管舒张药以后测定的,是为了去除可逆因素的影响,反映的是基础 FEV$_1$ 值,如果基础值低于正常,则证明该气流受限不完全可逆。因 FEV$_1$ 可反映大小气道功能,且其重复性好,最为常用,呼气峰流速(PEF)的重复性比 FEV$_1$ 差,一般不常用。

中晚期 COPD 患者常有 TLC、FRC、RV 与 RV/TLC 比例的增加,但这些改变均非特异性的,不能区别慢支和肺气肿。

肺气肿时由于肺泡壁破坏,肺血管床面积减少,因此肺—氧化碳弥散量(carbon monooxide diffusing capacity of lung,DLCO)降低,降低的程度与肺气肿的严重程度大致平行,如果有 DLCO 的降低,则提示有肺气肿存在,但无 DLCO 的降低,不能排除有肺气肿,因 DLCO 不是一项敏感的指标。

肺顺应性(CL)可以用肺泡弹性压(Pel)与肺容积(V)相对应的变化表示,即 CL=$\triangle$V/$\triangle$Pel(L/ cmH$_2$O),肺气肿时,Pel 降低,CL 增加,可作为肺气肿的一个标志,但测定 Pel,需先测定胸膜腔内压,需放置食管气囊,实际工作中不易实行。

中重度 COPD 患者,常常伴有明显的气短和活动耐力的降低,但气短症状与 FEV$_1$、FVC 的降低常常不平行,因此许多学者认为现在 COPD 轻重程度的分级,仅根据肺功能是不全面的,还应参考呼吸困难程度(分级)、营养状况[体质量指数=体质量(kg)/身高^2(m^2)]、运动耐力(6 min 步行试验)等指标,但也应指出,现在的肺功能分级,仅根据 FEV$_1$、FVC 的改变也是不全面的,COPD 的气短常常与肺泡的动态性过度充气,内源性 PEEP 等有关,而 FEV$_1$、FVC 并不是反映肺泡动态性过度充气的指标,深吸气量(inspiratory capacity,IC)=TLC-FRC,因 TLC 在短期内变化不大,IC 与 FRC 成反比,IC 能间接反映 FRC 的大小,而 FRC 代表肺泡的充气程度,当肺泡过度充气时,FRC 增加,IC 减少,过度充气改善时,FRC 减少,IC 增加,它是反映气短和活动耐力程度较好的指标,当 IC 降至 40% 正常预计值以下时,常有明显的气短和活动耐力的下降,IC 的改变也可作为评价 COPD 治疗反应和预后的重要指标。

(三)动脉血气

测定的指标包括动脉氧分压(arterial oxygen partial pressure,PaO$_2$)、二氧化碳分压(arterial carbon dioxide partial pressure,PaCO$_2$)、酸碱度(hydrogen ion concentration,pH)。平静时在海平面吸空气情况下,PaO$_2$<8.0 kPa(60 mmHg),PaCO$_2$≤6.0 kPa(45 mmHg),表示 COPD 伴有 Ⅰ 型呼吸衰竭;PaO$_2$<8.0 kPa(60 mmHg),PaCO$_2$>6.7 kPa(50 mmHg),表示伴有 Ⅱ 型呼吸衰竭,pH 的正常范围为 7.35~7.45,其测定可帮助判断有无酸碱失平衡。

当 PaO$_2$ 低于正常值时,FEV$_1$ 常在 50% 预计值以下,肺源性心脏病时,FEV$_1$ 常在 30% 预计值以下,PaO$_2$ 常在 7.3 kPa(55 mmHg)以下,慢性呼吸衰竭可导致肺源性心脏病的发生,当有肺源性心脏病的临床表现时,即使 FEV$_1$>30% 预计值,也提示属于第 Ⅳ 级极重度 COPD。

(四)血红蛋白

当 PaO$_2$<7.3 kPa(55 mmHg)时,常伴有红细胞的增多与血红蛋白浓度的增加,因此血红蛋白浓度高时,提示有慢性缺氧的存在。

七、慢性阻塞性肺疾病的诊断与鉴别诊断

(一)诊断

COPD 是一种渐进性疾病,经过多年的发展才发生症状,因此发病年龄多在 40 岁以后,大多数患者有吸烟史或有害气体粉尘接触史,晚期患者根据其年龄、病史、症状、体征、胸部 X 线、肺功能、血气检查结果不难做出诊断,但在诊断上应注意以下几点。

(1)COPD 患者早期可无任何症状,要做到早期诊断,必须做肺功能检查,正常人自 25 岁以后,肺功能呈自然下降趋势,FEV_1 每年下降 20～30 mL,但 COPD 患者每年下降 40～80 mL,甚至更多,如果一个吸烟者经随访数年(3～4 年),FEV_1 逐年下降明显,即应认为是在向 COPD 发展,应劝患者戒烟。FEV_1/FVC 对早期 COPD 的诊断是一个较敏感的指标。在 20 世纪 70 年代至 80 年代早期,小气道功能检查曾风靡一时,如闭合容积/肺活量%(CC/VC%),50%肺活量时最大呼气流速(V50),25%肺活量时最大呼气流速(V25),Ⅲ相斜率(AN2/L)等,当时认为这些指标的异常是早期 COPD 的表现,但经多年的观察,这些指标的异常并不能预测 COPD 的发生,而应以使用支气管舒张药后 FEV_1/FVC,FEV_1%预计值异常作为 COPD 早期诊断的指标,如果 $FEV_1/FVC<70\%$,而 $FEV_1 \geqslant 80\%$预计值,则是早期气流受限的指征。

(2)慢支的诊断标准是每年咳嗽、咳痰时间>3 个月,连续 2 年以上,并能除外其他心肺疾病,但这个时间标准是为做流行病学调查而人为制订的,对个体患者,要了解有无慢性气流受限及其程度,则必须做肺功能检查,如果已有肺功能异常,虽然咳嗽、咳痰时间未达到上述标准,亦应诊断为 COPD,反之,咳嗽、咳痰时间虽然达到了上述标准,但肺功能正常,亦不能诊断为 COPD,而应随访观察。

(3)COPD 患者中,绝大多数慢支与肺气肿并存,但二者的严重程度各异,肺气肿的诊断实际上是一个解剖学诊断,因根据其定义,必须有广泛的气腔壁的破坏,但在实际工作中,要求解剖诊断是不可能的,而慢支与肺气肿都可引起慢性气流受限,二者在肺功能上较难区别,如果 DLCO减少,肺顺应性增加,则有助于肺气肿的诊断,胸部薄层高分辨率 CT 对肺气肿的诊断也有帮助。但应注意吸烟者中有相当一部分人胸部高分辨率 CT 可见肺气肿的影像,只有在肺功能检查时出现气流受限,才能诊断为 COPD。

(4)COPD 轻重程度肺功能的分级(表 3-6)。

表 3-6　COPD 轻重程度肺功能的分级(FEV_1:吸入支气管舒张药后值)

级别	肺功能
Ⅰ级(轻度)	$FEV_1/FVC<70\%$,$FEV_1 \geqslant 80\%$预计值
Ⅱ级(中度)	$FEV_1/FVC<70\%$,$50\% \leqslant FEV_1 < 80\%$预计值
Ⅲ级(重度)	$FEV_1/FVC<70\%$,$30\% \leqslant FEV_1 < 50\%$预计值
Ⅳ级(极重度)	$FEV_1/FVC<70\%$,$FEV_1 < 30\%$预计值或 $30\% \leqslant FEV_1 < 50\%$预计值,伴有慢性呼吸衰竭

(5)COPD 发展过程中,根据病情可分为急性加重期和稳定期。急性加重期是指患者在其自然病程中咳嗽、咳痰、气短急性加重,超越了平常日与日间的变化,需要改变经常性治疗者。急性加重的诱因,主要是支气管病毒或细菌的感染和空气污染,但也有 1/3 原因不明,急性加重时,痰量增加,变为脓性或黏液脓性,肺部可出现哮鸣音或伴发热等,合并肺炎时,虽然也可诱发急性加重,但肺炎本身并不属于急性加重的范畴;稳定期患者咳嗽、咳痰、气短等症状稳定或症状轻微。

(6)晚期支气管哮喘和支气管扩张患者,肺功能可类似 COPD,不应诊断为 COPD,但可合并有 COPD。在诊断 COPD 时必须除外其他可能引起气流受限的疾病。

(二)鉴别诊断

COPD 应注意与支气管扩张、肺结核、支气管哮喘、特发性间质性肺炎等鉴别。前二者根据其临床表现和胸部 X 线不难鉴别,而 COPD 与支气管哮喘的鉴别有时比较困难,二者均有 FEV_1 的降低,通常是以慢性气流受限的可逆程度协助诊断,具体方法如下。

支气管舒张试验:①试验时患者应处于临床稳定期,无呼吸道感染。试验前 6 h、12 h 分别停用短效与长效 β_2 受体激动药,试验前 24 h 停用茶碱制剂。②试验前休息 15 min,然后测定 FEV_1 共3次,取其最高值,吸入沙丁胺醇,或特布他林 2~4 喷,10~15 min 后再测定 FEV_1 3次,取其最高值。③计算 FEV_1 改善值,如果,且 FEV_1 绝对值在吸药后增加 200 mL 以上,为支气管舒张试验阳性,表示气流受限可逆性较大,支持支气管哮喘的诊断;如吸药后 FEV_1 改善率 <15% 则支持 COPD 的诊断。本试验在吸药后 FEV_1 改善率愈大,则对阳性的判断可靠性愈大,如果吸药后 FEV_1 绝对值的改善 >400 mL,则更有意义。

因有 10%~20% 的 COPD 患者支气管舒张试验也可出现阳性,故单纯根据这一项检查来鉴别是哮喘或 COPD 是不可取的,还应结合临床表现,综合判断才比较可靠。

在临床工作中经常遇到的是关于慢性喘息型支气管炎(慢喘支)的鉴别诊断问题,慢喘支与支气管哮喘很难区别,所谓慢喘支可能包括两种情况,一种是 COPD 合并了支气管哮喘,另一种是 COPD 急性加重期时,肺部出现了哮鸣音。如果一个 COPD 患者,出现了典型的支气管哮喘症状,例如接触某些变应原或刺激性气体后,肺部出现广泛的哮鸣音,过敏性体质,皮肤变应原试验阳性,支气管舒张试验阳性,对皮质激素治疗反应良好,则应诊断为 COPD 合并支气管哮喘。哮鸣音并非支气管哮喘所独有,某些 COPD 患者在急性加重时亦可出现哮鸣音,如果不具备以上哮喘发作的特点,则不应诊断为 COPD 合并哮喘,而应诊断为单纯的 COPD。慢性喘息型支气管炎这一名词以不用为宜,因应用这一名词,容易与 COPD 合并支气管哮喘发生混淆。

COPD 还应与特发性间质性肺炎相鉴别,因二者均有慢性咳嗽,气短等症状,后者胸部 X 线上的网状纹理容易误认为是慢支,但如果注意到其他特点则不难鉴别,COPD 的肺容积增加而特发性间质性肺炎肺容积减小,前者肺功能为阻塞性通气障碍,而后者为限制性通气障碍,胸部高分辨率CT 更容易将二者区别开来。应当注意的是 COPD 合并特发性间质性肺炎或其他限制性肺疾病时,其肺功能则兼具阻塞性通气障碍和限制性通气障碍的特点,因二者 FEV_1、FVC 都可以降低,此时诊断阻塞性通气障碍主要是根据 FEV_1/FVC 的降低,而限制性通气障碍主要是根据 TLC 的减少。

八、慢性阻塞性肺疾病的治疗

其治疗原则:①缓解症状;②预防疾病进展;③改善活动的耐受性;④改善全身状况;⑤预防治疗并发症;⑥预防治疗急性加重;⑦降低病死率。

(一)稳定期的治疗

1.戒烟

COPD 与吸烟的关系十分密切,应尽一切努力劝患者戒烟,戒烟以后,咳嗽、咳痰可有很大程度的好转。对已有肺功能损害的患者,即使肺功能不能逆转,但戒烟后也可以明显延缓病情的发展,提高生存率,对每一个 COPD 患者,劝其戒烟是医师应尽的职责,也是一项重要的治疗,据调查经医师 3 min 的谈话,可使 5％～10％的患者终身戒烟,其效果是可观的。

2.预防治疗感染

病毒与细菌感染常是病情加重的诱因,因寄生于 COPD 患者下呼吸道的细菌经常为肺炎链球菌与流感嗜血杆菌,如痰色变黄,提示细菌感染,可选用阿莫西林、阿莫西林克拉维酸、头孢克洛、头孢呋辛等,重症患者可根据痰培养结果,给予抗生素治疗。为预防流感与肺炎,可行流感疫苗与肺炎链球菌菌苗的预防注射,流感疫苗能减少 COPD 的重症和病死率 50％左右,效果显著;肺炎链球菌疫苗可减少肺炎的发生,对 65 岁以上的老年人或肺功能较差者推荐应用。

3.排痰

COPD 患者的咳嗽是因痰多引起,因此应助其排痰而不是单纯镇咳,有些患者痰液黏稠,不易咳出,不仅影响通气功能,还会增加感染机会,可口服沐舒坦、氯化铵或中药祛痰药等,也可超声雾化吸入,注意补充液体,入量过少则会使痰液干燥黏稠,不易咳出。

4.抗胆碱能药物

COPD 患者的迷走神经张力较高,而支气管基础口径是由迷走神经张力决定的,迷走神经张力愈高,则支气管基础口径愈窄。此外各种刺激,均能刺激迷走神经末梢,反射性地引起支气管痉挛,抗胆碱能药物可与迷走神经末梢释放的乙酰胆碱竞争性地与平滑肌细胞表面的胆碱能受体相结合,因而可阻断乙酰胆碱所致的支气管平滑肌收缩,对 COPD 患者有舒张支气管的作用,并可与 β_2 受体激动药合用,比单一制剂作用更强。

抗胆碱能药物吸入剂有溴化异丙托品,它是阿托品的四胺衍生物,难溶于脂质,因此与阿托品不同,经呼吸道或胃肠道黏膜吸收的量很少,从而可避免吸入后类似阿托品的一些不良反应。用定量吸入器(MDI)每天喷 3～4 次,每次 2 喷,每喷 20 μg,必要时每次可喷 40～80 μg,水溶液用雾化器雾化吸入,每次剂量可用 0.025％水溶液 2 mL(0.05 mg),用生理盐水 1 mL 稀释,吸入后起效时间为 5 min,30～60 min 达高峰,维持 4～6 h,由于此药不良反应较少,可长期吸入,但溴化异丙托品的作用时间短,疗效也不是很理想。

新近研制的长效抗胆碱能药噻托溴铵,一次吸入后,其作用＞24 h。胆碱能的受体为毒蕈碱受体,在人体主要有 M_1、M_2、M_3 3 种亚型,M_1 存在于副交感神经节,能介导乙酰胆碱的传递,M_3 分布在气道平滑肌细胞上,可能还分布在黏膜下腺体细胞上,能介导乙酰胆碱的作用,故 M_1、M_3 能促进气道平滑肌收缩和黏液腺分泌,M_2 分布在胆碱能神经末梢上,能反馈性地抑制乙酰胆碱的释放,故能部分地抵消 M_1、M_3 的作用。噻托溴铵能够竞争性地阻断乙酰胆碱与以上受体的结合,其对 M_1、M_3 的亲和力,比溴化异丙托品强 10 倍,而其解离速度则慢 100 倍,对 M_2 的亲和力,虽然噻托溴铵也比溴化异丙托品强 10 倍,但二者与 M_2 的解离速度都比与 M_1、M_3 的解离速度快得多,因此噻托溴铵对 M 受体具有选择性,对乙酰胆碱的阻断作用比溴化异丙托品强而且持久,每天吸入 18 μg,作用持续＞24 h,能够有效地舒张支气管,减少肺泡动态性过度充气,缓解呼吸困难,其治疗作用 6 周达到高峰,能够减少 COPD 的急性加重和住院率。噻托溴铵的缺点是起效时间稍慢,约为 30 min,吸入后 3 h 作用达高峰,因此在急性加重期,不宜于单独用药,其口干的不良反应较溴化异丙托品常见,但并不严重,多数患者可以耐受。

5.β_2-受体激动药

其能舒张支气管,并有刺激支气管上皮细胞纤毛运动以利排痰的作用,可以预防各种刺激引起的支气管痉挛。常用的气雾剂有沙丁胺醇、特布他林等。前者每次吸入 100～200 μg(即喷吸 1～2 次),每天 3～4 次,后者每次吸入 250～500 μg,每天 3～4 次,吸入后起效时间为 5 min,1 h

作用达高峰,维持 4~6 h。

6.氨茶碱

其有舒张支气管,加强支气管上皮细胞纤毛运动,改善膈肌收缩力的作用,根据病情缓急,可口服或静脉滴注,但后者可使心率增快,宜慎用,目前有长效茶碱控释片,每天 2 次,一次 1 片,可维持疗效 24 h。茶碱血浓度监测对估计疗效和不良反应有一定意义,>5 mg/L 即有治疗作用,>15 mg/L 时,不良反应明显增加。

7.糖皮质激素

长期吸入皮质激素并不能改变 COPD 患者 FEV_1 下降的趋势,但对 FEV_1 <50%预计值并有症状和反复发生急性加重的 COPD 患者,规则地每天吸入布地奈德/福莫特罗,或沙美特罗/氟地卡松联合制剂可减少急性加重的发作。前者干粉每吸的剂量为 160 μg/4.5 μg,后者干粉每吸的剂量为 50 μg/250 μg,每次 1~2 吸,每天 2 次。

8.氧疗

氧疗的指征为:①PaO_2≤7.3 kPa(55 mmHg)或动脉血氧饱和度(SaO_2)≤88%,有或无高碳酸血症;②$PaO_2$7.3~8.0 kPa(55~60 mmHg),或 SaO_2<89%,并有肺动脉高压、心力衰竭水肿或红细胞增多症(血细胞比容>55%)。COPD 呼吸衰竭患者除低氧血症外,常伴有二氧化碳潴留,吸入氧浓度(FiO_2)过高,会加重二氧化碳潴留,对呼吸衰竭患者应控制性给氧,氧流量 1~2 L/min。呼吸衰竭患者最大的威胁为低氧血症,因会造成脑缺氧的不可逆性损害,因此对 COPD 合并明显的低氧血症患者,应首先给氧,但氧疗的目标是在静息状态下,将 PaO_2 提高到 8.0~10.0 kPa(60~75 mmHg),或使 SaO_2 升至90%~92%,如果要求更高,则需加大 FiO_2,容易发生二氧化碳麻醉。

对 COPD 所致的慢性低氧血症患者,使用长期的家庭氧疗,每天吸氧≥15 h,生存率有所改善。长期吸氧可以缓解患者的呼吸困难,改善生活质量,树立生活信心,对肺源性心脏病患者可以降低肺动脉压,改善心功能,因此应作为一个重要的治疗手段。

9.强心药与血管扩张药

对肺源性心脏病患者除伴有左心衰竭或室上性快速心律失常需用洋地黄外,一般不宜用,因缺氧时容易发生洋地黄中毒,对肺源性心脏病的治疗主要依靠纠正低氧血症和高碳酸血症,改善通气,控制感染,适当利尿等。近年来使用血管扩张药以降低肺动脉压的报道很多,其目的是减少右心室的后负荷,增加心排血量,改善氧合和组织的供氧,但使用血管扩张药后,有些患者的 PaO_2 反而下降,因 COPD 患者缺氧的主要原因,是肺内的 V/Q 比例不平衡,低 V/Q 区因为流经肺泡的血液不能充分氧合,势必降低 PaO_2,出于机体的自我保护机制,低 V/Q 区的供血小动脉发生反射性痉挛,以维持 V/Q 比例的平衡,使用血管扩张药后,低 V/Q 区的供血增加,又恢复了 V/Q 比例的不平衡,故 PaO_2 下降,而这部分增加的供血,则是由正常 V/Q 区或高 V/Q 区转来,使这两个区域的 V>Q,增加了无效腔通气,使 $PaCO_2$ 增加。一氧化碳吸入是选择性肺血管扩张药,但对 COPD 的缺氧治疗同样无效,还会增加 V/Q 比例的不平衡,而对急性呼吸窘迫综合征(ARDS)治疗有效,是因后者的缺氧机制是肺内分流,而前者的缺氧机制是 V/Q 比例不平衡,故吸入一氧化碳对 COPD 不宜。

10.肺减容手术(lung volume reduction surgery,LVRS)

对非均匀性肺气肿,上叶肺气肿较重而活动耐力下降的患者,切除过度扩张的部分,保留较轻的部分,可以减少 TLC、FRC,改善肺的弹性压与呼吸肌功能,改善生活质量,但由于费用昂贵,又是一种姑息手术,只能有选择地用于某些患者。

11.肺移植

对晚期COPD患者,经过适当的选择,肺移植可改善肺功能和生活质量,但肺移植的并发症多,成功率低,费用高,目前很难推广。

12.呼吸锻炼

对COPD患者应鼓励其做缓慢的深吸气深呼气运动,胸腹动作要协调,深呼气时要缩唇,以增加呼气时的阻力,防止气道萎陷,每天要有适合于自身体力的运动,以增加活动的耐力。

13.营养支持

重度COPD患者常有营养不良表现,可影响呼吸肌功能和呼吸道的防御功能,因此饮食中应含足够的热量和营养成分,接受呼吸机治疗的COPD患者,如果输入碳水化合物过多,会加重高碳酸血症,但对非呼吸机治疗患者则不必过多地限制碳水化合物,因减少碳水化合物,必然要增加脂肪含量,会引起患者厌食,营养支持是否能减少重症的发作和病死率,尚有待进一步的研究。

总之,稳定期COPD的治疗应根据病情而异,其分级治疗,表3-7可供参考。

表 3-7　稳定期COPD患者的推荐治疗

分期	特征	治疗方案
Ⅰ级(轻度)	$FEV_1/FVC<70\%$,$FEV_1\geqslant80\%$预计值	避免危险因素;接种流感疫苗;按需使用支气管扩张药
Ⅱ级(中度)	$FEV_1/FVC<70\%$,$50\%\leqslant FEV_1<80\%$预计值	在上一级治疗的基础上,规律应用一种或多种长效支气管扩张药,康复治疗
Ⅲ级(重度)	$FEV_1/FVC<70\%$,$30\%\leqslant FEV_1<50\%$预计值	在上一级治疗的基础上,反复急性发作,可吸入糖皮质激素
Ⅳ级(极重度)	$FEV_1/FVC<70\%$,$FEV_1<30\%$预计值或$30\%\leqslant FEV_1<50\%$预计值,伴有慢性呼吸衰竭	在上一级治疗的基础上,如有呼吸衰竭、长期氧疗,可考虑外科治疗

(二)急性加重期的治疗

(1)重症患者应测动脉血气,如果pH失代偿,说明患者的病情是近期内加重,肾脏还未来得及代偿。应当详细了解过去急性加重的诱因、频率和治疗情况,稳定期和加重期的血气情况,以作为此次治疗的参考。

(2)去除诱因。COPD急性加重的诱因常见的有呼吸道感染(病毒或细菌)、空气污染,其他如使用镇静药、吸氧浓度过高或其他并发症,也可使病情加重,其中吸氧浓度过高,可抑制呼吸,$PaCO_2$上升,以致发生神志障碍,甚为常见,必须仔细询问病史,当$PaCO_2$在12.0 kPa(90 mmHg)以上,又有吸氧史,常常提示吸氧浓度过高,应采用控制性给氧。肺源性心脏病患者因使用利尿药或皮质激素,均容易造成低钾、低氯性代谢性碱中毒,代谢性碱中毒可抑制呼吸,脑血管收缩和氧解离曲线左移,加重缺氧,去除诱因后,病情自然会有所好转。其他肺炎、肺血栓栓塞、左心衰竭、自发性气胸等所产生的症状也很类似COPD急性加重,必须仔细鉴别,予以相应的治疗。

(3)低流量氧吸入,每分钟氧流量不大于2 L,氧疗的目标是保持PaO_2在8.0~10.0 kPa(60~75 mmHg),或$SaO_2$90%~92%,吸氧后30~60 min应再测血气,如果PaO_2上升且pH

下降不明显,或病情好转,说明给氧适当,如果 $PaO_2 > 10.0$ kPa(75 mmHg),就有可能加重二氧化碳潴留和酸中毒。

(4)重症患者可经雾化器吸入支气管舒张药,0.025%溴化异丙托品水溶液 2 mL(0.5 mg)加生理盐水 1 mL 和(或)0.5%沙丁胺醇 0.5 mL 加生理盐水 2 mL 吸入,4~6 h 一次,雾化器的气源应使用压缩空气,而避免用氧气,因使用雾化器时,气源的流量近 5~7 L/min,可使 $PaCO_2$ 急剧升高,但在用雾化器时,应同时给予低流量氧吸入。在急性加重期也可联合糖皮质激素和 β_2 受体激动药治疗,或短效支气管舒张药,加用噻托溴铵。

(5)酌情静脉滴注氨茶碱 500~750 mg/d,速度宜慢,在可能条件下应动态监测氨茶碱血清浓度,使其保持在 10~15 mg/L(10~15 μg/mL)。

(6)应用广谱抗生素和祛痰药。

(7)如无糖尿病、溃疡、高血压等禁忌证,可口服泼尼松 30~40 mg/d,或静脉滴注其他相当剂量的糖皮质激素,共 7~10 d。延长疗程并不会增加疗效,反而增加不良反应。

(8)如有肺源性心脏病心力衰竭体征,可适当应用利尿药。

(9)机械通气治疗。目的是通过机械通气,支持生命,降低病死率,缓解症状,同时争取时间,通过药物等其他治疗使病情得到逆转。机械通气包括有创或无创,近年来通过随机对照研究,证明无创通气治疗急性呼吸衰竭的成功率,能达 80%~85%,能够降低 $PaCO_2$,改善呼吸性酸中毒,减少呼吸频率和呼吸困难,缩短住院时间,因为减少了插管有创通气,避免了并发症,也就降低了病死率,但无创通气并非适合所有患者,其适应证和禁忌证见表 3-8。有创性机械通气的适应证见表 3-9。

机械通气的目标是使 PaO_2 维持在 8.0~10.0 kPa(60~75 mmHg),或 SaO_2 90%~92%,$PaCO_2$ 也不必降至正常范围,而是使其恢复至稳定期水平,pH 保持正常即可,如果要使 $PaCO_2$ 降至正常,则会增加脱机的困难,同时 $PaCO_2$ 下降过快,肾脏没有足够的时间代偿,排出体内过多的 HCO_3^- 由呼吸性酸中毒转为代谢性碱中毒,对机体极为不利。

表 3-8 无创性正压通气在 COPD 加重期的应用指征

适应证(至少符合其中两项)
中至重度呼吸困难,伴辅助呼吸肌参与呼吸并出现胸腹矛盾呼吸运动
中至重度酸中毒(pH 7.30~7.35)和高碳酸血症[$PaCO_2$ 6.0~8.0 kPa(45~60 mmHg)]
呼吸频率>25/min
禁忌证(符合下列条件之一)
呼吸抑制或停止
心血管系统功能不稳定(低血压,心律失常,心肌梗死)
嗜睡、意识障碍或不合作者
易误吸者(吞咽反射异常,严重上消化道出血)
痰液黏稠或有大量气道分泌物
近期曾行面部或胃食管手术
头面部外伤,固有的鼻咽部异常
极度肥胖
严重的胃肠胀气

表 3-9　有创性机械通气在 COPD 加重期的应用指征

严重呼吸困难,辅助呼吸肌参与呼吸,并出现胸腹矛盾呼吸运动
呼吸频率>35/min
危及生命的低氧血症[PaO_2<5.3 kPa(40 mmHg)或 PaO_2/FiO_2<26.7 kPa(200 mmHg)]
严重的呼吸性酸中毒(pH<7.25)及高碳酸血症
呼吸抑制或停止
嗜睡、意识障碍
严重心血管系统并发症(低血压、休克、心力衰竭)
其他并发症(代谢紊乱、脓毒血症、肺炎、肺血栓栓塞、气压伤、大量胸腔积液)
无创性正压通气治疗失败或存在无创性正压通气的使用禁忌证

(10)呼吸兴奋药。COPD 呼吸衰竭急性加重期患者,是否应使用呼吸兴奋药,尚有不同意见,呼吸衰竭患者大多有呼吸中枢兴奋性增高,对这类患者使用呼吸兴奋药,徒然增加全身的氧耗,弊多利少。

(三)预后

影响预后的因素很多,但据观察,与预后关系最为密切的是患者的年龄与初始 FEV_1 值,年龄愈大、初始 FEV_1 值愈低,则预后愈差,长期家庭氧疗已被证明可改善预后。COPD 的预后,在个体间的差异较大,因此对一个具体患者,预言其生存时间的长短是不明智的。

(冯兆田)

第四章 心内科疾病

第一节 冠状动脉粥样硬化性心脏病

一、概述

冠状动脉粥样硬化性心脏病(CHD)的简称为冠心病,是一种最常见的心脏病。年龄是其重要的发病因素之一,所以是老年人心血管病中常见的致残及死亡原因,其中以冠状动脉粥样硬化最为常见。动脉硬化可导致血管狭窄或阻塞,造成心肌缺血、缺氧或坏死,进而引发的心脏病通常称为"冠心病",其他如栓塞、炎症、痉挛亦可成为冠状动脉病变的原因。世界卫生组织将冠心病分为无症状性心肌缺血(隐匿型冠心病)、心绞痛、心肌梗死、缺血性心力衰竭(缺血性心肌病)和猝死5种临床类型。年龄是冠心病的独立危险因素,由于老年人群生理和病理生理的特殊性、药物代谢及相互作用的不良反应等,且老年人群基础合并症较多,因此在风险评估和治疗策略选择方面与青壮年有很大的差异。

(一)老龄对心血管系统的影响

1.老龄过程的血管结构及功能变化

增龄是血管病变主要影响因素。随着年龄的增长,大动脉延长、迂曲、血管腔扩大、管壁增厚,动脉壁厚度增加成为动脉硬化的危险因素。健康老年人血管内皮相对完整,但内皮细胞形态不规则,细胞厚度增加,血管平滑肌细胞迁移和(或)增生,伴有粒细胞和巨噬细胞异常增多。

血管功能变化主要是扩张性受损,主动脉及分支缓冲功能改变,动脉分支中弹力型血管较肌肉型血管变化更为明显,脉搏波速度增加,表现为收缩压升高、脉压增大、血管壁弹性减低及僵硬度增加。无明显动脉硬化的人群血管僵硬度也会增加,说明僵硬度可能与动脉硬化无关。

血管僵硬度增加不仅与血管结构变化(如胶原增加、弹力蛋白减少、断裂、钙化)有关,还受体液和内皮调节对血管平滑肌张力影响。不同部位的血管床(包括冠状动脉血管床),内皮通透性增加、对乙酰胆碱反应降低、NO释放减少,从而引起血管收缩。这些变化可见于血压正常且无动脉硬化的老年人,但在有动脉硬化的老年人中更为多见。与单纯老龄血管变化不同,动脉硬化血管僵硬度更高,可见血管局灶性病变、狭窄,最终出现斑块破裂。血管老化与动脉硬化过程中的生物化学变化相似。血管老化是动脉硬化疾病的前驱表现,而动脉硬化可加速血管老化。但两者发生原因不同,许多老龄相关血管变化显著的老年人并不发展成明显的局灶性动脉硬化病变。尽管目前公认，随着年龄的增长，冠心病的发生是难以避免的，然而尸检也发现90余岁人群中有40%未发现堵塞性冠状动脉疾病。老龄化相关血管变化会影响全身血流动力学改变，总外周血管阻力增加，导致收缩压增加、脉压增大，进一步刺激血管壁变厚、硬化，形成恶性循环。研究显示，脉压增大是发生心血管病事件的独立危险因素。年龄越高，脉压增加幅度越大，其中老年女性更为显著。

在人体的动脉内皮中，平滑肌细胞促炎症表型变化促进了机体老化，而该血管炎症机制又与血管内皮凋亡、免疫系统血管间质重构及代谢改变等相互关联，这一系列复杂的生物学现象称为"血管老化"。血管老化是年龄相关的血管疾病，是某些疾病（如动脉硬化、阿尔茨海默病）的特征。"健康"老年人机体各器官系统也存在细胞因子不平衡状态，循环促炎细胞因子水平也增加，而促炎细胞因子水平与老年人发病率及死亡率密切相关。老龄过程中血管壁可产生促炎微环境，改变循环及内分泌系统（如肾素-血管紧张素-醛固酮系统、免疫系统）间互相调节关系，这种与老化相关促炎机制促进血管炎症发生。目前研究也发现除炎症外，基因、端粒酶、自由基等与老化相关的多种学说还有待进一步研究。

2.老龄过程的心脏结构及功能变化

老龄过程心脏发生一系列重要变化，与增龄伴随出现的心脏病三联症——左心室肥厚、心力衰竭、心房颤动发生率增高关系密切。无明显心血管病的健康老年人随年龄增加（50～90岁），心脏收缩、舒张功能下降，高龄老年人（≥90岁）心脏收缩、舒张功能异常可能是发生心力衰竭（HF）的原因之一。由于随年龄增加心肌舒张和顺应性下降，左心室充盈受损，左心室压力-容量关系改变，心室容量轻度增加可导致舒张压明显增加，心室充盈异常，左心房、肺静脉、肺毛细血管压力增加，因此老年人易发肺充血和HF。60岁以下"舒张性"HF发生率<10%，75岁后可超过50%。

（二）老年冠心病的临床特点

老年冠心病患者由于其老龄而具有特殊的临床特点。

（1）老年冠心病患者常合并多种疾病，单纯冠心病的患者少见，如合并糖尿病、脑血管疾病等，有些老年患者由于老化，伴有听力下降，反应迟钝，理解力、表达力下降，甚至老年痴呆等症状，常常主诉多种临床症状，似是而非，如全身不舒服、腹痛、疲劳、惶恐或者忧郁，难以辨别，沟通困难，这些症状经常被单纯误解为老化。尤其是合并其他系统肿瘤及需要手术的外科病，在老年人手术风险评估中，冠心病及病变程度、稳定度成为评估的重要内容及要点。

（2）老年患者痛阈增高，对于心肌缺血的反应迟钝，较少表现为"典型的胸痛"。此外还有研究发现：年龄>70岁的冠心病患者，在心电图出现心肌缺血改变后，出现心绞痛症状的时间是普通患者的2倍，因而推迟了他们的就诊时间。

（3）老年人由于其年龄因素，即便没有任何疾病其预期寿命亦有限，患者年龄越大越是如此，因此，家庭成员对于老年患者的治疗相对保守，期望值低，对介入治疗或冠状动脉旁路移植等有创治疗手段普遍接受程度较低。

正因如此，老年冠心病患者常常出现诊治延迟的情况，全球急性冠状动脉事件注册研究显示：症状不典型的患者接受恰当的药物治疗和（或）介入治疗的可能性更小，并且再住院率和死亡风险更高。有研究显示年龄>65岁的急性心肌梗死患者中，超过2/3的患者不能在发病6 h内到达急诊室。

二、急性心肌梗死

急性心肌梗死(AMI)是在冠状动脉病变的基础上,发生冠状动脉血流供给急剧减少或中断,对应心肌严重而持久地急性缺血导致心肌坏死的疾病。临床表现有持久的胸骨后剧烈疼痛、发热、血白细胞计数和血清心肌坏死标记物增高以及心电图进行性改变;可发生心律失常、休克或心力衰竭,属冠心病的严重类型。AMI 的常见诱因有过度疲劳、情绪激动、饱餐、睡眠差或用力排便等。

(一)临床症状

老年人 AMI 的临床表现及体征往往不典型或不明显,有些以上腹部不适、恶心、呕吐、食欲差等消化道症状为突出表现,严重患者甚至以意识丧失、休克或急性左心衰竭为首发症状。

1.疼痛

部位仍以心前区为主,但疼痛程度、性质、持续时间有的可能较短,而有的可持续 1～2 h 甚至迁延数天,其间往往有间歇性发作。具有心肌梗死典型症状的患者死亡率较低,可能与其及时就诊有关。

2.消化道症状

以消化道症状为主要表现者约占 30%,突出表现为上腹痛、恶心、呕吐,少数出现肠麻痹、消化道出血,甚至出现上腹部饥饿样疼痛,容易误诊为急腹症,可能是心肌膈面心肌梗死后刺激膈神经而出现牵涉痛,此类型在老年患者中并不少见。

3.充血性心力衰竭

以心力衰竭为首发症状的患者约占 20%,而＞70 岁老年人以心力衰竭为主要表现的可达74%。除非有明显的病因,老年人突然发作的严重呼吸困难,似哮喘样发作,均应考虑心肌梗死的征兆。反复出现端坐呼吸或夜间阵发性呼吸困难,有可能是 AMI 的唯一表现。以上述症状为首发症状的患者,其死亡率明显增加。

4.休克

休克型 AMI 往往为大面积心肌梗死,乳头肌断裂、室间隔穿孔及心室游离壁破裂所致,此型患者常伴有心律失常发生,易引起各种急性脑缺血症状,出现晕厥或一过性意识丧失、短暂昏迷、抽搐等,亦可发展为脑卒中。

5.脑循环障碍

以脑循环障碍为首发症状的患者占无痛性心肌梗死发病的 13.2%～23%,老年患者可达40%。其中脑卒中的发生率可达 24%,脑部症状与心脏症状可同时或先后出现,两者并存者其预后更差,病死率可达 23.8%。

6.心脏性猝死

老年 AMI 患者中约有 8%出现猝死,有报道其比例更高。应引起注意的是,在看起来完全健康的老年人突发冠状动脉阻塞时引发的猝死并非少见,可能是突发致死性心律失常或心脏破裂等。

(二)诊断和鉴别诊断

1.诊断

老年人特别是高龄老年人心肌梗死的临床诊断有一定的困难,同成年人一样凭借典型的临床表现、心电图的变化、心肌酶谱的动态变化,是能做出正确诊断的。但高龄老年人其临床症状极不典型,且有时老人和家属均不能描述确切的发病时间,心肌酶谱难以提供符合心肌梗死诊断的变化。老年人心肌梗死范围小,更易发生急性非 ST 段抬高型心肌梗死(NSTEMI),这使其心电图变化亦不典型(也因老年人和家属不能及时发现和就诊所致)。通常将三者综合分析后作出诊断,症状不典型者密切观察早期心电图和心肌酶的动态变化,心电图不典型者应重视心肌酶变化和临床表现,老年人 AMI 的肌酸磷酸激酶(CPK)峰值低,更应强调 CPK-MB 在 CPK 中所占的比例,若 CPK 正常时,CPK-MB>8%时,应结合临床和心电图考虑诊断为 AMI。如测定肌钙蛋白 I(cTnI)和(或)hs-cTnI 连续动态监测更为准确,易于做出诊断。

2.鉴别诊断

因老年人多病共存的特点,在做出 AMI 的诊断时,还应与急性肺动脉栓塞、主动脉夹层分离、急腹症、食管裂孔疝等老年人常见疾病相鉴别。

(三)治疗

1.一般治疗

老年患者 AMI 一旦诊断明确,应即刻进入监护病房,更应注重特别护理。在早期均应吸氧,使氧饱和度>90%,加速氧气向缺氧心肌的弥散。镇痛镇静治疗十分必要,老年患者可选用哌替啶 25～50 mg 静脉注射,必要时 1～2 h 后重复使用,亦可应用苯二氮䓬类药物镇静治疗。发病第一周须绝对卧床休息,定时翻身,注意按摩肢体,预防静脉血栓形成,进食要清淡,保持大便通畅。第 2 周可在床上做四肢活动,自己翻身,第 3～4 周可下床进食,床旁大小便。

2.再灌注疗法

再灌注疗法是一种积极的治疗措施,可直接改善冠状动脉供血、挽救濒死心肌、缩小梗死范围,有利于梗死后心肌重构。

溶栓疗法:大规模的临床试验已证实溶栓治疗是行之有效的再灌注方法,但由于受老年患者存在共病、病情危重、心电图及临床症状不典型、就诊时间晚等条件限制,加之老年人溶栓致颅内出血的危险增加,致使老年 AMI 患者应用溶栓药物比例减少。因此以往的心肌梗死指南中,年龄大于 75 岁为溶栓禁忌。而后于 19 世纪 80 年代末期,全球最大的两组溶栓试验中则无年龄上限。两组试验分别纳入约 1 300 例和 1 400 例年龄>75 岁的患者,其中一组与对照组比较,5 周的心血管死亡率明显下降。在 GUSTO-I 研究中,年龄≥75 岁与<70 岁患者溶栓后获得 TIMI 3 级的血流大致相似(37% vs 38%,P=0.593)。1992 年美国溶栓年会将年龄限制放宽至 75 岁以上。我国的 2010 年版指南中在溶栓治疗适合人群上适当予以放宽,建议>75 岁患者应首选经皮冠状动脉介入治疗(PCI),但溶栓治疗并非禁忌。老年人在发病 6 h 内就诊较中青年人少,晚期溶栓(24 h 内)能使更多的老年患者得到溶栓治疗,并从中获益。

老年人溶栓除应严格掌握适应证和禁忌证外,必须考虑溶栓药物和辅助药物的选择和用量问题。因此指南建议谨慎选择并酌情减少溶栓药物的剂量,密切关注其出血并发症。高龄、低体质量、女性、既往有脑血管病病史,入院时收缩压和舒张压升高是颅内出血的明显预测因子。一旦发生头晕、头痛、肢体麻木、无力、意识障碍、喷射性呕吐等症状,应立即停止溶栓及抗血小板、抗凝治疗,行急诊头部 CT 检查以排除颅内出血。监测凝血指标和血小板,必要时给予逆转溶栓、抗凝和抗血小板药物。

PCI 应用已进入成熟阶段,因此急诊 PCI 似乎更为合理。急诊 PCI 比溶栓疗法效果好,发生脑出血危险性小,老年人应用更加安全,所以 PCI 治疗为首选。我国 2010 年版指南建议:老年急性 STEMI 的再灌注策略应与非老年患者相似,应在再灌注窗内积极寻求再灌注治疗。对于年龄≥75岁应用已进入成熟阶段,因此急诊 PCI 似乎更为合理。急诊 PCI 比溶栓疗法效果好,发生脑出血危险性小,老年人应用更加安全,所以 PCI 治疗为首选。我国 2010 年版指南建议:老年急性 STEMI 的再灌注策略应与非老年患者相似,应在灌注窗内积极寻求再灌注治疗。对于≥75岁的老年 STEMI 患者,如既往心功能状态好,适宜血管重建并同意介入治疗,可行直接 PCI(Ⅱa,B);年龄≥75岁,发病 36 h 内已接受溶栓治疗的心源性休克,适合进行血管重建的患者,也可行溶栓后紧急 PCI。而对于老年 NSTEMI,包括不稳定型心绞痛(UA)的患者,相关指南未作出明确规定,但年龄≥65岁是其临床危险评分因素之一。2011 年 ACC/AHA 对 UA/NSTEMI的治疗指南建议与我国的指南相符:对于反复心绞痛、心律失常及血流动力学障碍的患者,如无严重合并症及禁忌证的情况,应尽早行冠状动脉造影及介入治疗(Ⅰ,B);对于临床事件高风险者,尽管病情稳定,也应尽早行冠状动脉造影及介入治疗(Ⅰ,A)。总之,在 PCI 策略的整体获益强度方面,老年与非老年相比至少相当,甚至有可能获益更大。

对比剂诱导的急性肾损伤,又名对比剂肾病(CIN),是指应用对比剂 24～72 h 后血清肌酐(Scr)水平较原有基础升高>25%或绝对值升高>44.2 μmol/L 以上,并排除其他影响肾功能的原因。老年人作为一特殊群体,鉴于其增龄性肾功能减退,肾脏储备及代偿功能较中青年人群差。在 CIN 风险评分量表中,年龄>75岁是一项重要的评分指标,故老年冠心病患者是发生 CIN 的高危人群。其风险因素包括:肾小管分泌和浓缩能力及肾脏血流量随增龄下降,冠状动脉病变复杂严重,需使用更多对比剂,合并症多,因此 2010 年专家共识建议对老年患者应权衡介入治疗与其他治疗方式的利弊,确定 PCI 策略的必要性。术前评估肾功能状况,操作前积极水化治疗[术前 12 h 至术后 6～24 h 给予等渗盐水 1～1.5 mL/(kg·h)],尽量选择等渗或低渗对比剂,最大剂量不宜超过 150 mL。值得注意的是,国内有学者回顾分析 668 例经 PCI 治疗的60岁以上冠心病患者的资料,其 CIN 发病率为 16.1%,并总结了一套国人 60 岁以上冠心病患者行 PCI 前评估发生 CIN 风险的评分系统,有待临床推广应用。

3.抗凝和抗血小板治疗

抗凝治疗对于老年 AMI 患者依然是一个重要的手段,但高龄又是抗凝治疗引发出血的独立危险因素。2010 年我国指南建议年龄≥75岁者,低分子肝素不用静脉负荷量,直接给予日常剂量,最长使用8 d。OASIS-5 研究显示,抗凝对于 65 岁以上患者出血发生率显著高于 65 岁以下患者,但是与依诺肝素相比,磺达肝癸纳(Ⅹa因子抑制剂)出血风险更低,且无肾功能受损的老年患者(≥75岁)无须调整剂量(2.5 mg,每天 1 次,皮下注射)。

抗血小板治疗无论是 AMI 早期乃至预防梗死再次发作或作为 PCI 后的维持治疗都是不可或缺的策略。2009 年中国专家共识中指出,尽管年龄是出血的独立危险因素,但临床的研究结果显示,65 岁以上的老年 ACS 患者依然可以从阿司匹林和氯吡格雷治疗中获益,且老年患者的绝对和相对获益,均比非老年者更为显著,故年龄不应成为应用抗血小板治疗的障碍,老年 AMI 患者也应接受规范化治疗,在长期应用上述药物时也无须调整剂量。由于老年患者消化道出血等风险可能性增大,共识建议阿司匹林剂量不大于 100 mg/d,ACS 急性期抗血小板药物的首次负荷量可酌情减少或不用。

4.抗心肌缺血药物的应用

虽然溶栓、介入、抗栓疗法极大地改善和促进了 AMI 患者再灌注、血运重建、心室重构等,但硝酸酯类、β-受体阻滞剂、ACEI、ARB 等药物仍是老年 AMI 患者治疗的基石。由于患者年龄大、基础病变多等特点,应遵照循证医学的证据,采取谨慎合理选择或酌情减少剂量的方法来实施个体化治疗。

(四)预后

在 AMI 患者中,老年患者病死率明显高于中青年,且随年龄增长而上升,占死亡率的60%～80%。老年 AMI 的死亡原因以泵衰竭多见(54%),心脏破裂次之(21%),部分患者也可以以感染、消化道出血、脑血管事件、肾衰竭和肿瘤等心外因素为主。

三、心绞痛

(一)慢性稳定型心绞痛

稳定型心绞痛是在冠状动脉狭窄的基础上,由于心肌负荷的增加引起心肌急剧的、暂时的缺血缺氧的临床综合征。其特点为阵发性的前胸压榨性疼痛,主要位于胸骨后,可放射至心前区和左上肢尺侧,持续数分钟,休息或含服硝酸甘油后消失。慢性稳定型心绞痛是指心绞痛发作的程度、频度、性质及诱发因素在数周内无显著变化的患者。慢性稳定型心绞痛是老年冠心病最常见的临床类型,其常见病因仍多是冠状动脉粥样硬化或痉挛,但是,非冠状动脉因素所致心肌缺血,如老年主动脉瓣狭窄、严重贫血等也可为老年心绞痛的病因。心绞痛严重程度的分级参照加拿大心血管学会(CCS)心绞痛严重度分级(表 4-1)。

表 4-1 加拿大心血管学会(CCS)心绞痛严重度分级

Ⅰ级	一般体力活动不引起心绞痛,例如行走和上楼,但紧张、快速或持续用力可引起心绞痛的发作
Ⅱ级	日常体力活动稍受限制,快步行走或上楼、登高、饭后行走或上楼、寒冷或风中行走、情绪激动可发作心绞痛或仅在睡醒后数小时内发作。在正常情况下以一般速度平地步行 200 m 以上或登一层以上的楼梯受限
Ⅲ级	日常体力活动明显受限,在正常情况下以一般速度平地步行 100～200 m 或登一层楼梯时可发作心绞痛
Ⅳ级	轻微活动或休息时即可以出现心绞痛症状

1.临床特点

与老年 AMI 临床特点相同,其症状常不典型,老年患者疼痛部位不典型发生率35.4%,明显高于中青年11%,疼痛部位可以在牙齿与上腹部之间的任何部位,尤其是老年患者更易合并其他症状而误诊为其他疾病,如食欲缺乏、疲倦、胃部灼热感、出汗等。但是,老年患者一般病史较长,详细询问病史有助于疾病的诊断,并且需要与消化道疾病、肺病、颈椎病等进行鉴别诊断。

2.诊断

(1)心电图:心绞痛发作时的心电图对诊断很有帮助,ST-T 的变化有助于心肌缺血的诊断。老年人因高龄多合并其他器官功能不全、运动不便,不适合进行运动负荷试验,而动态心电图进行长时间的监测,有利于老年患者心绞痛的诊断。

(2)超声心动图:超声心动图存在室壁节段运动和老年性瓣膜改变,如重度主动脉瓣狭窄,也有助于老年患者心绞痛的诊断。

(3)核素心肌灌注扫描:为协助诊断 CHD 的检查之一,其优势包括可以评估心肌缺血风险及陈旧梗死面积、评估左心室射血分数、准确定位心肌缺血区域,缺点为费时费力且价格较高。其敏感性为89%,特异性为75%。

(4)CT 冠状动脉造影:CT 冠状动脉造影为显示冠状动脉病变及形态的无创检查方法,有较高阴性预测价值。若 CT 冠状动脉造影未见狭窄病变,一般可不进行有创检查。但 CT 冠状动脉造影对狭窄病变及程度的判断仍有一定限度,特别是当钙化存在时会显著影响狭窄程度的判断,而钙化在老年冠心病患者中相当普遍,因此,仅能作为参考。

(5)冠状动脉造影:冠状动脉造影虽然为有创检查,但仍然是用来诊断冠状动脉解剖异常及动脉粥样硬化程度的金标准。如果条件允许且后续的血运重建术可以实行则应行冠状动脉造影。2007中国慢性稳定型心绞痛诊断与治疗指南强调冠状动脉造影对于糖尿病、>65岁老年患者、>55岁女性胸痛患者临床价值更大,因此,老年患者如无禁忌,应重视冠状动脉造影在临床上的应用。

3.治疗

(1)药物治疗:药物治疗是慢性稳定型心绞痛治疗的主要措施,改善缺血、缓解症状和改善远期预后是主要原则。2007年中国慢性稳定型心绞痛诊断与治疗指南将治疗心绞痛的药物分为两大类型:缓解症状的药物和改善预后的药物。

缓解症状的药物:主要包括三类,即硝酸酯类药物、β受体阻滞剂和CCB,其中β受体阻滞剂兼有减轻症状及改善预后两方面的作用。①硝酸酯类:硝酸酯类药为内皮依赖性血管扩张剂,能减少心肌需氧和改善心肌灌注,从而改善心绞痛症状。舌下含服或喷雾用硝酸甘油仅作为心绞痛发作时缓解症状用药,也可在运动前数分钟使用,以减少或避免心绞痛发作。长效硝酸酯制剂用于减低心绞痛发作的频率和程度,并可能增加运动耐量。长效硝酸酯类不适宜用于心绞痛急性发作的治疗,而适宜用于慢性长期治疗。对由老年严重主动脉瓣狭窄或肥厚型梗阻性心肌病引起的心绞痛,不宜用硝酸酯制剂。②CCB:CCB通过改善冠状动脉血流和减少心肌耗氧起缓解心绞痛作用,对变异型心绞痛或以冠状动脉痉挛为主的心绞痛,钙通道阻滞剂是一线药物。地尔硫䓬和维拉帕米能减慢房室传导,常用于伴有心房颤动或心房扑动的心绞痛患者,这两种药不应用于已有严重心动过缓、高度房室传导阻滞和病态窦房结综合征的患者。老年稳定型心绞痛常合并心力衰竭可选择氨氯地平或非洛地平。③曲美他嗪:通过调节心肌能源底物,抑制脂肪酸氧化,优化心肌能量代谢,改善心肌缺血及左心功能,缓解心绞痛。④尼可地尔:是一种钾通道开放剂,与硝酸酯类制剂具有相似药理特性,对稳定型心绞痛治疗可能有效。⑤流感疫苗:2013年ESC冠心病指南建议慢性稳定型心绞痛的老年患者每年至少接种流感疫苗一次。

改善预后的药物:主要包括阿司匹林、氯吡格雷、β受体阻滞剂等。①阿司匹林:所有患者只要没有禁忌证都应该服用。随机对照研究证实了慢性稳定型心绞痛患者服用阿司匹林可降低心肌梗死、脑卒中或心血管死亡的风险。阿司匹林的最佳剂量范围为75～150 mg/d。其主要不良反应为胃肠道出血或对阿司匹林过敏。不能耐受阿司匹林的患者,可改用氯吡格雷作为替代治疗。②氯吡格雷:主要用于支架置入以后及对阿司匹林有禁忌证的患者。③β受体阻滞剂:推荐使用无内在拟交感活性的β受体阻滞剂,如美托洛尔、比索洛尔等。β受体阻滞剂的使用剂量应个体化,从较小剂量开始,逐渐增加剂量,以能缓解症状、静息心率不低于50次/分钟为宜。对不能耐受β受体阻滞剂或心率控制不佳的患者近来推荐使用依伐布雷定,可选择性抑制窦房结起搏电流,减低心率和心肌耗氧量,而对心肌收缩和血压无影响。

(2)调脂治疗:从总胆固醇(TC)<4.68 mmol/L开始,TC水平与发生冠心病事件呈连续的分级关系,最重要的危险因素是低密度脂蛋白胆固醇(LDL-C)。他汀类药物治疗还有延缓斑块进展,稳定斑块、抗炎、免疫抑制等多效性作用。冠心病患者控制LDL-C的目标值应<2.60 mmol/L(100 mg/dL)。为达到更好的调脂效果,在他汀类治疗基础上,可加用胆固醇吸收抑制剂依扎麦布。对于老年患者,在应用他汀类药物时,应严密监测谷丙转氨酶及肌酸激酶等生化指标,及时发现药物可能引起的肝脏损害和肌病。

（3）血管紧张素转换酶抑制剂（ACEI）：在稳定型心绞痛患者中,合并糖尿病、心力衰竭或左心室收缩功能不全的高危患者应该使用 ACEI。所有冠心病患者均能从 ACEI 治疗中获益,但低危患者获益可能较小。

（4）血运重建。①PCI：是慢性稳定型冠心病的有效治疗措施,其死亡风险＜5％,首选推荐第二代药物洗脱支架（DES）,可减少支架内血栓发生率。建议置入新一代 DES 的患者维持 6～12 个月的双联抗血小板治疗,对于高出血风险等特殊情况的患者 1～3 个月双抗也是可行的。血流储备分数（FFR）＞0.8 的患者,首选药物治疗,不推荐血运重建,FFR≤0.8 的患者可从 PCI 联合最佳药物治疗上获益。②冠状动脉旁路移植术（CABG）：内乳动脉桥明显优于静脉桥,能提高患者的存活率。双支内乳动脉移置获益更大,尤其是糖尿病患者。桡动脉已被作为第二移植动脉。③血运重建的一般原则：于慢性稳定型心绞痛患者血运重建应根据患者冠状动脉的解剖情况、缺血程度、症状、获益以及预后进行评价,优先考虑血运重建的临床情况包括以下 5 条。合理药物治疗难以控制的心绞痛；心肌梗死后心绞痛；左心功能不全；多支血管病和大范围心肌缺血（＞10％）；左主干狭窄＞50％。由于 CABG 术中及术后并发症发生率高,且该类患者常多病共存,手术耐受性差,故老年慢性稳定型心绞痛患者在临床中更易优选 PCI 治疗。

（二）不稳定型心绞痛

其临床特点和治疗特点与急性 NSTEMI 相类似,指南中多将其合并推荐统称为非 ST 段抬高型急性冠状动脉综合征（NSTE-ACS）。此类患者不宜溶栓,而以抗凝和抗血小板治疗为主。

（何玉强）

第二节 心脏瓣膜病

心脏瓣膜病是我国常见的一种心脏病,常导致单个或多个瓣膜急性或慢性狭窄和（或）关闭不全,其中以风湿热导致的瓣膜损害最为常见。老年性心脏瓣膜病是由于多种原因引起的单个或多个瓣膜结构或功能异常,造成瓣膜狭窄和（或）关闭不全,心脏血流动力学改变,最终导致一系列临床综合征。主要包括以下几种类型：老年退行性心脏瓣膜病（SDHVD）；延续至老年的心脏瓣膜病,如风湿性心脏瓣膜病；其他原因所致的心脏瓣膜损伤,如瓣膜先天畸形、缺血、感染、创伤等。其中,老年退行性心脏瓣膜病为老年人所特有,也是本章节介绍的重点。

老年退行性心脏瓣膜病是指随着年龄的增长,原本正常或轻度异常的心脏瓣膜,其结缔组织发生退行性病变及纤维化,使瓣膜增厚、变硬、变形及钙盐沉积,导致瓣膜狭窄和（或）闭锁不全。临床上以主动脉瓣及二尖瓣最常受累。心脏瓣膜的退行性变主要有 3 种形式：钙化、硬化和黏液性变。在 SDHVD 中最常见、最具有临床意义的是钙化性主动脉瓣狭窄（CAS）和二尖瓣环钙化（MAC）。因此,SDHVD 通常又称之为老年钙化性心脏瓣膜病,其起病隐匿,进展缓慢,引起瓣膜狭窄和（或）关闭不全多不严重,对血流动力学影响较小,常缺乏特异性临床表现,易发生漏诊和误诊；而一旦出现症状,常伴随严重心力衰竭、心律失常、晕厥甚至猝死,因而是一种严重威胁老年人健康的心脏"隐形杀手",应引起老年科临床医师的高度重视。

一、流行病学

SDHVD 的发病率随着年龄增长而增高。国外报道,小于 65 岁的人群中钙化性心脏瓣膜病的发生率仅 20%,而 65 岁以上老年人的发病率则为上述年龄组的 3～4 倍。国内报道老年钙化性心脏瓣膜病的发病率在 60 岁以上者为 8.62%。SDHVD 存在性别差异,主动脉瓣钙化者男女比例为 4∶1,二尖瓣环钙化者男女比例为 1∶4。

二、危险因素

SDHVD 的主要危险因素有以下几种。

(一)增龄

年龄与该病的关系最为密切,且瓣膜钙化的程度随着增龄而加重,高龄者多瓣膜受累的发生率也明显增高。

(二)性别

主动脉瓣钙化多见于男性,而二尖瓣环钙化多见于女性。

(三)吸烟

吸烟能使本病危险性增加 35%。

(四)高血压

有高血压史者危险性增加 20%。可能与高血压易造成瓣环损伤引起组织变性,加速了钙化过程有关。

(五)遗传

钙化性主动脉瓣狭窄具有家族聚集性发病的特点。2005 年 Garg 等在 Nature 上报道了两个患者群体存在 NOTCH1 基因突变,其瓣膜发生严重异常钙化。此外,apoE 缺失小鼠可发生主动脉瓣的硬化,异常钙化部位的成骨相关标记物呈阳性。

(六)骨质脱钙

骨质脱钙异位沉积于瓣膜及瓣环可能是导致本病发生的原因之一。二尖瓣环、主动脉瓣沉积的钙盐可能主要来源于椎骨脱钙。

(七)其他

如超重、高低密度脂蛋白胆固醇血症、糖尿病等。研究发现,代谢综合征与 SDHVD 存在着密切的关系,是瓣膜狭窄进展的独立预测因子及无事件生存的独立危险因素。

三、病理

主要表现为心脏瓣膜的内膜逐渐增厚,以主动脉瓣及二尖瓣为重。组织学上可见瓣膜的胶原纤维及弹力纤维增多,并可发生断裂、分解,弹力纤维染色不规则。钙化性主动脉瓣狭窄病变主要在瓣膜主动脉侧内膜下,表现为瓣膜不均匀增厚、硬化,无冠瓣最明显。钙化通常由主动脉面基底部逐渐向瓣膜游离缘扩展,钙化斑块轻者呈米粒状、针状,重者可填塞瓦氏窦。但瓣膜间一般不发生粘连、融合及固定。二尖瓣环钙化在二尖瓣后叶心室面及与其相应的左心室心内膜间,可沿瓣环形成"C"形钙化环,并可进一步累及左心房、左心室。通常瓣环钙化重于瓣叶。

光镜下瓣膜钙化可分为 5 级:0 级,镜下无钙盐沉积,伴或不伴瓣膜纤维结缔组织变性;Ⅰ级,局灶性细小粉尘状钙盐沉积;Ⅱ级,局灶性密集粗大粉尘状钙盐沉积或多灶性钙盐沉积;

Ⅲ级,弥漫性或多灶性密集粗大粉尘状钙盐沉积,部分融合成小片状;Ⅳ级,无定形钙斑形成。根据瓣膜僵直与钙化程度也可将其分为轻、中、重3度。轻度:瓣膜轻度增厚、变硬,局灶性点片状钙盐沉积;中度:瓣膜增厚、硬化,瓦氏窦有弥漫性斑点状或针状钙盐沉积,瓣环多呈灶性钙化;重度:瓣叶明显增厚,僵硬变形,或瓣叶间粘连,瓦氏窦内结节状钙盐沉积,瓣环区域钙化灶融合成"C"形,或钙化累及周围的心肌组织。

四、病理生理

由于瓣膜纤维层退行性变、钙盐沉积导致瓣环钙化、僵硬,也由于瓣叶的变形、腱索的松弛而出现瓣膜关闭不全和(或)狭窄。此外,由于可能并存的心肌硬化引起顺应性降低,心室压力、容量负荷增加而导致心脏尤其是左房、左室扩大,左房、左室压力升高,进一步引起肺静脉和肺动脉高压,最终可累及右心,导致血流动力学改变。但是由于心室的代偿,可使左室收缩末期与舒张末期容量长期保持在相对正常范围,这可能是老年钙化性心脏瓣膜病可长期保持无症状的主要原因。

五、发病机制

目前,SDHVD 的具体发病机制尚不清楚,可能是多种机制共同作用的结果。

(一)衰老变性学说

由于该病与增龄密切相关,而且随着年龄的增长,不仅是心脏瓣膜,其他器官组织也逐渐出现钙盐的沉积和纤维组织的变性,故推测该病可能是人体衰老过程一系列退行性变中的一个必然现象。

(二)血流动力学说

本病主要累及承受压力最高的左心瓣膜(主动脉瓣、二尖瓣),又以主动脉瓣的主动脉面和二尖瓣的心室面最明显;此外,高循环阻力如高血压状况下,瓣膜钙化的发生率增高;临床还发现,先天性主动脉瓣二瓣化者,瓣膜分别承受的压力高于正常三瓣所承受的压力,其主动脉瓣钙化发生的年龄提前,病情进展更快。以上证据均提示,心脏瓣膜及其支架长期受血流冲击、磨损、机械应力作用是促进其钙化的重要因素。

(三)钙磷代谢异常学说

原发性甲状旁腺功能亢进人群主动脉瓣钙化的发病率为46%,二尖瓣环钙化的发病率为39%,复合病变者发病率为25%,远高于甲状旁腺功能正常的人群。在慢性肾功能不全并经血液或腹膜透析的患者中,老年钙化性心脏瓣膜病的发病率较高。研究发现,这类患者常继发性甲状旁腺功能亢进,血液中钙和磷酸钙产物及甲状旁腺激素水平明显升高,常引起钙磷代谢异常。一方面血钙升高可促进心脏瓣膜钙化,同时甲状旁腺激素还可直接促进钙离子进入组织细胞,加重瓣膜的钙化。

(四)钙调节蛋白学说

近年来研究表明,在损伤的主动脉瓣中常有骨桥蛋白的持续表达,提示骨桥蛋白可能是异位组织钙盐沉着的促进因子,在钙化结晶过程中起骨架作用。此外,基质金属蛋白酶-2(MMP-2)、基质 Gla 蛋白(MGP)、黏胶蛋白/肌腱蛋白-C(TN-C)等也有一定的调节病变部位钙化的作用。

(五)脂质异常学说

SDHVD 在高脂血症尤其是高胆固醇血症患者中更易发生,在病变瓣膜的组织中可见脂质的异常沉积及吞噬脂质的泡沫细胞大量聚集,推测该病可能与脂质的异常沉积后引起瓣膜组织的变性、进一步导致钙盐沉积有关。此外,免疫组化研究发现,主动脉瓣损伤部位的脂质能与 ApoB、Apo(A)、ApoE、修饰性 LDL 抗体反应,说明脂蛋白在主动脉瓣的积聚也可能是主动脉瓣狭窄的原因之一。

(六)慢性炎症学说

研究表明,SDHVD 的病理进程与动脉粥样硬化相似,可能是一个慢性炎症过程,有细菌、衣原体等病原微生物参与,通过炎性细胞及细胞因子如肿瘤坏死因子-α(TNF-α)、转化生长因子-β(TGF-β)等,促进基质金属蛋白酶(MMP)的表达,启动瓣膜上的钙化过程,加重对心脏瓣膜的损伤。

六、临床表现

临床表现主要取决于瓣膜钙化的程度、部位以及心脏自身的代偿能力。SDHVD 具有如下临床特点:①起病隐匿,进展缓慢,引起瓣膜狭窄和(或)关闭不全多不严重,对血流动力学影响较小,可长期无明显症状,甚至终生呈亚临床状态;②主要发生在左心瓣膜常导致主动脉瓣钙化和二尖瓣环钙化,引起主动脉狭窄和二尖瓣关闭不全;③常同时合并其他心肺疾病,如高血压、冠心病、肺心病等,可掩盖本病的症状和体征,易发生漏诊和误诊;④如出现心绞痛、晕厥及心力衰竭等临床症状时,常表明病变严重。

(一)常见症状

1.胸闷、心悸、气短

可能系钙化的二尖瓣环增加乳头肌机械环的张力,或合并有冠状动脉钙化引起心肌缺血或冠状动脉痉挛、心功能不全、心律失常及精神因素等所致。

2.晕厥甚至猝死

晕厥常为主动脉瓣狭窄所致,严重者可发生猝死。晕厥和猝死还可能与室性心律失常、传导阻滞等有关。

3.心律失常

老年退行性心脏瓣膜病中约 80% 发生心律失常,常见的心律失常主要有:房性心律失常,以房性期前收缩,心房颤动、心房扑动最多见,偶有室上性心动过速;房室传导阻滞;病态窦房结综合征。

4.心功能不全

35%~50% 患者有充血性心力衰竭,心功能一般在 Ⅱ~Ⅲ 级。可能系由于瓣膜狭窄和(或)关闭不全引起心脏扩大,加之心律失常而影响心室收缩功能所致。

5.其他

部分老年患者可同时伴有右结肠血管病变,可引起下消化道出血。

(二)体征

老年钙化性心脏瓣膜病患者可以无异常体征。严重二尖瓣环钙化时,可听到舒张期杂音。研究发现,老年人心尖部如有舒张期杂音,其二尖瓣环钙化存在的可能性达 90%,且其病变严重程度显著重于仅有收缩期杂音的患者。主动脉瓣狭窄患者在主动脉瓣区可听到收缩期杂音,其最佳听诊部位在心尖部,多向腋下传导而不向颈部传导,呈轻至中度乐音样;一般无收缩早期喷射音。脉压正常或增宽。主动脉瓣区第二心音减弱或消失。若出现舒张期杂音则表明主动脉瓣钙化程度较重。

七、辅助检查

(一)心电图

可正常,亦可有 P-R 间期延长,左室肥厚,非特异性 ST-T 改变,心律失常如心房颤动、房室传导阻滞、束支阻滞、病态窦房结综合征等。有条件者可行心电图运动负荷试验(EET),有利于评估患者的症状和功能状态,尤其对日常无症状或不能明确者意义更大。

(二)超声心动图

经胸超声心动图可见二尖瓣瓣下回声增强,二尖瓣环钙化;主动脉瓣叶增厚,反射增强、钙化,瓣叶活动度减低,跨瓣压差增大,瓣口面积减小;左室乳头肌反射增强、钙化。超声心动图诊断该病的敏感性为 89.5%,特异性为 97.7%,现已成为该病的首选检查方法。经食管超声心动图诊断早期老年性主动脉瓣周钙化的敏感性显著高于经胸超声心动图,特异性接近;二者联合应用可进一步提高敏感性。

(三)胸部 X 线

可见升主动脉扩张、主动脉弓有条状钙化影。侧位像若见到二尖瓣环钙化,对于该病的诊断有重要意义。

(四)CT

对主动脉瓣和主动脉钙化有较高的敏感性和特异性。与传统的 64 层 CT 相比,双源 CT 瓣膜图像能准确显示瓣膜和主动脉壁的微小钙化,在瓣膜疾病的诊断上更具优势。CT 仿真内镜技术则可较好地显示瓣叶的整体情况。

(五)磁共振(MR)

无创 MRI 技术除可提供准确、可重复的瓣膜形态学信息外,还可提供瓣膜狭窄和反流程度、心室大小、心肌质量和心功能等参数。流速编码 MR 电影(velocity-encoded cine MR,VEC-MR)对心脏瓣膜病能够比多普勒超声更精确地进行定量评估,今后有可能应用于临床从而提高该病的诊断水平。

(六)核素心肌灌注显像

核素心肌灌注显像可观察心肌的血流灌注情况及心肌细胞的功能状态,具有简单、无创、安全、诊断准确性高等优点。运动或静态核素心肌灌注显像对于 SDHVD 的鉴别诊断有重要价值。

八、诊断

目前 SDHVD 尚缺乏统一的诊断标准,以下几点可供参考:①年龄 60 岁以上;②超声心动图有典型的瓣膜钙化或瓣环钙化,病变主要累及瓣环、瓣膜基底部和瓣体,而瓣尖和瓣叶交界处波及甚少;③X 线检查见瓣膜或瓣环的钙化影;④具有与瓣膜功能障碍相关的临床表现,如近期出现的心脏杂音、心功能不全或心律失常尤其是心房颤动或房室传导阻滞者,或有其他临床检查证据;⑤除外其他原因所致的瓣膜病变,如风湿性、梅毒性、乳头肌功能不全、腱索断裂以及感染性心内膜炎等;⑥无先天性结缔组织异常和钙磷代谢异常的病史。因此,老年患者若既往无心脏病病史,近期内出现心脏杂音、心功能不全或心律失常尤其是心房颤动或房室传导阻滞者应排除 SDHVD 可能。

九、鉴别诊断

SDHVD 应与以下心脏疾病相鉴别。

(一)风湿性心脏瓣膜病

主要侵犯二尖瓣叶,有瓣叶增厚,前后叶在舒张期呈同相运动。而退行性二尖瓣环钙化主要侵犯二尖瓣环,二尖瓣后叶活动正常,舒张期前、后叶仍呈反相运动。超声心动图容易鉴别。

(二)高血压性心脏病

高血压是 SDHVD 的易患因素之一,故高血压性心脏病可与退行性心脏瓣膜病同时存在。如果以左心室扩大为主或心电图上有左室肥厚劳损图形,常提示存在高血压性心脏病。

(三)冠心病

冠心病同样是 SDHVD 的易患因素之一,故 SDHVD 也可与冠心病并存。如果临床上有心绞痛和(或)心肌梗死发生,多提示冠心病。若仅表现为心律失常者,则多见于退行性心脏瓣膜病。必要时可行核素运动心肌灌注显像或冠状动脉造影相鉴别。

(四)扩张型心肌病

如果心脏显著扩大者应考虑合并有扩张型心肌病,可行核素静态心肌显像鉴别。

十、治疗

SDHVD 早期若无症状则无须治疗。若出现症状及体征时,则应给予相应处理。主要包括以下几个方面。

(一)内科药物治疗

考虑老年患者心功能及药代动力学特点,应选择合适的药物及剂量,注意用药的个体化原则。

1.他汀类药物

考虑到退行性瓣膜病变的发病机制和动脉粥样硬化类似,而他汀类药的多效性作用对动脉粥样硬化疾病的效果明显,故可将他汀类药物作为退行性瓣膜疾病的一种治疗选择。部分研究表明,他汀类药物可不同程度延缓瓣膜钙化的发展,但也存在与此结论不一致的研究报道。

2.ACE 抑制剂/ARB

有研究表明,ACE 抑制剂/ARB 对退行性瓣膜病变有抑制和延缓作用,但回顾性资料未能发现其能抑制主动脉瓣狭窄的进展。

3.MMP 抑制剂

MMP 对于正常瓣膜的弹性和完整性具有重要意义。在瓣膜钙化性病变时,炎症介导的MMP 呈过度表达,故认为 MMP 抑制剂理论上具有抑制瓣膜钙化的作用。

4.其他

主动脉瓣狭窄引起的心绞痛发作,可给予小剂量硝酸甘油或 β 受体阻滞剂,但有青光眼或颅内高压者不宜使用硝酸酯类药,有心动过缓、传导阻滞、哮喘患者应慎用或禁用 β 受体阻滞剂。

有认为改善钙磷代谢的药物和钙通道阻滞剂可用于治疗老年退行性心脏瓣膜病。

(二)加强基础疾病、易患因素及并发症的防治

积极治疗高血压、冠心病、高脂血症、肥胖等,并积极预防心力衰竭、心律失常、感染性心内膜炎、栓塞等各种并发症。应在明确病因的基础上加强晕厥的治疗。晕厥如果由严重心动过缓引

起者应置入起搏器;有快速心房颤动者应控制心室率;由严重主动脉瓣狭窄所致者则应考虑手术治疗以解除机械性梗阻。发生心力衰竭时按心力衰竭指南处理,但尽量避免使用强烈的利尿剂与血管扩张剂。

(三)手术治疗

人工心脏瓣膜置换术及瓣膜成形术是心脏瓣膜病的根治方法,对于已出现心力衰竭症状的心脏瓣膜病患者,应积极评价手术的适应证和禁忌证,争取手术治疗的机会。对于瓣膜置换术适应证,目前多主张跨瓣压差≥6.7 kPa(50 mmHg),瓣口面积≤0.75 cm^{2}为"金标准"。术前冠状动脉造影有冠状动脉病变者可同时行换瓣及旁路移植术。对二尖瓣环钙化而无症状的严重二尖瓣反流患者应进行运动耐量的评价。此外,判定左室的收缩功能对于决定是否行换瓣术是至关重要的。对有症状的轻到中度二尖瓣反流患者也应进行血流动力学监测。

影响瓣膜置换术预后的主要因素有以下几项。

1.年龄

高龄者病死率高,70岁以上者其术后1年内病死率是70岁以下年龄组的2.5倍。

2.心功能

术前心功能明显减退者,其病死率是正常心功能患者的5~20倍。

3.冠心病

严重冠状动脉病变者(冠状动脉狭窄>70%)其术后病死率较非冠心病者增高2.7倍。

4.患有其他疾病

有肺、肝、肾疾病或糖尿病周围血管疾病者,其预后较差。

5.跨瓣压差

一般来说手术存活率与跨瓣压差呈反向关系,跨瓣压差越大术后存活率越低,反之越高。

(四)介入治疗

介入治疗操作相对简单,无须开胸,且费用相对较低。介入治疗主要包括经皮瓣膜球囊成形术和经皮瓣膜置换术。近年来由于材料和方法学的改进,成功率已明显提高。此外,高频超声消融主动脉瓣上的钙化斑块今后可能是非常有前途的治疗方法之一。

组织工程和干细胞治疗:组织工程学和干细胞的联合应用可能为退行性瓣膜疾病的治疗提供乐观的前景,但目前尚处于试验研究阶段,临床应用尚未成熟。

十一、预后

尽管部分SDHVD患者可长期无临床症状,预后良好,但随访发现,心脏瓣膜退行性病变处于一种持续进展状态,每年可使瓣口面积减少约0.1 cm^2,是引起老年人心力衰竭和猝死的重要原因之一。目前尚无可靠的方法阻止本病的发生和发展。主动脉瓣硬化是最常见的心脏瓣膜退行性病变。有瓣膜硬化者心血管事件发生率明显高于无硬化者,其心血管性死亡、急性心肌梗死、心力衰竭的相对风险分别高达66%、46%、33%。

加速病变的相关因素主要有:与患者相关的因素(如增龄、吸烟、高血压、肥胖/糖尿病、慢性肾衰竭、合并冠心病等);与血流动力学相关的因素(如左室收缩功能异常或低心排、运动时有血流动力学的改变、透析治疗等);与瓣膜本身相关的因素(如二尖瓣畸形、退行性主动脉瓣狭窄、瓣膜钙化合并反流、已存在轻至中度的狭窄等)。二尖瓣环钙化范围每增加1 mm,其心血管疾病的风险、病死率和总死亡率经基线危险因素调整后约增加10%。

十二、小结

总之,SDHVD病因不明,增龄是其最重要因素,且病理机制复杂,临床上主要累及左心瓣膜,瓣膜的狭窄和(或)关闭不全程度多不严重,临床症状常不明显,一旦进入临床期,出现诸如心绞痛、心律失常等症状时常提示病情严重,因此 SDHVD 强调定期筛查、早期诊断与及时合理的治疗。对无症状的重度瓣膜病变患者应进行运动测试,从而确认患者有无潜在症状,评估患者的预后及运动对血流动力学的影响。目前尚缺乏统一的临床诊断标准,超声心动图检查在该病的诊断中有着重要的地位。内科药物疗效不肯定,对重症患者宜行外科手术或介入治疗,但应严格掌握适应证,并加强手术风险评估。高频超声消融术及组织工程和干细胞治疗今后可能会为SDHVD 患者带来新的希望。

(谢其彬)

第三节　心　包　积　液

一、急性心包炎所致心包积液

(一)病因

急性心包炎是由心包脏层和壁层急性炎症引起的综合征。临床特征包括胸痛、心包摩擦音和一系列异常心电图变化。急性心包炎临床表现具有隐袭性,极易漏诊。急性心包炎的病因较多,可来自心包本身疾病,也可为全身性疾病的一部分,临床上以结核性、非特异性、肿瘤性者为多见,全身性疾病如系统性红斑狼疮、尿毒症等病变易累及心包引起心包炎。

(二)病理

急性心包炎根据病理变化,可分为纤维蛋白性亦即干性心包炎和渗液性心包炎。后者可为浆液纤维蛋白性、浆液血性、化脓性等不同类型,急性纤维蛋白性心包炎时,心包的壁层和脏层有纤维蛋白、白细胞和少量内皮细胞构成的渗出物,渗出物可局限于一处,或布满整个心脏表面,但渗出物量一般不很大,若其中液体量增加,则转变为浆液纤维蛋白性渗液,其量可增至 2～3 L。其外观通常为黄而清的液体,有时因有白细胞及脱落的内皮细胞而变混浊,若红细胞含量多则呈血色,为浆液血性渗液。渗液性质可随不同的病因而各具特色,结核性心包炎,为纤维蛋白性或浆液血性,量较大,存在时间长,可达数月或更久,渗液吸收后心包脏层和壁层可增厚、粘连而形成缩窄性心包炎;化脓性心包炎渗液含有大量多形核白细胞,成为稠厚的脓液;肿瘤引起的渗液多为血性,红细胞较多伴肿瘤细胞。急性心包炎时心外膜下心肌亦可受累,如范围较广可称之为心肌心包炎。若心包炎的病变严重,炎症可波及纵隔、横膈及胸膜。心包积液一般在数周至数月内吸收,但可伴随发生壁层与脏层的粘连、增厚及缩窄,也可在较短时间内大量聚集产生心脏压塞。

(三)病理生理

急性纤维蛋白性心包炎不会影响血流动力学,若渗出性心包炎渗液量大,可使心包腔内压力升高,导致血流动力学发生相应变化。当心包腔内压力高至一定程度,心室舒张充盈受限,引起体循环静脉压、肺静脉压增高,心排血量减少等心脏受压症状,称为心脏压塞。心脏压塞的发生与心包积液量的大小,积液的性质,积液蓄积的速度,心包的柔韧性及心肌功能等多种因素有关。大量渗液固然可使心包内压大幅上升,引起心脏压塞症状和体征,然而短期内快速增长的少量浆液,即使仅有 200～300 mL 也可造成心脏舒张功能障碍,产生心脏压塞。

(四)临床表现

1.症状

可出现全身症状,如发热、出汗、乏力、焦虑等。最主要的症状为胸痛,尤以急性非特异性心包炎和感染性心包炎时多见;缓慢发展的结核性心包炎或肿瘤性心包炎则不明显。心包炎时胸痛轻重不等,有的疼痛性质较尖锐,位于心前区,可放射至颈部、左肩、左臂、左肩胛骨,有时也可下达上腹部,这类疼痛除心包受累外,胸膜也被波及,所以是胸膜性疼痛,和呼吸运动有关,常因咳嗽或深呼吸而加重。有的是一种沉重的压榨样胸骨后疼痛,与心绞痛或心肌梗死相似,可能与冠状动脉内心神经输入纤维受刺激有关。也有少数患者胸痛可随着每次心脏跳动而发生,以心脏左缘及左肩部明显。上述不同类型的胸痛有时可同时存在。

2.体征

急性纤维蛋白性心包炎的典型体征是心包摩擦音,在心前区可听到心脏收缩期和舒张期都有的双相声音(它不出现在心音之后),往往盖过心音,较表浅,是因心包表面有纤维蛋白渗出,在心脏搏动时不光滑的心包与心脏间的摩擦所致。双相来回粗糙的摩擦音有时需与主动脉瓣的收缩期、舒张期杂音相区别。有时摩擦音很轻而多被漏诊。它持续时间长短不等,有的持续数小时,但可重新出现,也有持续数天或数周之久,结核性心包炎持续时间较长,尿毒症心包炎持续时间较短。如出现渗液,心包摩擦音可消失。

3.辅助检查

(1)实验室检查:结果取决于致病因素。一般都有血白细胞计数增加,红细胞沉降率加速等炎症性反应。心包穿刺液的实验室检查,有助于病因学诊断。结核性心包炎渗液,常为血性,比重高,蛋白阳性,可找到结核杆菌;肿瘤性心包积液除为血性外尚可找到肿瘤细胞。因此心包渗液都应行穿刺液的常规化验。

(2)心电图检查:急性心包炎因累及心包脏层下的心肌和心包渗液的影响,可出现一系列心电图变化。①ST 段和 T 波改变:与心外膜下心肌缺血、损伤和复极延迟有关;急性心包炎的 ST-T 呈现动态变化,可分 4 个阶段。ST 段呈弓背向下抬高,T 波振幅增高,急性心包炎一般为弥漫性病变,上述改变可出现于除 aVR 和 V_1 外的所有导联,持续 2 d 至 2 周,V_6 的 J/T≥0.25;几天后 ST 段回复到等电位线,T 波低平;T 波呈对称型倒置并达最大深度,无对应导联相反的改变(除 aVR 和 V_1 直立外),可持续数周、数月或长期存在;T 波恢复直立,一般在 3 月内;病变较轻或局限时可有不典型改变,出现部分导联的 ST 段、T 波的改变和仅有 ST 段或 T 波改变。②PR段移位:除 aVR 和 V_1 导联外,PR 段压低,提示心包膜下心房肌受损。③QRS 波低电压和电交替。④心律失常:窦性心动过速多见,部分发生房性心律失常,如房性期前收缩、房性心动过速、心房扑动或心房纤颤,在风湿性心包炎时出现不同程度的房室传导阻滞。

(3)其他:X 线、超声心动图、磁共振成像等检查对渗出性心包炎有重要价值。

(五)诊断和鉴别诊断

急性心包炎的诊断可依据症状、体征、X 线和超声心动图做出诊断,有明显胸痛伴全身反应如发热等症状时要考虑到本病的可能,若听到心包摩擦音则诊断可肯定,但心包摩擦音延续时间长短不一,故应反复观察以免漏诊。患者有呼吸困难、心动过速、心浊音界扩大及静脉淤血征象时,应想到心包渗液的可能,经 X 线和超声心动图检查一般都能确立诊断。如怀疑急性心包炎,检查发现心电图异常表现者,应注意和早期复极综合征、急性心肌缺血相鉴别。不同病因的心包炎临床表现有所不同,治疗也不同,因此,急性心包炎诊断确立后,尚需进一步明确病因,为治疗提供方向,至于不同病因所致心包炎的临床特点详后。

(六)治疗

急性心包炎的治疗包括病因治疗和对症治疗。患者应卧床休息,胸痛者可给予吲哚美辛,阿司匹林,必要时可用吗啡类药物和糖皮质激素;有急性心脏压塞时,行心包穿刺术以解除压迫症状。化脓性心包炎除用抗生素外,一般需行心包引流术。全身性疾病引起者则根据原发病进行治疗。少数病例反复发生心包渗液可考虑心包切除术。

二、慢性和复发性心包炎所致心包积液

慢性心包炎(病史 3 个月以上)包括渗出性、粘连性和缩窄性心包炎,重要的是对炎性渗出和非炎性心包积液(心力衰竭时)的鉴别,其临床表现与慢性心脏压塞及残余心包炎症的程度有关,通常仅有胸痛、心悸和疲乏等轻微症状。

慢性心包炎的临床诊断类似于急性心包炎,对病因明确者治疗成功率高,如结核、弓形体病、黏液水肿、自身免疫病和全身性疾病,对症治疗方面同急性心包炎,同样,心包穿刺可用于诊断和治疗目的,对自身反应性心包炎,心包内滴注非吸收性皮质激素晶体非常有效。慢性心包炎若频繁复发,心包胸膜穿通术和经皮球囊心包切开术可能适用,一旦出现大量心包积液,应考虑行心包切除术。

复发性心包炎包括如下。

间断型:未经治疗,存在无症状期,后者可长可短。

持续型:抗炎药治疗中断导致复发。

导致复发的机制有:①自身免疫性心包炎患者抗炎药或皮质激素的剂量和(或)疗程不足;②早期皮质激素治疗使心包组织病毒 DNA/RNA 复制增多,导致病毒抗原暴露增加;③再感染;④结缔组织病恶化。复发性心包炎的特征性表现为心前区疼痛,其他临床表现包括发热、心包摩擦音、呼吸困难及红细胞沉降率增快,亦可出现心电图的异常变化,很少出现心脏压塞或心包缩窄。

复发性心包炎患者应限制剧烈运动,饮食治疗同急性心包炎。老年患者应避免使用吲哚美辛,因其可减少冠状动脉血流。秋水仙碱与微管蛋白结合,抑制细胞核有丝分裂及多形核细胞功能,干扰细胞间胶原移动,因而对复发性心包炎有效,尤其在非甾体抗炎药(NSAID)和皮质激素无效时,推荐剂量为 2 mg,1~2 d,随后 1 mg/d。用皮质激素时,应避免剂量不足和撤药太快,推荐方案为泼尼松(强的松)1.0~1.5 mg/kg,至少用 1 个月,撤药时间不少于 3 个月,如撤药期间症状复发,返回前次剂量 2~3 周后,再开始逐渐减量,撤药行将结束时,建议加用消炎药秋水仙碱或 NSAID,皮质激素疗效不佳时,可加用硫唑嘌呤或环磷酰胺。药物疗效不佳、症状严重且复发率高者,在停用激素数周后方可考虑心包切除术,心包切除术后再复发者可能系心包切除不完全所致。

三、不伴心脏压塞的心包积液

(一)病因

正常心包腔有 20~50 mL 液体,为血浆的超滤液,大于 50 mL 称为心包积液,分为漏出液和

渗出液。渗出液包括浆液纤维蛋白性(蛋白浓度 $2\sim5$ g/dL)、化脓性、浆液血性(血细胞比容约 10%)、血性(血细胞比容 $>10\%$)。另外还有胆固醇及乳糜性积液。渗出性心包积液常见于急性非特异性心包炎、结核、肿瘤、放疗及创伤等。药物和结缔组织病、心包切开术后综合征和 Dressler 综合征等也占一定比例。艾滋病是新出现的心包积液的原因。

(二)诊断

1.临床表现

心包积液的症状和体征与积液增长速度、积液量和心包伸展特性有关。少量心包积液,增长速度慢,心包腔内压力升高不显著,可无任何症状。大量心包积液压迫周围组织和器官可产生各种症状,如呼吸困难、咳嗽、吞咽困难、声音嘶哑、呃逆等。心包积液少于 150 mL 可无阳性体征。积液量多时,心浊音界向两侧扩大;心底部浊音界卧位时增宽,坐位时缩小,呈三角形;心尖冲动消失;听诊心音低而遥远或有心包摩擦音;左肩胛角下触觉语颤增强、叩诊呈浊音、可闻及支气管呼吸音,称为 Ewart 征,为心包积液压迫左肺下叶所致。

2.超声心动图检查

超声心动图检查对心包积液诊断极有价值,积液超过 50 mL 即可发现,小量心包积液以 M 型超声心动图像较清晰。由于心脏形状很不规则,心包积液分布也不均匀很难精确计算,为临床需要分为小、中和大量心包积液。二维超声心动图检查,少量积液的液性暗区在左室后外侧壁及心尖;中量积液扩展到后壁,暗区大于 1 cm,特别在收缩期;大量心包积液右心室前壁见暗区,右房受压,在心动周期中暗区围绕心脏。超声心动图检查可提示心包有无粘连,有无分隔性积液,还能观察到心包厚度及心内结构,心脏大小,确定心包穿刺位置。

3.胸部 X 线检查

心包积液在 $250\sim300$ mL 时,心影可在正常范围,中至大量心包积液时心影普遍向两侧扩大,心脏正常弧度消失,上腔静脉影增宽,主动脉影变短,呈烧瓶状,心脏搏动明显减弱,肺野清晰。

4.实验室检查

心包液实验室检查包括生物化学、细菌学、细胞学和免疫学等。

5.CT 和 MR 检查

CT 扫描很容易发现心包积液,少于 50 mL 液体均可检出。正常心包厚度在 CT 上测量上限为 4 mm,大于 4 mm 为异常。仰卧位 CT 扫描时,少量的心包积液位于左室与右房之后外侧。心上隐窝扩张是心包积液的一个重要征象,较大量积液形成带状水样密度影包围心脏,积液约在 200 mL 以上。渗出液与血性积液密度较高,似软组织密度。CT 不能区分良性还是恶性病变积液。

MR 和 CT 一样对少量心包积液和局限性心包积液的检出很有价值。右室前壁液体厚度大于 5 mm 示中等量积液。非出血性的心包积液在 T1 加权像大多为均匀低信号,而慢性肾功能不全、外伤、结核性心包炎,在心包腔某些区域呈中信号或不均匀高信号,提示含高蛋白及细胞成分液体。信号强度增加区域表示炎性渗出物伴大量纤维物质。血性积液或心包积血,视含血液成分的多少,呈中或高信号。恶性肿瘤所致心包积液为不均匀中或高混杂信号。

(三)治疗

无论何种心包积液,它的临床重要性依赖于:①是否出现因心包腔内压升高,而致的血流动力障碍;②全身性病变的存在及其性质。因此,应当积极治疗原发病,除非有心脏压塞或因诊断需要分析心包积液如急性细菌性心包炎,否则无指征行心包穿刺术。

四、心脏压塞

心脏压塞系指心包腔内心包积液量增加到压迫心脏使心脏舒张期充盈障碍,心室舒张压升高和舒张顺应性降低,心排血量和全身有效循环血量减少。临床表现取决于心包积液增长的速度、心包顺应性和心肌功能。增长速度快,心包来不及适应性伸展,即使积液量为100 mL,足使心包腔内压力突然上升至29.3 kPa(220 mmHg)以上,引起急性心脏压塞。急性心脏压塞可在几分钟或1~2 h内发生,此时静脉压不能代偿性升高来维持有效血循环,而是通过增加射血分数至70%~80%(正常50%),增加心率及周围小动脉收缩3种代偿机制,保证心、脑、肾脏的灌注。如心包积液增长速度缓慢,心包逐渐扩张适应积液量的增加,超过2 000 mL时才出现心脏压塞,表现为亚急性或慢性心脏压塞。结核性或肿瘤性心包炎伴严重脱水血容量不足的患者,当心包腔和右房压均衡上升至0.7~2.0 kPa(5~15 mmHg)就可引起心室充盈受限,心搏量下降,而出现所谓的低压性心脏压塞。

(一)症状

呼吸困难,端坐呼吸或前倾坐位,口唇发绀,全身冷汗,严重者出现烦躁不安,精神恍惚。

(二)体征

1.血压下降,心率增快及脉压变小

心包积液使心排血量降低,心率代偿性增快以维持心排血量和动脉压,保证心、脑、肾脏灌注,同时,外围小动脉阻力增加,结果脉压缩小。

2.颈静脉怒张,呈现Kussmaul征象

即吸气时颈静脉充盈更明显,其产生机制为右房不能接纳吸气时静脉回心血量。急性心脏压塞、颈部过短、循环血容量不足时可无颈静脉怒张或Kussmaul征象。

3.奇脉

吸气时桡动脉搏动减弱或消失。因吸气时心包腔内压力下降,回心血量增多,但心脏受束缚,不能相应扩张,导致室间隔左移使左室充盈减少,收缩期血压下降。用袖带测血压检查奇脉,吸气时收缩压下降大于1.3 kPa(10 mmHg),正常人吸气收缩压下降小于1.3 kPa(10 mmHg),同时肱动脉处听诊,吸气时动脉音比呼气时减弱或消失。检查奇脉不应令患者深呼吸,深呼吸如同Valsalva动作,可使脉搏减弱而做出错误的判断。奇脉也见于其他疾病,如阻塞性呼吸道疾病、心源性休克、限制型心肌病、肥胖、高度腹水或妊娠者。

4.心尖冲动不明显

心音遥远,50%可闻及心包摩擦音。

5.肝大,腹水,体循环淤血征象

见于亚急性或慢性心脏压塞。通过代偿机制使肾脏对水钠的重吸收增多,以增加有效循环血量,而血液大部分滞留在体循环的静脉系统,再加之不同程度的静脉收缩,导致静脉压进一步升高。

(三)辅助检查

1.心电图

QRS波振幅降低,P、QRS、T波出现电交替时应考虑心脏压塞。若呼吸频率过快,而影响QRS电轴变化,常出现假性QRS电交替现象。

2.心导管检查

心包腔内压力升高,使心脏在整个心动周期过程中持续受压,心房、心室及肺动脉压升高,舒张充盈不足,心搏量降低。血流动力学特征为肺毛细血管楔压、肺动脉舒张压、右室舒张末压与右房压相等;心搏量降低;同时记录心包内、右心、左心压力显示心包内、右房、右室和左心室舒张末压几乎相等,压力升高一般>2.0 kPa(15 mmHg)。但需注意下列情况:①当心脏压塞时伴有严重低血容量的患者中,心包内压和右房压力相等但只有轻升高;②若在心脏压塞前左心室舒张压已经升高,此时心包内压力和右心压力升高仍相等,但低于左心室舒张末压;③肺动脉和右心室收缩压一般低于 6.7 kPa(50 mmHg),并伴有脉压变小,反映了每搏量的降低;④重度心脏压塞,右室收缩压只稍高于右室舒张压。

3.超声心动图

右房舒张期塌陷,右室舒张早期塌陷,左房塌陷。吸气时通过三尖瓣血流速度增加,而二尖瓣血流速度降低>15%。吸气时右室内径增大而左室内径缩小。二尖瓣 EF 斜率下降。下腔静脉淤血,内径随呼吸的正常变化消失。左室假性肥厚。心脏摆动。心包腔见大量液性暗区。

(四)治疗

心包穿刺或心外科手术排出心包积液,解除心脏压塞是最主要的治疗方法。在紧急情况下某些支持疗法也有一定的治疗作用。静脉输液有助于中心静脉压升高,促进心室充盈,维持心排血量。此外,静脉滴注异丙基肾上腺素和多巴酚丁胺是维持心脏压塞时血循环的有效药物,它可增强心肌收缩力、扩张周围小动脉、缩小心脏体积以减轻心脏压塞,增加心排血量。心脏压塞时避免使用 β 受体阻滞剂,也不宜单独使用血管扩张剂。

心包穿刺:20 世纪 70 年代前,心包穿刺是在没有超声心动图检查和血流动力学监测下进行的盲目的床边穿刺,危及生命的并发症和死亡的发生率高达 20%。目前依据二维超声心动图检查选择穿刺部位,心电监护下心包穿刺,可降低并发症发生率。有人推荐联合进行右心导管检查、动脉压监测和心包穿刺引流和测压,可以评价压塞解除是否充分,可以彻底引流无分隔的心包液体;可以了解存在右房压高的其他原因,在血流动力学监测和透视下行心包穿刺,增加了操作的安全性。心包穿刺时最好使用三通接头,接于 18 号穿刺针上。三通接头侧管与压力传感器相连,后端连接含有 1% 利多卡因的注射器,之后可用于抽吸心包积液。穿刺针针座或近端可以经一金属夹与心电图胸导联相连,观察穿刺是否太深损伤心外膜。但必须保证心电图机或心电图监护仪接地以免漏电引起心室纤颤。

心包穿刺部位以剑突下最常用,患者取半卧位 20°～30°,背部可垫枕使剑突隆起,穿刺点定在剑突下约 5 cm 和中线左旁 1 cm 处。穿刺针与皮肤成锐角,进针后针头向上略向后沿胸骨后推进。此处穿刺优点为肺脏、胸膜不遮盖心脏,穿刺针不穿过胸腔;不会损伤乳内动脉;心包后下方的积液易抽取,但穿刺针需穿过致密组织,如用力较大可能进针过深而撕裂右室、右房或冠状动脉。左第 5 肋间也是常用的穿刺部位。取坐位于心浊音界内 1～2 cm,二维超声心动图定位。穿刺向内、后,按定位方向进针。因左侧心肌较厚,穿通心肌机会少,但针头需经胸腔可使心包积液流入胸腔。若同时伴有左胸腔积液,心包穿刺抽取液体不易辨别液体来源于何处。少量心包积液选此点行心包穿刺不易成功,且有刺伤心肌危险。

五、不同病因所致的急性心包积液

(一)感染性心包积液

1.特发性(非特异性或病毒性)心包炎

急性特发性心包炎在国外占心包炎的首位,国内近年有渐增趋向。病因尚不十分清楚,可能是病毒直接侵入感染或感染后自身免疫反应。在这类心包炎患者中,曾有学者分离出柯萨奇 B、埃可 8 型病毒。目前即使在医疗技术先进的国家,对心包液、血液、咽部分泌物和粪便等进行病毒分离和培养,提供病原诊断的可能性仍不大。推测临床上许多特发性心包炎就是病毒性心包炎,因此急性特发性心包炎亦有称之为急性非特异性心包炎或病毒性心包炎。另因此病预后良好,又有学者将其称为急性心包炎。

(1)病理:早期表现呈急性炎症反应,中性粒细胞浸润,纤维蛋白沉积是急性纤维蛋白性或干性心包炎。心包脏层与壁层表面出现含有灰黄色的纤维蛋白、白细胞及内皮细胞组成的渗出物,呈条团块及微细颗粒状,毛绒绒的样子。炎症反应可累及心外膜下心肌,或心包与心外膜之间、心包与邻近的胸骨和胸膜之间发生炎症性反应至纤维粘连。心包炎症进一步发展,液体渗出增加呈渗出性心包炎。

(2)临床表现。①症状:本病多见于男性青壮年,儿童与老年人也有发生。半数以上病例在发病前 1~8 周曾有上呼吸道感染。前驱症状有发热和肌痛。典型"心包痛"的症状是突然剧烈心前区疼痛,部位和性质多变,常局限于胸骨后和左心前区,可放射至斜方肌、颈部及上肢。咳嗽、深呼吸、吞咽动作、躯体转动时疼痛加剧,前倾坐位疼痛缓解。偶有疼痛局限于上腹部,酷似"急腹症"。若疼痛性质呈压榨感并放射至左上肢又酷似"急性心肌梗死"。有时又与胸膜炎疼痛相似。一般症状持续数天至数周。呼吸与体位变化疼痛加重易与急性肺梗死胸痛相混淆,然而急性肺动脉栓塞后数天,4%患者会并发急性心包炎,应予注意。心包的痛觉神经经膈神经入胸椎第 4、5 节的脊髓。心包只有壁层前壁,相当于左侧第 5、6 肋间处对痛敏感。疼痛除心包壁层反应外,心包周围组织和胸膜炎症反应及心包积液心包膜伸展等原因,均可引起胸痛。呼吸困难表现为呼吸浅速,以减轻心包和胸膜疼痛。发热或大量心包积液压迫邻近支气管和肺实质或并发肺炎,呼吸困难加重。②体征:心包摩擦音是急性心包炎特有的体征。由于心包膜壁层与心外膜炎症性纤维蛋白渗出,表面粗糙在心脏跳动时两者相互摩擦而产生。听诊时有似搔抓、刮擦高频声音,似近在耳旁,心前区胸骨左缘和心尖部摩擦音最清楚,最好取呼吸暂停或前俯坐位,采用膜式听诊器加压听诊。大多数心包摩擦音与呼吸周期无关,但有时吸气状态下声音较响。心包摩擦音由 3 个时相成分组成,包括心房收缩(收缩期前)、心室舒张快速充盈期和心室收缩。心室收缩期成分,是心包摩擦音最响的成分。心包摩擦音由三相成分组成占 58%~60%,双相 24%,单相仅有心室收缩成分者占 10%~15%,且多在心包炎早期和消退期听到。单相和双相心包摩擦音,需排除器质性心脏病、纵隔嘎吱音和听诊器接触皮肤的人工摩擦音。

(3)辅助检查。①心电图检查:典型心电图变化分 4 个阶段。第 1 阶段,在起病几小时或数天之内,除对应的 aVR、V_1 导联 ST 段常压低外,其他所有导联 ST 段抬高呈凹形,一般<0.5 mV,部分病例可见 P-R 段压低,约1周内消失;第 2 阶段,ST 和 P-R 段回到正常基线,T 波低平;第 3 阶段,在原有 ST 抬高导联中 T 波倒置,不伴有 R 波降低和病理性 Q 波;第 4 阶段,可能在发病后数周、数月,T 波恢复正常或因发展至慢性心包炎使 T 波持久倒置。当心包炎心外膜下心肌受损或心包膜不同部位的炎症恢复过程不一致,心电图呈不典型变化,如只有 ST

段抬高或 T 波变化;局限性 ST 和 T 波改变;一份心电图可同时出现心包炎演变过程中不同阶段的 ST 和 T 波变化。如心电图见有Ⅰ度房室传导阻滞或束支传导阻滞,则提示合并广泛性心肌炎症。第 1 阶段 ST 抬高需与以下疾病鉴别。急性心肌梗死,心包炎不出现病理性 Q 波,ST 段抬高时无 T 波倒置,演变过程中在 T 波倒置之前表现为正常心电图;变异性心绞痛,ST 段抬高多为暂时性;早期复极综合征,ST 段抬高常见于青年人,特别是黑种人、运动员和精神科患者,ST 段没有动态演变,P-R 段不偏移。②胸部 X 线检查:急性纤维蛋白性心包炎阶段或心包积液在 250 mL 以下,心影不增大,即使有血流动力学异常,胸部 X 线检查亦可正常。③血白细胞计数正常或增多:分类以淋巴细胞为主;红细胞沉降率增快,心肌酶谱正常,但当炎症扩展到心外膜下心肌时酶谱水平可升高。

(4)鉴别诊断。①急性心肌梗死:急性心包炎早期易与之混淆;发病后 24～36 h,依临床经过,一系列特征性心电图改变和心肌酶升高可鉴别。②急性主动脉夹层:主动脉夹层发生心包积血,呈血性心包炎时可误诊为急性特发性心包炎,通过超声心动图、CT 或 MRI 检查可获得正确诊断。

(5)治疗:本病自然病程一般为 2～6 周,多数患者可自愈,急性期卧床休息,密切观察心包积液的增长情况,出现心脏压塞即行心包穿刺。胸痛给予止痛药,阿司匹林 0.5 g,每天 4 次或非甾体抗炎药,如吲哚美辛 75 mg/d、布洛芬 600～1 200 mg/d。经上述治疗数天后仍有剧烈胸痛,心包积液量增多或出现血性心包积液倾向,在排除合并感染后采用激素治疗,泼尼松 40～60 mg/d。症状一旦缓解即迅速逐渐减量和停用。急性特发性心包炎治疗后,头数周或数月内可复发,复发率达 25%。少数慢性复发性心包炎需用小剂量泼尼松 5～10 mg/d,维持治疗数周甚至半年。病情进展至心包缩窄时,可行心包切除术。

2.结核性心包炎

研究表明,结核病患者中约 4% 引起急性心包炎,其中 7% 发生心脏压塞,6% 发展成心包缩窄,在我国结核病是心包炎的主要原因。患者多通过肺门、纵隔、支气管、胸骨等处直接蔓延,也可通过血行途径将病菌播散至心包,常是急性起病,亚急性发展。急性期心包纤维蛋白沉积伴有浆液血性渗出主要含有白细胞,1～2 周后以淋巴细胞为主,蛋白浓度超过 2.5 g/dL。结核性心包积液的产生可能由于对结核杆菌蛋白的高敏反应。亚急性期心包炎呈现肉芽肿性炎症并有内皮组织细胞、朗格罕斯细胞及干酪样坏死。心包渗液或心包组织中也可出现极低浓度的结核杆菌,与脏、壁层心包增厚伴成纤维细胞增生使两层粘连,若同时伴有渗出,即成慢性或粘连期,此种渗出缩窄性心包炎不常见。其后心包腔内无渗液而心包钙化,部分发展为缩窄性心包炎。

(1)临床表现:有全身性疾病的一般症状及心包炎表现,常有发热、胸痛、心悸、咳嗽、呼吸困难、食欲缺乏、消瘦乏力及盗汗等,心界扩大、心音遥远、心动过速,偶有心包摩擦音。40%～50% 合并胸腔积液,大量者可致心脏压塞,出现颈静脉怒张、奇脉、端坐呼吸、肝大、下肢水肿。

(2)诊断:绝对证据应是心包渗液或心包膜病检证实有结核杆菌,但阳性率极低(包括培养),活检系创伤性难以接受。其他如体内任何部位查有结核杆菌或干酪样坏死肉芽肿组织学证据,即可高度提示为结核性心包炎。结核菌素皮试强阳性或抗结核治疗有效,仅是间接依据。聚合酶联反应(PCR)技术检测结核菌 DNA 的方法尚待进一步完善。

(3)治疗:确诊或怀疑结核性心包炎患者,能排除病因(如病毒、恶性肿瘤、结缔组织病等者)可予抗结核治疗。三联抗结核化疗:异烟肼 300 mg/d,利福平 600 mg/d 与链霉素 1 g/d 或乙胺丁醇 15 mg/(kg·d),治疗 9 个月可以达满意疗效。

抗结核治疗中仍有心包渗出或心包炎复发,可加用肾上腺皮质激素如泼尼松 40~60 mg/d。可减少心包穿刺次数、降低死亡率,但不能减少缩窄性心包炎的发生。

外科治疗:心包缩窄、心脏压塞或渗出缩窄心包炎均是手术切除心包的指征,争取及早进行。

3.细菌性(化脓性)心包炎

化脓性心包炎自抗感染药物使用后,较以往减少,主要致病菌由肺炎球菌、溶血性链球转为葡萄球菌及革兰氏阴性杆菌、沙门杆菌属、流感嗜血杆菌和其他少见病原体。通常感染由邻近胸、膈下疾病直接蔓延或血行传播。当前成年人化脓性心包炎与胸外科术后或创伤后感染、感染性心内膜炎有关。

(1)临床表现:化脓性心包炎发病开始为感染所致的高烧、寒战、盗汗和呼吸困难。多数无"心包痛"。心包摩擦音占半数以下,心动过速几乎都有,易被漏诊,颈静脉怒张和奇脉是主要的心包受累依据,且预示将发生心脏压塞。

(2)诊断:根据病史、体检再结合辅助检查血白细胞升高、胸部 X 线示心影扩大、纵隔增宽;ECG 示ST-T 呈心包炎特征改变,交替电压示有心脏压塞可能,P-R 延长、房室分离或束支传导阻滞。

心包液检查多核白细胞增多、可有脓球,葡萄糖定量水平降低,蛋白含量增加,乳酸脱氢酶(LDH)明显增高。

对高度怀疑患者应迅速作超声心动图检查确定是否心包积液或判断有无产气菌感染所形成的粘连所致的小腔积液。

(3)治疗:使用足量抗生素外,应行心包切开引流,必须彻底引流,大剂量抗生素控制感染后维持 2 周。

4.真菌性心包炎

(1)病因:组织胞浆菌是真菌性心包炎最常见的病因,多见于美国。年青者和健康人由于吸入鸟或蝙蝠粪便中的孢子而患病。在城市则与挖掘或建筑物爆破有关。

球孢子菌性心包炎与吸入来自土壤与灰尘的衣原体孢子有关。

其他真菌感染引起心包炎包括曲菌、酵母菌、白色念珠菌等。引起真菌感染传播的危险因素,包括毒瘾者、免疫功能低下、接受广谱抗生素治疗或心脏手术恢复期。

(2)病理解剖:组织胞浆菌性心包炎,心包液增长迅速、量大,可为浆液性或血性,蛋白量增加,多形核白细胞增加。其他病原真菌性心包炎,渗液增长较慢。组织胞浆菌和其他真菌性心包炎,心包渗出液偶尔可机化,心包增厚,心包缩窄和钙化。

(3)临床表现:几乎所有组织胞浆菌心包炎患者都有呼吸道疾病、明显的"心包痛"及典型心电图改变。胸片异常,95%心影增大,胸腔积液和 2/3 患者胸腔内淋巴结肿大。组织胞浆菌心包炎典型表现为急性自限性播散感染,40%以上患者有血流动力学变化或心脏压塞症状,罕见发生严重长期播散感染,如发热、贫血、血白细胞计数下降、肺炎-胸腔综合征、肝大、脑膜炎、心肌炎或心内膜炎等症状不常见。严重播散感染多半在婴幼儿、老年男性和应用免疫抑制剂者。

(4)诊断。组织胞浆菌心包炎诊断依据:①永久居住或旅行至流行病区;②青年人或健康成年人,疑心包炎时,补体结合滴定度升高至少 1∶32;③免疫扩散试验阳性。多数患者滴定度并不进行性升高,因为心包炎通常发生在轻或无症状肺炎后,则第 1 次测定时滴度已升高。组织胞浆菌素皮试对诊断没有帮助。组织胞浆菌心包炎多发生在严重播散性感染情况下,必须与结节病、结核、霍奇金淋巴瘤及布氏菌病鉴别。组织胞浆菌进行性播散时,组织学检查和培养是重要的,可从肝、骨髓、溃疡渗出液或痰接种于萨布罗琼脂培养基或荷兰猪,随后传代培养。

球孢子菌感染是一局限性或播散性疾病。一般为良性,有时少数发展为急性的播散性致死性的真菌病。此病常发生在美国圣华金山谷,后又在南美、非洲发现。本病不经人传染,多因吸入孢子后感染。本病不易由流行区带至其他非流行区,因非流行区不具备流行区的条件。

诊断球孢子菌性心包炎依据:①有接触流行病区尘土的病史;②有球孢子菌播散至肺和其他器官的特征性临床表现;③感染早期血清学检查沉淀反应、补体结合试验阳性;④活体组织病理检查见特征性的小体。球孢子菌素皮试往往阴性。明确诊断要根据萨布罗琼脂培养鉴定。

其他真菌性心包炎如怀疑由其他真菌引起的心包炎,应做相应的补体结合试验。念珠菌性心包炎对血清学检查和沉淀试验不敏感,也不具有特异性,心包膜活检见真菌感染的特征和心包渗液培养有真菌生长,对诊断念珠菌心包炎有重要意义。

(5)治疗:组织胞浆菌心包炎一般属良性,在2周内缓解,不需要两性霉素B治疗,可用非固醇类消炎药治疗胸痛、发热、心包摩擦音和渗出。大量心包积液致心脏压塞,则需紧急心包穿刺或心包切开引流。心包钙化缩窄不常见。若同时伴有全身严重感染播散可静脉注射两性霉素B。

非组织胞浆菌心包炎较罕见,不会自然缓解,多死于原发病或真菌性心包炎及心肌受累。心包炎伴有球孢子菌播散,曲菌病、芽生菌病时的药物治疗可用两性霉素B静脉注射。南美芽生菌病尚需用氨苯磺胺。伴有真菌败血症和播散感染的念珠菌性心包炎用两性霉素B治疗并心包切开引流。许多非组织胞浆菌的真菌性心包炎,慢性心包炎真菌感染能发展为严重的心包缩窄,而心脏压塞并不常见,因此,心包切开引流是常用的治疗方法。心包内注射抗真菌药不一定有帮助。

长时间应用两性霉素B常伴随严重毒性反应,故强调组织学检查或培养后获得正确诊断的重要性。

伊氏放线菌病和星形诺卡菌属真菌与细菌中间类型,这类病原体可引起无痛性感染,也可由胸腔、腹腔或颜面脓肿侵入心包,发展至心脏压塞和慢性缩窄性心包炎。

5.寄生虫性心包炎

寄生虫性心包炎极为少见。肠溶组织阿米巴可通过血源性播散或肝脓肿破入心包而引起心包炎。文献已报告100例棘球蚴引起的心包炎,它常由入侵部位蔓延至心包或在心肌形成的囊肿破入心腔而引起心包炎。

(二)非感染性心包积液

1.急性心肌梗死后综合征(Dressler综合征)

急性心肌梗死后综合征,多发生于急性心肌梗死后数周至数月,最常见是2～3周。急性起病伴发热、心包炎和胸膜炎。估计Dressler综合征发生率约40%。近年发生率有显著下降。急性心肌梗死溶栓治疗成功再灌注者中,Dressler综合征极罕见。其发生机制尚不完全清楚,可能是机体对坏死心肌组织的一种自身免疫反应,因Dressler综合征患者血中可测到抗心肌抗体;抑或是心肌梗死处血液渗入心包腔引起心外膜迟发免疫反应;也可能由于心肌梗死创伤激活心脏内静止或潜在的病毒。临床表现需与急性心肌梗死、早期心包炎、梗死延展和梗死后心绞痛相鉴别。

(1)病理解剖:心包膜呈非特异性炎症改变、纤维蛋白沉着。与梗死早期心包炎不同,早期心包炎,心包膜炎症改变仅覆盖在梗死灶局部范围,Dressler综合征病理改变呈弥漫性。

(2)临床表现：急性心肌梗死后数周至数月内偶见于 1 年后发病，可反复发作。急性起病，常见症状为发热、全身不适、心前区疼痛和胸痛。疼痛性质与程度有时易误诊再梗或梗死后心绞痛。查体可闻及心包摩擦音，有时可听到胸膜摩擦音，持续 2 周。心包积液少至中等量，大量心包积液心脏压塞少见。心包积液为浆液性或浆液血性，偶为血性积液。血化验检查白细胞增多，红细胞沉降率增快，X 线胸片心影扩大，单侧（常为左侧）或双侧胸腔积液，有时可见肺内渗出阴影。超声心动图检查示心包积液。而心肌梗死后可有1/4患者出现少量心包积液，且临床无症状，但并非是 Dressler 综合征。心电图表现除原有的心肌梗死，ST-T 改变外，部分患者有急性心包炎典型 ST-T 改变。

(3)鉴别诊断。①急性心肌梗死早期心包炎：多于梗死后 1 周内发生，常为前壁和广泛前壁心肌梗死，扩展到心外膜引起局限性心包炎，急性心肌梗死头 48 h 即可听到心包摩擦音，持续2～3 d，超过 3 d 提示预后不良。②心肌梗死延展或再梗死（Dressler 综合征）：具有特征性"心包痛"，与呼吸、体位有关，对硝酸甘油治疗无反应；心电图无新 Q 波出现；CK-MB 无明显上升，有时心包炎症浸润心外膜下心肌，使CK-MB 轻度升高。③心肌梗死后长期抗凝治疗继发血性心包积液：X 线胸片发现心包积液，肺部浸润性阴影，少数有咯血症状者，还需与肺炎和肺梗死相鉴别。

(4)治疗：Dressler 综合征是自限性疾病，易复发，预后良好。突发的严重心包炎应住院观察，以防发生心脏压塞。发热、胸痛应予卧床休息，常用阿司匹林或非甾体抗炎药治疗。Dressler 综合征为中等或大量心包积液或复发者，可短期内用肾上腺皮质激素治疗，如泼尼松 40 mg/d，3～5 d 后快速减量至5～10 mg/d，维持治疗至症状消失，红细胞沉降率恢复正常为止。有报道秋水仙碱可治愈 Dressler 综合征复发性激素依赖性心包炎，其效果有待进一步证实。患 Dressler 综合征后停用抗凝剂，以免发生心包腔内出血。心脏压塞即行心包穿刺。Dressler 综合征引起缩窄性心包炎则行心包切除术。

2.肿瘤性心包积液

(1)病理解剖：尸解资料肿瘤性心包炎占心包病的 5%～10%。肺癌、乳腺癌、白血病、霍奇金淋巴瘤和非霍奇金淋巴瘤占恶性心包炎的 80%，除此之外还包括胃肠道癌肿、卵巢癌、宫颈癌、肉瘤、平滑肌肉瘤、多发性骨髓瘤、纵隔畸胎瘤、胸腺瘤和黑色素瘤。

原发性心包肿瘤：原发性心包恶性肿瘤罕见，以间皮瘤占优势，其次为良性局限性纤维间皮瘤、恶性纤维肉瘤、血管肉瘤、脂肪瘤和脂肪肉瘤、良性和原发性恶性畸胎瘤。原发性心包肿瘤罕见，偶有与先天性疾病，如结节性硬化症并存报告。分泌儿茶酚胺嗜铬细胞瘤，也是罕见的原发性心包肿瘤。在一些艾滋病患者中，由于卡波济肉瘤和心脏淋巴瘤，引起心包膜和心脏恶性肿瘤病例数增多。感染艾滋病病毒早期可出现心脏压塞，必须与化脓性心包炎及心包恶性肿瘤鉴别，以排除这些疾病。

心包转移肿瘤：癌肿转移途径如下。①纵隔恶性肿瘤扩散和附着到心包；②肿瘤小结由血行或淋巴播散沉积于心包；③肿瘤弥漫性浸润心包；④原发性心包肿瘤，心包膜局部浸润。大多数病例，心外膜和心肌不受累。

肿瘤性心包积液：肿瘤性心包炎渗液呈现浆液血性，发展迅速，可致急性或亚急性心脏压塞。心包肿瘤如肉瘤、间皮瘤和黑色素瘤，能侵蚀心室腔和心包腔内血管，引起急性心包扩张和意外的致死性心脏压塞。心包增厚和心包腔内渗液（渗出-缩窄性心包炎）或肿瘤生长把整个心脏包裹，形成缩窄性心包炎。

纵隔肿瘤并发心包积液:并非均为恶性,纵隔淋巴瘤和霍奇金淋巴瘤常出现无症状心包渗液,这些暂时性心包渗液,推测可能是淋巴回流障碍的结果。纵隔胸腺瘤和原发性心脏肿瘤也可并发暂时性心包积液。

(2)临床表现:肿瘤心包炎可无症状仅在尸解时发现。在不明原因的急性心包炎中,估计肿瘤病因占5%。心脏压塞有时是某些癌肿、白血病或原发性心包肿瘤的首发症状。

呼吸困难是恶性心包炎常见症状,其次包括胸痛、咳嗽、胸廓畸形和咯血。心音遥远和偶闻心包摩擦音。大多数患者是在心脏压塞、颈静脉怒张、奇脉及低血压时而被确诊。

(3)辅助检查:胸部X线90%以上有胸腔积液、心脏扩大、纵隔增宽、肺门肿块或偶见心脏阴影轮廓呈不规则结节状。

(4)心电图检查:心电图呈非特异性改变。心动过速、ST-T改变、QRS低电压和偶见心房纤颤。有些患者的心电图呈持续心动过速、心包炎早期心电图表现。心电图出现房室传导障碍,暗示肿瘤已浸润心肌和心脏传导系统。

(5)诊断和鉴别诊断:癌肿患者并发心包炎并非均是癌肿疾病本身所引起,如放疗后心包炎,免疫抑制剂治疗诱发结核性或真菌性心包炎。有少数报告,静脉注射化疗药物多柔比星(阿霉素)、柔红霉素时发生急性心包炎。

肿瘤性心包炎心脏压塞,必须与癌肿患者因其他原因出现的颈静脉怒张、肝大、周围水肿相鉴别。引起这些症状重要原因包括:①多柔比星的心肌毒性或原有心脏病者,左右心功能不全进行性加重;②上腔静脉阻塞;③肝肿瘤门脉高压;④肿瘤播散至肺微血管继发性肺动脉高压。

超声心动图检查可帮助探测心包腔中不规则肿块。CT和MRI检查除可显示心包积液外,还能了解肿瘤位置与心包膜、纵隔和肺之间关系。

心包穿刺和心导管:超声心动图检查发现大量心包积液疑有心脏压塞的癌肿患者,采用心包穿刺留置导管同时联用,可以鉴别。①上腔静脉阻塞,可能同时并存肿瘤性心包炎,心脏压塞,致面部水肿,颈静脉扩张,心导管还能协助区分;②发绀、低氧血症和肺血管阻力升高,不一定是心脏压塞特征。当心包穿刺后,患者的低氧血症和持续性呼吸困难仍存在,强有力支持肺微血管肿瘤(肿瘤性淋巴炎肺播散)。在右心导管肺毛细血管嵌顿处取血样标本,进行细胞学检查能获得诊断的证据。

由于心包积液外观不能区别心包炎的原因是肿瘤性、放射性抑或是特异性病因,需要精细的心包积液细胞学检查鉴别。细胞学检查结果对85%的恶性肿瘤心包炎可提供诊断依据。癌肿性心包炎,假阴性细胞学是不常见,但不包含淋巴瘤和间皮瘤。对怀疑肿瘤性心包炎者,心包积液检查应包括癌胚抗原以提高诊断的阳性率。假如细胞学检查结果阴性,可能要求切开心包进行活检。心包活检的标本要够大,能对90%以上病例提供组织学诊断,如标本太小可有假阴性诊断。对危急患者切开心包活检有一定危险,值得注意。经皮光导心包腔镜活检是一种新的介入检查方法,可用于怀疑心包腔肿瘤者。

(6)预后:肺癌和乳腺癌是肿瘤性心包炎心脏压塞最常见原因。肿瘤性心包炎自然史根据原发恶性肿瘤疾病类型而决定。两组统计分析,恶性肿瘤心脏压塞经治疗患者的自然史,平均生存4月,25%生存1年。乳腺癌致肿瘤性心包炎预后明显好于肺癌或其他转移癌性心包炎。有学者报告肺癌患者的心包炎心脏压塞外科治疗,平均生存期仅3.5月,相反乳腺癌平均生存9月,有幸者最长生存5年以上。

(7)治疗:肿瘤性心包积液根据患者具体情况而定,如有无心脏压塞的临床表现,有无特异性有效的治疗和恶性肿瘤病程的阶段。终末期衰竭患者,通过治疗改变预后是无希望的,在这种情况下,诊断顺序要简化,治疗目的是减轻症状,改善最后数天或数周的生活质量。90％～100％肿瘤性心包炎心脏压塞者,采用心包穿刺留置导管方法抽取心包积液,能有效地缓解相关症状,出现并发症风险低(<2％)。若心脏压塞复发,可在局麻下行剑突下心包切开术,缓解症状成功率高,并发症发生率低。左侧开胸部分心包切开术(开窗术)与剑突下心包切开术相比,无更多的优点,现已少用。

一种经皮球囊心包切开术,对恶性肿瘤心包积液处理是一种有前途的新技术。有用此种方法治疗50例大量心包积液和心脏压塞的经验。并发症包括2％冠状动脉撕裂,12％发热,胸腔积液需行胸腔穿刺或放置引流者占16％。虽然,早期并发症发生率高,但对恶性心包积液的处理,尚无循证医学证据证实经皮球囊心包切开术的效果优于导管心包穿刺术或剑突下心包切开术。

已接受有效的化疗和激素治疗的恶性肿瘤患者,其无症状性心包积液可用超声心动图动态观察心包积液进展情况。大量心包积液和心脏压塞,除心包穿刺抽液外可并用药物治疗如四环素和其他化学制剂注入心包腔内,目的是使心包膜硬化和心包腔闭合。与导管心包腔穿刺和剑突下心包切开抽液比较,至今没有使人信服的证据证实心包腔内滴注药物能改善预后。心包腔内滴入药物的不良反应包括胸痛、恶心、高烧,房性心律失常和迅速发展成心包缩窄。

对放疗敏感的肿瘤,放疗是一个重要的选择。大约一半恶性心包炎是对放疗敏感的肿瘤引发,对这种治疗有反应。一组16例乳腺癌患者并恶性心包积液,11例放疗后明显改善。7例白血病或淋巴瘤继发性恶性心包积液,放疗6例改善。

1/4恶性心包积液患者很可能生存时间少于1年。在癌肿者伴有复发性心包积液和心包缩窄,如有:①对系统性抗癌治疗有潜在反应;②期望生存时间延长1年以上,可考虑外科广泛心包切除术。

3.尿毒症性心包炎

可分为尿毒症心包炎和透析后心包炎,由于透析疗法的进展,发生率较前明显降低。其发病多为综合因素:尿素氮等毒性物质所致包膜化学性炎症;营养不良免疫功能低下,频发细菌、病毒感染极易波及心包;患者血小板功能和凝血功能障碍、纤溶活性降低,导致出血性心包炎或出血纤维性心包炎,增加心脏压塞的危险;免疫功能异常;容量超负荷;患者甲状旁腺功能亢进,钙盐增加,沉积心包;伴有高尿酸血症、低蛋白血症,也增加其发生。

(1)临床表现:持续心前区疼痛,随体位变化而加剧、发热等;心包摩擦音、血压下降;心界扩大、肝大、奇脉等心脏压塞症状。如临床无典型心前区疼痛及心包摩擦音,仅靠超声心动图检查难以诊断尿毒症心包炎。

(2)治疗:血液透析是有效的治疗措施,应尽早进行。尽量减少肝素用量、避免出血致心脏压塞,必要时行无肝素透析或作体外肝素化法。积液量大者可行心包穿刺或心导管心包腔内引流术,放液后心包腔内注入甲泼尼龙60～100 mg可助炎症吸收。若心脏压塞持续存在或反复出现心包积液,上述治疗无效或已发展至心包缩窄可行心包切除术。

4.放射性心包炎

(1)病因:放射性心包炎是乳腺癌、霍奇金淋巴瘤和非霍奇金淋巴瘤放疗的严重并发症。放疗对心肌和心包的损伤取决于:①放疗的剂量;②治疗次数和治疗时间;③放疗照射区所包括心脏的容积;④^{60}Co与直线加速器比较,^{60}Co照射量分布不均匀。

霍奇金淋巴瘤放疗过程中60％心影在照射野内,经4周剂量小于4 000 rad治疗,放射性心包炎发生率为 5%～7%,超过此剂量放射性心包炎发生率急速上升。当整个心包膜暴露在照射野内,心包炎发生率为 20%。若隆突下用防护垫保护心脏,发生率可降至 2.5%。

乳腺癌放疗,在照射野内心脏容积少于 30%,可耐受 6 周以上,6 000 rad 治疗,放射性心包炎发生率小于 5%。

目前认为放射性心包炎多发生在放疗后数年,临床表现呈慢性心包积液或缩窄性心包炎。

(2)病理解剖:放射性心包炎表现为纤维蛋白沉积和心包膜纤维化。急性炎症阶段心包积液可以是浆液性、浆液血性或血性,蛋白和淋巴细胞成分增多。初期炎症反应性渗液可以自然消退,若浓稠的纤维蛋白渗液继续增多,使心包粘连、心包膜增厚和心包小血管增殖则形成慢性渗出性心包积液、缩窄性心包炎及放疗常引起的渗出-缩窄性心包炎。

放疗有时可损伤心肌,致心肌间质纤维化、瓣膜增厚、主动脉瓣关闭不全、主动脉炎、不同程度房室传导阻滞、心肌内小动脉纤维变性增厚,可伴有心内膜纤维化或弹力纤维增生、心肌纤维化,亦可发展成限制型心肌病,与放疗后缩窄性心包炎并存。

(3)临床表现:少数表现为急性心包炎症状,发热、心前区痛、食欲减退、全身不适,心包摩擦音和心电图异常。迟发性心包炎常在放疗后 4 个月至 20 年,最常见在 12 个月内,出现急性非特异性心包炎或无症状性心包积液和胸腔积液,在数月或数年内逐渐消退。约 50% 患者呈慢性大量心包积液,伴有不同程度心脏压塞,病程长者可出现心包缩窄的临床表现。

(4)诊断及鉴别诊断:放射性心包炎常与原有的恶性肿瘤所引起的心包炎相混淆。肿瘤转移或浸润的心包炎常为大量心包积液、心脏压塞。心包积液细胞学检查,85% 病例能确定原发灶。若霍奇金淋巴瘤临床治愈数年后心包炎、心包积液症状仍存在,则放射损害比恶性肿瘤转移的可能性更大。放疗可诱发甲状腺功能低下,而发生心包积液,发生率约 25%。病毒感染所致而发生心包炎均需与放射性心包炎相鉴别。

(5)治疗:放疗后无症状心包积液,定期随访,不需特殊治疗。大量心包积液、心脏压塞或为明确诊断进行组织学检查需做心包穿刺术。严重顽固疼痛和威胁生命的心包积液可用激素治疗。反复大量心包积液,严重渗出-缩窄性心包炎行心包切除术,手术死亡率为 21%,而非特异性缩窄性心包炎手术死亡率则为 8%,明显低于放射性心包炎。术后随访 5 年生存率为 5%,而其他病因心包切除术,5 年随访生存率为 83%。

5.风湿性心包炎

在 19 世纪心包炎最常见病因是急性风湿热,它与严重的风湿性心内膜炎多并存。目前,风湿性心包炎不常见,发生率为 5%～10%。风湿性心包炎为自限性心包炎,可自然消退,发展为慢性钙化缩窄性心包炎极罕见。

(1)病理解剖:风湿性心包炎特点为浆液纤维蛋白或脓性渗液。急性活动期 IgG、IgM 和补体沉着在心包膜表面,但心包炎发病机制是免疫机制或是单纯的非特异性炎症反应尚不清楚。

(2)临床表现及诊断:风湿性心包炎常发生在急性风湿热初期,无临床症状或有典型心前区痛和急性风湿热的其他症状,如发热、全身不适和关节痛。出现心包炎常表示有弥漫性全心炎。风湿性心包炎诊断依据包括胸痛、心包摩擦音或超声心动图显示出心包积液,结合 Jones 修正的急性风湿热临床诊断标准和 A 族溶血性链球菌感染证据。儿童风湿性心包炎并不少见,所以对心包炎患儿应迅速查找急性风湿热的相关证据。

儿童或青年人出现心包炎、发热、关节痛和皮疹等,应与病毒疹、莱姆病、感染性心内膜炎、青年型类风湿性关节炎、系统性红斑狼疮、克罗恩病、Henoch-Schonlein 紫癜或镰状细胞危象相鉴别。

（3）治疗：按急性风湿热治疗，包括卧床休息，注射青霉素，若发生心力衰竭时加用地高辛。胸痛者可给予阿司匹林 600 mg，每天 3 次或 4 次，也可用激素治疗。少量或中等量心包积液常可自然消退，不需要进行心包穿刺抽液，除非为了明确急性风湿热的诊断。

6.系统性红斑狼疮性心包炎

系统性红斑狼疮性心包炎多发生在疾病活动期，是该病最常见的心血管系统表现。临床发生率为 20％～45％。超声心动图检查发现异常的百分率更高。尸解检出率为 43％～100％，平均为 62％，心包炎多为纤维蛋白性或渗出性。心包液可能是血浆性或肉眼血性。蛋白含量高，葡萄糖量正常或减少，白细胞计数小于 $10×10^9/L$，补体水平低，偶可发现红斑狼疮细胞。

心脏压塞发生率小于 10％，发展为缩窄性心包炎者罕见。有时心脏压塞是红斑狼疮首发症状。红斑狼疮心包炎可伴有心肌炎、心内膜炎，传导系统炎症和冠状动脉炎，偶可引起心肌梗死。

（1）临床表现：红斑狼疮患者出现胸痛，心包摩擦音或 X 线检查心影增大，心电图呈急性心包炎的特点。因心包炎常发生在疾病活动期，常与肾炎同时并存，其血清补体明显升高，抗核抗体阳性和红细胞沉降率增加，可查到红斑狼疮细胞。

红斑狼疮患者，用免疫抑制药物、激素和细胞毒性制剂治疗过程中，若超声心动图发现新近心包积液，胸部 X 线检查心影增大，胸腔积液和肺实质性浸润，需细心的体格检查、血培养、结核菌素皮试以排除并发化脓性、真菌性或结核性心包炎。

（2）治疗：针对原发病治疗，如激素和免疫抑制剂。可采用中到大剂量糖皮质激素类药物。如泼尼松 1.0～1.5 mg/（kg·d），1～5 d 内不见症状好转，可考虑在原剂量上增加 10％剂量，待病情缓解，减少用量，泼尼松 15 mg/d 或隔天 30 mg 维持治疗，一般为 6～12 个月不等。大量心包积液心脏压塞时行心包穿刺术，反复出现心包积液和发展成缩窄性心包炎，可选择心包切除术。

7.类风湿心包炎

尸检发现，50％类风湿关节炎患者合并陈旧性纤维蛋白粘连性心包炎。生前诊断 10％～25％，表现为一过性或大量心包积液心包炎征象。50％慢性类风湿关节炎者，超声心动图检查可显示有心包积液。心包炎多见于严重类风湿关节炎，包括关节强直、畸形、皮下类风湿结节、肺炎和类风湿因子阳性。偶尔，血清类风湿因子阴性患者亦可发生类风湿性全心炎。

成人类风湿性心包炎能引起心脏压塞和渗出性缩窄心包炎及缩窄性心包炎。成人 Still 病、约 6％青年型类风湿关节炎，可出现心包炎心脏压塞。心包炎同时伴有心肌炎的发生率以男性为主。

（1）病理解剖：心包膜典型病理改变为心包血管炎，非特异性纤维素性增厚粘连，偶见类风湿结节。心包渗液呈浆液性或血性，蛋白超过 5 g/dL，葡萄糖小于 45 mg/dL，胆固醇水平升高，白细胞计数在（20～90）×$10^9/L$之间，类风湿因子阳性，补体活性减低，心包膜见 $CD8^+$ T 细胞浸润。当类风湿结节侵犯心肌、心瓣膜时，能引致主动脉瓣、二尖瓣关闭不全。

（2）临床表现：关节肿胀僵痛、发热、心前区痛和心包摩擦音、胸膜炎。胸部 X 线检查心影扩大，65％患者出现单侧或双侧胸腔积液。心电图表现为非特异性 ST-T 改变、房室传导阻滞。超声心动图检查几乎一半患者有心包增厚和积液。虽然类风湿性心包炎是自限性和良性的，但 3％～25％患者突然出现心脏压塞或因免疫复合物沉着在心包膜上而发展为渗出-缩窄性或缩窄性心包炎，且男性多于女性。

(3)治疗:有症状的心包炎者可用阿司匹林0.6～1.0,每天3～4次,或非甾体抗炎药如吲哚美辛25 mg,每天2～3次。大量心包积液、心脏压塞行心包穿刺术,4%～20%患者需心包切除术,使血流动力学得到最大改善。

8.心包切开术后综合征

心包切开术后综合征是指心脏手术一周后出现发热、心包炎、胸膜炎。此综合征首先发生在风湿性心脏病二尖瓣手术患者,认为是风湿热的复发,随后,在非风湿性心脏病的患者进行心脏手术后也会出现这一综合征。在埋藏式心脏起搏器起搏导管引起心脏穿孔、胸部钝挫伤、心外膜植入心脏起搏器及冠状动脉成形术导致冠状动脉穿孔时,可同样出现心包切开术后综合征的临床特征。

心包切开术后综合征发病率在10%～40%之间,儿童发病率高于成人。有报道预激综合征心脏外科手术治疗导致本综合征的发生率为31%。

同Dressler综合征类似,心包切开术后综合征被假设为心肌自身的免疫反应,可能同一种新的或再活化的病毒感染有关。Engle及其同事曾用实验证明,进行过心包切开术的某些患者其血浆中出现抗心肌抗体,效价水平同综合征发病率呈正比关系。约70%心包切开术后综合征患者血浆抗心肌病毒抗体效价升高;而无此综合征患者仅8%升高,抗心肌抗体阴性,这暗示,病毒感染可能是个触发或随意因素。在2岁以下进行心脏手术的儿童中,患心包切开术后综合征甚为罕见。这一发现,说明同各种病毒暴露的时间有关,或是对经由胎盘的保护性抗体有关。

(1)病理解剖:心包切开术后综合征,心包组织无特异性改变,心包操作和积血可能引起心包粘连,心包膜增厚,偶有纤维化心包腔闭合,导致缩窄性心包炎。心包膜产生的组织型纤维蛋白溶酶原激活素,在心脏手术拖长时间,伴随心包间皮损伤和炎症时,分泌激活素减少影响心包纤维蛋白的溶解,导致术后心包炎和心包粘连。心包积液呈稻草黄色、粉红色或血性,其蛋白含量大于4.5 g/dL,白细胞计数$(0.3～8.0)×10^9$/L。

(2)临床表现:通常在心脏手术后2～3周急性起病,其特征为发热、乏力和胸痛。有些病例手术后一周内即持续发热。胸痛是急性心包炎的特征,胸痛性质类似胸膜炎。其他非特异性的炎症表现包括红细胞沉降率加快,多形核白细胞升高。

几乎所有患者在心脏手术后头几天可闻及心包摩擦音,大多数于1周内消失而不发生此综合征。X线检查约1/3的患者左侧或双侧胸腔积液,1/10患者有肺浸润,半数患者有短暂性的心影扩大。心电图表现为非特异性ST-T改变和阵发性房性心动过速。超声心动图可提示心包积液存在和心脏压塞的证据。心脏手术后心包渗血极为普遍,术后10 d内有56%～84%患者有心包积液。诊断心包切开术后综合征需与术后其他原因,包括感染引起发热相鉴别。

(3)治疗:心包切开术后综合征有自限性,但长期迁延可致残。发热和胸痛可用阿司匹林或非甾体抗炎药加以缓解。用药后48 h内无效可使用激素治疗。手术后头6月此综合征多有复发。约1%成年人心脏手术后平均49 d发生心脏压塞,同时伴有发热、心包摩擦音及典型"心包痛"。抗凝治疗与心包切开术后综合征伴发心脏压塞无关。心脏压塞行心包穿刺处理,反复的心脏压塞需要进行心包切除术。发生缩窄性心包炎罕见,多出现在心包切除术后综合征后的数月至数年。

9.创伤性心包炎

创伤性心包炎除贯通伤和非贯通伤,其他外伤性心包炎的重要原因,包括食管癌、食管腐蚀或Boerhaave综合征突发食管破裂,食管内容物流入心包腔或为食管胃切除术后的并发症。意外事件,吞咽牙签或鱼骨致食管穿孔而发生心脏压塞和迟发缩窄性心包炎。食管破裂外伤性心包炎,常伴随严重糜烂性心包炎症和感染。食管破裂或穿孔可发展成食管心包瘘。上述病情,虽有内科治疗瘘管可以自然闭合报道,也常需外科立即手术,但死亡率高。心包炎也可继发于胰腺炎,此时心包积液淀粉酶含量高,而心脏压塞或胰腺心包瘘罕见。急性酒精性胰腺炎,心包积液发生率明显高于对照组(47%:11%)。恶性疾病或胃、胆管、大肠和气管外科手术并发溃疡形成,可致心包瘘管。

心包外伤也可出现不常见的外伤性症状,包括心脏通过心包裂口形成心脏疝或心脏半脱位所引发心血管虚脱和心包内膈疝。心脏疝能被 CT 和 MRI 所诊断。左肺根部切除术和部分心包切除术可发生在胸心脏疝。脐疝手法复位引起肠襻心包内疝罕见,超声心动图可提供诊断。

10.心脏手术及心导管术后心包积血

心脏外科术后或心导管检查、安装起搏器过程中或术后并发心包积血,可导致急性心脏压塞和慢性缩窄性心包炎。一组报道 510 例进行心脏外科手术后连续发病者,其中 2% 在术后 1~30 d内(平均 8 d)发生心脏压塞。心脏外科手术后至少有一半患者,可用超声心动图探测出小量心包积液,大量心包积液心脏压塞常见于服抗凝药者,且比服用阿司匹林患者多 10 倍。术后心脏压塞占心脏外科术后不明原因低血压病例的 10%,会与血容量不足或心力衰竭相混淆,右室压缩继发肝充血可能误诊术后肝炎等。

床旁作食管超声检查是鉴别术后完全性或局限性心脏压塞的必不可少的诊断工具。两者在临床和超声上的心脏压塞表现是有区别的。对心脏周围或大面积局限性心包积液的处理可用二维超声引导下作经皮导管心包穿刺术。对心脏后壁局部心包积液或局部血栓的患者,应在手术室内作外科心包切开清除处理。Friedrich 等在 6 年中连续观察 11 845 例,心导管操作时心脏穿孔和急性心脏压塞发生率,二尖瓣球囊成形术时心脏穿孔占 4.2%,主动脉瓣球囊成形术占 0.01%,对这类患者实施心包穿刺术半数有效,而其余患者则要外科手术修补穿孔。经静脉的右心室内膜心肌活检,心脏穿孔和(或)心脏压塞发生占 1.5%,冠状动脉成形术占 0.02%,冠状动脉内支架植入较少见。引起心包积血和心脏压塞其他原因,包括胸骨骨穿、食管镜和纵隔镜检查。近年报道,食管静脉曲张用内镜硬化治疗亦是引起急性心包积血和随后发展为心包炎和心脏压塞的原因。植入螺旋固定心房电极的起搏器约 5% 发生急性心包炎并伴有心包积液,需要抗感染治疗。

11.黏液水肿性心包炎

黏液水肿患者常并发心肌病,1/3 并发心包积液、胸腔积液和腹水。心包积液机制可能是水、钠潴留,淋巴液引流缓慢和毛细血管外渗蛋白增加。心包积液常呈清或淡黄色,偶尔像黏液胶状物。积液所含蛋白和胆固醇浓度升高,少量白细胞或红细胞。黏液水肿患者心包积液增长速度很缓慢,容量可达 5~6 L,虽已压迫心脏,但仍无代偿性心动过速和其他心脏压塞症状,胸部透视时意外发现心脏明显扩大。曾有报道巨舌可作为甲状腺功能低下和心包积液静脉压升高的特征。大量心包积液患者,常是甲状腺功能低下特征,尤其是婴儿和老年患者,往往心包积液是唯一的体征。纵隔放疗后,患者出现心包积液应考虑为甲状腺功能低下的表现,有报道 25% 妇女在放疗中可诱发甲状腺功能紊乱。甲状腺替代治疗,已恢复具有正常甲状腺功能数月后,黏液水肿心包积液会缓慢减少最终消失。

12.胆固醇性心包炎

胆固醇性心包炎是由于心包损伤伴胆固醇结晶沉积和对炎症反应的单核细胞,包括泡沫细胞、巨噬细胞浸润而形成。心包腔内出现胆固醇结晶是慢性炎症表现。心包积液典型特征,包括微小胆固醇结晶,像闪闪发光的"金子"。心包积液中胆固醇增多机制不清,可能原因:①心包表面细胞坏死释放出细胞的胆固醇;②红细胞溶解释放出胆固醇;③心包炎减少了淋巴引流,减少胆固醇的吸收,产生胆固醇结晶;④一些胆固醇心包炎患者,心包积液的胆固醇量与血浆胆固醇含量相似,心包腔内高胆固醇可能是单纯渗出物。

大多数胆固醇性心包炎常缺乏明确的基础疾病。治疗包括确定伴有的任何因素如结核病、风湿病或黏液性水肿高胆固醇血症。胆固醇心包炎心包积液容量大,发展缓慢,心脏压塞并发症少见。当大量心包积液引起呼吸困难和胸痛,或发展成缩窄性心包炎时可进行心包切除术。

13.乳糜性心包积液

特发性乳糜性心包积液罕见,常是由于胸导管阻塞,其原因可以为外科手术或外伤致胸导管破裂或因肿瘤阻塞淋巴管。胸导管阻塞,使正常的淋巴回流系统受阻,结果乳糜通过淋巴引流反流心包。多数患者无症状,心包积液缓慢增加,多在胸部 X 线和超声心动图检查时发现。损伤的胸导管和心包腔之间的淋巴引流,可凭借^{99m}Tc-硫化锑胶体放射核素淋巴管造影发现。心包积液常似乳白色牛奶,含有高胆固醇及三酰甘油,蛋白含量高于 35 g/L,用苏丹Ⅲ号脂肪染剂染色,显微镜下见到细微脂肪滴。

乳糜性心包积液发生心脏压塞和缩窄性心包炎罕见。有报道心脏手术后并发乳糜性心包积液可致心脏压塞。对有症状的乳糜性心包积液患者的处理,尽可能减少复发,包括限制摄入含丰富三酰甘油的食物,如不成功可考虑胸导管手术,切开心包壁排出乳糜液和防止再蓄积。

14.妊娠与心包积液

没有证据表明妊娠会影响心包疾病的易感性,但是,许多孕妇在妊娠后 3 个月出现小至中量心包积液,罕见心脏压塞,由于妊娠期血容量增加,可使原来隐伏的心包缩窄表现出来。妊娠期的急性心包炎心电图需与正常妊娠状态下心电图上轻微的 ST-T 改变相鉴别。妊娠期大多数心包疾病的处理与非妊娠者类似,值得注意的是,大剂量阿司匹林可使胎儿动脉导管提早闭合,秋水仙碱也应禁用。心包切开术或心包切除术并不增加随后妊娠的风险,必要时可以进行。妊娠20周后,可通过超声心动图检出胎儿心包积液,深度在 2 mm 以内为正常,如心包积液过多,应考虑到胎儿水肿、溶血、低蛋白血症、免疫系统疾病、母婴传播的支原体或其他感染和肿瘤形成的可能。

(张秋芳)

第四节　老年低血压

老年期低血压指收缩压≤12 kPa(90 mmHg),舒张压≤5.3 kPa(40 mmHg)而言。收缩压<10.7 kPa(80 mmHg)才出现临床症状。老年期低血压有如下三种类型,本节重点叙述老年直立性低血压。

一、无症状性低血压

无症状性低血压即血压虽低,但因为老年人工作、活动量较小,在一般安静状态下可无症状。但是在应激状态如情绪刺激、感染等情况下,则因老年人的血压调节能力减退、脑部血液不能得到及时充分供应而出现症状。老年无症状性低血压,血压多在 12/8 kPa(90/60 mmHg)左右,因无症状,常在健康体检及临床查体测血压时发现。一般发生于体质较瘦弱的老年人或身体多病虚弱的老年人。此类老年人常有循环功能减退、心肌张力降低,血管弹性减弱或血容量减少等。

二、症状性低血压

当收缩压＜10.7 kPa(80 mmHg),特别是＜9.3 kPa(70 mmHg)时,因不能保证脑部正常活动所需要的最低血流灌注而出现头昏、眼花、耳鸣、周身乏力等症状。

三、直立性低血压

老年直立性低血压亦称直立性低血压,在老年病门诊及住院患者中,老年直立性低血压是较为常见的。正常人站立时,为保持脑血管的压力和血液流量,可通过交感神经反射性收缩下肢血管以"托住"随重力作用向下的血液流动,使血压保持在一定水平上,不会发生直立性低血压。而老年人由于动脉硬化、血管弹性降低和压力感受器对血压波动的调节功能下降,即压力感受器的反射功能减退,则不能立即有效地收缩下肢血管,所以在平卧位转为直立后血液向下肢流动,血压也就往下降,主要是收缩压降低较大(舒张压也相应有下降)。特别是有脑血管病、心功能不全、心律失常、艾迪森病、甲状腺功能低下、下肢静脉曲张、贫血、低血容量和使用血管扩张剂、利尿剂、降压药、镇静安眠药等情况下,则更易发生直立性低血压。

(一)临床表现

(1)临床上约有1/3的老年人会发生直立性低血压,而且随年龄增加而发生率升高。主要表现为平卧坐起、直立或蹲位突然起立时,感到头晕、眩晕、眼花、耳鸣等,上述症状卧位后可立即减轻或消失,重症者可出现步态不稳、行走偏斜、视物模糊、语言不清、出汗、突然昏倒、大小便失禁,甚至心跳呼吸停止而危及生命。

(2)在卧位直立或蹲位直立1 min或更长时间后收缩压下降2.7 kPa(20 mmHg),舒张压也可相应下降。

(二)诊断标准

受检者安静仰卧10 min,然后每分钟测血压、脉率1次,直至两次血压值近似时取其作为体位变化前的血压值。然后嘱其站立,将上臂置于与心脏相同水平,再测血压、脉率,记录即时及其后每分钟血压共7次,与站立前相比较。立位血压至少下降2.7/1.3 kPa(20/10 mmHg)且持续2 min以上者,可确定为直立性低血压。

(三)防治

1.早期发现

早期发现老年期低血压特别是直立性低血压时,对老年人应定期测量血压,并且注意观察卧位、立位的血压变化,特别是对卧位、蹲位立起后有头昏、眼花的老年人更要注意测量卧、立位血压,及早确定有无直立性低血压,并及早采取措施早期治疗,避免发生意外。

2.已确诊

以确诊的直立性低血压的老年患者,嘱其在日常生活中注意以下几点。

(1)以卧位、蹲位立起时动作宜缓慢,切不可过猛过急,站立时间不要过长,行走时要当心以免发生意外。

(2)根据身体情况循序渐进地进行一些体育锻炼,以增强下肢肌肉对血管的支持和挤压作用,维持和调节血压。

（3）睡眠时头位抬高 15～20 cm，以有助于保持脑血流量及神经调节反应。也可将床头与地面调成 20°以上斜度，这样可降低肾动脉压，有利于肾素的释放和有效循环血量的增加。

（4）避免使用镇静药、安眠药、血管扩张药、利尿药及降压药等，因为这些药物均能使血压下降。

（5）避免大量进食，应多次分餐进食，餐后不要多活动，还要避免饮酒。

3.治疗措施

（1）对症状较重患者行物理疗法，穿紧身腹带、紧身裤及长弹力袜，以减少周围血管内血液淤积，增加静脉回流。

（2）放宽对饮水及摄钠的限制，增加饮食中的含盐量，晨起喝茶或咖啡以增加血容量，有升高立位血压之功效，但要防止心力衰竭及电解质紊乱。

（3）及时治疗容易导致低血压的心力衰竭，心律失常，水、电解质、平衡紊乱，贫血和神经系统疾病等。

（4）升高血压，如血管加压药和拟交感神经药麻黄素、间羟胺等，临床从小剂量试用，有一定升压效果，但对心、脑血管有不良反应。比较安全的有益气、升压、生津作用的人参、麦冬、五味子（升脉饮）等中药治疗更为适宜。

4.无症状低血压

对无症状低血压不需特殊处理，可通过适当循序渐进地参加一些体育活动增强体质，如散步、太极拳等，以提高血压变化的调节能力，也可服用八珍汤等补益气血的中药。对有症状的低血压处理同直立性低血压。

（张　倩）

第五节　老年肺动脉高压

肺动脉高压实际上是由多种原因，包括基因突变、药物、免疫性疾病、分流性心脏畸形、病毒感染等侵犯小肺动脉，引发小肺动脉发生闭塞性重构，导致肺血管阻力增加，进而右心室肥厚扩张的一类恶性心脏血管疾病。患者早期诊断困难，治疗棘手，预后恶劣，症状出现后多因难以控制的右心衰竭死亡。

这一类疾病因病因谱广，预后差而成为日益突出的公共卫生保健沉重负担。不仅在西方发达国家备受重视，在我国等发展中国家也逐渐成为心血管疾病防治的重要任务。因此，心血管专科高级医师应该熟练掌握肺动脉高压临床特点，诊治规范，特别是右心室衰竭处理与左心衰竭相比具有不同特点。

根据英国、美国以及我国有关肺动脉高压专家共识等指南性文件，建议临床医师首诊发现肺血管疾病患者，应该及时转往相应专科医师处进行专科评估和靶向治疗，以免贻误最佳治疗时机。另外，国内外经验表明，培训专科医师，建立专业准入制度以及相应区域性专科诊疗中心是提高肺血管疾病诊治水平的重要途径。值得强调的是，由中华医学会心血管病分会、中华心血管病杂志编辑委员会组织编写的我国第一个"中国肺动脉高压筛查诊断与治疗专家共识"（以下简称专家共识）于 2007 年 11 月在中华心血管病杂志正式发表，为更好规范我国心血管医师的临床诊治行为,提供了重要参考依据。

一、概念和分类

(一)历史回顾

1973 年世界卫生组织(WHO)在日内瓦召开了第 1 次世界肺动脉高压会议,会议初步把肺动脉高压分为原发性肺动脉高压(PPH)和继发性肺动脉高压两大类。1998 年在法国 Evian 举行的第 2 次 WHO 肺动脉高压专题会议首次将肺动脉高压与肺静脉高压、血栓栓塞性肺动脉高压区分开;并将直接影响肺动脉及其分支的肺动脉高压(PAH)与其他类型肺动脉高压严格区分;还将应用多年的原发性肺动脉高压分为散发性和家族性两大类。2003 年在威尼斯举行的第 3 次 WHO 会议正式取消了原发性肺血压这一术语,并使用特发性肺动脉高压(IPAH)和家族性肺动脉高压(FPAH)取而代之,特发性肺动脉高压和家族性肺动脉高压并列为肺动脉高压的亚类。

国内有专家建议使用“动脉型肺动脉高压”和“静脉型肺动脉高压”等概念。但肺静脉高压初期并不伴随肺动脉高压,如患者没有得到及时治疗,或导致肺静脉高压原因没有及时消除,才会逐渐伴随出现肺动脉高压。这一点在第 4 次世界卫生组织肺动脉高压会议上明确提出,称为“孤立的肺静脉高压”,属于肺动脉高压。所以目前国际上多数专家还是倾向于把孤立的肺动脉高血压和肺动脉高压严格进行区分来进行定义。

目前关于 2008 年 2 月第 4 次世界肺动脉高压学术会议上术语的最新进展,还有几点必须强调:①“家族性肺动脉高压”已经更改为“遗传性家族型肺动脉高压”,而有骨形成蛋白 2 型受体(BMPR2)基因突变的特发性肺动脉高压患者,目前建议诊断为“遗传性散发型肺动脉高压”。②小孔房间隔缺损等左向右分流性先天性心脏病合并重度肺动脉高压患者,目前建议诊断为“类特发性肺动脉高压综合征”。

(二)肺高血压和肺动脉高压

肺高血压是指肺内循环系统发生高血压,整个肺循环,任何系统或者局部病变而引起的肺循环血压增高均可称为肺高血压(简称肺高压)。

肺动脉高压(PAH)是指孤立的肺动脉血压增高,肺静脉压力应正常,同时肺毛细血管楔压正常。

特发性肺动脉高压(IPAH)是肺动脉高压的一种,指没有发现任何原因,包括遗传、病毒、药物而发生的肺动脉高压。研究发现 26% 的特发性肺动脉高压患者合并 BMPR2 突变,但目前认为合并基因突变应诊为“遗传性散发型肺动脉高压”。

肺高血压的诊断标准:在海平面状态下,静息时,右心导管检查肺动脉收缩压>4.0 kPa(30 mmHg)和(或)肺动脉平均压>3.3 kPa(25 mmHg),或者运动时肺动脉平均压>4.0 kPa(30 mmHg)。而诊断肺动脉高压的标准,除了上述肺高血压标准之外,尚需肺毛细血管楔压(PCWP)≤2.0 kPa(15 mmHg),肺血管阻力>3。

(三)威尼斯会议肺动脉高压临床分类

尽管 2008 年 2 月第 4 次世界肺高血压会议重新对肺动脉高压进行了分类,但鉴于正式分类尚未发表,个别问题还存在争议,因此,本书仍采用威尼斯第 3 次世界卫生组织肺动脉高压专题会议制定的肺高血压诊断分类标准(表 4-2)。

表 4-2　2003 年威尼斯会议肺动脉高压临床诊断分类

1.肺动脉高压

　　1.1 特发性肺动脉高压

　　1.2 家族性肺动脉高压

　　1.3 相关因素所致

　　1.3.1 胶原血管病

　　1.3.2 先天性体-肺分流性心脏病

　　1.3.3 门静脉高压

　　1.3.4 HIV 感染

　　1.3.5 药物和毒物

　　1.3.6 其他:甲状腺疾病,糖原贮积症,戈谢病,遗传性出血性毛细血管扩张症,血红蛋白病,骨髓增生性疾病,脾切除

　　1.4 因肺静脉或毛细血管病变导致的肺动脉高压

　　1.4.1 肺静脉闭塞病

　　1.4.2 肺毛细血管瘤

　　1.5 新生儿持续性肺动脉高压

2.左心疾病相关肺动脉高压

　　2.1 主要累及左心房或左心室的心脏疾病

　　2.2 左心瓣膜病

3.与呼吸系统疾病或缺氧相关肺动脉高压

　　3.1 慢性阻塞性肺疾病

　　3.2 间质性肺病

　　3.3 睡眠呼吸障碍

　　3.4 肺泡低通气综合征

　　3.5 慢性高原病

　　3.6 肺泡-毛细血管发育不良

4.慢性血栓和(或栓塞性肺高血压)

　　4.1 血栓栓塞近端肺动脉

　　4.2 血栓栓塞远端肺动脉

　　4.3 非血栓性肺栓塞[肿瘤,虫卵和(或)寄生虫,外源性物质]

5.混合性肺高血压

　　类肉瘤样病,组织细胞增多症,淋巴血管瘤病,肺血管压迫(腺瘤,肿瘤,纤维性纵隔炎)

二、流行病学

(一)流行病学资料

由于特发性肺动脉高压发病率较低,而其他类型肺动脉高压诊断分类十分复杂,加之早期临床症状隐匿,不易发现,而且确诊依赖右心导管检查,因此普通人群流行病学方面资料较少。

特发性肺动脉高压可发生于任何年龄,但平均诊断年龄为 36 岁,男性确诊时年龄略高于女性。我国特发性和家族性肺动脉高压注册登记研究表明,女性发病率高于男性,女男比例约为 2.4∶1,与国外报道的(1.7～3.5)∶1 相似,儿童特发性肺动脉高压性别比女性∶男性为 1.8∶1,目前研究未发现特发性肺动脉高压的发病率存在种族差异。根据 1987 年公布的美国国立卫生

研究院(NIH)注册登记研究结果,人群中原发性肺动脉高压(PPH)年发病率为 1/100 万～2/100 万。2006 年法国研究表明法国成年人群中肺动脉高压年发病率和患病率分别为 2.4/100 万和 15.0/100 万。

虽然普通人群肺动脉高压发病率较低,但服用食欲抑制药人群中年发病率可达到 25/100 万～50/100 万。而尸检研究得到的患病率更高达 1 300/100 万。

儿童肺动脉高压发病率同样很低。中国肺动脉高压注册登记研究初步结果表明,儿童肺动脉高压患者中特发性、家族性以及结缔组织病、先天性心脏病相关性肺动脉高压所占比例分别为 31%、3%、8%、59%。

(二)危险因素

肺动脉高压的危险因素是指在肺动脉高压发展过程中可能起促进作用的任何因素,包括药物、疾病、年龄及性别等。2003 年第 3 次 WHO 肺高血压会议上对肺动脉高压危险因素进行了系统阐述(表 4-3)。临床医师应熟悉肺动脉高压的常见危险因素,并应用到肺动脉高压诊断流程中。

表 4-3　2003 年威尼斯会议上确定的肺动脉高压危险因素

A.药物和毒性	高血压
1.已明确有致病作用	3.不太可能的相关因素
阿米雷司	肥胖
芬氟拉明	C.疾病
右芬氟拉明	1.已明确的疾病
毒性菜籽油	HIV 感染
2.非常可能有致病作用	2.非常有可能的疾病
安非他明	门静脉高压/肝病
L-色氨酸	胶原血管病
3.可能有致病作用	先天性体-肺分流性心脏病
甲基安非他明	3.可能的疾病
可卡因	甲状腺疾病
化疗药物	血液系统疾病
4.不太可能有致病作用	脾切除术后
抗抑郁药	镰刀细胞性贫血
口服避孕药	β-地中海贫血
治疗剂量的雌激素	慢性骨髓增生性疾病
吸烟	少见的遗传或代谢疾病
B.有统计学意义的相关因素	Ia 型糖原贮积症
1.明确的相关因素	戈谢病
性别	遗传性出血性毛细血管扩张症
2.可能的相关因素	
妊娠	

三、分子生物学

(一)基因突变

1954 年 Dresdale 首次报道了 1 例家族性原发性肺动脉高压家系,提示某些肺动脉高压可能与基因突变有关。1997 年发现染色体 2q31-32 有一个与家族性肺动脉高压有关的标记,2000 年明确该区域中编码骨形成蛋白 2 型受体($BMPR2$)基因突变是肺动脉高压重要的遗传学机制。最近发现,$ALK1/Endoglin$ 基因突变与遗传性出血性毛细血管扩张症合并特发性肺动脉高压的发病有关,可引起内皮细胞增殖(血管新生)和肺动脉平滑肌细胞增生,引起肺动脉高压特征性病理改变。各种类型肺动脉高压可能均有遗传因素参与。

(二)钾通道

缺氧可抑制小肺动脉平滑肌细胞的电压门控钾通道(KV),导致钙通道开放增加,从而引起缺氧性肺血管收缩反应及血管重构。研究表明肺动脉高压以肺动脉平滑肌细胞的 $KV_{1.5}$ 表达下调为主,慢性缺氧性肺高压则 $KV_{1.5}$、$KV_{2.1}$ 的表达均下调;食欲抑制药如芬氟拉明、阿米雷司则可直接抑制 $KV_{1.5}$ 和 $KV_{2.1}$;二氯乙酸甲酯(DCA)和西地那非可增加钾通道的表达及活性。因此钾通道功能异常在肺动脉高压发病机制中起重要作用。

(三)增殖和凋亡

小肺动脉重构与内皮细胞过度增殖及凋亡抵抗有关。目前认为缺氧、机械剪切力、炎症、某些药物或毒物及遗传易患性均可导致内皮细胞的异常增殖。病理学研究发现,丛样病变是由异常增殖的内皮细胞和成纤维细胞构成的通道。而特发性肺动脉高压丛样病变为单克隆起源内皮细胞构成,与生长抑制基因如转化生长因子 β(TGF-β)2 型受体和凋亡相关基因 Bax 缺陷有关。另外,特发性肺动脉高压及先心病相关性肺动脉高压丛样病变中还存在内皮细胞凋亡抵抗,导致不可逆性小肺动脉重构。

(四)5-羟色胺转运系统

肺动脉高压患者血液中 5-羟色胺(5-HT)水平升高,而最主要储存库——血小板中的含量却是下降的。多种类型肺动脉高压患者血浆中 5-HT 水平升高,即使肺移植或前列环素治疗也不能纠正;食欲抑制药阿米雷司、芬氟拉明与 5-HT 载体相互作用促使血小板释放 5-HT,并抑制其再摄取,导致血浆 5-HT 水平升高,因此也是一种钾通道拮抗药。临床及动物实验均证实,肺动脉平滑肌细胞中 5-HT 载体的表达和(或)活性升高均可引起肺小动脉重构。

(五)炎症机制

部分系统性红斑狼疮合并肺动脉高压患者经免疫抑制药治疗后病情明显改善,某些肺动脉高压患者体内可检测到循环自身抗体如抗核抗体及炎性细胞因子如 IL-1 和 IL-6 表达升高,肺组织学检查发现巨噬细胞和淋巴细胞炎性浸润,趋化因子 RANTSE 和 Fractalkine 表达增加,提示炎症机制在肺动脉重构机制中起重要作用。

四、病理

肺动脉高压患者各级肺动脉均可发生结构重建,且严重程度和患者预后有一定相关性。肌型和弹性肺动脉、微细肺动脉的主要病理改变是中膜肥厚、弹性肺动脉扩张及内膜粥样硬化。各级肺小叶前或小叶内肺动脉主要表现为狭窄型动脉病变和复合型动脉病变:狭窄型病变包括肺动脉中膜平滑肌肥厚、内膜及外膜增厚;复合病变则包括丛样病变、扩张性病变和动脉炎性病变。对临床表现复杂、诊断困难的肺动脉高压患者,尽量争取行肺动脉病理解剖学检查。

五、血流动力学

(一)正常肺循环血流动力学特点

正常肺循环是一个低压、低阻、顺应性高的血液循环系统。肺血管床横截面积较大,因而阻力和压力均较低。肺血管壁薄,与气道解剖关系毗邻,因此肺血流动力学易受气道、纵隔及左右心室压力变化的影响。与临床关系密切的肺血流动力学参数有肺动脉压、肺毛细血管楔压、肺血管阻力和右心排血量(或肺血流量)等。肺动脉收缩压正常值为 $1.7\sim3.5$ kPa($13\sim26$ mmHg),舒张压为 $0.8\sim2.1$ kPa($6\sim16$ mmHg),肺动脉压随年龄增长略有升高。肺毛细血管楔压通过导管直接嵌顿在小肺动脉远端测量获得,正常值为 $1.1\sim1.6$ kPa($8\sim12$ mmHg),临床上常用肺毛细血管楔压代替左心房压力。

肺血管阻力(PVR):计算公式是 $R=\dfrac{\overline{P}_{PA}-\overline{P}_{LA}}{\overline{QT}}$,其中 $\overline{P}_{PA}-\overline{P}_{LA}$ 肺动脉与左房之间的平均压差(可以用 P_W 肺毛细血管楔压代替 P_{LA}),单位是 kPa。$\overline{QT}=$ 平均肺血流量,单位用 mL/s 表示。

心排血量:正常情况下左心排血量略高于右心,主要是由于 $1\%\sim2\%$ 支气管静脉血直接回流到肺静脉所致。目前临床上常用计算右心排血量的方法有两种:热稀释法和 Fick 法。右心排血量的正常值为 $4.4\sim8.4$ L/min。

常用肺循环血流动力学参数的正常参考值见表 4-4。

表 4-4　肺循环血流动力学参数的正常参考值

参数	平均值	正常值
Q(L/min)	6.4	4.4~8.4
PAP$_{systolic}$(kPa)	2.5	1.7~3.5
PAP$_{disstolic}$(kPa)	1.3	0.8~2.1
PAP$_{mean}$(kPa)	1.7	0.9~2.5
PAOP(kPa)	1.2	0.7~1.7
PCWP(kPa)	1.3	1.1~1.6
RAP(kPa)	0.7	0.1~1.2
PVR(dyn·s/cm^5)	55	11~99

注:1 mmHg=0.133 kPa。

Q,肺血流量;PAP$_{systoli}$,肺动脉收缩压;PAP$_{disstolic}$,肺动脉舒张压;PAP$_{mean}$,肺动脉平均压;PAOP,肺动脉闭塞压;PCWP,肺毛细血管楔压;RAP,右房压;PVR,肺血管阻力。

(二)肺动脉高压血流动力学特点

肺动脉高压血流动力学特征是肺动脉压力和肺血管阻力进行性升高,右心排血量逐渐下降,最终导致右心室扩张、肥厚进而功能衰竭。

肺动脉高压无症状期为安静状态下肺动脉压正常,活动后明显升高,但是心排血量基本正常;有症状期为安静状态下肺动脉压、肺血管阻力升高,心排血量下降是症状出现的主要原因,此期可出现右心室扩张和肥厚;恶化期为肺阻力进一步升高,心排血量继续下降,导致肺动脉压力也开始下降,此期肺循环血流动力学改变超过右心室代偿范围,发生右心衰竭(图 4-1)。

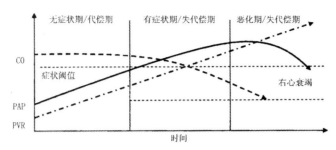

图 4-1　肺动脉高压不同时期血流动力学参数变化特点

（三）不同类型肺动脉高压血流动力学特点

1.肺动脉压

安静状态下肺动脉平均压＞3.3 kPa(25 mmHg)即可定义为肺动脉高压。根据诊断分类不同，肺动脉高压的升高可以分为被动性(如肺静脉压力升高)，运动相关性(心排血量增加所致)，肺血管阻力增加性(肺循环自身病变)。

2.毛细血管后性肺动脉高压

毛细血管后性肺动脉高压又称肺静脉高压，肺毛细血管楔压≥2.0 kPa(15 mmHg)，跨肺压差(TPG)正常；毛细血管前性肺动脉高压，又称肺动脉高压，肺毛细血管楔压＜2.0 kPa(15 mmHg)，跨肺压差因肺血管阻力或心排血量增加而升高。

3.肺静脉回流受阻

如左心室功能不全和二尖瓣疾病可被动引起肺动脉压升高。一些少见疾病如肺血管中层纤维化和肺静脉闭塞性疾病，也可直接引起肺静脉回流受阻导致肺动脉高压。

4.肺血流增多

肺血流增多也可引起肺动脉压升高，如存在先天性左向右分流性心脏疾病。当肺血流明显增加和肺血管扩张能力达到最大时，肺血流略增加就可导致肺动脉压明显升高。

5.肺血管阻力增加

主要与小肺动脉重构、血管收缩和原位血栓形成有关。根据影响因素不同将肺血管阻力分为两种类型：固定型和(或)可逆型。固定型成分与肺动脉阻塞、闭塞及重构有关；可逆型成分与肺血管张力变化有关，肺血管张力与肺血管内皮、血管平滑肌细胞、细胞外基质、循环血细胞和血液成分相互作用有关。肺动脉高压时肺血管阻力＞3。肺血管阻力增加往往与远端小肺动脉或近端肺动脉面积明显减少有关。

六、临床表现

（一）症状

肺动脉高压早期无明显症状，往往病情发展至心功能失代偿才引发症状。我国注册登记研究结果表明，患者首发症状至确诊时间为 26.4 个月，平均为 2.2 年。首发就诊症状是活动后气短，发生率高达 98.6%。其后依次为胸痛、晕厥、咯血、心悸、下肢水肿及胸闷，发生率分别为29.2%、26.4%、20.8%、9.7%、4.2%和 2.8%。

（二）既往史

采集病史时应注意询问：减肥药服用史，习惯性流产史，鼻出血，慢性支气管炎，HIV 感染史,肝病,贫血,甲状腺疾病,打鼾史及深静脉血栓史等。上述病史可以提示一些病因诊断,对患者进行准确的诊断分类有重要价值,如鼻出血需要考虑患者是否合并遗传性出血性毛细血管扩张症。

(三)体格检查

肺动脉高压的体征没有特异性,P_2亢进最为常见,发生率为88.9%。其他常见体征有三尖瓣收缩期杂音;右心功能不全时可出现颈静脉充盈或怒张,下肢水肿;先天性心脏病合并肺动脉高压可出现发绀,杵状指(趾)等。另外,还需对背部仔细听诊,如发现血管杂音应考虑肺动静脉畸形可能。

(四)WHO肺动脉高压功能评级

1998年第2次世界卫生组织肺动脉高压专题会议就已提出肺动脉高压患者的心功能分级标准,即WHO功能分级。该分级与NYHA心功能分级的差别在于增加了晕厥的分级指标(表4-5)。功能分级不但是治疗策略的依据,也是判断患者预后的重要资料。

表4-5　世界卫生组织肺动脉高压患者功能分级评价标准

分级	描　　述
Ⅰ	患者体力活动不受限,日常体力活动不会导致气短、乏力、胸痛或黑蒙
Ⅱ	患者体力活动轻度受限,休息时无不适,但日常活动会出现气短、乏力、胸痛或近乎晕厥
Ⅲ	患者体力活动明显受限,休息时无不适,但低于日常活动量时即出现气短、乏力、胸痛或近乎晕厥
Ⅳ	患者不能进行任何体力活动,有右心衰竭的征象,休息时可有气短和(或)乏力,任何体力活动都可加重症状

七、辅助检查

(一)心电图

肺动脉高压患者的心电图表现缺乏特异性,电轴右偏、Ⅰ导联出现S波、右心室高电压及右胸前导联可出现ST-T波改变有助于提示肺动脉高压。

(二)胸部X线检查

肺动脉高压患者胸部X线检查征象可能有肺动脉段凸出及右下肺动脉扩张,伴外周肺血管稀疏——“截断现象”,右心房和右心室扩大。

(三)超声心动图

超声心动图是肺动脉高压疑诊患者最主要的无创检查手段。超声心动图检查的右心房大小、左心室舒张末期内径及心包积液等是评估病情严重程度、评价疗效和估计预后的重要参数,还可发现心内畸形、大血管畸形及左心病变,在肺动脉高压病因诊断中具有重要价值。但由于超声心动图检查易受操作者的经验、仪器型号等因素影响,并且不能准确测量肺动脉平均压、肺毛细血管楔压及心排血量等参数,因此不能用于确诊肺动脉高压。

(四)肺功能检查

特发性肺动脉高压、先天性心脏病相关性肺动脉高压和结缔组织病相关性肺动脉高压均存在不同程度的外周气道通气功能障碍和弥散功能障碍。其中结缔组织病相关性肺动脉高压患者的一氧化碳弥散量(DLco)下降最为明显。

(五)睡眠监测

睡眠监测为常规检查方法之一,大约15%的睡眠呼吸障碍患者可发生肺动脉高压。

(六)胸部 CT、肺灌注扫描

胸部 CT、肺灌注扫描是诊断肺栓塞、肺血管畸形等肺血管疾病重要的无创检查手段。高分辨率胸部 CT 也是鉴别特发性肺动脉高压和肺静脉闭塞病的重要方法。

(七)心脏 MRI 检查

心脏 MRI 可以测量右心室舒张末期容积、右心室壁厚度、右心室射血分数等参数,是评价右心功能的重要检查手段。

(八)右心导管检查

右心导管检查是诊断肺动脉高压唯一的金标准,也是指导确定科学治疗方案必不可少的手段。对病情稳定、WHO 肺动脉高压功能分级Ⅰ~Ⅲ级、没有明确禁忌证的患者均应积极开展标准的右心导管检查。右心导管检查时测定的项目包括心率、右心房压、右心室压、肺动脉压(收缩压、舒张压和平均压)、肺毛细血管楔压、心排血量、体循环血压、肺血管阻力和体循环阻力及导管径路各部位的血氧饱和度等。

(九)急性肺血管扩张试验

部分肺动脉高压尤其是特发性肺动脉高压的发病机制可能与肺血管痉挛有关,急性肺血管扩张试验是筛选这些患者的有效手段。国内急性肺血管扩张试验常选择腺苷或伊洛前列素。急性肺血管扩张试验阳性标准为:肺动脉平均压下降到 5.3 kPa(40 mmHg)之下,且下降幅度超过 1.3 kPa(10 mmHg),心排血量增加或至少不变。必须同时满足此 3 项标准,才可将患者诊断为试验结果阳性。初次检查阳性的患者服用足量的钙通道阻滞剂治疗 12 个月时应及时随访,如果患者心功能稳定在Ⅰ~Ⅱ级,而肺动脉平均压基本或接近正常,则认为该患者符合钙通道阻滞剂长期敏感者的诊断标准。

(十)肺动脉造影

肺动脉造影是诊断肺栓塞、肺血管炎、肺血管肿瘤的金标准,在肺动脉高压诊断分类中具有重要价值。肺动脉造影显示的肺血管末端血液充盈状况对于判断患者肺动脉高压是否小动脉闭塞具有重要临床实用价值。需要注意,肺动脉造影并非肺动脉高压常规检查项目。血流动力学不稳定的肺动脉高压患者进行肺动脉造影可能导致右心衰竭加重,甚至猝死。

(十一)6 min 步行距离试验

肺动脉高压患者首次入院后常规进行 6 min 步行距离试验。6 min 步行距离试验是评价患者活动耐量的客观指标,也是评价疗效的关键方法。另外首次住院的 6 min 步行距离试验结果与预后有明显相关性。进行 6 min 步行距离试验同时还应同时评价 Borg 呼吸困难分级,具体分级方法见表 4-6。

表 4-6 Borg scale 分级

分级	描述
0 级	没有任何呼吸困难症状
0.5 级	呼吸困难症状非常非常轻微(刚刚能觉察到)
1 级	呼吸困难症状非常轻微
2 级	呼吸困难症状轻微(轻)
3 级	有中等程度的呼吸困难症状
4 级	呼吸困难症状稍微有点重

分级	描述
5 级	呼吸困难症状严重(重)
6 级	
7 级	呼吸困难症状非常重
8 级	
9 级	
10 级	呼吸困难症状非常非常严重(最重)

八、诊断及鉴别诊断

根据肺动脉高压最新诊断分类标准,肺动脉高压共分为五大类,21 亚类,30 余小类,因此只有遵循根据规范的诊断流程才能对肺动脉高压患者进行准确的诊断分类(图 4-2)。肺动脉高压的诊断和鉴别诊断要点如下。

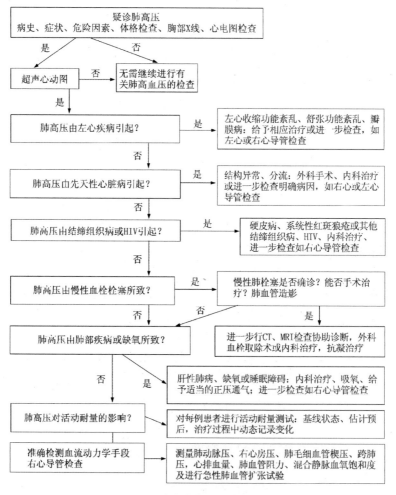

图 4-2 肺动脉高压的诊断流程

（1）首先提高肺动脉高压的诊断意识，尽量早期诊断，缩短确诊时间。

（2）判断是否存在肺动脉高压的危险因素。

（3）完善常规实验室检查，对肺动脉高压进行详细分类诊断。

（4）右心导管检查及急性肺血管扩张试验确诊。

（5）对患者心肺功能进行评估，确定治疗策略。

九、治疗

肺动脉高压的治疗大体分为 3 个不同阶段，第 1 个阶段通常称为"传统治疗时代"，也叫作"零靶向治疗时代"。第 2 个阶段称为"不充分靶向治疗时代"。第 3 个治疗时代称为"多元化时代"。

传统治疗时代指 1992 年以前。这个阶段的治疗实际上是针对肺动脉痉挛，右心衰竭和肺血管原位血栓形成。药物有钙通道阻滞剂（CCBs）、氧气、地高辛和利尿药、华法林。

1992 年起，随着依前列醇进入临床，肺动脉高压患者的预后发生了革命性改变。一直到 1999 年波生坦的出现，这期间依前列醇是唯一靶向治疗肺动脉高压药物，因此称为不充分靶向治疗时代，也有专家称为"FLOLAN 时代"。

1999 年以后，波生坦、曲前列素、西地那非等药物逐渐进入临床，使各类肺动脉高压患者预后得到更好的改善，球囊扩张等介入治疗方法使慢性血栓栓塞性肺动脉高压患者多了治疗的选择。药物治疗无效的危重患者可以选择房间隔打孔技术或者肺移植技术也成为全球性的专家共识，因此这个阶段称为"多元化新时代"。下面着重强调治疗中几个重要部分。

（一）传统治疗

首先，除了合并房性心动过速、心房颤动等快速性心律失常，地高辛被推荐仅能应用于心排血量和心脏指数小于正常值的患者。利尿药应谨慎使用，短期改善患者症状之后，即应减量并逐渐停用，因右心室充盈压对于维持足够心排血量非常关键。华法林应用之前需评估患者有无禁忌证。如无禁忌，则部分凝血酶原活动度的国际标准化比值（INR）应该控制在 1.5～2.5，主要是对抗肺血管原位血栓形成和发展。

其次需要着重强调急性肺血管反应试验结果是患者能否服用 CCBs 的唯一根据，因为试验阳性往往提示大量小肺动脉痉挛。而试验阴性，则提示血管重塑而闭塞是主要病理基础，此时使用 CCBs 则有导致体循环血压下降、矛盾性肺动脉压力升高、心力衰竭加重、诱发肺水肿等危险。

服用 CCBs 之后的 1 年随访结果又是患者是否为 CCBs 长期敏感者的唯一证据，只有 CCBs 长期敏感者才能长期服用 CCBs 并能显著获益。服用 CCBs 之前应该根据 24 h Holter 的结果评估患者的基础心率，基础心率较慢的患者选择二氢吡啶类；基础心率较快的患者则选择地尔硫䓬。

原则上对于各类肺动脉高压患者，禁忌使用血管紧张素转换酶抑制药，血管紧张素Ⅱ受体拮抗药和硝酸酯类等血管扩张药。

（二）靶向治疗

对急性肺血管扩张试验结果阴性，病情稳定的肺动脉高压患者，建议采用前列环素类药物、内皮素受体拮抗药、5 型磷酸二酯酶抑制药（PDE5）等新型血管扩张药进行靶向治疗或联合治疗。

目前国内可以使用的靶向治疗药物有波生坦、西地那非和万他维等。

1.内皮素受体拮抗药

波生坦是非选择性内皮素受体拮抗药,是临床应用时间最长的口服靶向治疗药物,也是除了FLOLAN之外,目前唯一有 5 年生存率随访结果的治疗方法。目前国外大量的研究报道已经证实,该药物可以明确治疗特发性肺动脉高压,结缔组织病相关肺动脉高压,先心病相关肺动脉高压,艾滋病病毒感染相关肺动脉高压,慢性血栓栓塞性肺动脉高压,儿童肺动脉高压,右心衰竭早期心功能Ⅱ级的肺动脉高压患者。该药可改善患者的临床症状和血流动力学指标,提高运动耐量,改善生活质量和生存率,推迟到达临床恶化时间。国内研究也初步证实,波生坦可以安全有效治疗肺动脉高压患者。

目前推荐用法是初始剂量 62.5 mg,2 次/天,4 周,后续 125 mg,2 次/天,维持治疗。如无禁忌,是治疗心功能Ⅱ级、Ⅲ级肺动脉高压患者的首选治疗。注意事项:①如患者是儿童,或体质量<40 kg,则用药剂量需要根据体质量而调整为半量;如是体质量<20 kg 的婴幼儿患者,则建议剂量为 1/4 量。②由于具有潜在肝脏酶学指标升高作用,建议治疗期间监测肝功能,至少每月1 次,如转氨酶增高小于等于正常值高限 3 倍,可以继续用药观察;小于正常值 3~5 倍,可以减半剂量继续使用或暂停用药,每 2 周监测一次肝功能,待转氨酶恢复正常后再次使用;小于正常值 5~8 倍,暂停用药,每 2 周监测一次肝功能,待转氨酶恢复正常后可考虑再次用药;小于正常值 8 倍以上时需要停止使用,不再考虑重新用药;转氨酶恢复正常后再次使用波生坦,大多数患者肝功能会保持正常。

波生坦和环孢素 A 有配伍禁忌,不推荐和格列本脲、氟康唑合用。

目前欧洲和美国分别有西他生坦和安贝生坦等选择性内皮素受体 A 拮抗药上市,也可以有效治疗肺动脉高压,但是长期预后资料尚需时日。

2.5 型磷酸二酯酶抑制药

西地那非已被美国食品与药品管理局(FDA)批准用于肺动脉高压治疗,在国外上市的商品名"Revatio"。目前该药治疗患者的 2 年生存率已经在 2008 年美国胸科年会上公布,与传统治疗对比,确实明显延长了患者的生存时间,是值得推荐治疗肺动脉高压的重要方法。我国虽然还未批准为用于治疗肺动脉高压的适应证,但是目前国内已有大量患者在接受或自发购买相同成分的"万艾可"用于治疗肺动脉高压,使用方法很不规范,甚至错误。因此亟待强调该药物正确临床使用方法。

根据 SUPER 研究结果以及国内外专家共识,西地那非被推荐的标准剂量是 20 mg,3 次/天,且增加剂量不能增加疗效,但却增加不良反应发生率。

使用西地那非需要注意以下不良反应:腹泻、视觉障碍、肌肉疼痛、儿童发育增快以及头痛和潮红。

同类药物伐地那非虽然在国内外都没有适应证,但随机双盲安慰剂对照多中心临床试验(EVALUATION-1)正在进行,且前期开放对照研究也在 2008 年美国胸科年会公布,初步证明可以有效安全治疗肺动脉高压患者。因该药服用方便,5 mg,2 次/天即可,价格相对低廉,因此对于我国经济情况相对较差患者,是可以考虑尝试的方法。其不良反应与西地那非类似。

3.前列环素以及结构类似物

我国目前唯一上市药物是伊洛前列素(ILOPROST,商品名万他维),短期内吸入伊洛前列素可降低肺动脉压力和肺血管阻力,提高运动耐量,改善生活质量。但伊洛前列素是否可长期单独应用治疗肺动脉高压目前还没有很好的研究来证实。目前大多数有经验专家建议,对于心功能较差患者可短期应用,病情缓解之后应及时替换为口服制剂如 5 型磷酸二酯酶抑制药或内皮素受体拮抗药波生坦。另外,对于急诊室或者重症监护病房以及手术中遇到肺动脉高压危象,或者急性和(或)重度右心衰竭患者,伊洛前列素吸入或者静脉泵入是非常重要的治疗选择。

需要强调:前列腺素 E_1(即前列地尔)与前列环素不同,不建议用于肺动脉高压的治疗。曲前列素在欧美上市多年,可以经皮下注射、静脉注射和吸入途径等多种方法给药,方便、安全、有效,在治疗肺动脉高压药物中是目前公认最好的前列环素类药物。

4.治疗目标

对于肺动脉高压这类恶性疾病,国内外专家倾向于"以目标为导向的靶向治疗",意即治疗之前,先预设治疗目标,随后给予靶向治疗方案。3 个月为 1 个周期,检查患者是否达到治疗目标,如达到,继续治疗。如没有达到目标,更换方案或者联合治疗。一般来说,预先设定的治疗目标是下列生理指标至少 50% 改善,而其他指标没有恶化:如 6 min 步行距离、WHO 功能分级、Borg 呼吸困难指数、动脉血氧饱和度、左心室舒张末内径、右心室内径、肺功能、平均肺动脉压、肺血管阻力、心排血指数、右心室射血分数、右心房平均压、右心室舒张末压和临床恶化事件等。

(三)联合治疗方案

1.靶向联合方案

如果患者经单药治疗,没有达到预先设定的治疗目标或者病情仍进行性加重,建议采用联合治疗。目前尚无公认最佳联合治疗方案。根据专家经验,波生坦+西地那非或波生坦+伐地那非可能疗效最佳。

一般情况下,根据患者经济状况可以首选波生坦、西地那非或伐地那非来启动治疗。3 个月后评估,如达标,则继续治疗。如没有达标,则联合治疗。国内联合治疗,PDE5 抑制药一般不变动剂量,而波生坦先用 62.5 mg,2 次/天。如再次评估达标,继续治疗,如没有达标,则波生坦可以增加剂量至 125 mg,2 次/天。如仍未达标,可以考虑适当增加伊洛前列素,或者贝前列素。再不达标或继续恶化,考虑静脉使用伊洛前列素,择机进行肺移植或房间隔打孔。

2.靶向治疗之外的综合治疗

他汀类初步研究证实可以加用,对抗肺动脉内皮的损伤。但需要进一步研究。

(四)介入治疗

对于肺血管炎或者血栓栓塞而导致的肺血管局部狭窄相关的肺动脉高压,可以考虑介入治疗。球囊扩张和支架置入可以明显改善患者的肺血液灌注,从而改善通气血流比值,提高动脉血氧饱和度,降低肺动脉阻力。其进一步机制有待于阐明。

(五)肺移植

药物治疗无效的肺动脉高压患者,可以考虑单侧、双侧或者部分肺叶肺移植。国外经验表明可有效纠正右心衰竭。国内经验有限。

(六)其他新技术

血管活性肠肽、弹性蛋白酶抑制药等都是初步证实有效的靶向治疗药物;而基因治疗、细胞移植治疗肺动脉高压的研究报道也初步显示其希望。同步起搏技术研究初步显示也可有效改善肺动脉高压患者的右心功能。但上述方法尚未成熟,仍在研究阶段,目前尚不能临床应用。

十、预后

肺动脉高压治疗较前有巨大进步,但是仍未令人满意。目前的治疗方法患者预后仍然差;治疗方法价格昂贵;治疗手段较少,成规模的专业治疗中心较少,诊断和治疗不规范,是患者预后差的重要原因。

（张　倩）

第五章　肾内科疾病

第一节　急性肾小球肾炎

一、疾病概述

急性肾小球肾炎简称急性肾炎,是一组常见的肾小球疾病。起病急,以血尿、少尿、蛋白尿、水肿及高血压等为其临床特征。急性肾炎可由多种病因所致,其中最常见的为链球菌感染后肾炎。在我国上呼吸道感染占 $60\%\sim70\%$,皮肤感染占 $1\%\sim20\%$,除链球菌之外,葡萄球菌、肺炎球菌、脑膜炎双球菌、淋球菌、流感杆菌及伤寒杆菌等感染都可引起肾小球肾炎。任何年龄均可发病,但以学龄儿童为多见,青年次之,中年及老年少见。一般男性发病率较高,男女之比约为 $2:1$。

本病发病机制多与抗原抗体介导的免疫损伤有关。机体感染链球菌后,其菌体内某些成分作为抗原,经过 $2\sim4$ 周与体内产生的相应抗体结合,形成免疫复合物,通过血液循环,沉积于肾小球内,当补体被激活后,炎症细胞浸润,导致肾小球损伤而发病。肾小球毛细血管的免疫性炎症使毛细血管腔变窄,甚至闭塞,并损害肾小球滤过膜,可出现血尿、蛋白尿及管型尿等,并使肾小球滤过率下降,因而对水和各种溶质(包括含氮代谢产物、无机盐)的排泄减少,发生水、钠潴留,继而引起细胞外液容量增加,因此临床上有水肿、尿少、全身循环充血状态如呼吸困难、肝大、静脉压增高等表现。本病的高血压,目前认为是由于血容量增加所致,是否与"肾素-血管紧张素-醛固酮系统"活力增强有关,尚无定论。

近年来,认为链球菌感染后肾炎不止一种抗原,与链球菌有关的内源性抗原抗体系统可能也参与发病。致肾炎链球菌通过酶作用或其产物与机体的免疫球蛋白(Ig)结合,改变 Ig 化学组成或其抗原性,然后形成免疫复合物而致病。如致肾炎链球菌能产生唾液酸酶使 Ig 发生改变。目前认为致肾炎链球菌抗原先植入肾小球毛细血管壁,然后与抗体作用而形成免疫复合物(原位形成)是主要的发病机制。

本病预后一般良好,儿童 $85\%\sim99\%$、成人 $50\%\sim75\%$ 可完全恢复,就儿童急性肾炎来说,6 个月内血尿消失者达 90%,持续或间歇蛋白尿超过 1 年者占 58%,在 2 年以上仍有蛋白尿者占 32%,急性肾炎演变为慢性肾炎者不超过 10%。

急性肾小球肾炎起病较急,与患者体质有一定关系,临床表现以水肿、血尿为主要特征。水不自行,赖气以动,故水肿一证是全身气化功能障碍的一种表现,涉及的脏腑也较多,但与肺、脾、肾三脏的关系最为密切,其中又以肾为本。究其病因主要如下。①先天不足,房劳过度:先天不足,肾元亏虚,复遭外邪侵袭,则气化失司,水湿内蕴而成本病;若肾津亏虚,则阴虚不能制阳,可致虚热伤络,发为血尿。②外邪侵袭,风水相搏:风邪外袭,内舍于肺,肺失宣通肃降,以致风遏水阻,风水相搏,风鼓水溢,内犯脏腑经络,外溢四肢肌肤。③湿毒浸淫,内归脾肺:湿热之邪蕴于肌肤,郁久则热甚成毒,湿毒之邪蕴于局部,则化为痈疡疮痍,邪归脾肺,致脾失健运,肺失宣降,水湿不行,运行受阻,溢于肌肤四肢。④食居不节,水湿困脾:水湿之邪内盛则湿困脾胃,运化转输功能失司,水湿不运,溢于肌肤四肢。综上,风邪与寒、热、湿、毒等邪气兼挟侵袭是本病的主要原因,肾元亏虚则是发病的内因,过度劳累、汗出当风、冒雨涉水等则为本病发病的诱因。

本病病机的转化主要表现为主导病邪的转化和虚实的转化。病初以风寒为主者,病程中可以化热;以风热为主者,可以化火生毒,或伤阴耗气;风热夹湿可化为湿热火毒,湿热伤及脾肾,火热灼伤脉络,耗气伤阴,可致阴虚阳亢而生变症等。病程短者以邪实为主;病程长者,正气耗伤,正虚邪存,难以痊愈,不仅损伤身体,而且涉及肺、脾、肝、心等诸脏。疾病发生发展过程中还可出现气滞、血瘀、痰湿等兼挟证。当分别缓急,详审轻重。

二、诊断要点

(一)临床表现

本病起病较急,病情轻重不等。多数患者有明确的链球菌感染史,如上呼吸道感染、咽炎、扁桃体炎及皮肤感染等。潜伏期相当于致病抗原初次免疫后诱导机体产生免疫复合物所需的时间,呼吸道感染者的潜伏期较皮肤感染者短,一般经过2~4周(上呼吸道感染、咽炎、扁桃体炎一般6~10 d,皮肤感染者约2周后)突然起病,首发症状多为水肿和血尿,呈典型急性肾炎综合征表现,重症者可发生急性肾损伤。本病可见于各年龄组,但以儿童最为常见。

1.全身症状

起病时症状轻重不一,患者常有头痛、食欲减退、恶心、呕吐、疲乏无力、腰酸等,部分患者先驱感染没有控制,可有发热,咽喉疼痛,体温一般在38 ℃上下,发热以儿童为多见。

2.水肿及少尿

常为本病之首发症状,出现率为80%~90%。在发生水肿之前,患者都有少尿,每天尿量常在500 mL左右,少数患者可少至400 mL以下,发生尿闭者少见。轻者仅晨起眼睑水肿,面色较苍白,呈"肾炎面容",重者延及全身,体质量亦随之增加。水肿多先出现于面部,特别以眼睑为著,下肢及阴囊亦显著。晨起以面部为著,活动后下肢为著。水肿出现的部位主要决定于两个因素,即重力作用和局部组织的张力,儿童皮肤及皮下组织较紧密,则水肿的凹陷性不十分明显,水肿的程度还与食盐的摄入量有密切关系,食盐摄入量多则水肿加重,反之亦然。大部分患者经过2~4周,可自行利尿退肿,严重者可有胸腔积液、腹水。产生原因主要是全身毛细血管壁通透性增强,肾小球滤过率降低,而肾小管对钠的重吸收增加致水、钠潴留。

3.血尿

肉眼血尿为常见初起症状之一,40%~70%的患者可见到。尿呈浑浊红棕色,为洗肉水样,一般在数天内消失,也可持续1~2周才转为显微镜血尿。镜下血尿多在6个月内消失,也可因感染、劳累而暂时反复,也有持续1~3年才完全消失。此外,也有少数患者肾小球病变基本消退,而镜下血尿持续存在,认为无多大临床意义。

4.蛋白尿

多数患者均有不同程度蛋白尿,主要为清蛋白,20％～30％表现为肾病综合征(尿蛋白超过3.5 g/24 h;血浆清蛋白低于 30 g/L),经 2～4 周后可完全消失。蛋白尿持续存在提示病情迁延,或转为慢性肾炎的可能。

5.高血压

高血压见于 80％的病例,多为轻中度高血压,收缩压及舒张压均增高。急性肾炎之血压升高多为一过性,往往与水肿及血尿同时发生,一般持续 2～3 周,多随水肿消退而降至正常。产生原因主要为水、钠潴留使血容量扩张所致,经利尿、消肿后血压亦随之下降。重度高血压者提示肾损害严重,可并发高血压危象、心力衰竭或视网膜病变等。

6.神经系统症状

症状主要为头痛、恶心、呕吐、失眠、反应迟钝;重者可有视力障碍。甚至出现昏迷、抽搐。此与血压升高及水、钠潴留有关。

(二)体征

急性肾炎的主要体征是程度轻重不一的水肿,以组织疏松及低垂部位为明显,晨起时眼睑、面部可见水肿,活动后下肢水肿明显。随病情发展至全身,严重者可出现胸腔、腹腔、阴囊,甚至心包腔的大量积液,重度高血压者眼底检查可出现视网膜小动脉痉挛或视盘水肿。

(三)实验室检查

1.尿液检查

血尿为急性肾炎重要所见,或肉眼血尿或镜下血尿,尿沉渣检查中,红细胞多严重变形,但应用襻利尿剂时可暂为非变形红细胞,此外还可见红细胞管型,提示肾小球有出血渗出性炎症,是急性肾炎的重要特点。尿沉渣还常见肾小管上皮细胞、白细胞、大量透明和颗粒管型。

尿蛋白通常为(＋)～(＋＋),1～3 g/d,多属非选择性蛋白,若病情好转,则尿蛋白减少,但可持续数周至数月。如果蛋白尿持续在 1 年以上,多数提示为慢性肾炎或演变为慢性肾炎。

尿常规一般在 4～8 周内大致恢复正常,残余镜下血尿(或爱迪计数异常)或少量蛋白尿(可表现为起立性蛋白尿)可持续半年或更长。

2.血常规检查

严重贫血少见,红细胞计数及血红蛋白可稍低,系因血容量扩大,血液稀释所致,白细胞计数可正常或增高,此与原发感染灶是否继续存在有关。

急性肾炎时红细胞沉降率几乎都增快,一般在 30～60 mm/h,随着急性期缓解,红细胞沉降率在 2～3 个月内也逐渐恢复正常。

3.肾功能检查

急性肾炎患者肾小球滤过率(GFR)呈不同程度下降,但肾血浆流量仍可正常,因而滤过分数常减少,与肾小球滤过功能受累相比较,肾小管功能相对良好,肾浓缩功能多能保持正常。临床常见一过性氮质血症,血中尿素氮、肌酐增高,不限进水的患儿,可有轻度稀释性低钠血症,此外还可有高血钾及代谢性酸中毒。

4.血浆蛋白和脂质测定

血清清蛋白浓度常轻度降低,此系水、钠潴留及血容量增加和稀释所致,急性肾炎病程较短而尿蛋白量少,所以血清清蛋白降低不是由于尿中大量蛋白丢失所致,且利尿消肿后即恢复正常浓度。血清蛋白电泳多见清蛋白降低,γ 球蛋白增高,少数病例伴有 α_2 和(或)β 球蛋白增高,后者增高的病例往往并存高脂血症。

5.细胞学和血清学检查

急性肾炎发病后自咽部或皮肤感染灶培养出 β 溶血性链球菌的阳性率约为 30％，早期接受青霉素治疗者更不易检出，链球菌感染后可产生相应抗体，常借检测抗体证实前驱的链球菌感染，如抗链球菌溶血素，抗体（ASO），其阳性率达 50％～80％。通常于链球菌感染后 2～3 周出现，3～5 周滴度达高峰，半年内恢复正常。判断其临床意义时应注意，其滴度升高仅表示近期有过链球菌感染，与急性肾炎的严重性无直接相关性；经有效抗生素治疗者其阳性率减低，皮肤感染灶患者阳性率也低，尚可检测抗脱氧核糖核酸酶 B 及抗玻璃酸酶。并应注意于 2～3 周后复查，如滴度升高，则更具诊断价值。

6.血补体测定

除个别病例外，肾炎病程早期血总补体及 C3 均明显下降，6～8 周后恢复正常，此规律性变化为本症的典型表现。血补体下降程度与急性肾炎病情轻重无明显相关，但低补体血症持续 8 周以上，应考虑有其他类型肾炎之可能，如膜增生性肾炎、冷球蛋白血症或狼疮肾炎等。

7.尿纤维蛋白降解产物（FDP）

血液和尿液测定中出现 FDP 意味着体内有纤维蛋白形成和纤维蛋白原及纤维蛋白分解代谢增强，尿液 FDP 测定能更正确地反映肾血管内凝血。

8.其他检查

部分病例急性期可测得循环免疫复合物及冷球蛋白，通常典型病例不需肾活检，但若与急进性肾炎鉴别困难或病后 3 个月仍有高血压、持续低补体血症或肾功能损害者建议肾活检，明确病理类型。

（四）鉴别诊断

1.热性蛋白尿

急性感染发热的患者可出现蛋白尿、管型或镜下血尿，极易与不典型或轻型急性肾炎相混淆，但前者没有潜伏期，无水肿及高血压，热退后尿常规迅速恢复正常。

2.急进性肾炎

起病过程与急性肾炎相似，但除急性肾炎综合征外，常早期出现少尿、无尿及肾功能急剧恶化为特征，重症急性肾炎呈现急性肾损伤伴少尿或无尿持续不缓解，病死率高，与该病相鉴别困难时，应及时做肾活检以明确诊断。

3.慢性肾炎急性发作

发作时症状同本病，但有慢性肾炎史，诱发因素较多，如感染诱发者临床症状（多在 1 周内，缺乏间歇期）迅速出现，常有明显贫血、低蛋白血症、肾功能损害等，B 超检查有的显示双肾缩小。急性症状控制后，贫血仍存在，肾功能不能恢复正常，对鉴别有困难的，除了肾穿刺进行病理分析之外，还可根据病程和症状、体征及化验结果的动态变化来加以判断。

4.IgA 肾病

该病潜伏期短，多于上呼吸道感染后 1～2 d 内即以血尿起病，通常不伴水肿和高血压，链球菌培养阴性，ASO 滴度不升高。一般无血清补体下降，1/3 患者血清 IgA 增高，该病多有反复发作史，鉴别困难时需行肾活检，病理免疫荧光示 IgA 弥漫沉积于系膜区。

5.全身系统性疾病引起的肾损害

如过敏性紫癜肾炎、狼疮性肾炎等，虽有类似本病之临床表现，但原发病症状明显，不难诊断。

6.急性泌尿系感染或肾盂肾炎

可表现有血尿、腰痛等与急性肾炎相似的临床表现,但急性肾盂肾炎一般无少尿表现,少有水肿和高血压,多有发热、尿路刺激症状。尿中以白细胞为主,尿细菌培养阳性可以区别,抗感染治疗有效等,均可帮助诊断。

三、现代医学治疗

(一)治疗原则

急性肾小球肾炎为自限性疾病,无特异疗法,主要是对症处理,改善肾功能,预防和控制并发症,促进机体自然恢复。

(二)一般治疗

1.休息

急性期应卧床休息,通常需 2～3 周,待肉眼血尿消失、血压恢复、水肿减退即可逐步增加室内活动量。对遗留的轻度蛋白尿及血尿应加强随访观察而无须延长卧床期,但如病情反复,应继续卧床休息,卧床休息能增加肾血流量,可改善尿异常改变,同时 3 个月内宜避免剧烈体力活动,并应注意防寒、防潮。

2.饮食治疗

(1)控制钠盐摄入:对有水肿、血压高者用无盐或低盐饮食,一般每天摄取钠 1.2 g,水肿严重时限制为 0.5 g/d,注意禁用腌制食品,尽量少用味精,同时禁食含碱主食及含钠高的蔬菜,如白萝卜、菠菜、小白菜或酱油。

(2)蛋白质摄入:一般认为血尿素氮＜14 mmol/L,蛋白质可不限制;尿素氮如超过 21.4 mmol/L,每天饮食蛋白质应限制到 0.5 g/kg 体质量,蛋白质以乳类及鸡蛋为最好,羊肉除营养丰富、含优质蛋白质外,还有消肿利尿的作用,糖类及各种维生素应充分供给。

(3)水的摄入:对严重水肿且尿少者液体也应限制,目前多主张每天摄入水量以不显性失水量加尿量计算。儿童不显性失水每天为 15～20 mL/kg 体质量,在条件许可下,每天测量体质量,对决定摄入液体质量是否合适较有帮助。

(三)药物治疗

1.感染灶的治疗

对有前驱感染且病灶尚存者应积极进行治疗,使其痊愈,即使找不到明确感染灶的急性肾炎患者。也有人主张用青霉素(过敏者用红霉素)常规治疗 10～14 d,也有人主张在 2 周青霉素疗程后,继续用长效青霉素 2～4 周。抗生素对预防本病的再发往往无效。因此不必预防性的使用,对反复扁桃体发炎的患者,在病情稳定的情况下,可做扁桃体切除术。

2.对症治疗

(1)水肿的治疗:对轻、中度水肿,限制钠水入量及卧床休息即可;高度水肿者应使用噻嗪类或髓襻利尿药,如呋塞米 2 mg/kg 体质量,每天 1～2 次治疗,一般不主张使用贮钾利尿药及渗透性利尿药,多巴胺等多种可以解除血管痉挛的药物也可应用,以促进利尿。

(2)高血压的治疗:轻度高血压经限制钠盐和卧床休息后可纠正,明显高血压者[儿童舒张压＞13.3 kPa(100 mmHg)或成人舒张压＞14.7 kPa(110 mmHg)]应使用抗高血压药物。一般采用利尿药、钙通道阻滞剂、β-受体阻滞剂及血管扩张药,如硝苯地平 20～40 mg/d,或肼屈嗪

25 mg,每天 3 次以使血压适当降低。

3.抗凝疗法

肾小球内凝血是急性肾炎的重要病理改变之一,主要为纤维素沉积及血小板聚集。因此,采用抗凝疗法将有助于肾炎缓解,可以应用普通肝素静脉滴注或低分子肝素皮下注射,每天 1 次,10~14 次为 1 个疗程,间隔 3~5 d,根据患者凝血指标调整,共 2~3 个疗程。双嘧达莫口服,尿激酶 2 万~6 万单位加入 5%葡萄糖液 250 mL 静脉滴注,或每天 1 次,10 d 为 1 个疗程,根据病情进行 2~3 个疗程。注意肝素与尿激酶不可同时应用。

4.抗氧化剂应用

(1)超氧歧化酶可使 O^- 转变成 H_2O_2。

(2)硒谷胱甘肽过氧化物酶,使 H_2O_2 还原为 H_2O。

(3)维生素 E 是体内血浆及红细胞膜上脂溶性清除剂,维生素 E 及辅酶 Q_{10} 可清除自由基,阻断由自由基触发的脂质过氧化连锁反应,保护肾细胞,减轻肾内炎症过程。

5.肾上腺糖皮质激素

一般不用,但急性期症状明显时可小剂量短期使用,一般不超过 2 周。

6.并发症的治疗

(1)高血压脑病:出现高血压脑病时应选用硝普钠 50 mg 溶于葡萄糖液 250 mL 中静脉滴注,速度为 0.5 $\mu g/(kg \cdot min)$,随血压变化调整剂量。

(2)急性心力衰竭:近年研究认为,急性肾炎患者出现胸闷、心悸、肺底啰音、心界扩大等症状时,心排血量并不降低,射血指数亦不减少,与心力衰竭的病理生理基础不同,而是水、钠潴留,血容量增加所致的淤血状态,因此洋地黄类药物疗效不理想,且易引起中毒。严格控制水钠摄入,静脉注射呋塞米、硝普钠或酚妥拉明等多能使症状缓解。

(3)继发细菌感染:急性肾炎由于全身抵抗力较低,易继发感染,最常见的是肺部和尿路感染。一旦发生应及时选用敏感、强效及无肾毒性的抗生素治疗,并加强支持疗法,常用的为青霉素类和第三代或四代头孢菌素。

(四)透析治疗

目前对急性肾炎所致的急性肾衰主张"早期、预防性和充分透析治疗",早期预防性透析是指在并发症出现之前即进行透析治疗,特别是高分解代谢型急性肾损伤,可以有效降低病死率,血液透析或腹膜透析均可采用,血液透析疗效快速,适用于紧急透析,其中连续性血液透析滤过治疗效果最佳。腹膜透析适用于活动性出血、无法耐受血液透析和无血液透析设备的情况。

(宋　波)

第二节　慢性肾小球肾炎

慢性肾小球肾炎简称慢性肾炎,以蛋白尿、血尿、高血压、水肿为基本临床表现,起病方式各有不同,病情迁延,缓慢进展,可有不同程度的肾功能减退,最终将发展为慢性肾衰竭。

一、病因和发病机制

绝大多数慢性肾炎患者的病因尚不明确,仅有少数慢性肾炎是由急性肾炎发展所致。虽然慢性肾炎的病因、发病机制和病理类型不尽相同,但起始因素多为免疫介导炎症,导致病程慢性化的机制除免疫因素外,非免疫因素如高血压、蛋白尿、高血脂等亦占有重要作用。

二、病理

慢性肾炎可由多种病理类型引起,常见类型有系膜增生性肾小球肾炎(包括 IgA 和非 IgA 系膜增生性肾小球肾炎)、系膜毛细血管性肾小球肾炎、膜性肾病及局灶性节段性肾小球硬化等。

病变进展至后期,所有上述不同类型病理变化均可转化为程度不等的肾小球硬化、肾小管萎缩、肾间质纤维化。疾病晚期肾体积缩小,转化为硬化性肾小球肾炎。

三、临床表现

多数起病缓慢、隐袭。临床表现呈多样性,蛋白尿、血尿、高血压、水肿为其基本临床表现,可有不同程度肾功能减退,病情时轻时重、迁延,渐进性发展为慢性肾衰竭。

早期患者可有乏力、疲倦、腰部疼痛、纳差,水肿可有可无,一般不严重。有的患者可无明显临床症状。血压可正常或轻度升高。肾功能正常或轻度受损(肾小球滤过率下降),这种情况可持续一段时间后,肾功能逐渐恶化,最终发展成尿毒症。部分患者除上述慢性肾炎的一般表现外,血压可以有程度不等的升高,甚至出现高血压脑病,这时患者可有眼底出血、渗出,甚至视盘水肿,如血压控制不好,肾功能恶化较快,预后较差。慢性肾炎往往有急性发作现象,常因感染、劳累呈急性发作,或用肾毒性药物后病情急骤恶化,经及时去除诱因和适当治疗后病情可一定程度缓解,但也可能由此而进入不可逆慢性肾衰竭。

四、实验室检查

(一)尿液检查
血尿,多以镜下血尿为主,可有红细胞管型。程度不等的蛋白尿,部分患者出现大量蛋白尿(尿蛋白定量超过 3.5 g/24 h)。

(二)血液检查
早期血常规检查正常或轻度贫血,白细胞和血小板计数多正常。

(三)肾功能检查
早期肾功能无异常,随着病情的进展,可出现血肌酐升高和肾小球滤过率下降。

(四)病理检查
肾脏活体组织检查可明确慢性肾炎的病理类型,对于指导治疗和估计预后具有重要意义。

五、诊断与鉴别诊断

(一)诊断
凡尿化验异常(蛋白尿、血尿、管型尿)、水肿及高血压病史达一年以上,在除外继发性肾小球肾炎及遗传性肾小球肾炎后,临床上可诊断为慢性肾炎。

(二)鉴别诊断
1.继发性肾小球疾病

如狼疮性肾炎、过敏性紫癜肾炎、糖尿病肾病等,依据相应的病史及实验室检查,一般不难鉴别。

2.其他原发性肾小球疾病

(1)隐匿型肾小球肾炎：临床上轻型慢性肾炎应与隐匿型肾小球肾炎相鉴别,后者主要表现为无症状性血尿和(或)蛋白尿,无水肿、高血压和肾功能损害。

(2)感染后急性肾炎：有前驱感染史并以急性发作起病的慢性肾炎需与此病相鉴别。慢性肾炎急性发作多在短期内(数天)病情急骤恶化,血清补体 C_3 一般无动态变化有助于与感染后急性肾炎相鉴别；此外,疾病的转归不同,慢性肾炎无自愈倾向,呈慢性进展,可资区别。

3.原发性高血压肾损害

伴有高血压的慢性肾炎需与原发性高血压肾损害(即良性小动脉性肾硬化症)鉴别,后者先有较长期高血压,其后再出现肾损害,临床上远曲小管功能损伤(如尿浓缩功能减退、夜尿增多)多较肾小球功能损伤早,尿改变轻微(微量至轻度蛋白尿,可有镜下血尿及管型),常有高血压的其他靶器官(心、脑)并发症。

4.Alport 综合征

常起病于青少年(多在 10 岁之前),患者同时出现眼部、耳部疾病及肾脏损害,有阳性家族史(多为性连锁显性遗传)。

六、治疗

慢性肾炎的治疗主要是防止或延缓肾功能进行性恶化,改善或缓解临床症状及防治严重并发症,根据肾脏病理检查结果进行综合性治疗。

(一)低蛋白饮食和必需氨基酸治疗

肾功能正常者注意低盐低脂饮食,不宜严格限制蛋白质入量,出现肾功能损害的患者应限制蛋白及磷的入量并配合使用必需氨基酸或 α-酮酸。

(二)控制高血压

高血压是加速肾小球硬化、促进肾功能恶化的重要因素,积极控制高血压是十分重要的环节。治疗原则：①力争把血压控制在理想水平,蛋白尿不低于 1 g/d,血压应控制在 16.7/10 kPa (125/75 mmHg)以下；尿蛋白低于 1 g/d,血压控制可放宽到 17.3/10.7 kPa(130/80 mmHg)以下。②选择能延缓肾功能恶化、具有肾保护作用的降血压药物。

高血压患者应限盐(<3 g/d)；有水、钠潴留容量依赖性高血压患者可选用噻嗪类利尿药。对肾素依赖性高血压则首选血管紧张素转换酶抑制剂(ACEI)或血管紧张素Ⅱ受体阻滞剂。此外钙通道阻滞剂、β受体阻滞剂、α受体阻滞剂也可选用。高血压难以控制时可选用不同类型降压药联合应用。

近年研究证实,ACEI除具有降低血压作用外,还有减少尿蛋白和延缓肾功能恶化的肾保护作用,故 ACEI 可作为慢性肾炎患者控制高血压的首选药物。肾功能不全患者应用 ACEI 要防止高血钾,血肌酐大于 350 $\mu mol/L$ 的非透析治疗患者不宜再使用,注意少数患者应用 ACEI 干咳的不良反应。血管紧张素Ⅱ受体阻滞剂具有与 ACEI 相似的肾保护作用和减少尿蛋白作用,但不引起持续性干咳。

(三)糖皮质激素和细胞毒药物

鉴于慢性肾炎为一临床综合征,其病因、病理类型及其程度、临床表现和肾功能等变异较大,故此类药物是否应用应区别对待。在肾活检明确病理类型后谨慎应用。还可选择中药雷公藤总苷片,但应注意该药可以引起血白细胞减少及肝功能损害,女性患者长期服用可导致月经周期紊乱甚至闭经。

(四)避免加重肾损害的因素

感染、劳累、妊娠及应用肾毒性药物(如氨基糖苷类抗生素、含马兜铃酸的中草药等),均可能加重肾脏损害,导致肾功能恶化,应予以避免。

七、预后

慢性肾炎病情迁延,病变呈进行性发展,最终出现慢性肾衰竭。病变进展速度个体差异很大,病理类型为重要因素,但防止各种危险因素、正确制订延缓肾功能损害进展的措施同样具有重要意义。

(宋 波)

第三节 急性肾小管间质性肾炎

对于肾小管间质性肾炎(tubulointerstitial nephritis,TIN)的认识,最早可追溯到 1792 年。当时有 1 位患者死于肾衰竭、高血压,尸体解剖时发现肾间质有明显炎症改变,推测与饮用船上含铅较高的淡水有关。TIN 是由多种病因引起、发病机制各异、以肾小管间质病变为主的一组疾病,按其肾脏病理变化的特点分为:以肾间质水肿、炎性细胞浸润为主的急性肾小管间质性肾炎(acute tubulointerstitial nephritis,ATIN)和以肾间质纤维化、肾小管萎缩为主的慢性肾小管间质性肾炎(chronic tubulointerstitial nephritis,CTIN)。文献报道 10%～15% 的急性肾损伤和 25% 的慢性肾衰竭是分别由急、慢性 TIN 引起,因此 TIN 已日益受到重视。

文献报道,在蛋白尿和(或)血尿肾活检的病例中 ATIN 约占 1%,而在急性肾损伤患者进行肾活检的病例中 ATIN 所占比例为 5%～15%。ATIN 如能早期诊断、及时治疗,肾功能多可完全恢复或显著改善。因此,重视 ATIN 的早期诊断和治疗对提高肾脏疾病的整体防治水平具有重要意义。

一、ATIN 的病因及发病机制研究现状

(一)病因

原发性 ATIN 的病因主要为药物及感染。历史上感染相关性 ATIN 十分常见,近代由于疫苗及大量抗微生物药物问世,许多感染都已能有效预防和(或)迅速控制,所以感染相关性 ATIN 患病率已显著下降;相反,近代由于大量新药上市,药物过敏日益增多,它已成为 ATIN 的首要病因。除此而外,尚有少数病因不明者,被称为"特发性 ATIN",不过其后某些特发性 ATIN 如肾小管间质性肾炎-葡萄膜炎综合征(tubulointerstitial nephritis and uveitis syndrome,TINU)病因已基本明确,是自身抗原导致的免疫反应致病。

(二)发病机制的研究现状

1.药物过敏性 ATIN

药物已成为 ATIN 最常见的病因,免疫反应是其发病的主要机制。大多数研究显示本病主要由细胞免疫引起,但是也有研究在少数病例的肾活检标本中见到抗肾小管基底膜(TBM)抗体

沉积,提示体液免疫也可能参与致病。所以不同患者及不同药物的发病机制可能有所不同。

(1)细胞免疫反应:有如下证据提示细胞免疫参与药物所致 ATIN 的发病。①肾间质呈现弥漫性淋巴细胞、单核-巨噬细胞和嗜酸性粒细胞浸润;②免疫组化检查显示肾间质浸润细胞是以 T 淋巴细胞为主;③肾间质中出现非干酪性肉芽肿,提示局部存在迟发型超敏反应。

目前认为参与药物过敏性 ATIN 发病的细胞免疫反应主要是 T 细胞直接细胞毒反应及抗原特异性迟发型超敏反应。多数药物过敏性 ATIN 的肾间质浸润细胞是以 $CD4^+$ 细胞为主,$CD4^+/CD8^+>1$,而西咪替丁和 NSAID 诱发的 ATIN 却以 $CD8^+$ 为主,$CD4^+/CD8^+<1$。药物(半抗原)与肾小管上皮细胞蛋白(载体)结合形成致病抗原,经肾小管上皮细胞抗原递呈作用,使肾间质浸润 T 细胞(包括 $CD4^+$ 和 $CD8^+$)致敏,当再次遇到此相应抗原时,$CD4^+$ 细胞就可通过 Ⅱ类主要组织相容性复合物、$CD8^+$ 细胞通过 Ⅰ类主要组织相容性复合物限制性地识别小管上皮细胞,诱发 T 细胞直接细胞毒反应和迟发型超敏反应($CD8^+$ 细胞主要介导前者,而 $CD4^+$ 细胞主要介导后者),损伤肾小管,导致肾间质炎症(包括非干酪性肉芽肿形成)。

这些活化的 T 细胞还可以合成及释放大量细胞因子,包括 γ 干扰素、白细胞介素-2(IL-2)、白细胞介素-4(IL-4)、肿瘤坏死因子 α(TNFα)参与致病。同时细胞毒 T 细胞所产生的粒酶、穿孔素等物质,也具有细胞毒作用而损伤肾小管。此外,肾间质中激活的单核-巨噬细胞也能释放蛋白溶解酶、活性氧等物质加重肾小管间质损伤,并能分泌转化生长因子-β(TGF-β)活化肾间质成纤维细胞,促进细胞外基质合成,导致肾间质病变慢性化。

NSAID 在引起 ATIN 同时还可能引起微小病变肾病(MCD),其发病也与 T 细胞功能紊乱有关。NSAID 抑制环氧化酶,使前列腺素合成受抑制,花生四烯酸转为白三烯增加,后者激活 T 细胞。激活的辅助性 T 细胞通过释放细胞因子而使肾小球基膜通透性增加,引起肾病综合征。

(2)体液免疫反应:药物及其代谢产物可作为半抗原与宿主体内蛋白(即载体,如肾小管上皮细胞蛋白)结合形成致病抗原,然后通过如下体液免疫反应致病。①Ⅰ型超敏反应:部分患者血清 IgE 升高,外周血嗜酸性粒细胞计数增多、出现嗜酸性粒细胞尿,病理显示肾间质嗜酸性粒细胞浸润,提示Ⅰ型超敏反应致病。②Ⅱ型超敏反应:部分患者血中出现抗 TBM 抗体,免疫病理显示 TBM 上有 IgG 及 C_3 呈线样沉积,提示Ⅱ型超敏反应致病。这主要见于甲氧西林(又称二甲氧苯青霉素及新青霉素Ⅰ)所致 ATIN,也可见于苯妥英钠、别嘌醇、利福平等致病者。目前认为这种抗 TBM 疾病的靶抗原是 3M-1 糖蛋白,由近曲小管分泌黏附于肾小管基底膜的外表面,相对分子质量为 48 kDa。正常人对此蛋白具有免疫耐受,但是药物半抗原与其结合形成一种新抗原时,免疫耐受即消失,即能诱发抗 TBM 抗体产生,导致 ATIN。此外,从前报道Ⅲ型超敏反应(循环免疫复合物致病)也可能参与药物过敏性 ATIN 发病,其实基本见不到这种病例。

2.感染相关性 ATIN

广义上的感染相关性 ATIN 也包括病原微生物直接侵袭肾间质导致的 ATIN 如急性肾盂肾炎。此处所讲感染相关性 ATIN 仅指感染诱发免疫反应导致的 ATIN。

一般认为,感染相关性 ATIN 也主要是由细胞免疫反应致病,理由如下:①肾组织免疫荧光检查阴性,不支持体液免疫致病;②肾间质中有大量淋巴细胞和单核细胞浸润;③免疫组化检查显示肾间质中浸润的淋巴细胞主要是 T 细胞。

3.TINU 综合征

TINU 综合征是一个 ATIN 合并眼色素膜炎的综合征,临床较少见。1975 年首先由 Dinrin 等报道,迄今报道 300 余例。此综合征的病因及发病机制至今尚不完全明确,但与机体免疫功能紊乱及遗传因素影响相关,简述如下。

(1)细胞免疫:目前较公认的发生机制是细胞免疫致病。其主要依据为:①患者的皮肤试验反应能力降低;②外周血中 T 细胞亚群(CD3$^+$、CD4$^+$、CD8$^+$)异常,CD4$^+$/CD8$^+$ 比值降低,CD56$^+$ 的 NK 细胞增高;③肾脏病理检查可见肾间质中有大量 CD3$^+$、CD4$^+$、CD8$^+$ 淋巴细胞浸润,多数报道以 CD4$^+$ 细胞为主,并长期存在。④在部分患者肾间质中可见非干酪性肉芽肿,提示局部存在迟发型超敏反应。

(2)体液免疫:目前有证据表明,TINU 综合征也可存在体液免疫的异常。其依据为:①患者存在多克隆高丙种球蛋白血症,尤以血 IgG 水平升高明显;②在部分 TINU 综合征患儿肾组织中检测出抗肾小管上皮细胞抗体成分,Wakaki 等对 1 例 13 岁女孩肾组织匀浆中的 IgG 纯化后测得 125 kDa 抗体成分,证实为抗肾小管上皮细胞抗体,并通过免疫组化法明确该抗体存在于皮质区肾小管上皮细胞的胞质中;③少数病例血清检测出抗核抗体、类风湿因子、抗肾小管及眼色素膜抗体等自身抗体及循环免疫复合物,提示体液免疫异常在部分 TINU 综合征中起作用,并可能是一种自身免疫性疾病。

(3)遗传因素:有关单卵双生兄弟、同胞姐妹共患 TINU 综合征,以及 TINU 综合征患者母亲患有肉芽肿病的报道,均强烈显示出本症具有遗传倾向。已有报道证实 TINU 综合征与人类白细胞抗原(HLA)系统有着密切关联,主要集中在 *HLA-DQA*1 和 *DQB*1 以及 *DR*6、*DR*14 等等位基因。

二、ATIN 的临床及病理表现、诊断与鉴别诊断

(一)临床表现及辅助检查

1.临床表现

(1)药物过敏性 ATIN:典型表现如下。①用药史:患者发病前均有明确的用药史。20 世纪 80 年代前,青霉素、半合成青霉素、磺胺类等抗菌药物是诱发 ATIN 的主要药物;而 20 世纪 80 年代后,国内外文献报道诱发 ATIN 最多的药物是 NSAID 和头孢菌素类抗生素。②药物过敏表现:常为药物热及药疹(常为小米至豆大斑丘疹或红斑,弥漫对称分布,伴瘙痒)。③肾损害:患者常在用药后一至数天出现尿化验异常和肾小球及肾小管功能损害,少尿性(病情较重者)或非少尿性(病情较轻者)急性肾损伤十分常见。

但是,NSAID 引起的过敏性 ATIN 常有如下独特表现:①虽然有患者在用药后 1 d 至数天出现肾损害,但是有的却可在用药后数周至数月才发病;②临床常无药物过敏的全身表现,如药物热及药疹;③在导致 ATIN 的同时,又能引起 MCD,临床出现肾病综合征。若不认识它的这些特点,即易导致误漏诊。

(2)感染相关性 ATIN:常首先出现与感染相关的全身表现,而后才呈现尿化验异常、急性肾损伤及肾小管功能异常。既往此 ATIN 常由细菌感染引起,而现代病毒等微生物引起者更常见。

(3)TINU 综合征:常发生于青少年,女性居多。病前常有乏力、食欲减退、体质量下降及发热等非特异症状,而后出现肾损害(尿化验异常、急性肾损伤及肾小管功能异常)及眼色素膜炎(虹膜睫状体炎或全色素膜炎,常两侧同时发生)。少数患者眼色素膜炎出现在肾损害前,多数同时出现,或眼色素膜炎出现在肾损害后(一个月到数月)。患者常伴随出现红细胞沉降率增快、血清 C 反应蛋白及 γ 球蛋白增高。

2.实验室检查

(1)尿常规化验:常表现为轻度蛋白尿(<1 g/d,以小分子性蛋白尿为主),镜下血尿(甚至肉眼血尿),无菌性白细胞尿(早期尚能见嗜酸性粒细胞尿),以及管型尿(包括白细胞管型)。

(2)血常规化验:一般无贫血,偶尔出现轻度贫血。30%～60%的药物过敏性 ATIN 患者外周血嗜酸性粒细胞计数增多。

(3)肾小管损伤指标及肾小管功能检查:患者尿 N-乙酰-β-D-氨基葡萄糖苷酶(NAG)、γ-谷氨酰转肽酶(γ-GT)及亮氨酸氨基肽酶(LAP)增多,提示肾小管上皮细胞损伤。尿 β_2-微球蛋白、α_1-微球蛋白、维生素结合蛋白及溶菌酶常增多,提示近端肾小管重吸收功能障碍;尿比重和尿渗透压减低,提示远端肾小管浓缩功能减退。患者有时还能出现肾性尿糖,甚至范可尼综合征,以及肾小管酸中毒。

近年,一些能反映早期急性肾损害的尿生物标志物检验已开始应用于临床,这对早期发现及诊断 ATIN 很有帮助,例如尿中性粒细胞明胶酶相关脂质运载蛋白(neutrophil gelatinase-associated lipocalin,NGAL)检验,尿肾脏损伤分子-1(kidney injury molecule-1,KIM-1)检验,及尿白细胞介素-18(interliukin 18,IL-18)检验等。

(4)肾小球功能检查:患者出现急性肾损伤时,血肌酐及尿素氮将迅速升高,血清胱抑素 C 水平也升高。

(5)其他检验:对疑及药物诱发抗 TBM 抗体的患者,应进行血清抗 TBM 抗体检测。

3.影像学检查

超声等影像学检查显示 ATIN 患者的肾脏体积正常或增大,若能除外淀粉样变肾病及糖尿病肾病,肾脏体积增大对提示急性肾损伤很有意义。

4.[67]镓核素扫描

20 世纪 70 年代末即有报道 ATIN 患者肾脏摄取核素[67]镓(^{67}Ga)明显增多,因此认为[67]Ga 核素扫描有助于 ATIN 诊断。但是,在此后的研究中发现[67]Ga 核素扫描诊断 ATIN 的敏感性仅58%～68%,特异性也不高。因此,[67]Ga 同位素扫描并不是理想的 ATIN 检测指标,临床上很少应用。不过,文献报道急性肾小管坏死患者极少出现[67]Ga 核素扫描阳性,因此认为此检查对鉴别 ATIN 与急性肾小管坏死仍有一定意义。

(二)病理表现

1.光学显微镜检查

ATIN 的病理特点主要是肾间质炎细胞浸润及水肿。无论药物过敏性 ATIN、感染相关性ATIN 或 TINU 综合征,肾间质中弥漫浸润的炎细胞均以淋巴细胞(主要是 T 细胞)及单核细胞为主,常伴不同程度的嗜酸性粒细胞(药物过敏性 ATIN 最明显),并偶见中性粒细胞。可见肾小管炎(炎细胞趋化至肾小管周围,并侵入肾小管壁及管腔)。此外,在部分药物过敏性 ATIN及 TINU 综合征患者的肾间质中,还可见上皮样细胞肉芽肿。肾小管上皮细胞常呈不同程度的退行性变,可见刷状缘脱落,细胞扁平,甚至出现灶状上皮细胞坏死及再生。肾小球及肾血管正常。

2.电子显微镜检查

无特殊诊断意义。NSAID 引起 ATIN 同时可伴随出现 MCD,此时可见肾小球足细胞足突广泛融合。

3.免疫荧光检查

多呈阴性。但是药物(如甲氧西林)诱发抗 TBM 抗体致病者,能在 TBM 上见到 IgG 及 C_3 呈线样沉积。

(三)诊断与鉴别诊断

1.诊断

原发性 ATIN 确诊需要依靠肾组织病理检查,但是在此基础上还必须结合临床表现才能进行准确分类。

(1)药物过敏性 ATIN:若有明确用药史,典型药物过敏表现(药疹、药物热、血嗜酸性粒细胞计数增多等),尿检验异常(轻度蛋白尿、血尿、无菌性白细胞尿及管型尿),急性肾损伤及肾小管功能损害(肾性糖尿及低渗透压尿等),一般认为临床即可诊断药物过敏性 ATIN(当然,能进行肾组织病理检查确认更好)。如果上述表现不典型(尤其是无全身药物过敏表现,常见于 NSAID 致病者),则必须进行肾穿刺病理检查才能确诊。

(2)感染相关性 ATIN:若有明确感染史,而后出现 ATIN 肾损害表现(轻度尿检验异常、急性肾损伤及肾小管功能损害)即应疑及此病,及时进行肾活检病理检查确诊。

(3)TINU 综合征:在出现 ATIN 肾损害表现前后,又出现眼色素膜炎(虹膜睫状体炎或全色素膜炎),即应高度疑及此病,及时做肾活检病理检查确诊。

2.鉴别诊断

应该与各种能导致急性肾损伤的疾病鉴别,与肾小球及肾血管疾病鉴别不难,此处不拟讨论。只准备在此讨论如下两个疾病。

(1)药物中毒性急性肾小管坏死:应与药物过敏性 ATIN 鉴别,尤其是无全身药物过敏表现的 ATIN。两者均有用药史,尿常规检验均改变轻微(轻度蛋白尿,少许红、白细胞及管型),都常出现少尿性或非少尿性急性肾损伤。但是,药物中毒性急性肾小管坏死具有明确的肾毒性药物用药史,发病与用药剂量相关,而无药物过敏表现;尿检验无或仅有少许白细胞,无嗜酸性粒细胞;除某些肾毒性中药(如含马兜铃酸中草药)致病者外,很少出现肾性糖尿等近端肾小管功能损害。上述临床实验室表现可资初步鉴别。此外,正如前述,有学者认为 ^{67}Ga 同位素扫描对两者鉴别也有意义,而肾活检病理检查可以明确将两者区分。

(2)IgG4 相关性 TIN:这是近年才认识的一个自身免疫性疾病。此病能累及多个器官系统,被称为 IgG4 相关性疾病,但是也有约 5% 患者仅表现为 IgG4 相关 TIN,而无全身系统表现。此病仅表现为 TIN 且出现急性肾损伤时,则需要与原发性 ATIN 鉴别。IgG4 相关 TIN 具有特殊的临床病理表现,例如血清 IgG4 水平增高,补体 C_3 水平下降,肾活检病理检查在肾间质中可见大量 IgG4 阳性浆细胞浸润,并伴随轻重不等的席纹样纤维化等。这些表现均与原发性 ATIN 不同,鉴别并不困难。

三、ATIN 的治疗对策、预后及防治展望

(一)去除病因

早期诊断,去除病因是治疗的关键。对药物过敏性 ATIN 患者及时停用致敏药物,对感染相关性 ATIN 患者有效控制感染,都是治疗的关键。许多患者在去除上述病因后病情可自行好转,轻者甚至可以完全恢复。

(二)糖皮质激素治疗

一些较小型的非随机对照临床试验结果显示,糖皮质激素治疗药物过敏性 ATIN 疗效明显,与单纯停用致敏药物比较,ATIN 的完全缓解率更高,缓解时间缩短;但是,另外一些小型临床试验却未获得上述效果,认为与单纯停用致敏药物相比疗效无异。由于缺乏高质量大样本的前瞻性随机对照临床试验证据,故目前尚难下确切结论。

根据主张用激素治疗学者的意见,对药物过敏性 ATIN 患者用激素治疗的指征为:①ATIN 病情严重,如肾功能急剧恶化需要透析治疗,和(或)病理检查肾间质炎症严重或肉芽肿形成;②停用致敏药后数天肾功能无明显改善者。若治疗过晚(往往 ATIN 病期已超过 3 周),病理检查已发现肾间质明显纤维化时,激素则不宜应用。

若拟用糖皮质激素进行治疗,那么激素起始剂量应多大,全部疗程应多长,目前也无指南推荐意见或建议。美国经典肾脏病专著《The Kidney(第 9 版)》认为可用泼尼松 1 mg/(kg·d)作起始剂量口服,3～4 周后逐渐减量,再过 3～4 周停药。国内不少单位主张泼尼松起始剂量宜小,30～40 mg/d 即可,减停药方法与上基本相同。另外,如果应用糖皮质激素正规治疗 4 周无效时(这常见于治疗过晚病例),也应停用激素。

感染相关性 ATIN 是否也适用糖皮质激素治疗,意见更不统一。不少学者都主张仅给予抗感染治疗,而不应用激素,尤其在感染未被充分控制时。但是,某些感染相关性 ATIN(如汉坦病毒导致的出血热肾综合征)病情极重,感染控制后 ATIN 恢复十分缓慢,很可能遗留下慢性肾功能不全。有学者对这种患者应用激素治疗,并发现其中部分病例确能有促进疾病缓解和减少慢性化结局的疗效,所以他们认为,在特定条件下,感染相关性 ATIN 在感染控制后仍可考虑激素治疗。

至于 TINU 综合征,由于它是一个自身免疫性疾病,故必须使用糖皮质激素治疗。TINU 综合应用激素治疗的疗效往往很好,对个别疗效较差者和(或)肾间质出现上皮样细胞肉芽肿者,必要时还可加用免疫抑制剂治疗。

(三)免疫抑制剂治疗

药物过敏性 ATIN 一般不需要使用免疫抑制剂治疗。但是,也有报道认为,若激素治疗2周无效时,仍可考虑加用免疫抑制剂如环磷酰胺或吗替麦考酚酯。环磷酰胺的常用量为 1～2 mg/(kg·d),一般仅用 4～6 周,不宜过长;而文献报道的吗替麦考酚酯用量为 0.5～1.0 g,每天 2 次,应该服用多久,尚无统一意见。

另外,当药物诱发抗 TBM 抗体致病时,除需用激素及免疫抑制剂积极治疗外,必要时还要配合进行血浆置换治疗。不过自从甲氧西林被弃用后,现在抗 TBM 抗体所致 ATIN 已很难遇到。

(四)透析治疗

当 ATIN 患者出现急性肾损伤达到透析指征时,就应及时进行透析,以清除代谢废物,纠正水电解质及酸碱平衡紊乱,维持生命,赢得治疗时间。

(五)ATIN 的预后

药物过敏性 ATIN 的大系列研究资料显示,约 64.1% 的患者治疗后疾病能完全缓解,23.4% 能部分缓解,而 12.5% 将进入终末肾衰竭需依靠肾脏替代治疗维持生命。另一篇文献统计,约 36% 的药物过敏性 ATIN 将最终转变成慢性肾脏病。

影响疾病预后的因素如下。①治疗是否及时:这是影响疾病预后的关键因素,一般认为发病

＞3周未及时停用致敏药物进行治疗者,往往预后差。②年龄:老年患者预后差。③病理检查:肾间质纤维化(常伴肾小管萎缩及肾小管周毛细血管消失)程度重者、出现上皮样细胞肉芽肿者预后差。但是血清肌酐峰值高低、病理检查肾间质炎细胞浸润轻重及是否存在肾小管炎,与疾病预后无关。

感染相关性 ATIN 的预后与感染是否被及时有效控制及肾损害严重程度密切相关。而TINU 综合征从总体上讲预后较好,不过疾病(尤其眼色素膜炎)较易复发。

(六)对 ATIN 治疗的思考及期望

正如前述,影响药物过敏性 ATIN 预后的首要因素是有否及时停用致敏药物,停药不及时的患者往往预后差。为此早期识别此病进而及时停用致敏药非常重要。既往在讲述本病临床表现时,很强调发热、皮疹及关节痛"三联征",这"三联征"的描述最早来自于甲氧西林所致 ATIN的报道,在甲氧西林被弃用后,近年已很少出现(文献报道仅呈现在约 10％患者中)。为此在识别药物过敏性 ATIN 时,对"三联征"不宜过度强调,否则必将导致 ATIN 诊断延误。应该说,对所有用药后出现急性肾损伤及尿检验异常(轻度蛋白尿,伴或不伴血尿及无菌性白细胞尿)的患者,均应及时做肾活检病理检查,看是否为药物过敏性 ATIN,这对于临床无全身过敏表现的ATIN 患者(常见于 NSAID 致病时)尤为重要。

至今,对药物过敏性 ATIN 是否该用糖皮质激素治疗,看法仍未统一;而对某些感染相关性ATIN 重症病例,在感染控制后能否应用激素去减轻病情、改善预后,争论更大。即使应用激素治疗,治疗方案(药物起始剂量,持续用药时间及停药指征等)应如何制订,也没有一致意见。这主要是由于对上述 ATIN 治疗,一直缺乏高质量的前瞻随机对照临床试验证据。ATIN 的发病率不是很高,正如前述,在血尿和(或)蛋白尿进行肾活检的患者中其所占比例仅 1％左右,因此欲组织大样本的临床试验去验证某一治疗方案对 ATIN 的疗效,会有一定困难。但是这项工作必须去做,可能需要众多医疗单位参与的多中心研究去完成,我们期望在不久的将来能看到这种高质量的临床试验证据。

(宋　波)

第四节　慢性肾小管间质性肾炎

慢性肾小管间质性肾病(慢性 TIN),是由许多不同因素引起的一种临床综合征。其病理变化是以肾小管萎缩和肾间质纤维化等病变为主要表现的综合征。肾小球及血管病变轻微。早期以肾小管功能损害为主,后期表现为慢性进展性肾衰竭。临床上多起病隐匿,疾病早期不出现水肿、高血压、血尿及大量蛋白尿等肾小球损害的特征表现,而突出表现为肾小管功能不全。至发病晚期,则表现为慢性进行性肾衰竭,肾小球滤过率降低。由于本病病因广泛,表现隐匿,往往发病率没有得到重视。在终末期肾脏疾病中,慢性 TIN 引起的肾衰竭占 10％～30％。

一、病因病机与临床表现

(一)病因病机

引起慢性 TIN 的病因很多而较复杂。在我国除常见的慢性肾盂肾炎引起的慢性感染性间质性肾炎外,其他如尿路梗阻反流、药物、免疫性疾病、代谢性疾病、血液系统疾病对引起本综合征的发病特点与病因关系非常密切。若为感染所致,好发于中年女性,药物性者与服药,尤其是止痛药为多。地区差异、种族、气候、饮食习惯与本病发生有关。预后与肾功能受损程度及高血压程度有关,不佳预后主要来自尿毒症及高血压。

1.病因

(1)感染:在慢性 TIN 发病中,感染引起的慢性肾盂肾炎中占79%,其中主要有反流性肾病和尿路梗阻合并感染而引起。可引起感染的致病微生物包括细菌、病毒、分枝杆菌及真菌等。

(2)药物和毒素:药物常见于长期滥用止痛药,及某些肾毒性的抗生素,包括 NSAID、氨基糖苷类抗生素、两性霉素 B、环孢素 A、普卡霉素等。另外,还有部分中药,如关木通、汉防己、马兜铃等含有马兜铃酸的中草药;重金属有镉、铝、锂、金、铍等;化学毒物和生物、毒素:顺铂、甲醛、乙二醇、蜂毒、蕈毒、蛇毒、鱼胆毒等。

(3)免疫性疾病:如干燥综合征、系统性红斑狼疮、血管炎结节病、慢性异体肾移植排斥反应、冷球蛋白血症等均可引起慢性 TIN。

(4)血液系统疾病:如异常的蛋白血症、淋巴增生性疾病、多发性骨髓瘤、阵发性睡眠性血红蛋白尿,由于异常蛋白或异常细胞对肾脏的直接侵袭,引起慢性 TIN。

(5)代谢性疾病:如尿酸性肾病、低钾性肾病、糖尿病、淀粉样变性病、胱氨酸尿症、高钙血症时肾内钙质沉着等也常出现肾间质病变。

(6)梗阻和反流性肾损害:如尿路阻塞、结石、肿瘤、膀胱输尿管反流。

(7)遗传性疾病:肾髓质囊肿病,肾髓质海绵肾,遗传性多囊肾,遗传性肾炎。

(8)其他:如放射性肾炎,高血压肾动脉硬化,动脉粥样栓塞肾病,特发性慢性肾小管间质性肾炎等均可引发慢性 TIN。

2.病机

各种因素引起的慢性 TIN,主要可致肾间质免疫损伤而肾小管萎缩,间质纤维化,白细胞浸润。

3.病理检查

慢性肾盂肾炎或反流性肾脏病引起的慢性 TIN,双肾大小不一,表面凹凸不平;常见粗或细的瘢痕,部分与包膜粘连;肾盂肾盏改变可有可无;有细菌感染时,可见肾盂肾盏增厚,扩张。其他病因引起的慢性 TIN 双肾大小相等,体积缩小。

光镜检查:病理特征小管细胞萎缩,上皮细胞扁平化,小管扩张,间质纤维化;小管间质单核细胞浸润,间质细胞浸润主要由淋巴细胞和单核细胞组成,中性粒细胞、浆细胞及嗜酸性粒细胞偶见,间质水肿、出血。

慢性间质性肾炎肾小球结构在长时间内保持正常,随着病变的进展,肾小球逐渐发生病理性改变,出现球周纤维化,节段性硬化,最终全球硬化。

免疫荧光检查:偶见 C_3 或免疫球蛋白沿肾小管基底膜沉积。典型病例呈线型分布,肾小球多呈阴性,偶有系膜区节段性 C_3 及 IgM 微弱阳性。

(二)临床表现

慢性肾小管间质性肾炎起病隐匿,也可为急性间质性肾炎延续而来。

1.临床全身表现

慢性 TIN 者,在相当长时间内无任何临床症状。患者多在体检时或由其他疾病就医时,发现尿检和肾功能异常,贫血,高血压。当患者出现临床症状时,可表现为原发病的全身症状,也可表现为慢性肾功能不全的非特异症状,如疲倦、乏力、贫血、呕恶、食欲缺乏、夜尿增多、睡眠障碍等。症状的轻重与肾衰的严重程度密切相关。慢性 TIN 患者贫血发生相对较早,可能是产生红细胞生成素的间质细胞较早受到破坏有关。

疾病晚期,由于肾小球硬化,患者可出现水肿及高血压。超过 50% 患者可发生高血压,个别患者发生急性肾乳头坏死时,常有寒战、高热、肉眼血尿、腰痛,尿沉渣中可找到坏死的组织碎片。

2.肾功能减退的特点

(1)病变早期不出现水肿、高血压、大量蛋白尿等肾小球病变的特征性表现。

(2)小管间质病变导致的主要表现为小管功能不全,这也是被称为慢性小管间质性肾病,而非慢性小管间质性肾炎的原因。慢性 TIN 时,肾小管功能的下降与肾小球滤过率下降不成比例。在氮质血症前肾小管功能障碍已发生,其表现与肾小管破坏及间质纤维化的部位和程度有关。

(3)在近端肾小管功能损害时,主要表现为重吸收功能障碍,出现碳酸氢根、糖、尿酸、磷酸盐、氨基酸重吸收减少,排出增多。

(4)远端肾小管功能受损,引起尿酸化功能障碍,造成失盐、低钠、贮钾、酸碱失衡、多尿、夜尿增多,严重时可出现容量不足及高钾血症。

(5)晚期当发生明显的肾小球硬化时,临床上可出现大量蛋白尿、水肿、高血压、血清尿酸水平降低,可能为肾小管功能障碍,尿酸重吸收减少所致。

3.实验室尿检验

主要表现非肾病性蛋白尿,镜下血尿,白细胞尿及糖尿。尿蛋白常为小分子量的肾小管性蛋白尿。

(1)尿常规检查:尿蛋白 $\pm\sim+$,比重 1.015 以下,pH$>$6.5。

(2)尿蛋白定量:$\leq$1.5 g/24 h,低分子蛋白尿。

(3)尿溶菌酶及尿 β_2-微球蛋白增多:如出现大量蛋白尿时,则提示肾小球严重受损,预后大多不佳,25%患者可出现尿糖。有临床资料报道,28%的患者尿细菌培养阳性。

二、诊断、鉴别诊断与诊断标准

(一)诊断

本病起病隐匿,病因多样,临床表现缺乏特异性,诊断往往不及时,常易被漏诊误诊。

当出现临床症状时,长期用药史,争取尽量早期找到病因,早期做出诊断尤为重要。本病早期无肾小球损伤的特征表现,当出现以肾小管功能障碍为主要表现时,应考虑本病可能。如有无慢性肾盂肾炎史、尿路梗阻、长期应用肾毒性药物、免疫性疾病、代谢性疾病等原发性病史,当不能明确诊断时,进行肾活检利于确诊。

早中期多表现为夜尿增多,尿比重低,尿沉渣变化较少,常仅有少量细胞,蛋白尿较轻。尿蛋白为肾小管性低分子蛋白尿,β_2-微球蛋白增高,蛋白定量一般 1.5 g/24 h 以下,肾小球滤过率可正常。但部分患者在就诊时,已有不同程度的肾小球滤过功能障碍等。

辅助检查:B超、X线、放射线等检查,可见双肾体积缩小或正常,回声粗乱等表现。

肾活检:主要可见不同程度的间质纤维化,肾小管萎缩,间质弥漫淋巴细胞和单核细胞浸润;部分患者肾小动脉内膜增厚,管腔狭窄,肾小球缺血性皱缩及硬化。

（二）鉴别诊断

1.慢性肾小球肾炎

慢性肾小球肾炎有肾小球损害的特征性表现，如水肿、高血压、肾小球性蛋白尿等。慢性TIN 在疾病早期无肾小球损害特征性表现，而主要表现为肾小管功能不全，如尿量增多、夜尿增多、无水肿等。

2.急性 TIN

急性 TIN 和慢性 TIN 在病因上有重叠，且即使同一损害，也可表现为连续的过程，需根据病史及典型的临床表现二者不难鉴别，必要时行肾活检确诊。

（三）诊断标准

（1）病史：有慢性肾盂肾炎病史，反流病变及尿路梗阻病史，长期接触肾毒素或用药史。

（2）肾小管损伤：有肾小管功能障碍，尿量增多，夜尿增多表现。

（3）贫血，乏力，夜眠不安等。

（4）有肾功能损害：但无高血压、水肿，轻度蛋白尿，尿 β_2-微球蛋白增多。

（5）影像学检查：B 超提示双肾大小不一致，回声粗乱，皮质髓质界限不清。

（6）肾活检：呈慢性小管间质纤维化，伴肾小球硬化。

三、治疗

（一）一般治疗

血压高者积极控制高血压，首选血管紧张素转换酶抑制剂，纠正电解质和酸碱平衡紊乱，尤其注意纠正代谢性酸中毒。出现贫血时，及早应用促红细胞生成素。当出现尿量、夜尿增多时，容易引起血容量不足，严重时可引起肾小球滤过率下降，此时注意液体的补充。

（二）病因治疗

病因治疗主指对原发病的治疗，及祛除致病因素。

（1）药物引起的及时停用相关药物。

（2）接触重金属和有害毒物者，及时停止接触。

（3）梗阻者应尽早解除梗阻。

（4）感染引起者选用敏感的抗生素。

由于免疫性疾病、造血性疾病、血管性疾病、代谢性疾病引起的慢性间质性肾病，则应积极治疗原发病。

（三）替代治疗

当慢性间质性肾病发展至肾衰竭、尿毒症时，应积极尽早进行血液透析治疗。

（宋　波）

第五节　肾病综合征

一、原发性肾病综合征的诊断

（一）肾病综合征的概念及分类

肾病综合征（nephrotic syndrome，NS）系指各种原因导致的大量蛋白尿（>3.5 g/d）、低蛋白血症（＜30 g/L）、水肿和（或）高脂血症。其中大量蛋白尿和低蛋白血症是诊断的必备条件，具备这两条再加水肿或（和）高脂血症 NS 诊断即可成立。

NS 可分为原发性、继发性和遗传性三大类（也有学者将遗传性归入继发性 NS）。继发性 NS 很常见，在我国常由糖尿病肾病、狼疮性肾炎、乙肝病毒相关性肾炎、过敏性紫癜性肾炎、恶性肿瘤相关性肾小球病、肾淀粉样变性和汞等重金属中毒引起。遗传性 NS 并不多见，在婴幼儿主要见于先天性 NS（芬兰型及非芬兰型），此外，少数 Alport 综合征患者也能呈现 NS。

（二）原发性肾病综合征的诊断及鉴别诊断

原发性 NS 是原发性肾小球疾病的最常见临床表现。符合 NS 诊断标准，并能排除各种病因的继发性 NS 和遗传性疾病所致 NS，方可诊断原发性 NS。

如下要点能帮助原发性与继发性 NS 鉴别。

1.临床表现

应参考患者的年龄、性别及临床表现特点，有针对性地排除继发性 NS，例如，儿童应重点排除乙肝病毒相关性肾炎及过敏性紫癜肾炎所致 NS；老年患者则应着重排除淀粉样变性肾病、糖尿病肾病及恶性肿瘤相关性肾小球病所致 NS；女性尤其青中年患者均需排除狼疮性肾炎；对于使用不合格美白或祛斑美容护肤品病理诊断为肾小球微小病（minimal change disease，MCD）或膜性肾病（membranous nephropathy，MN）的年轻女性 NS 患者，应注意排除汞中毒可能。认真进行系统性疾病的有关检查，而且必要时进行肾穿刺病理活检可资鉴别。

2.病理表现

原发性 NS 的主要病理类型为 MN（常见于中老年患者）、MCD（常见于儿童及部分老年患者）及局灶节段性肾小球硬化（focal segmental glomerular sclerosis，FSGS），另外，某些增生性肾小球肾炎如 IgA 肾病、系膜增生性肾炎、膜增生性肾炎、新月体肾炎等也能呈现 NS 表现。各种继发性肾小球疾病的病理表现，在多数情况下与这些原发性肾小球疾病病理表现不同，再结合临床表现进行分析，鉴别并不困难。

近年，利用免疫病理技术鉴别原发性（或称特发性）MN 与继发性 MN（在我国常见于狼疮性 MN、乙肝病毒相关性 MN、恶性肿瘤相关性 MN 及汞中毒相关性 MN 等）已有较大进展。现在认为，原发性 MN 是自身免疫性疾病，其中抗足细胞表面的磷脂酶 A_2 受体（phospholipase A_2 receptor，PLA_2R）抗体是重要的自身抗体之一，它主要以 IgG_4 形式存在，但是外源性抗原及非肾自身抗原诱发机体免疫反应导致的继发性 MN 却并非如此。基于上述认识，现在已用抗 IgG 亚类（包括 IgG_1、IgG_2、IgG_3 和 IgG_4）抗体及抗 PLA_2R 抗体对肾组织进行免疫荧光或免疫组化检查，来帮助鉴别原、继发性 MN。

国内外研究显示，原发性 MN 患者肾小球毛细血管壁上沉积的 IgG 亚类主要是 IgG_4，并常伴 PLA_2R 沉积；而狼疮性 MN 及乙肝病毒相关性 MN 肾小球毛细血管壁上沉积的 IgG 主要是 IgG_1、IgG_2 或 IgG_3，且不伴 PLA_2R 沉积；恶性肿瘤相关性 MN 及汞中毒相关性 MN 毛细血管壁上沉积的 IgG 亚类也非 IgG_4 为主，有无 PLA_2R 沉积，目前尚无研究报道。不过，并非所有检测结果都绝对如此，文献报道原发性 MN 患者肾小球毛细血管壁上以 IgG_4 亚类沉积为主者占81％～100％，有 PLA_2R 沉积者占 69％～96％，所以仍有部分原发性 MN 患者可呈阴性结果，另外阳性结果也与继发性 MN 存在一定交叉。为此 IgG 亚类及 PLA_2R 的免疫病理检查结果仍然需要再进行综合分析，才能最后判断它在鉴别原、继发 MN 上的意义。

3.实验室检查

近年来,研究还发现一些原发性肾小球疾病病理类型的血清标志物,它们在一定程度上对鉴别原发性与继发性 NS 也有帮助。

(1)血清 PLA_2R 抗体:美国 Beck 等研究显示 70% 的原发性 MN 患者血清中含有抗 PLA_2R 抗体,而狼疮性肾炎、乙肝病毒相关性肾炎等继发性 MN 患者血清无此抗体,显示此抗体对于原发性 MN 具有较高的特异性。此后欧洲及中国的研究显示,原发性 MN 患者血清 PLA_2R 抗体滴度还与病情活动度相关,病情缓解后抗体滴度降低或消失,复发时滴度再升高。不过,在原发性 MN 患者中,此血清抗体的阳性率为 $57\%\sim82\%$,所以阴性结果仍不能除外原发性 MN。

(2)可溶性尿激酶受体(soluble urokinase receptor,suPAR):Wei 等检测了 78 例原发性局灶性节段性肾小球硬化(FSGS)、25 例 MCD、16 例 MN、7 例先兆子痫和 22 例正常人血清中 suPAR 的浓度,结果发现原发性 FSGS 患者血清 suPAR 浓度明显高于正常对照和其他肾小球疾病的患者,提示 suPAR 可能是原发性 FSGS 的血清学标志物。Huang 等的研究基本支持 Wei 的看法,同时发现随着 FSGS 病情缓解,血清 suPAR 水平也明显降低,但是他们的研究结果并不认为此检查能鉴别原发性及继发性 FSGS。为此,今后还需要更多的研究来进一步验证。就目前已发表的资料看,约 2/3 的原发性 FSGS 患者血清 suPAR 抗体阳性,但是其检测结果与其他肾小球疾病仍有一定重叠,这些在分析试验结果时应该注意。

二、原发性肾病综合征的治疗

(一)治疗原则

原发性 NS 的治疗原则主要有以下内容。

1.主要治疗

原发性 NS 的主要治疗药物是糖皮质激素(以下简称激素)和(或)免疫抑制剂,但是具体应用时一定要有区别地个体化地制订治疗方案。原发性 NS 的不同病理类型在药物治疗反应、肾损害进展速度及 NS 缓解后的复发上都存在很大差别,所以,首先应根据病理类型及病变程度来有区别地实施治疗;另外,还需要参考患者年龄、体质量、有无激素及免疫抑制剂使用禁忌证、是否有生育需求、个人意愿采取不同的用药。有区别地个体化地制订激素和(或)免疫抑制剂的治疗方案,是现代原发性 NS 治疗的重要原则。

2.对症治疗

水肿(重时伴腹水及胸腔积液)是 NS 患者的常见症状,利尿治疗是主要的对症治疗手段。利尿要适度,以每天体质量下降0.5～1.0 kg为妥。如果利尿过猛可导致电解质紊乱、血栓栓塞及肾前性急性肾损害(acute kidney injury,AKI)。

3.防治并发症

加强对感染、血栓栓塞、蛋白质缺乏、脂代谢紊乱及 AKI 等并发症的预防与治疗。

4.保护肾功能

要努力防治疾病本身及治疗措施不当导致的肾功能恶化。

(二)具体治疗药物及措施

1.免疫抑制治疗

(1)糖皮质激素:对免疫反应多个环节都有抑制作用。①能抑制巨噬细胞对抗原的吞噬和处理;②抑制淋巴细胞 DNA 合成和有丝分裂,破坏淋巴细胞,使外周淋巴细胞数量减少;③抑制辅助性 T 细胞和 B 细胞,使抗体生成减少;④抑制细胞因子如 IL-2 等生成,减轻效应期的免疫性炎症反应等。

激素于 20 世纪 50 年代初开始应用于原发性 NS 治疗,至今仍是最常用的免疫抑制治疗药物。我国在原发性 NS 治疗中激素的使用原则是:①起始足量,常用药物为泼尼松(或泼尼松龙)每天 1 mg/kg(最高剂量 60 mg/d),早晨顿服,口服 8~12 周,必要时可延长至 16 周(主要适用于 FSGS 患者);②缓慢减药,足量治疗后每 2~3 周减原用量的 10% 左右,当减至 20 mg/d 左右 NS 易反复,应更缓慢减量;③长期维持,最后以最小有效剂量(10 mg/d 左右)再维持半年或更长时间,以后再缓慢减量至停药。这种缓慢减药和维持治疗方法可以巩固疗效、减少 NS 复发,更值得注意的是这种缓慢减药方法是预防肾上腺皮质功能不全或危象的较为有效方法。激素是治疗原发性 NS 的"王牌",但是不良反应也很多,包括感染、消化道出血及溃疡穿孔、高血压、水钠潴留、升高血糖、降低血钾、股骨头坏死、骨质疏松、精神兴奋、库欣综合征及肾上腺皮质功能不全等,使用时应密切监测。

(2)环磷酰胺:此药是烷化剂类免疫抑制剂。破坏 DNA 的结构和功能,抑制细胞分裂和增殖,对 T 细胞和 B 细胞均有细胞毒性作用,由于 B 细胞生长周期长,故对 B 细胞影响大。是临床上治疗原发性 NS 最常用的细胞毒类药物,可以口服使用,也可以静脉注射,由于口服与静脉疗效相似,因此治疗原发性 NS 最常使用的方法是口服。具体用法为,每天 2 mg/kg(常用 100 mg/d),分 2~3 次服用,总量 6~12 g。用药时需注意适当多饮水及避免睡前服药,并应对药物的各种不良反应进行监测及处理。常见的药物不良反应有骨髓抑制、出血性膀胱炎、肝损伤、胃肠道反应、脱发与性腺抑制(可能造成不育)。

(3)环孢素 A:环孢素 A 是由真菌代谢产物提取得到的 11 个氨基酸组成环状多肽,可以人工合成。能选择性抑制 T 辅助细胞及 T 细胞毒效应细胞,选择性抑制 T 辅助性细胞合成 IL-2,从而发挥免疫抑制作用。不影响骨髓的正常造血功能,对 B 细胞、粒细胞及巨噬细胞影响小。已作为膜性肾病的一线用药,以及难治性 MCD 和 FSGS 的二线用药。常用量为每天 3~5 mg/kg,分两次空腹口服,服药期间需监测药物谷浓度并维持在 100~200 ng/mL。近年来,有研究显示用小剂量环孢素 A(每天 1~2 mg/kg)治疗同样有效。该药起效较快,在服药 1 个月后可见到病情缓解趋势,3~6 个月后可以缓慢减量,总疗程为 1~2 年,对于某些难治性并对环孢素 A 依赖的病例,可采用小剂量每天 1~1.5 mg/kg 维持相当长时间(数年)。若治疗 6 个月仍未见效果,再继续应用患者获得缓解机会不大,建议停用。当环孢素 A 与激素联合应用时,激素起始剂量常减半如泼尼松或泼尼松龙每天 0.5 mg/kg。环孢素 A 的常见不良反应包括急性及慢性肾损害、肝毒性、高血压、高尿酸血症、多毛及牙龈增生等,其中造成肾损害的原因较多(如肾前性因素所致 AKI、慢性肾间质纤维化所致慢性肾功能不全等),且有时此损害发生比较隐匿需值得关注。当血肌酐(SCr)较基础值增长超过 30%,不管是否已超过正常值,都应减少原药量的 25%~50% 或停药。

(4)他克莫司:他克莫司又称 FK-506,与红霉素的结构相似,为大环内脂类药物。其对免疫系统作用与环孢素 A 相似,两者同为钙调神经磷酸酶抑制剂,但其免疫抑制作用强,属高效新型免疫抑制剂。主要抑制 IL-2、IL-3 和干扰素 γ 等淋巴因子的活化和 IL-2 受体的表达,对 B 细胞和巨噬细胞影响较小。主要不良反应是糖尿病、肾损害、肝损害、高钾血症、腹泻和手颤。腹泻可以致使本药血药浓度升高,又可以是其一种不良反应,需要引起临床医师关注。该药物费用昂贵,是治疗原发性 NS 的二线用药。常用量为每天 0.05~0.1 mg/kg,分两次空腹服用。服药物期间需监测药物谷浓度并维持在5～10 ng/mL,治疗疗程与环孢素 A 相似。

(5)吗替麦考酚酯:在体内代谢为吗替麦考酚酸,后者为次黄嘌呤单核苷酸脱氢酶抑制剂,抑制鸟嘌呤核苷酸的从头合成途径,选择性抑制 T、B 淋巴细胞,通过抑制免疫反应而发挥治疗作用。诱导期常用量为 1.5～2.0 g/d,分 2 次空腹服用,共用 3～6 个月,维持期常用量为 0.5～1.0 g/d,维持6～12 个月。该药对部分难治性 NS 有效,但缺乏随机对照试验(RCT)的研究证据。该药物价格昂贵,由于缺乏 RCT 证据,现不作为原发性 NS 的一线药物,仅适用于一线药物无效的难治性病例。主要不良反应是胃肠道反应(腹胀、腹泻)、感染、骨髓抑制(白细胞减少及贫血)及肝损害。特别值得注意的是,在免疫功能低下患者应用吗替麦考酚酯,可出现卡氏肺孢子虫肺炎、腺病毒或巨细胞病毒等严重感染,甚至威胁生命。

(6)来氟米特:是一种有效的治疗类风湿关节炎的免疫抑制剂,在国内其适应证还扩大到治疗系统性红斑狼疮。此药通过抑制二氢乳清酸脱氢酶活性,阻断嘧啶核苷酸的生物合成,从而达到抑制淋巴细胞增殖的目的。国外尚无使用来氟米特治疗原发性 NS 的报道,国内小样本针对于 IgA 肾病合并 NS 的临床观察显示,激素联合来氟米特的疗效与激素联合吗替麦考酚酯的疗效相似,但是,后者本身在 IgA 肾病治疗中的作用就不肯定,因此,这个研究结果不值得推荐。新近一项使用来氟米特治疗16 例难治性成人 MCD 的研究显示,来氟米特对这部分患者有效,并可以减少激素剂量。由于缺乏 RCT 研究证据,指南并不推荐用来氟米特治疗原发性 NS。治疗类风湿关节炎等病的剂量为 10～20 mg/d,共用6 个月,以后缓慢减量,总疗程为 1～1.5 年。主要不良反应为肝损害、感染和过敏,国外尚有肺间质纤维化的报道。

2.利尿消肿治疗

如果患者存在有效循环血容量不足,则应在适当扩容治疗后再予利尿剂治疗;如果没有有效循环血容量不足,则可直接应用利尿剂。

(1)利尿剂治疗:轻度水肿者可用噻嗪类利尿剂联合保钾利尿剂口服治疗,中、重度水肿伴或不伴体腔积液者,应选用襻利尿剂静脉给药治疗(此时肠道黏膜水肿,会影响口服药吸收)。襻利尿剂宜先从静脉输液小壶滴入一个负荷量(如呋塞米 20～40 mg,使髓襻的药物浓度迅速达到利尿阈值),然后再持续泵注维持量(如呋塞米 5～10 mg/h,以维持髓襻的药物浓度始终在利尿阈值上),如此才能获得最佳利尿效果。每天呋塞米的使用总量不超过 200 mg。“弹丸”式给药间期髓襻药物浓度常达不到利尿阈值,此时会出现“利尿后钠潴留”(髓襻对钠重吸收增强,出现“反跳”),致使襻利尿剂的疗效变差。另外,现在还提倡襻利尿剂与作用于远端肾小管及集合管的口服利尿药(前者如氢氯噻嗪,后者如螺内酯及阿米洛利)联合治疗,因为应用襻利尿剂后,远端肾单位对钠的重吸收会代偿增强,使襻利尿剂利尿效果减弱,并用远端肾单位利尿剂即能克服这一缺点。

(2)扩容治疗:对于合并有效血容量不足的患者,可静脉输注胶体液提高血浆胶体渗透压扩容,从而改善肾脏血流灌注,提高利尿剂疗效。临床常静脉输注血浆代用品右旋糖酐来进行扩容治疗,应用时需注意:①用含糖而不用含钠的制剂,以免氯化钠影响利尿疗效;②应用分子量为20～40 kDa 的制剂(即低分子右旋糖酐),以获得扩容及渗透性利尿双重疗效;③用药不宜过频,剂量不宜过大,一般而言,可以一周输注 2 次,每次输注 250 mL,短期应用,而且如无利尿效果就应及时停药,盲目过大量、过频繁地用药可能造成肾损害(病理显示近端肾小管严重空泡变性呈“肠管样”,化验血清肌酐增高,原来激素治疗敏感者变成激素抵抗,出现利尿剂抵抗);④当尿量少于 400 mL/d 时禁用,此时药物易滞留并堵塞肾小管,诱发急性肾损伤。由于人血制剂(血浆及清蛋白)来之不易,而且难以完全避免变态反应及血源性感染,因此在一般情况下不提倡用人血制剂来扩容利尿。只有当患者尿量少于 400 mL/d,又必须进行扩容治疗时,才选用血浆或清蛋白。

(3)利尿疗效不佳的原因:①有效血容量不足的患者,没有事先静脉输注胶体液扩容,肾脏处于缺血状态,对襻利尿剂反应差;而另一方面滥用胶体液包括血浆制品及血浆代用品导致严重肾小管损伤(即前述的肾小管呈"肠管样"严重空泡变性)时,肾小管对襻利尿剂可完全失去反应,常需数月时间,待肾小管上皮细胞再生并功能恢复正常后,才能重新获得利尿效果。②呋塞米的血浆蛋白(主要为清蛋白)结合率高达 91%～97%。低清蛋白血症可使其血中游离态浓度升高,肝脏对其降解加速;另外,结合态的呋塞米又能随清蛋白从尿排出体外。因此,低清蛋白血症可使呋塞米的有效血浓度降低及作用时间缩短,故而利尿效果下降。③襻利尿剂没有按前述要求规范用药,尤其值得注意的是,中重度 NS 患者仍旧口服给药,肠黏膜水肿致使药物吸收差;间断静脉"弹丸"式给药,造成给药间期"利尿后钠潴留";不配合服用作用于远端肾单位的利尿药,削弱了襻利尿剂疗效。④NS 患者必须严格限盐(摄取食盐2～3 g/d),而医师及患者忽视限盐的现象在临床十分普遍,不严格限盐上述药物的利尿效果会显著减弱。临床上,对于少数利尿效果极差的难治性重度水肿患者,可采用血液净化技术进行超滤脱水治疗。

3.血管紧张素Ⅱ阻滞剂治疗

大量蛋白尿是 NS 的最核心问题,由它引发 NS 的其他临床表现(低蛋白血症、高脂血症、水肿和体腔积液)和各种并发症。此外,持续性大量蛋白尿本身可导致肾小球高滤过,增加肾小管蛋白重吸收,加速肾小球硬化,加重肾小管损伤及肾间质纤维化,影响疾病预后。因此减少尿蛋白在 NS 治疗中十分重要。

近年来,常用血管紧张素转换酶抑制剂(ACEI)或血管紧张素Ⅱ(主要为 AT_1)受体阻滞剂(ARB)作为 NS 患者减少尿蛋白的辅助治疗。研究证实,ACEI 或 ARB 除具有降压作用外,还有确切的减少尿蛋白排泄(可减少 30%～50%)和延缓肾损害进展的肾脏保护作用。其独立于降压的肾脏保护作用机制包括:①对肾小球血流动力学的调节作用。此类药物既扩张入球小动脉,又扩张出球小动脉,但是后一作用强于前一作用,故能使肾小球内高压、高灌注和高滤过降低,从而减少尿蛋白排泄,保护肾脏。②非血流动力学的肾脏保护效应。此类药能改善肾小球滤过膜选择通透性,改善足细胞功能,减少细胞外基质蓄积,故能减少尿蛋白排泄,延缓肾小球硬化及肾间质纤维化。因此,具有高血压或无高血压的原发性 NS 患者均宜用 ACEI 或 ARB 治疗,前者能获得降血压及降压依赖性肾脏保护作用,而后者可以获得非降压依赖性肾脏保护效应。

应用 ACEI 或 ARB 应注意如下事项:①NS 患者在循环容量不足(包括利尿、脱水造成的血容量不足,及肾病综合征本身导致的有效血容量不足)情况下,应避免应用或慎用这类药物,以免诱发 AKI;②肾功能不全或(和)尿量较少的患者服用这类药物,尤其与保钾利尿剂(螺内酯等)联合使用时,要监测血钾浓度,谨防高钾血症发生;③对激素及免疫抑制剂治疗敏感的患者,如MCD 患者,蛋白尿能很快消失,无必要也不建议服用这类药物;④不推荐 ACEI 和 ARB 联合使用。

(三)不同病理类型的治疗方案

1.膜性肾病

应争取将 NS 治疗缓解或者部分缓解,无法达到时,则以减轻症状、减少尿蛋白排泄、延缓肾损害进展及防治并发症作为治疗重点。MN 患者尤应注意防治血栓栓塞并发症。

本病不提倡单独使用激素治疗;推荐使用足量激素(如泼尼松或泼尼松龙始量每天 1 mg/kg)联合细胞毒类药物(环磷酰胺)治疗,或较小剂量激素(如泼尼松或泼尼松龙始量每天 0.5 mg/kg)联合环孢素 A 或他克莫司治疗;激素相对禁忌或不能耐受者,也可以单独使用环孢素 A 或他克莫司治疗。对于使用激素联合环磷酰胺治疗无效的病例可以换用激素联合环孢素 A 或他克莫司治疗,反之亦然;对于治疗缓解后复发病例,可以重新使用原方案治疗。

2012 年 KDIGO 制定的《肾小球肾炎临床实践指南》,推荐 MN 所致 NS 患者应用激素及免疫抑制剂治疗的适应证如下:①尿蛋白持续超过 4 g/d,或是较基线上升超过 50%,经抗高血压和抗蛋白尿治疗 6 个月未见下降(1B 级证据);②出现严重的、致残的,或威胁生命的 NS 相关症状(1C 级证据);③诊断 MN 后的 6～12 个月内 SCr 上升≥30%,能除外其他原因引起的肾功能恶化(2C 级证据)。而出现以下情况建议不用激素及免疫抑制剂治疗:SCr 持续>3.5 mg/dL(>309 μmol/L)或估算肾小球滤过率(eGFR)<30 mL/(min·1.73 m²);超声检查肾脏体积明显缩小(如长径<8 cm);合并严重的或潜在致命的感染。上述意见可供国人参考。

2.微小病变肾病

应力争将 NS 治疗缓解。本病所致 NS 对激素治疗十分敏感,治疗后 NS 常能完全缓解,但是缓解后 NS 较易复发,而且多次复发即可能转型为 FSGS,这必须注意。

初治病例推荐单独使用激素治疗;对于多次复发或激素依赖的病例,可选用激素与环磷酰胺联合治疗;担心环磷酰胺影响生育者或者经激素联合环磷酰胺治疗后无效或仍然复发者,可选用较小剂量激素(如泼尼松或泼尼松龙始量每天 0.5 mg/kg)与环孢素 A 或他克莫司联合治疗,或单独使用环孢素 A 或他克莫司治疗;对于环磷酰胺、环孢素 A 或他克莫司等都无效或不能耐受的病例,可改用吗替麦考酚酯治疗。对于激素抵抗型患者需重复肾活检,以排除 FSGS。

3.局灶节段性肾小球硬化

应争取将 NS 治疗缓解或部分缓解,但是无法获得上述疗效时,则应改变目标将减轻症状、减少尿蛋白排泄、延缓肾损害进展及防治并发症作为治疗重点。既往认为本病治疗效果差,但是,近年来的系列研究显示约有 50% 患者应用激素治疗仍然有效,但显效较慢。其中,顶端型 FSGS 的疗效与 MCD 相似。

目前,推荐使用足量激素治疗,如果 NS 未缓解,可持续足量服用 4 个月,完全缓解后逐渐减量至维持剂量,再服用 0.5～1 年;对于激素抵抗或激素依赖病例可以选用较小剂量激素(如泼尼松或泼尼松龙始量每天 0.5 mg/kg)与环孢素 A 或他克莫司联合治疗,有效病例环孢素 A 可在减量至每天 1～1.5 mg/kg 后,维持服用 1～2 年。激素相对禁忌或不能耐受者,也可以单独使用环孢素 A 或他克莫司治疗。不过对 SCr 升高及有较明显肾间质病变的患者,使用环孢素 A 或他克莫司要谨慎。应用细胞毒药物(如环磷酰胺)、吗替麦考酚酯治疗本病目前缺乏循证医学证据。

4.系膜增生性肾炎

非 IgA 肾病的系膜增生性肾炎在西方国家较少见,而我国病例远较西方国家多。本病所致 NS 的治疗方案,要据肾小球的系膜病变程度,尤其是系膜基质增多程度来决定。轻度系膜增生性肾炎所致 NS 的治疗目标及方案与 MCD 相同,且疗效及转归与 MCD 也十分相似;而重度系膜增生性肾炎所致 NS 可参考原发性 FSGS 的治疗方案治疗。

5.膜增生性肾炎

原发性膜增生性肾炎较少见,疗效很差。目前并无循证医学证据基础上的有效治疗方案可被推荐,临床上可以试用激素加环磷酰胺治疗,无效者还可试用较小量糖皮质激素加吗替麦考酚酯治疗。如果治疗无效,则应停用上述治疗。

6.IgA 肾病

约 1/4 IgA 肾病患者可出现大量蛋白尿(>3.5 g/d),而他们中仅约一半患者呈现 NS。现在认为,部分呈现 NS 的 IgA 肾病实际为 IgA 肾病与 MCD 的重叠(免疫荧光表现符合 IgA 肾病,而光镜及电镜表现支持 MCD),这部分患者可参照 MCD 的治疗方案进行治疗,而且疗效及转归也与 MCD 十分相似;而另一部分患者是 IgA 肾病本身导致 NS(免疫荧光表现符合 IgA 肾病,光镜及电镜表现为增生性肾小球肾炎或 FSGS),这部分患者似可参照相应的增生性肾小球肾炎及 FSGS 的治疗方案进行治疗。

应当指出的是,上述多数治疗建议是来自于西方国家的临床研究总结,值得从中借鉴,但是否完全符合中国情况,还必须通过我们自己的实践来进一步验证及总结,不应该教条地盲目应用。同时还应指出,上述治疗方案是依据疾病普遍性面对群体制定的,而在临床实践中患者情况多种多样,必须具体问题具体分析,个体化地实施治疗。

(四)难治性肾病综合征的治疗

1.难治性肾病综合征的概念

目前,尚无难治性 NS 一致公认的定义。一般认为,难治性 NS 包括激素抵抗性、激素依赖性及频繁复发性的原发性 NS。激素抵抗性 NS 系指用激素规范化治疗 8 周(FSGS 病例需16 周)仍无效者;激素依赖性 NS 系指激素治疗缓解病例,在激素撤减过程中或停药后 14 d 内NS 复发者;频繁复发性 NS 系指经治疗缓解后半年内复发≥2 次,或 1 年内复发≥3 次者。难治性肾病综合征的患者由于病程较长,病情往往比较复杂,临床治疗上十分棘手。

2.难治性肾病综合征的常见原因

遇见难治性 NS 时,应仔细寻找原因。可能存在如下原因。

(1)诊断错误:误将一些继发性肾病(如淀粉样变性肾病等)和特殊的原发性肾病(如脂蛋白肾病、纤维样肾小球病等)当成了普通原发性肾小球疾病应用激素治疗,当然不能取得满意疗效。

(2)激素治疗不规范。包括:①重症 NS 患者仍然口服激素治疗,由于肠黏膜水肿药物吸收差,激素血浓度低影响疗效;②未遵守"足量、慢减、长期维持"的用药原则,例如始量不足、"阶梯式"加量或减药及停药过早过快,都会降低激素疗效;③忽视药物间相互作用,例如卡马西平和利福平等药能使泼尼松龙的体内排泄速度增快,血药浓度降低过快,影响激素治疗效果。

(3)静脉输注胶体液不当:前文已叙,过频输注血浆制品或血浆代用品导致肾小管严重损伤(肾小管呈"肠管样"严重空泡变性)时,患者不但对利尿剂完全失去反应,而且原本激素敏感的病例(如 MCD)也可能变成激素抵抗。

(4)肾脏病理的影响:激素抵抗性 NS 常见于膜增生性肾炎及部分 FSGS 和 MN;频繁复发性 NS 常见于 MCD 及轻度系膜增生性肾炎(包括 IgA 肾病及非 IgA 肾病),而它们多次复发后也容易变成激素依赖性 NS,甚至转换成 FSGS 变为激素抵抗。

(5)并发症的影响:NS 患者存在感染、肾静脉血栓、蛋白营养不良等并发症时,激素疗效均会降低。年轻患者服激素后常起痤疮,痤疮上的"脓头"就能显著影响激素疗效,需要注意。

(6)遗传因素:近十余年研究发现,5%～20%的激素抵抗性 NS 患者的肾小球足细胞存在某些基因突变,它们包括导致足细胞特异性标志蛋白(nephrin)异常的 *NPHS*1 基因突变、导致podocin 异常的 *NPHS*2 基因突变、导致 CD2 相关蛋白异常的 *CD2AP* 基因突变、导致细胞骨架蛋白 α-辅肌动蛋白4(α-actinin 4)异常的 *ACTIN*4 基因突变,以及导致 *WT*-1 蛋白异常的 *WT*-1

基因突变等。

3.难治性肾病综合征的治疗对策

难治性 NS 的病因比较复杂,有的病因如基因突变难以克服,但多数病因仍有可能改变,从而改善 NS 难治状态。对难治性 NS 的治疗重点在于明确肾病诊断,寻找可逆因素,合理规范用药。现将相应的治疗措施分述如下。

(1)明确肾病诊断。临床上常见的误诊原因为:①未做肾穿刺病理检查;②进行了肾穿刺活检,但是肾组织未做电镜检查(如纤维样肾小球病等将漏诊)及必要的特殊组化染色(如刚果红染色诊断淀粉样变病)和免疫组化染色检查(如载脂蛋白 ApoE 抗体染色诊断脂蛋白肾病);③病理医师与临床医师沟通不够,没有常规进行临床-病理讨论。所以,凡遇难治性 NS,都应仔细核查有无病理诊断不当或错误的可能,必要时应重复肾活检,进行全面的病理检查及临床-病理讨论,以最终明确疾病诊断。

(2)寻找及纠正可逆因素。某些导致 NS 难治的因素是可逆的,积极寻找及纠正这些可逆因素,就可能改变"难治"状态。它们包括:①规范化应用激素和免疫抑制剂,对于激素使用不当的 MCD 患者,在调整激素用量或(和)改变给药途径后,就能使部分激素"抵抗"患者变为激素有效。MN 应避免单用激素治疗,从开始就应激素联合环磷酰胺或环孢素 A 治疗;多次复发的 MCD 也应激素联合环磷酰胺或环孢素 A 治疗。总之,治疗规范化极重要。②合理输注胶体液,应正确应用血浆代用品或血浆制剂扩容,避免滥用导致严重肾小管损伤,而一旦发生就应及时停用胶体液,等待受损肾小管恢复(常需数月),只有肾小管恢复正常后激素才能重新起效。③纠正 NS 并发症,前文已述,感染、肾静脉血栓、蛋白营养不良等并发症都可能影响激素疗效,应尽力纠正。

(3)治疗无效病例的处置:尽管已采取上述各种措施,仍然有部分难治性 NS 患者病情不能缓解,尤其是肾脏病理类型差(如膜增生性肾炎和部分 MN 及 FSGS)和存在某些基因突变者。这些患者应该停止激素及免疫抑制剂治疗,而采取 ACEI 或 ARB 治疗及中药治疗,以期减少尿蛋白排泄及延缓肾损害进展。大量蛋白尿本身就是肾病进展的危险因素,因此,对这些患者而言,能适量减少尿蛋白就是成功,就可能对延缓肾损害进展有利。而盲目地继续应用激素及免疫抑制剂,不但不能获得疗效,反而可能诱发严重感染等并发症,危及生命。

(五)对现有治疗的评价及展望

综上所述,实施有区别的个体化治疗是治疗原发性 NS 的重要原则及灵魂所在。首先应根据 NS 患者的病理类型及病变程度,其次要考虑患者年龄、体质量、有无用药禁忌证、有无生育需求及个人用药意愿,来有区别地个体化地制订治疗方案。现在国内肾穿刺病理检查已逐渐推广,这就为实施有区别的个体化的治疗,提高治疗效果奠定了良好基础。

激素及免疫抑制剂用于原发性 NS 治疗已经 60 余年,积累了丰富经验。新的药物及制剂不断涌现,尤其环磷酰胺、环孢素 A、他克莫司、吗替麦考酚酯等免疫抑制剂的先后问世,也为有区别地进行个体化治疗提供了更多有效手段。

尽管原发性 NS 的治疗取得了很大进展,但是,治疗药物至今仍主要局限于激素及某些免疫抑制剂。用这样的治疗措施,不少病理类型和病变程度较重的患者仍不能获得良好的治疗效果,一些治疗有效的患者也不能克服停药后的疾病复发,而且激素及免疫抑制剂都有着各种不良反应,有些不良反应甚至可以致残或导致死亡。所以开发新的治疗措施及药物,提高疗效,减少治疗不良反应仍是亟待进行的工作,且任重而道远。

继续深入研究阐明不同类型肾小球疾病的发病机制,进而针对机制的不同环节寻求相应干预措施,是开发新药的重要途径。例如,近年已发现肾小球足细胞上的 PLA_2R 能参与特发性 MN 发病,而 suPAR 作为血清中的一种通透因子也能参与 FSGS 致病,如果今后针对它们能够发掘出有效的干预方法及治疗药物,即可能显著提高这些疾病的疗效。最近已有使用利妥昔单抗(抗 CD20 分子的单克隆抗体)治疗特发性 MN 成功的报道,经过利妥昔单抗治疗后,患者血清抗 PLA_2R 抗体消失,MN 获得缓解,而且不良反应少。

治疗措施和药物的疗效及安全性需要高质量的临床 RCT 试验进行验证。但是在治疗原发性 NS 上我国的 RCT 试验很少,所以我国肾病学界应该联手改变这一状态,以自己国家的多中心 RCT 试验资料,来指导医疗实践。

三、原发性肾病综合征的常见并发症

原发性 NS 的常见并发症包括感染、血栓和栓塞、急性肾损伤、高脂血症及蛋白质代谢紊乱等。所有这些并发症的发生都与 NS 的核心病变——大量蛋白尿和低清蛋白血症具有内在联系。由于这些并发症常使患者的病情复杂化,影响治疗效果,甚至危及生命,因此,对它们的诊断及防治也是原发性 NS 治疗中非常重要的一部分。

(一)感染

感染是原发性 NS 的常见并发症,也是导致患者死亡的重要原因之一。随着医学的进展,现在感染导致患者死亡已显著减少,但在临床实践中它仍是我们需要警惕和面对的重要问题。特别是对应用激素及免疫抑制剂治疗的患者,感染常会影响治疗效果和整体预后,处理不好仍会危及生命。

原发性 NS 患者感染的发生主要与以下因素有关:①大量蛋白尿导致免疫球蛋白及部分补体成分从尿液丢失,如出现非选择性蛋白尿时大量 IgG 及补体 B 因子丢失,导致患者免疫功能受损。②使用激素和(或)免疫抑制剂治疗导致患者免疫功能低下。③长期大量蛋白尿导致机体营养不良,抵抗力降低。④严重皮下水肿乃至破溃,细菌容易侵入引起局部软组织感染;大量腹水容易发生自发性腹膜炎。它们严重时都能诱发败血症。

常见的感染为呼吸道感染、皮肤感染、肠道感染、尿路感染和自发性腹膜炎,病原微生物有细菌(包括结核菌)、真菌、病毒、支原体和卡氏肺孢子虫等。

有关预测原发性 NS 患者发生感染的临床研究还很缺乏。一项儿科临床观察显示,若患儿血浆清蛋白 <15 g/L,其发生感染的相对危险度(relative risk,RR)是高于此值患儿的 9.8 倍,因此尽快使 NS 缓解是预防感染发生的关键。一项日本的临床研究表明,成人 NS 患者感染发生率为 19%,其危险因素是:血清 IgG <6 g/L(RR=6.7),SCr >176.8 μmol/L(2 mg/dL)(RR=5.3)。对于血清 IgG <600 mg/dL 的患者,每 4 周静脉输注丙种球蛋白 $10\sim15$ g,可以明显地预防感染发生。

需要注意,正在用激素及免疫抑制剂治疗的患者,其发生感染时临床表现可能不典型,患者可无明显发热,若出现白细胞升高及轻度核左移也容易被误认为是激素引起,因此对这些患者更应提高警惕,应定期主动排查感染,包括一些少见部位的感染如肛周脓肿。

感染的预防措施包括:①注意口腔护理,可以使用抑制细菌及真菌的漱口液定时含漱,这对使用强化免疫抑制治疗(如甲泼尼龙冲击治疗)的患者尤为重要。对于严重皮下水肿致皮褶破溃渗液的患者,需要加强皮肤护理,防治细菌侵入。②使用激素及免疫抑制剂时,要严格规范适应证、药量及疗程,并注意监测外周血淋巴细胞及 CD4$^+$ 淋巴细胞总数的变化,当淋巴细胞计数 <0.6×10^9/L(600/μL)或(和)CD4$^+$ 淋巴细胞计数<0.2×10^9/L(200/μL)时,可以给予复方磺胺甲噁唑(即复方新诺明)预防卡氏肺孢子虫感染,具体用法为每周两次,每次两片(每片含磺胺甲噁唑 400 mg 和甲氧苄啶 80 mg)。③对于血清IgG<6 g/L或反复发生感染的患者,可以静脉输注丙种球蛋白来增强体液免疫;对于淋巴细胞计数<0.6×10^9/L(600/μL)或(和)CD4$^+$ 淋巴细胞计数<0.2×10^9/L(200/μL)的患者,可以肌内注射或静脉输注胸腺素来改善细胞免疫。④对于反复发生感染者,还可请中医辨证施治,予中药调理预防感染。虽然在临床实践中,我们发现中药调理能够发挥预防感染的作用,但是,目前还缺乏循证医学证据支持。

需要指出的是,若使用激素及免疫抑制剂患者发生了严重感染,可以将这些药物尽快减量或者暂时停用,因为它们对控制感染不利,而且合并感染时它们治疗 NS 的疗效也不佳。但是,某些重症感染如卡氏肺包虫肺炎却不宜停用激素,因为激素能减轻间质性肺炎,改善缺氧状态,降低病死率。

(二)血栓和栓塞

NS 合并血栓、栓塞的发生率为 10%～42%,常见肾静脉血栓(RVT)、其他部位深静脉血栓和肺栓塞。动脉血栓较为少见。血栓和栓塞的发生率与 NS 的严重程度、肾小球疾病的种类有关,但检测手段的敏感性也影响本病的发现。

1.发病机制

NS 易并发血栓、栓塞主要与血小板活化、凝血及纤溶异常、血液黏稠度增高相关。临床观察发现:①NS 患者血小板功能常亢进,甚至数量增加,患者血清血栓素(TXA$_2$)及血管假性血友病因子(vWF)增加,可促使血小板聚集、黏附功能增强并被激活。②低清蛋白血症刺激肝脏合成蛋白,导致血中大分子的凝血因子Ⅰ、Ⅱ、Ⅴ、Ⅶ、Ⅷ、Ⅹ浓度升高;而内源性抗凝物质(凝血酶Ⅲ及蛋白 C、S)因分子量小随尿丢失致血浓度降低。③纤溶酶原分子量较小随尿排出,血清浓度降低,而纤溶酶原激活物抑制物 PAI-1 及纤溶酶抑制物 α_2-巨球蛋白血浓度升高。上述变化导致血栓易于形成而不易被溶解。④NS 患者有效血容量不足血液浓缩及出现高脂血症等,致使血液黏稠度增高,也是导致血栓发生的危险因素。此外,不适当地大量利尿以及使用激素治疗也能增加血栓形成的风险。

肾小球疾病的病理类型也与血栓、栓塞并发症有关:MN 的发生率最高,为 29%～60%,明显高于 MCD 和 FSGS(分别为 24.1% 和 18.8%),MN 合并血栓的风险是 IgA 肾病的 10.8 倍,并易发生有临床症状的急性静脉主干血栓如肾静脉、肺血管主干血栓,原因至今未明。

研究认为,能预测 NS 患者血栓、栓塞并发症风险的指标为:①血浆清蛋白<20 g/L,新近发现 MN 患者血浆清蛋白<28 g/L 血栓栓塞风险即明显升高;②病理类型为 MN;③有效血容量明显不足。

2.临床表现与影像学检查

血栓、栓塞并发症的临床表现可能非常不明显,以肾静脉血栓为例,多数分支小血栓并没有临床症状。因此,要对 NS 患者进行认真细致地观察,必要时及时做影像学检查,以减少漏诊。患者双侧肢体水肿不对称,提示水肿较重的一侧肢体有深静脉血栓可能;腰痛、明显血尿、B超发现一侧或双侧肾肿大以及不明原因的 AKI,提示肾静脉血栓;胸闷、气短、咯血和胸痛提示肺栓塞。

在肾静脉血栓诊断方面,多普勒超声有助于发现肾静脉主干血栓,具有方便、经济和无损伤的优点,但是敏感性低,而且检查准确性较大程度地依赖操作者技术水平。CT 及磁共振肾静脉成像有较好的诊断价值,而选择性肾静脉造影仍是诊断的"金指标"。在肺栓塞诊断上,核素肺通气/灌注扫描是较为敏感、特异的无创性诊断手段。CT 及磁共振肺血管成像及超声心动图也可为诊断提供帮助,后者可发现肺动脉高压力、右心室和(或)右心房扩大等征象。肺动脉造影是诊断肺栓塞的"金标准",发现栓塞后还可以局部溶栓。上述血管成像检查均需要使用对比剂(包括用于 X 线检查的碘对比剂及用于磁共振检查的钆对比剂),故应谨防对比剂肾损害,尤其是对已有肾损害的患者。

3.预防与治疗

原发性 NS 并发血栓、栓塞的防治至今没有严格的 RCT 临床研究报道,目前的防治方案主要来自小样本的临床观察。

(1)血栓、栓塞并发症的预防:比较公认的观点是,NS 患者均应服用抗血小板药物,而当血浆清蛋白<20 g/L 时即开始抗凝治疗。对于 MN 患者抗凝指征应适当放宽一些。Lionaki S 等研究显示,MN 患者血浆清蛋白≤28 g/L 深静脉血栓形成的风险是>28 g/L 者的 2.5 倍,血浆清蛋白每降低 10 g/L,深静脉血栓的风险增加 2 倍,因此,目前有学者建议 MN 患者血浆清蛋白<28 g/L 即应予预防性抗凝治疗。抗凝药物常采用肝素或低分子肝素皮下注射或口服华法林。口服华法林时应将凝血酶原时间的国际标准化比率(INR)控制在 1.5～2.0 之间,华法林与多种药物能起相互反应,影响(增强或减弱)抗凝效果,用药时需要注意。

(2)血栓、栓塞并发症的治疗:血栓及栓塞并发症一旦发生即应尽快采用如下治疗。①溶栓治疗:引起急性肾损伤的急性肾静脉主干大血栓,或导致收缩压下降至<11.9 kPa(90 mmHg)的急性肺栓塞,均应考虑进行溶栓治疗。既往常用尿激酶进行溶栓,最适剂量并未确定,可考虑用 6 万～20 万单位稀释后缓慢静脉滴注,每天 1 次,10～14 d 为 1 个疗程;现在也可采用重组人组织型纤溶酶原激活剂治疗,它能选择性地与血栓表面的纤维蛋白结合,纤溶效力强,用量为50 mg 或 100 mg,开始时在 1～2 min 内静脉推注 1/10 剂量,剩余的 9/10 剂量稀释后缓慢静脉滴注,2 h 滴完。使用重组人组织型纤溶酶原激活剂要监测血清纤维蛋白原浓度,避免过低引起出血。国内多中心研究结果显示,50 mg 及(或)100 mg 两种剂量的疗效相似,而前者出血风险明显降低。②抗凝治疗:一般而言,原发性 NS 患者出现血栓、栓塞并发症后要持续抗凝治疗半年,若 NS 不缓解且血清清蛋白仍<20 g/L 时,还应延长抗凝时间,否则血栓、栓塞并发症容易复发。用口服华法林进行治疗时,由于华法林起效慢,故需在开始服用的前 3～5 d,与肝素或低分子肝素皮下注射重叠,直至 INR>2.0 后才停用肝素或低分子肝素。在整个服用华法林期间都一定要监测 INR,控制 INR 在 2.0～2.5 范围。若使用重组人组织型纤溶酶原激活进行溶栓治疗,则需在血清纤维蛋白原浓度回复正常后,才开始抗凝治疗。

(三)急性肾损伤

由原发性 NS 引起的 AKI 主要有如下两种:①有效血容量不足导致的肾前性 AKI,常只出现轻、中度氮质血症;②机制尚不清楚的特发性 AKI,常呈现急性肾损伤(ARF)。至于肾小球疾病本身(如新月体性肾小球肾炎)引起的 AKI、治疗药物诱发的 AKI(如药物过敏所致急性间质肾炎或肾毒性药物所致急性肾小管坏死),以及 NS 并发症(如急性肾静脉主干血栓)所致 AKI,均不在此讨论。

1.急性肾前性氮质血症

严重的低清蛋白血症导致血浆胶体渗透压下降,水分渗漏至皮下及体腔,致使有效循环容量不足,肾灌注减少,而诱发急性肾前性氮质血症。临床上出现血红蛋白增高、体位性心率及血压变化(体位迅速变动如从卧到坐或从坐到站时,患者心率加快、血压下降,重时出现直立性低血压,乃至虚脱)、化验血尿素氮(BUN)与 SCr 升高,但是 BUN 升高幅度更大(两者均以 mg/dL 作单位时,BUN 与 SCr 之比值>20:1,这是由于肾脏灌注不足,原尿少、在肾小管中流速慢,其中尿素氮被较多地重吸收入血导致)。急性肾前性氮质血症者应该用胶体液扩容,然后利尿,扩容利尿后肾功能即能很快恢复正常。盲目增加襻利尿剂剂量,不但不能获得利尿效果,反而可能造成肾素-血管紧张素系统及交感神经系统兴奋,进一步损害肾功能。而且,这类患者不能用 ACEI 或 ARB 类药物,它们也会加重肾前性氮质血症。

2.特发性急性肾损伤

特发性 ARF 最常见于复发性 MCD,也可有时见于其他病理类型,机制不清,某些病例可能与大量尿蛋白形成管型堵塞肾小管和(或)肾间质水肿压迫肾小管相关。患者的临床特点是:年龄较大(有文献报道平均 58 岁),尿蛋白量大(常多于 10 g/d),血浆清蛋白低(常低于 20 g/L),常在 NS 复发时出现 AKI(经常为少尿性急性肾损伤)。特发性 ARF 要用除外法进行诊断,即必须一一排除各种病因所致 ARF 后才能诊断。

对特发性 ARF 的治疗措施包括:①积极治疗基础肾脏病,由于绝大多数患者的基础肾脏病是 MCD,故应选用甲泼尼龙冲击治疗(每次 0.5~1.0 g 稀释后静脉滴注,每天或隔天 1 次,3 次为 1 个疗程),以使 MCD 尽快缓解,患者尿液增多冲刷掉肾小管中管型,使肾功能恢复。②进行血液净化治疗,血液净化不但能清除尿毒素,纠正水、电解质酸碱平衡紊乱,维持生命,赢得治疗时间;而且还能通过超滤脱水,使患者达到干体质量,减轻肾间质水肿,促肾功能恢复。③口服或输注碳酸氢钠,可碱化尿液,防止肾小管中蛋白凝固成管型,并可纠正肾衰竭时的代谢性酸中毒。大多数患者经上述有效治疗后肾功能可完全恢复正常,但往往需要较长恢复时间(4~8 周)。必须注意,此 AKI 并非有效血容量不足引起,盲目输注胶体液不但不能使 AKI 改善,反而可能引起急性肺水肿。

(四)脂肪代谢紊乱

高脂血症是 NS 的表现之一。统计表明约有 80% 的患者存在高胆固醇血症、高低密度脂蛋白血症及不同程度的高三酰甘油血症。高脂血症不仅可以进一步损伤肾脏,而且还可使心脑血管并发症增加,因此,合理有效地控制血脂,也是原发性 NS 治疗的重要组成部分。

NS 合并高脂血症的机制尚未完全阐明,已有的研究资料提示,高胆固醇血症发生的主要原因是 NS 时肝脏脂蛋白合成增加(大量蛋白尿致使肝脏合成蛋白增加,合成入血的脂蛋白因分子量大不能从肾滤过排除,导致血浓度增高),而高三酰甘油血症发生的主要原因是体内降解减少(NS 时脂蛋白脂酶从尿中丢失,使其在活性下降,导致三酰甘油的降解减少)。

对于激素治疗反应良好的 NS 病理类型(如 MCD),不要急于应用降脂药,NS 缓解后数月内血脂往往即能自行恢复正常,这样可使患者避免发生不必要的药物不良反应及增加医疗花费。若应用激素及免疫抑制剂治疗,NS 不能在短期内缓解甚至无效时(如某些 MN 患者),则应予降脂药物治疗。以高胆固醇血症为主要表现者,应选用羟甲基戊二酰辅酶 A(HMG-COA)还原酶抑制剂,即他汀类药物,每晚睡前服用,服药期间要注意肝及肌肉损害(严重者可出现横纹肌溶解)不良反应。以高三酰甘油血症为主要表现者,应选用纤维酸衍生物类药,即贝特类药物,用药期间注意监测肝功能。另外,所有高脂血症患者均应限制脂肪类食物摄入,高三酰甘油血症患者还应避免糖类摄入过多。

（五）甲状腺功能减退

相当一部分原发性 NS 患者血清甲状腺素水平低下，这是由于与甲状腺素结合的甲状腺结合球蛋白（分子量 60 kDa）从尿液中大量丢失而导致。观察表明，约 50％的患者血中的总 T_3 及总 T_4 下降，但是游离 T_3（FT_3）、游离 T_4（FT_4）及促甲状腺素（TSH）正常。患者处于轻度的低代谢状态，这可能有利于 NS 患者的良性调整，避免过度能量消耗，因此不需要干预。

不过个别患者可出现甲状腺功能减退症的表现，以致使本来激素敏感的病理类型使用激素治疗不能获得预期效果。这时需要仔细监测患者的甲状腺功能，若 FT_3、FT_4 下降，特别是 TSH 升高时，在认真排除其他病因导致的甲状腺功能减退症后，可给予小剂量甲状腺素治疗（左甲状腺素 25～50 μg/d），常能改善患者的一般状况及对激素的敏感性。虽然这种治疗方法尚缺乏 RCT 证据，但在临床实践中具有一定效果。这一经验治疗方法还有待于今后进一步的临床试验验证。

（钟道先）

第六节　IgA 肾病

IgA 肾病是一组以系膜区 IgA 沉积为特征的肾小球肾炎，1968 年由法国病理学家 Berger 和 Hinglais 最先报道，目前已成为全球最常见的原发性肾小球疾病。我国最早于 1984 年由北京协和医院与北京医科大学第一医院联合报道了一组 40 例 IgA 肾病，此后，国内各中心对该病的报道日益增多，研究百花齐放。本章将针对 IgA 肾病的一些重要而值得探索的问题加以讨论。

一、IgA 肾病的流行病学特点与发病机制

（一）流行病学特点

1.广泛性与异质性

IgA 肾病为全世界范围内最常见的原发肾小球疾病。各个年龄段都能发病，但高峰在 20～40 岁。北美和西欧的调查显示男女比例为 2∶1，而亚太地区比例为 1∶1。IgA 肾病的发病率存在着明显的地域差异，亚洲地区明显高于其他地区。美国的人口调查显示 IgA 肾病年发病率为 1/100 000，儿童人群年发病率为 0.5/100 000，而这个数字仅为日本的 1/10。中国的一项 13 519 例肾活检资料显示，IgA 肾病在原发肾小球疾病中所占比例高达 45％。此外，在无肾病临床表现的人群中，于肾小球系膜区能发现 IgA 沉积者也占 3％～16％。

以上数据提示了 IgA 肾病的广泛性与异质性特点。首先，IgA 肾病发病的地域性及发病患者群的构成存在明显差异。这些差异可能与遗传、环境因素相关，也可能与各地选择肾活检的指征不同有关。日本和新加坡选择尿检异常（如镜下血尿）的患者常规进行肾穿刺病理检查，为此 IgA 肾病发生率即可能偏高；而美国主要选择尿蛋白＞1.0 g/d 的患者进行肾穿刺，则其 IgA 肾病发生率即可能偏低。其次，IgA 肾病的发病存在明显的个体差异性。肾脏病理检查发现系膜区 IgA 沉积却无肾炎表现的个体并不少。同样为系膜区 IgA 沉积，有的患者出现肾炎，有的患者却无症状，原因并不清楚。欲回答这个问题必须对发病机制有更透彻理解，IgA 于肾小球沉积

211

的过程与免疫复合物造成的肾损伤过程可能是分别独立调控的环节,同时,基因的多态性的研究或许能解释这些表型差异。最后,不同地域患者、不同个体的临床表现及治疗反应的差异势必会影响治疗决策,为此目前国际上尚无统一的治疗指南。2012 年改善全球肾脏病预后组织(Kidney Disease:Improving Global Outcomes,KDIGO)发表了《肾小球肾炎临床实践指南》,其中对 IgA 肾病治疗的建议几乎都来自较低级别证据。

2.病程迁延,认识过程曲折

早期观点认为 IgA 肾病是一良性过程疾病,预后良好。随着研究深入及随访期延长,现已明确其中相当一部分患者的病程呈进展性,高达 50% 的患者能在 20～25 年内逐渐进入终末期肾脏病(ESRD),这就提示对 IgA 肾病积极进行治疗、控制疾病进展很重要。

(二)发病机制

1.免疫介导炎症的发病机制

(1)黏膜免疫反应与异常 IgA_1 产生:大量研究表明 IgA 肾病的启动与血清中出现过量的异常 IgA_1(铰链区 O-糖链末端半乳糖缺失,对肾小球系膜组织有特殊亲和力)密切相关。这些异常 IgA_1 在循环中蓄积到一定程度,并沉积于肾小球系膜区,才可能引发 IgA 肾病。目前关于致病性 IgA_1 的来源主要有两种观点,均与黏膜免疫反应相关。其一,从临床表现来看,肉眼血尿往往发生于黏膜感染(如上呼吸道、胃肠道或泌尿系感染)之后,提示 IgA_1 的发生与黏膜免疫相关,推测肾小球系膜区沉积的 IgA_1 可能来源于黏膜免疫系统。其二,IgA 肾病患者过多的 IgA_1 可能来源于骨髓免疫活性细胞。Julian 等提出"黏膜-骨髓轴"观点,认为血清异常升高的 IgA 并非由黏膜产生,而是由黏膜内抗原特定的淋巴细胞或抗原递呈细胞进入骨髓腔,诱导骨髓 B 细胞增加 IgA_1 分泌所致。所以,血中异常 IgA_1 的来源目前尚未明确,有可能来源于免疫系统的某一个部位,也可能是整个免疫系统失调的结果。

以上发病机制的认识开阔了治疗思路,即减少黏膜感染,控制黏膜免疫反应,有可能减少 IgA 肾病的发病及复发。对患有慢性扁桃体炎并反复发作的患者,现在认为择机摘除扁桃体有可能减少黏膜免疫反应,降低血中异常 IgA_1 和循环免疫复合物水平,从而减少肉眼血尿发作和尿蛋白。

(2)免疫复合物形成与异常 IgA_1 的致病性:异常 IgA_1 沉积于肾小球系膜区的具体机制尚未完全清楚,可能通过与系膜细胞抗原(包括种植的外源性抗原)或细胞上受体结合而沉积。大量研究证实免疫复合物中的异常 IgA_1 与系膜细胞结合后,即能激活系膜细胞,促其增殖、释放细胞因子和合成系膜基质,诱发肾小球肾炎;而非免疫复合物状态的异常 IgA_1 并不能触发上述致肾炎反应。上述含异常 IgA_1 的免疫复合物形成过程能被多种因素调控,包括补体成分 C_{3b} 及巨噬细胞和中性粒细胞上的 IgA Fc 受体(CD89)的可溶形式。

以上过程说明系膜区的异常 IgA_1 沉积与肾炎发病并无必然相关性,其致肾炎作用在一定程度上取决于免疫复合物形成及其后续效应。此观点可能也解释了为何有人系膜区有 IgA 沉积却无肾炎表现的原因。

(3)受体缺陷与异常 IgA_1 清除障碍:现在认为肝脏可能是清除异常 IgA 的主要场所。研究发现,与清除异常 IgA_1 免疫复合物相关的受体有肝细胞上的去唾液酸糖蛋白受体(ASGPR)及肝脏 Kupffer 细胞上的 IgA Fc 受体(FcαRI,即 CD89),如果这些受体数量减少或功能异常,就能导致异常 IgA_1 免疫复合物清除受阻,这也与 IgA 肾病发病相关。

肝硬化患者能产生一种病理表现与 IgA 肾病十分相似的肾小球疾病,被称为"肝硬化性肾小球疾病",其发病机制之一即可能与异常 IgA_1 清除障碍相关。

(4)多种途径级联反应致肾脏损伤:正如前述,含有异常 IgA_1 的免疫复合物沉积于系膜,将触发炎症反应致肾脏损害。从系膜细胞活化;增殖,释放前炎症及前纤维化细胞因子,合成及分泌细胞外基质开始,通过多种途径的级联放大反应使肾损害逐渐加重。受累细胞从系膜细胞扩展到足细胞、肾小管上皮细胞、肾间质成纤维细胞等肾脏固有细胞及循环炎症细胞;病变性质从炎症反应逐渐进展成肾小球硬化及肾间质纤维化等不可逆病变,最终患者进入ESRD。

免疫-炎症损伤的级联反应概念能为治疗理念提出新思路。2013 年 Coppo 等人认为应该对 IgA 肾病早期进行免疫抑制治疗,这可能会改善肾病的长期预后。他们认为 IgA 肾病治疗存在"遗产效应",若在疾病早期阻断一些免疫发病机制的级联放大反应,即可能留下持久记忆,获得长时期疗效。这一观点大大强调了早期免疫抑制治疗的重要性。

综上所述,随着基础研究的逐步深入,IgA 肾病的发病机制已越来越趋清晰,但是遗憾的是,至今仍无基于 IgA 肾病发病机制的特异性治疗问世,当前治疗多在减轻免疫病理损伤的下游环节,今后应力争改变这一现状。

2.基因相关的遗传发病机制

遗传因素一定程度上影响着 IgA 肾病发生。在不同的种族群体中,血清糖基化异常的 IgA_1 水平显现出不同的遗传特性。约 75％的 IgA 肾病患者血清异常 IgA_1 水平超过正常对照的第 90 百分位,而其一级亲属中也有 30％～40％的成员血清异常 IgA_1 水平升高,不过,这些亲属多数并不发病,提示还有其他决定发病的关键因素存在。

家族性 IgA 肾病的病例支持发病的遗传机制及基因相关性。多数病例来自美国和欧洲的高加索人群,少数来自日本,中国香港也有相关报道。2004 年北京大学第一医院对 777 例 IgA 肾病患者进行了家族调查,发现 8.7％患者具有阳性家族史,其中 1.3％已肯定为家族性 IgA 肾病,而另外 7.4％为可疑家族性 IgA 肾病,为此有学者认为在中国 IgA 肾病也并不少见。

目前对于 IgA 肾病发病的遗传因素的研究主要集中于 HLA 基因多态性、T 细胞受体基因多态性、肾素-血管紧张素系统基因多态性、细胞因子基因多态性及子宫珠蛋白基因多态性。IgA 肾病可能是个复杂的多基因性疾病,遗传因素在其发生发展中起了多大作用,尚有待进一步的研究。

二、IgA 肾病的临床-病理表现与诊断

(一)IgA 肾病的临床表现分类

1.无症状性血尿、伴或不伴轻度蛋白尿

患者表现为无症状性血尿,伴或不伴轻度蛋白尿(尿蛋白少于 1 g/d),肾功能正常。我国一项试验对表现为单纯镜下血尿的 IgA 肾病患者随访 12 年,结果显示 14％的镜下血尿消失,但是约1/3 患者出现蛋白尿(尿蛋白超过 1 g/d)或者肾小球滤过率(GFR)下降。这个结果也提示对表现无症状性血尿伴或不伴轻度蛋白尿的 IgA 肾病患者,一定要长期随访,因为其中部分患者随后可能出现病变进展。

2.反复发作肉眼血尿

多于上呼吸道感染(细菌性扁桃体炎或病毒性上呼吸道感染)后 3 d 内发病,出现全程肉眼血尿,儿童和青少年(80％～90％)较成人(30％～40％)多见,多无伴随症状,少数患者有排尿不

适或胁腹痛等。一般认为肉眼血尿程度与疾病严重程度无关。患者在肉眼血尿消失后,常遗留下无症状性血尿、伴或不伴轻度蛋白尿。

3.慢性肾炎综合征

常表现为镜下血尿、不同程度的蛋白尿(尿蛋白常＞1.0 g/d,但少于大量蛋白尿),而且随病情进展常出现高血压、轻度水肿及肾功能损害。这组 IgA 肾病患者的疾病具有慢性进展性质。

4.肾病综合征

表现为肾病综合征的 IgA 肾病患者并不少见。对这类患者首先要做肾组织的电镜检查,看是否 IgA 肾病合并微小病变,如果是,则疾病治疗及转归均与微小病变病相似。但是,另一部分肾病综合征患者,常伴高血压和(或)肾功能减退,肾脏病理常为 Lee 氏分级(详见下述)Ⅲ～Ⅴ级,这类 IgA 肾病治疗较困难,预后较差。

5.急性肾损伤

IgA 肾病在如下几种情况下可以出现急性肾损害(AKI):①急进性肾炎,临床呈现血尿、蛋白尿、水肿及高血压等表现,肾功能迅速恶化,很快出现少尿或无尿,肾组织病理检查为新月体肾炎。IgA 肾病导致的急进性肾炎还经常伴随肾病综合征。②急性肾小管损害,这往往由肉眼血尿引起,可能与红细胞管型阻塞肾小管及红细胞破裂释放二价铁离子致氧化应激反应损伤肾小管相关。常为一过性轻度 AKI。③恶性高血压,IgA 肾病患者的高血压控制不佳时,较容易转换成恶性高血压,伴随出现 AKI,严重时出现急性肾损伤(ARF)。

上述各种类型 IgA 肾病患者的血尿,均为变形红细胞血尿或变形红细胞为主的混合型血尿。

(二)IgA 肾病的病理特点、病理分级及对其评价

1.IgA 肾病的病理特点

(1)免疫荧光(或免疫组化)表现:免疫病理检查可发现明显的 IgA 和 C_3 于系膜区或系膜及毛细血管壁沉积,也可合并较弱的 IgG 或(和)IgM 沉积,但 C_{1q} 和 C_4 的沉积少见。有时小血管壁可以见到 C_3 颗粒沉积,此多见于合并高血压的患者。

(2)光学显微镜表现:光镜下 IgA 肾病最常见的病理改变是局灶或弥漫性系膜细胞增生及系膜基质增多,因此最常见的病理类型是局灶增生性肾炎及系膜增生性肾炎,有时也能见到新月体肾炎或膜增生性肾炎,可以伴或不伴节段性肾小球硬化。肾小球病变重者常伴肾小管间质病变,包括不同程度的肾间质炎症细胞浸润,肾间质纤维化及肾小管萎缩。IgA 肾病的肾脏小动脉壁常增厚(不伴高血压也增厚)。

(3)电子显微镜表现:电镜下可见不同程度的系膜细胞增生和系膜基质增多,常见大块高密度电子致密物于系膜区或系膜区及内皮下沉积。这些电子致密物的沉积部位与免疫荧光下免疫沉积物的沉积部位一致。肾小球基底膜正常。

所以,对于 IgA 肾病诊断来说,免疫荧光(或免疫组化)表现是特征性表现,不做此检查即无法诊断 IgA 肾病;电镜检查若能在系膜区(或系膜区及内皮下)见到大块高密度电子致密物,对诊断也有提示意义。而光镜检查无特异表现。

2.IgA 肾病的病理分级

(1)Lee 氏和 Hass 氏分级:目前临床常用的 IgA 肾病病理分级为 Lee 氏(见表 5-1)和 Hass 氏分级(见表 5-2)。这两个分级系统简便实用,对判断疾病预后具有较好作用。

表 5-1 Lee 氏病理学分级系统,1982 年

分级	肾小球病变	肾小球-间质病变
I	多数正常、偶尔轻度系膜增宽(阶段)伴/不伴细胞增生	无
II	<50%的肾小球呈现局灶性系膜增生和硬化,罕见小新月体	无
III	弥漫系膜细胞增生和基质增宽(偶尔局灶节段),偶见小新月体和粘连	局灶肾间质水肿,偶见细胞浸润,罕见肾小管萎缩
IV	显著的弥漫系膜细胞增生和硬化,<45%的肾小球出现新月体,常见肾小球硬化	肾小管萎缩,肾间质炎症和纤维化
V	病变性质类似IV级,但更重,肾小球新月体形成>45%	类似IV级病变,但更重

表 5-2 Hass 氏病理学分级系统,1997 年

亚型	肾小球病变
I(轻微病变)	肾小球仅有轻度系膜细胞增加,无节段硬化,无新月体
II(局灶节段肾小球硬化)	肾小球病变类似于原发性局灶节段肾小球硬化,伴肾小球系膜细胞轻度增生,无新月体
III(局灶增殖性肾小球肾炎)	≤50%的肾小球出现细胞增殖,为系膜细胞增生,可伴内皮细胞增生,绝大多数病例为节段性增生。可见新月体
IV(弥漫增殖性肾小球肾炎)	>50%的肾小球出现细胞增殖,为系膜细胞增生,伴或不伴内皮细胞增生,细胞增生可为节段性或球性。可见新月体
V(晚期慢性肾小球肾炎)	≥40%的肾小球球性硬化,其余可表现为上述各种肾小球病变。≥40%的皮质肾小管萎缩或消失

(2)牛津分型:国际 IgA 肾病组织与肾脏病理学会联合建立的国际协作组织,2009 年提出了一项具有良好重复性和预后预测作用的新型 IgA 肾病病理分型——牛津分型。

牛津分型应用了 4 个能独立影响疾病预后的病理指标,并详细制定了评分标准。这些指标包括系膜细胞增生(评分 M0 及 M1)、节段性硬化或粘连(评分 S0 及 S1)、内皮细胞增生(评分 E0 及 E1)及肾小管萎缩/肾间质纤维化(评分 T0、T1 及 T2)。牛津分型的最终病理报告,除需详细给出上述 4 个指标的评分外,还要用附加报告形式给出肾小球个数及一些其他定量病理指标(如细胞及纤维新月体比例、纤维素样坏死比例、肾小球球性硬化比例等),以更好地了解肾脏急性和慢性病变情况。

牛津分型的制定过程比以往任何分级标准都严谨及科学,而且聚集了国际肾脏病学家及病理学家的共同智慧。但是,牛津分型也存在一定的局限性,例如新月体病变对肾病预后的影响分析较少,且其研究设计没有考虑到不同地区治疗方案的差异性,亚洲的治疗总体较积极(用激素及免疫抑制剂治疗者较多),因此牛津分型在亚洲的应用尚待进一步验证。

综上可见,病理分级(或分型)的提出需要兼顾指标全面、可重复性好及临床实用(包括操作简便、指导治疗及判断预后效力强)多方面因素,任何病理分级(或分型)的可行性都需要经过大

量临床实践予以检验。

(三)诊断方法、诊断标准及鉴别诊断

1.肾活检指征及意义

IgA 肾病是一种依赖于免疫病理学检查才可确诊的肾小球疾病。但是目前国内外进行肾活检的指征差别很大,欧美国家大多主张对持续性尿蛋白＞1.0 g/d 的患者进行肾活检,而在日本对于尿检异常(包括单纯性镜下血尿)的患者均建议常规做肾活检。有学者认为,掌握肾活检指征太紧有可能漏掉一些需要积极治疗的患者,而且目前肾穿刺活检技术十分成熟,安全性高,故肾活检指征不宜掌握过紧。确有这样一部分 IgA 肾病患者,临床表现很轻,尿蛋白＜1.0 g/d,但是病理检查却显示中度以上肾损害(Lee 氏分级Ⅲ级以上),通过肾活检及时发现这些患者并给予干预治疗很重要。所以,正确掌握肾活检指征,正确分析和评价肾组织病理检查结果,对指导临床合理治疗具有重要意义。

2.IgA 肾病的诊断标准

IgA 肾病是一个肾小球疾病的免疫病理诊断。免疫荧光(或免疫组化)检查见 IgA 或 IgA 为主的免疫球蛋白伴补体 C_3 呈颗粒状于肾小球系膜区或系膜及毛细血管壁沉积,并能从临床除外过敏性紫癜肾炎、肝硬化性肾小球疾病、强直性脊柱炎肾损害及银屑病肾损害等继发性 IgA 肾病,诊断即能成立。

3.鉴别诊断

IgA 肾病应注意与以下疾病鉴别。

(1)以血尿为主要表现者:需要与薄基底膜肾病及 Alport 综合征等遗传性肾小球疾病鉴别。前者常呈单纯性镜下血尿,肾功能长期保持正常;后者除血尿及蛋白尿外,肾功能常随年龄增长而逐渐减退直至进入 ESRD,而且还常伴眼耳病变。肾活检病理检查是鉴别的关健,薄基底膜肾病及 Alport 综合征均无 IgA 肾病的免疫病理表现,而电镜检查却能见到各自特殊的肾小球基底膜病变。

(2)以肾病综合征为主要表现者:需要与非 IgA 肾病的系膜增生性肾炎鉴别。两者都常见于青少年,肾病综合征表现相似。假若患者血清 IgA 增高或(和)血尿显著(包括肉眼血尿),则较支持 IgA 肾病。鉴别的关键是肾活检免疫病理检查,IgA 肾病以 IgA 沉积为主,而非 IgA 肾病常以 IgM 或 IgG 沉积为主,沉积于系膜区或系膜及毛细血管壁。

(3)以急进性肾炎为主要表现者:少数 IgA 肾病患者临床呈现急进性肾炎综合征,病理呈现新月体性肾炎,他们实为 IgA 肾病导致的Ⅱ型急进性肾炎。这种急进性肾炎应与抗肾小球基底膜抗体或抗中性白细胞胞质抗体致成的Ⅰ型或Ⅲ型急进性肾炎鉴别。血清抗体检验及肾组织免疫病理检查是准确进行鉴别的关键。

三、IgA 肾病的预后评估及治疗选择

(一)疾病活动性及预后的评估指标及其意义

1.疾病预后评价指标

(1)蛋白尿及血压控制:蛋白尿和高血压的控制好坏会影响肾功能的减退速率及肾病预后。Lee 等通过多变量分析显示,与肾衰竭关系最密切的因素为时间平均尿蛋白水平(time-average proteinuria,TA-UP)及时间平均动脉压水平(time-average mean arterial blood pressure,TA-MAP)。计算方法为:求 6 个月内每次随访时的尿蛋白量及血压的算术平均值,再计算整个随访

期间所有算术平均值的均值。

（2）肾功能状态：起病或病程中出现的肾功能异常与不良预后相关，表现为 GFR 下降，血清肌酐水平上升。日本一项针对 2 270 名 IgA 肾病患者 7 年随访的研究发现，起病时血清肌酐水平与达到 ESRD 的比例成正相关。

（3）病理学参数：病理分级的预后评价意义已被许多研究证实。系膜增生、内皮增生、新月体形成、肾小球硬化、肾小管萎缩及间质纤维化的程度与肾功能下降速率及肾脏存活率密切相关。重度病理分级患者预后不良。

（4）其他因素：肥胖 IgA 肾病患者肾脏预后更差，体质量指数（BMI）超过 25 kg/m² 的患者，蛋白尿、病理严重度及 ESRD 风险均显著增加。此外，低蛋白血症、高尿酸血症也是肾脏不良结局的独立危险因素。

2.治疗方案选择的依据

只有对疾病病情及预后进行全面评估才可能制订合理治疗方案。应根据患者年龄、临床表现（如尿蛋白、血压、肾功能及其下降速率）及病理分级来综合评估病情，分析各种治疗的可能疗效及不良反应，最后选定治疗方案。而且，在治疗过程中还应根据疗效及不良反应来实时对治疗进行调整。

（二）治疗方案选择的共识及争议

1.非免疫抑制治疗

（1）拮抗血管紧张素 Ⅱ 药物：目前血管紧张素转换酶抑制剂（ACEI）或血管紧张素 Ⅱ₁ 受体阻滞剂（ARB）已被用作 IgA 肾病治疗的第一线药物。研究表明，ACEI/ARB 不仅具有降血压作用，而且还有减少蛋白尿及延缓肾损害进展的肾脏保护效应。由于 ACEI/ARB 类药物的肾脏保护效应并不完全依赖于血压降低，因此 ACEI/ARB 类药物也能用于血压正常的 IgA 肾病蛋白尿患者治疗。2012 年 KDIGO 制定的《肾小球肾炎临床实践指南》，推荐对尿蛋白 >1 g/d 的 IgA 肾病患者长期服用 ACEI 或 ARB 治疗（证据强度 1B）；并建议对尿蛋白 0.5～1 g/d 的 IgA 肾病患者也用 ACEI 或 ARB 治疗（证据强度 2D）。指南还建议，只要患者能耐受，ACEI/ARB 的剂量可逐渐增加，以使尿蛋白降至 1 g/d 以下（证据强度 2C）。

ACEI/ARB 类药物用于肾功能不全患者需慎重，应评估患者的药物耐受性并密切监测药物不良反应。服用 ACEI/ARB 类药物之初，患者血清肌酐可能出现轻度上升（较基线水平上升 <30%），这是由药物扩张出球小动脉引起。长远来看，出球小动脉扩张使肾小球内高压、高灌注及高滤过降低，对肾脏是起保护效应，因此不应停药。但是，用药后如果出现血清肌酐明显上升（超过了基线水平的 30%～35%），则必须马上停药。多数情况下，血清肌酐异常升高是肾脏有效血容量不足引起，故应及时评估患者血容量状态，寻找肾脏有效血容量不足的原因，加以纠正。除急性肾损害外，高钾血症也是 ACEI/ARB 类药物治疗的另一严重不良反应，尤易发生在肾功能不全时，需要高度警惕。

这里还需要强调，根据大量随机对照临床试验的观察结果，近年国内外的高血压治疗指南均不提倡 ACEI 和 ARB 两药联合应用。指南明确指出：在治疗高血压方面两药联用不能肯定增强疗效，却能增加严重不良反应；而在肾脏保护效应上，也无足够证据支持两药联合治疗。2013 年刚发表的西班牙 PRONEDI 试验及美国 VANEPHRON-D 试验均显示，ACEI 和 ARB 联用，与单药治疗相比，在减少 2 型糖尿病肾损害患者的尿蛋白排泄及延缓肾功能损害进展上并无任何优势。而在 VANEPHRON-D 试验中，两药联用组的高钾血症及急性肾损害不良反应却显著增加,以致试验被迫提前终止。

(2)深海鱼油:深海鱼油富含的 n-3(ω-3)多聚不饱和脂肪酸,理论上讲可通过竞争性抑制花生四烯酸,减少前列腺素、血栓素和白三烯的产生,从而减少肾小球和肾间质的炎症反应,发挥肾脏保护作用。几项大型随机对照试验显示,深海鱼油治疗对 IgA 肾病患者具有肾功能保护作用,但是荟萃分析却未获得治疗有益的结论。因此,深海鱼油的肾脏保护效应还需要进一步研究验证。鉴于深海鱼油治疗十分安全,而且对防治心血管疾病肯定有益,所以 2012 年 KDIGO 制定的《肾小球肾炎临床实践指南》建议,给尿蛋白持续>1 g/d 的 IgA 肾病患者予深海鱼油治疗(证据强度 2D)。

(3)扁桃体切除:扁桃体是产生异常 IgA_1 的主要部位之一。很多 IgA 肾病患者都伴有慢性扁桃体炎,而且扁桃体感染可导致肉眼血尿发作,所以择机进行扁桃体切除就被某些学者推荐作为治疗 IgA 肾病的一个手段,认为可以降低患者血清 IgA 水平和循环免疫复合物水平,使肉眼血尿发作及尿蛋白排泄减少,甚至对肾功能可能具有长期保护作用。

近期日本一项针对肾移植后复发 IgA 肾病患者的小规模研究表明,扁桃体切除术组降低尿蛋白作用显著(从 880 mg/d 降到 280 mg/d),而未行手术组则无明显变化。日本另外一项针对原发性 IgA 肾病的研究也同样显示,扁桃体切除联合免疫抑制剂治疗,在诱导蛋白尿缓解和(或)血尿减轻上效果均较单用免疫抑制治疗优越。不过上面两个研究均为非随机研究,且样本量较小,因此存在一定局限性。Wang 等人的荟萃分析也认为,扁桃体切除术联合激素和肾素-血管紧张素系统(RAS)阻断治疗,至少对轻中度蛋白尿且肾功能尚佳的 IgA 肾病患者具有肾功能的长期保护效应。

但是,2012 年 KDIGO 制定的《肾小球肾炎临床实践指南》认为,扁桃体切除术常与其他治疗(特别是免疫抑制剂)联合应用,所以疗效中扁桃体切除术的具体作用难以判断,而且也有临床研究并未发现扁桃体切除术对改善 IgA 肾病病情有益。所以,该指南不建议用扁桃体切除术治疗 IgA 肾病(证据强度 2C),认为还需要更多的随机对照试验进行验证。不过,有学者认为如果扁桃体炎与肉眼血尿发作具有明确关系时,仍可考虑择机进行扁桃体切除。

(4)抗血小板药物:抗血小板药物曾被广泛应用于 IgA 肾病治疗,并有小样本临床试验显示双嘧达莫治疗 IgA 肾病有益,但是许多抗血小板治疗都联用了激素和免疫抑制治疗,故其确切作用难以判断。2012 年 KDIGO 制定的《肾小球肾炎临床实践指南》不建议使用抗血小板药物治疗 IgA 肾病(证据强度 2C)。

2.免疫抑制治疗

(1)单用糖皮质激素治疗:2012 年 KDIGO 的《肾小球肾炎临床实践指南》建议,IgA 肾病患者用 ACEI/ARB 充分治疗 3～6 个月,尿蛋白仍未降至 1 g/d 以下,而患者肾功能仍相对良好(GFR>50 mL/min)时,应考虑给予6 个月的激素治疗(证据强度 2C)。多数随机试验证实,6 个月的激素治疗确能减少尿蛋白排泄及降低肾衰竭风险。

不过,Hogg 等人进行的试验,是采用非足量激素相对长疗程治疗,随访 2 年,未见获益。另一项Katafuchi等人开展的低剂量激素治疗,虽然治疗后患者尿蛋白有所减少,但是最终进入ESRD 的患者比例并无改善。这两项试验结果均提示中小剂量的激素治疗对 IgA 肾病可能无效。Lv 等进行的文献回顾分析也发现,在肾脏保护效应上,相对大剂量短疗程的激素治疗方案比小剂量长疗程治疗方案效果更优。

在以上研究中,激素相关的不良反应较少,即使是采用激素冲击治疗,3月内使用甲泼尼龙达到 9 g,不良反应报道也较少。但是,既往的骨科文献认为使用甲泼尼龙超过 2 g,无菌性骨坏死发生率就会上升;Lv 等进行的文献复习也认为激素治疗会增加不良反应(如糖尿病或糖耐量异常、高血压、消化道出血、Cushing 样体貌、头痛、体质量增加、失眠等)发生,因此仍应注意。

(2)激素联合环磷酰胺或硫唑嘌呤治疗:许多回顾性研究和病例总结(多数来自亚洲)报道,给尿蛋白>1 g/d或(和)GFR 下降或(和)具有高血压的 IgA 肾病高危患者,采用激素联合环磷酰胺或硫唑嘌呤治疗,病情能明显获益。但是,其中不少研究存在选择病例及观察的偏倚,因此说服力牵强。

近年有几篇联合应用激素及上述免疫抑制剂治疗 IgA 肾病的前瞻随机对照试验结果发表,多数试验都显示此联合治疗有效。两项来自日本同一组人员的研究,给肾脏病理改变较重或(和)尿蛋白显著而 GFR 正常的 IgA 肾病患儿,进行激素、硫唑嘌呤、抗凝剂及抗血小板制剂的联合治疗,结果均显示此联合治疗能获得较高的尿蛋白缓解率,并且延缓了肾小球硬化进展,因此在改善疾病长期预后上具有优势。2002 年 Ballardie 等人报道的一项小型随机临床试验,用激素联合环磷酰胺续以硫唑嘌呤进行治疗,结果肾脏的 5 年存活率联合治疗组为 72%,而对照组仅为 6%。但是,2010 年 Pozzi 等发表了一项随机对照试验却获得了阴性结果。此试验入组患者为血清肌酐水平低于 176.8 μmol/L(2 mg/dL)、蛋白尿水平高于1 g/d 的 IgA 肾病病例,分别接受激素或激素联合硫唑嘌呤治疗,经过平均 4.9 年的随访,两组结局无显著性差异。

总的来说,联合治疗组的不良反应较单药治疗组高,包括激素不良反应及免疫抑制剂的不良反应(骨髓抑制等),而且两者联用时更容易出现严重感染(各种微生物感染,包括卡氏肺孢子菌及病毒感染等),这必须高度重视。因此,在治疗 IgA 肾病时,一定要认真评估疗效与风险,权衡利弊后再作出决策。

2012 年 KDIGO 制定的《肾小球肾炎临床实践指南》建议,除非 IgA 肾病为新月体肾炎肾功能迅速减退,否则不应用激素联合环磷酰胺或硫唑嘌呤治疗(证据强度 2D);IgA 肾病患者 GFR <30 mL/(min·1.73 m²)时,若非新月体肾炎肾功能迅速减退,不用免疫抑制剂治疗(证据强度 2C)。

(3)其他免疫抑制剂的应用:①吗替麦考酚酯,分别来自中国、比利时以及美国的几项随机对照试验研究了高危 IgA 肾病患者使用吗替麦考酚酯(MMF)治疗的疗效。来自中国的研究指出,在 ACEI 的基础上使用 MMF(2 g/d),有明确降低尿蛋白及稳定肾功能的作用。另外一项中文发表的研究也显示 MMF 治疗能够降低尿蛋白,12 个月内尿蛋白量由 1~1.5 g/d 降至0.5~0.75 g/d,比大剂量口服泼尼松更有益。与此相反,比利时和美国在白种人群中所做的研究(与前述中国研究设计相似)均认为 MMF 治疗对尿蛋白无效。此外,Xu 等进行的荟萃分析也认为,MMF 在降尿蛋白方面并没有显著效益。所以 MMF 治疗 IgA 肾病的疗效目前仍无定论,造成这种结果差异的原因可能与种族、MMF 剂量或者其他尚未认识到的影响因素相关,基于此,2012 年 KDIGO 制定的《肾小球肾炎临床实践指南》并不建议应用 MMF 治疗 IgA 肾病(证据强度 2C)。认为需要进一步研究观察。值得注意的是,如果将 MMF 用于肾功能不全的 IgA 肾病患者治疗,必须高度警惕卡氏肺孢子菌肺炎等严重感染,以前国内已有使用 MMF 治疗 IgA 肾病导致卡氏肺孢子菌肺炎死亡的案例。②雷公藤多苷,雷公藤作为传统中医药曾长期用于治疗自身免疫性疾病,其免疫抑制作用已得到大量临床试验证实。雷公藤多苷是从雷公藤中提取出的有效成分。Chen 等的荟萃分析认为,应用雷公藤多苷治疗 IgA 肾病,其降低尿蛋白作用肯定。但是国内多数临床研究的证据级别都较低,因此推广雷公藤多苷的临床应用受到限制。此外,还需注意此药的毒副作用,如性腺抑制(男性不育及女性月经紊乱、闭经等)、骨髓抑制、肝损害及胃肠道反应。③其他药物,环孢素 A 用于 IgA 肾病治疗的相关试验很少,而且它具有较大的肾毒性,有可能加重肾间质纤维化,目前不推荐它在 IgA 肾病治疗中应用。来氟米特能通过抑制酪氨酸激酶和二氢乳清酸脱氢酶而抑制 T 细胞和 B 细胞的活化增殖,发挥免疫抑制作用,临床已用其治疗类风湿关节炎及系统性红斑狼疮。国内也有少数用其治疗 IgA 肾病的报道,但是证据级别均较低,其确切疗效尚待观察。

3.对 IgA 肾病慢性肾功能不全患者进行免疫抑制治疗的争议

几乎所有的随机对照研究均未纳入 GFR<30 mL/min 的患者,GFR 在 30～50 mL/min 之间的患者也只有少数入组。对这部分人群来说,免疫抑制治疗是用或者不用,若用,应该何时用?如何用? 均存在争议。

有观点认为,即使 IgA 肾病已出现慢性肾功能不全,一些依然活跃的免疫或非免疫因素仍可能作为促疾病进展因素发挥不良效应,所以可以应用激素及免疫抑制剂进行干预治疗。一项病例分析报道,对平均 GFR 为 22 mL/min 的 IgA 肾病患者,用大剂量环磷酰胺或激素冲击续以MMF 治疗,患者仍有获益。另外,Takahito 等的研究显示,给 GFR 小于 60 mL/min 的 IgA 肾病患者予激素治疗,在改善临床指标上较单纯支持治疗效果好,但是对改善肾病长期预后无效。

对于进展性 IgA 肾病患者,如果血清肌酐水平超过221～265 μmol/L(2.5～3 mg/dL)时,至今无足够证据表明免疫抑制治疗仍然有效。有时这种血肌酐阈值被称为"一去不返的拐点",因此选择合适的治疗时机相当关键。但是该拐点的具体范围仍有待进一步研究确证。

综上所述,对于 GFR 在 30～50 mL/min 范围的 IgA 肾病患者,是否仍能用免疫抑制治疗,目前尚无定论;但是对 GFR<30 mL/min 的患者,一般认为不宜进行免疫抑制治疗。

(三)关于 IgA 肾病治疗的思考

IgA 肾病的临床过程变异很大,从完全良性过程到快速进展至 ESRD,预后较难预测。国内多数医师根据 IgA 肾病的临床-病理分型来选用不同治疗方案,但是具体的治疗适应证及治疗措施,仍缺乏规范化的推荐或建议。2012 年 KDIGO 制定的《肾小球肾炎临床实践指南》关于 IgA肾病治疗的推荐或建议证据级别也欠高,存疑较多。正如前述,指南对非新月体肾炎的 IgA 肾病患者,不推荐用激素联合环磷酰胺或硫唑嘌呤治疗,但是临床实践中仍可见不少这类患者用上述治疗后明显获益。另外,对于 ACEI/ARB 充分治疗无效、尿蛋白仍>1 g/d 而 GFR 在 30～50 mL/min 水平的 IgA 肾病患者,就不能谨慎地应用免疫抑制治疗了吗,也未必如此。因此,有关 IgA 肾病的治疗,包括治疗适应证、时机及方案还有许多研究工作需要去做。应努力开展多中心、前瞻性、随机对照临床研究,选择过硬的研究终点(如血肌酐倍增、进入 ESRD 和全因死亡等),进行长时间的队列观察(IgA 肾病临床经过漫长,可能需要 10 年以上追踪观察)。只有这样,才能准确地判断疗效,获得高水平的循证证据,以更合理地指导临床实践。

(钟道先)

第七节　肺出血-肾炎综合征

肺出血-肾炎综合征又称古德帕斯丘综合征,是一种比较少见的疾病,其特征为反复咯血、肺部浸润、血尿和肾小球肾炎。本病以中青年多见,病情发展很快,预后不良,病死率极高。

一、病因及发病机制

肺出血-肾炎综合征系一种由抗基膜抗体介导的自身免疫病,其免疫病理损伤相似于Ⅱ型超敏反应。抗基膜抗体已被证明为IgG_1和IgG_4,少数为IgM和IgA。肾小球膜分子中Ⅳ型胶原α_3链的NC-1段已被证明为"Goodpasture抗原(GP-A)"。平时GP-A在体内呈隐蔽状态,某些刺激因素可以改变或暴露其抗原性,导致抗GBM抗体产生。目前认为,本病可能是在遗传基础上因病毒感染或化学刺激而发病。

患者血清中抗肾小球基膜抗体(抗GBM)和抗毛细血管膜抗体(抗ABM)增多。多数研究表明,抗GBM和抗ABM是同一物质。此自身抗体与肾小球和肺泡基膜Ⅳ型胶原的α_3链结合后,可导致单核细胞和中性粒细胞活化,释放趋化因子趋化中性粒细胞进入肾小球和肺泡,引起肾小球基膜受损而发生肾炎,部分患者可发生肺出血。免疫荧光检查可见,患者肾小球和肺泡毛细血管膜上有IgG和补体C_3沉淀。给灵长类动物注射抗基膜抗体可以诱发本综合征。

肺出血-肾炎综合征有家族性倾向。已报告5对孪生姐妹或兄弟在化学物质刺激后,于短期内先后发生本综合征。有人报告本综合征与HLA-DR2和HLA-DR3位点有关联。

10%~13%的肺出血-肾炎综合征患者在上呼吸道或其他部位病毒感染后发病。有人在患者肾小球上皮和内皮细胞中发现病毒颗粒。

有人报告,曾吸入烃溶剂或一氧化碳的人中,发生本征者较多。因而认为,本病可能与化学物质的刺激有关。此外,约40%的肺出血-肾炎综合征患者可发生肺出血,而这些患者几乎都是吸烟者。正常情况下,肺基膜位于血管内皮细胞和肺泡上皮细胞之间,与血管内皮细胞紧密连接,血液中的抗基膜Ⅳ型胶原抗体不能到达基膜。吸烟刺激在肺部形成的炎症反应可损伤肺泡毛细血管内皮细胞,使抗基膜Ⅳ型胶原抗体得以结合于基膜,引起损伤性炎症,进而导致肺出血。

二、临床表现

肺出血-肾炎综合征好发年龄为15~35岁,男性多见。10%~30%患者发病前有上呼吸道感染症状。

(一)呼吸道症状

首要症状为反复咯血,伴有咳嗽、气短、全身不适,有时发热。咯血量不等,小量至大量,间断性或持续性,甚至导致窒息。肺部可闻及干、湿性啰音。病情严重者引起呼吸衰竭。

(二)泌尿系统症状

多在咯血后数周至数月出现,少数出现在咯血前或同时。初期可有血尿、蛋白尿、尿中细胞数增多,有颗粒管型。继而出现少尿、无尿、水肿、贫血、高血压、恶心、呕吐等进行性肾衰竭、尿毒症的表现。

三、实验室及其他辅助检查

(一)一般检查

尿常规可见血尿、蛋白尿,尿中细胞数增多,有颗粒管型。外周血检查可有进行性贫血及血液中出现含铁血黄素细胞。

(二)免疫学检查

血清中抗基膜抗体增高。肺或肾活体组织免疫荧光检查,可见肾毛细血管或肾小球基膜上有 IgG 和补体 C_3 沉淀。

(三)胸部 X 线检查

可见肺出血相应的浸润阴影,出血较多者可以融合为片状阴影。间质改变表现为弥漫性由肺门向外放散的结节状或颗粒状阴影,肺尖部少见。随着肺纤维化的发展,可见弥漫性网状结节状阴影。

(四)肺功能检查

可有限制性通气障碍、气体分布不均和弥散障碍,PaO_2 和 $PaCO_2$ 降低。晚期发生呼吸衰竭时,$PaCO_2$ 增高。

(五)放射性核素检查

^{53}Cr 或 ^{59}Fe 标记红细胞肺显像,可见肺血管异常。

四、诊断及鉴别诊断

根据临床反复咯血史,X 线检查肺部有浸润阴影,血尿、蛋白尿,尿中有颗粒管型,进行性贫血及血液中含铁血黄素细胞,可做出本病的初步诊断。进一步检查,若血清抗基膜抗体阳性,肺或肾活体组织免疫荧光检查,肺泡或肾小球基膜有 IgG 和补体 C_3 沉积,则可确定诊断。

肺出血-肾炎综合征应与以下疾病相鉴别。

(一)特发性含铁血黄素沉着病

胸部 X 线检查两病相似。特发性含铁血黄素沉着症多见于儿童,很少合并肾炎,病程较长,预后较好。

(二)急性肾小球肾炎

发生急性肺水肿时,须与本病鉴别。患者同时有高血压、左心衰竭,水、钠潴留等表现。

(三)过敏性紫癜混合型

过敏性紫癜可有咯血、血尿、管型和蛋白尿,需与肺出血-肾炎综合征相鉴别。过敏性紫癜除肺和肾症状外,还可有皮肤瘀斑、关节肿痛、腹痛等表现。

(四)韦格纳肉芽肿病

本病呈坏死性肉芽肿性血管炎,可引起肺出血和肾炎表现,还可累及鼻、咽、喉部,且肺部阴影多变。上呼吸道病变活检有助于鉴别诊断。

五、治疗

(一)糖皮质激素治疗

一般采用泼尼松 $40 \sim 60$ mg/d,口服。根据血清抗基膜抗体水平调整疗程至维持量。待抗体消失后,再维持治疗半年。病程晚期,治疗无效。也可用甲泼尼龙冲击疗法。甲泼尼龙 $1 \sim 2$ mg/(kg·d),静脉滴注,3 d 为 1 个疗程。有人报告,上述治疗对本病大咯血患者有明显效果。如无禁忌,可进行数疗程。早期用药可能有助于可逆病变的恢复。

(二)免疫抑制剂

环磷酰胺 $100 \sim 150$ mg/d,口服,或硫唑嘌呤 $1 \sim 4$ mg/(kg·d)。单独使用疗效不佳,多与糖皮质激素并用。

(三)透析疗法

出现肾衰竭者,可进行血液或腹膜透析以延长生命。部分患者经此治疗后,肺病变可有所好转。

（四）换血疗法

可去除外周血内抗基膜抗体,减少抗原和炎性介质含量,降低免疫反应。换血量为 2～4 L/d,1～2 d 1 次,持续 2～4 周。治疗效果和疗程可根据血的抗基膜抗体测定结果判定。

（五）肾移植

有人报告本病行双肾切除后肾移植成功者,可以降低循环中抗基膜抗体滴度,减轻肺出血,维持肾功能,并赢得时间,以提高本病的"自限性"。

六、预后

肺出血-肾炎综合征预后险恶,平均存活时间 1 年,死于肺出血或肾衰竭。极少数自发缓解。近年来,由于早期诊断和治疗的进展,4 年存活率和自发缓解率有所提高。

（夏　青）

第八节　过敏性紫癜肾炎

过敏性紫癜(Henoch-Schönlein purpura,HSP)属于系统性小血管炎,主要侵犯皮肤、胃肠道、关节和肾脏。病理特点为含有 IgA 的免疫复合物沉积在受累脏器的小血管壁引起炎症反应。肾脏受累表现为免疫复合物性肾小球肾炎。过敏性紫癜的皮肤损害 1801 年由 Heberden 首次描述,1837 年后 Schönlein 陆续将这种皮肤损害与关节炎、胃肠累及、肾累及联系起来,提出综合征的概念。目前认为过敏性紫癜是一种儿童最常见的血管炎,发病率为 1‰～2‰。几乎所有的患者均出现皮肤紫癜,75％患者出现关节症状,60％～65％的患者出现腹痛,40％～45％的患者发生肾病。少数患者可以出现肺、中枢神经系统、泌尿生殖器官受累。一旦出现过敏性紫癜肾炎往往是一个长期持久的过程。存在自发缓解,起病年龄与病情轻重等因素决定其预后。

一、过敏性紫癜肾炎的发病机制

由于过敏性紫癜的致病因素错综复杂,机体可因致敏原性质、个体反应性的差异以及血管炎累及的脏器和病变程度的不同,在临床病理改变上呈现不同的表现。很多研究已证明过敏性紫癜肾炎的肾脏损害程度、对免疫抑制剂的反应及预后与种族、年龄密切相关,但是产生这种差别的本质仍不明。半数患者起病前有诱因存在,比如病毒感染、细菌感染、寄生虫感染、药物因素、毒素、系统性疾病或者肿瘤。现有研究表明,过敏性紫癜肾炎与 IgA 肾病(IgAN)在肾小球内沉积的 IgA 都主要是多聚的 IgA_1,β 细胞 β-1,3-半乳糖基转移酶(β-1,3-GT)的缺陷导致 IgA_1 铰链区 O 型糖基化时,末端链接的半乳糖减少,这一改变可能影响 IgA_1 与肝细胞上的寡涎酸蛋白受体结合而影响 IgA 的清除,而且能增加其与肾脏的结合。血清 IgA_1 分子铰链区糖基化异常可能在过敏性紫癜肾炎和 IgA 肾病中发挥了同样的作用,糖基化异常的 IgA_1 分子容易自身聚合,不容易被肝脏清除,从而容易沉积在肾脏致病。补体活化也有重要作用,IgA-C 沉积在系膜区后,与系膜细胞作用,引起系膜细胞增生、细胞外基质产生增加、趋化因子 MCP-1 和 IL-8 合成增多,引起多形核白细胞和单核细胞浸润。趋化因子还能够与足细胞作用,影响其生物学功能,参与蛋白尿形成。

二、过敏性紫癜肾炎的病理分型

国际儿童肾脏病研究组(International Study of Kidney Disease of Childhood,ISKDC)制定了过敏性紫癜的肾脏组织病理分型,肾小球病变与临床表现有关。Ⅰ型为肾小球轻微病变;Ⅱ型仅仅表现为系膜增生;Ⅲ型为系膜局灶或弥漫增生,但是50%以下的肾小球形成新月体,或节段血栓形成、襻坏死或硬化;Ⅳ型中系膜病变同Ⅲ型,但50%~75%的肾小球新月体形成;Ⅴ型,75%以上肾小球新月体形成;Ⅵ型为假膜增生型。

三、过敏性紫癜肾炎的临床表现和预后

由于研究人群差异,过敏性紫癜肾炎的发病率报道不一。有报道在儿童中为33%,在成人中为63%。最常见的临床表现是肉眼血尿,也可以有镜下血尿,可以一过性、持续性或者反复发作。血尿可以伴随皮疹复发而出现,也可以在肾外表现消退很长时间以后再发。一般伴随有不同程度的蛋白尿,肾病综合征的发病率报道不一。也有表现为肾小球滤过率下降、氮质血症或者进展到终末期肾脏病。

一般而言,过敏性紫癜肾炎起病的临床表现与远期患者是否发展为慢性肾脏病有良好相关性。根据Goldstein等的研究,起病初期患者仅表现为血尿、少量蛋白尿,远期发展到慢性肾脏病的可能不到5%;临床表现蛋白尿量明显但是不够肾病综合征水平,远期发展到慢性肾脏病的为15%;如果达到肾病综合征水平,该可能性增加到40%;如果患者同时表现肾病综合征和肾炎综合征,可能性超过50%。鉴于针对过敏性紫癜肾炎治疗策略和手段的文章的异质性,和过敏性紫癜肾炎是发展为慢性肾脏病的一个重要原因,强调临床长期随访的重要性。在起病3年时如果患者的肌酐清除率低于70 mL/(min·1.73 m²)和蛋白尿水平较起病时增加也是远期慢性肾脏病进展的危险因素。

ISKDC的病理分期主要的指标是新月体的比例和系膜增殖的程度。实际上,肾脏活检病理检查中小管损伤程度、间质纤维化、肾小球和间质炎症程度、新月体的特点(大新月体或者小新月体,纤维化的程度等)、有无局灶硬化、动脉粥样硬化这些因素都和预后相关。与儿童患者相比,成人发病的过敏性紫癜肾炎预后较差。

四、过敏性紫癜肾炎的鉴别诊断

过敏性紫癜肾炎与IgA肾病的病理表现均为肾小球系膜区有IgA为主的免疫球蛋白的沉积和系膜增生,临床表现突出为有血尿或伴有不同程度的蛋白尿。过敏性紫癜肾炎发病多见于儿童,IgA肾病发病高峰则在15~30岁,有关研究表明在儿童中两者临床表现、病理和发病机制仍存在很大的差异。比如在过敏性紫癜肾炎患者中,患者血IgG水平较IgA肾病患者更高,循环中含IgA复合物(IgA-CC)的体积更大,血IgE水平更高。与IgA肾病相比,新月体的出现更常见于过敏性紫癜肾炎,其数量与疾病的严重程度和预后有关;常与襻坏死、毛细血管内细胞增生并存。

五、过敏性紫癜肾炎的治疗决策

临床中有严重起病患者未经特异治疗而自愈,也有起病初期仅有少量血尿,但长期进展到终末期肾脏病的个例报道。鉴于目前缺少大宗临床资料的随机对照研究,以往的认识是在患者起病时是否给予和给予什么强度的治疗非常棘手。基于一些回顾性研究和经验,目前认为在起病

初期及时有效的治疗能够减少慢性肾脏病发生和进展。我们需要根据预先判定患者的长期预后怎样来选择治疗措施的轻重和可能的严重不良反应。这种权衡需要根据患者对治疗的反应随时调整。在过敏性紫癜肾炎的治疗中,使用大剂量激素冲击治疗大量新鲜新月体形成,使用血浆置换短时间内有效清除血 IgA_1 和复合物,使用激素或免疫抑制剂包括环磷酰胺、硫唑嘌呤、钙调磷酸神经酶抑制剂、利妥昔单抗减少 IgA 产生,使用依库珠单抗抑制补体激活,使用华法林、双嘧达莫或者阿司匹林对抗纤维蛋白,使用 ACEI/ARB 减少尿蛋白。

对于起病时仅有血尿或者少量蛋白尿的患者,强调长期随访。

有限的随机对照研究发现,短期糖皮质激素治疗对于预防儿童过敏性紫癜肾炎的发生和进展无效。也有研究结论表明在一成人过敏性紫癜肾炎患者的队列研究中,环磷酰胺加糖皮质激素治疗与单用糖皮质激素治疗没有更多益处。有学者认为,这些观点还需要更长时间和更多文献加以证实。

(夏　青)

第九节　狼疮肾炎

系统性红斑狼疮(systemic lupus erythematosus,SLE)是由多种复杂因素共同作用,个体差异明显、病程迁延反复的器官非特异性自身免疫性疾病。血清中出现以抗核抗体(ANA)为代表的多种自身抗体和多个器官、系统受累是 SLE 的两大主要临床特征。SLE 累及肾脏即称为狼疮肾炎(lupus nephritis,LN),LN 是 SLE 较常见且严重的并发症,也是我国继发性肾小球疾病的首要原因。

一、病因和发病机制

SLE 的病因及发病机制至今仍未完全明确,可能与遗传、环境因素、激素异常及免疫紊乱等有着密切关系。SLE 发病机制中,T 细胞过度活跃和不耐受自身成分,促使 B 细胞增殖、产生一系列自身抗体,由此形成的自身免疫复合物沉积及多器官炎症反应决定了 SLE 及 LN 病变的性质和程度。

(一)遗传、环境因素及激素异常

SLE 存在显著的家族聚集性和种族差异性,同卵双胞胎同患 SLE 的概率超过 25%,而异卵双胞胎只有 5%。SLE 患者家庭成员的自身抗体阳性率及其他自身免疫疾病均高于普通人群,提示 SLE 有非常明显的遗传倾向。

SLE 流行病学研究发现缺乏补体成分(C_1q、C_2、C_4)的纯合子,及 $Fc\gamma RⅢ$ 受体基因多态性与 SLE 发病易感性相关。采用全基因组关联分析(genome-wide association studies,GWAS)方法确定了一些 SLE 易感基因,这些基因与 B 细胞信号转导、Toll 样受体和中性粒细胞功能相关。

环境因素在 SLE 与 LN 的发生上也起到重要的作用,阳光或紫外线照射均能诱导和加剧 SLE 和 LN。激素异常在 SLE 及 LN 发病中的作用体现在 SLE 女性患病率高,怀孕或分娩后不久有些患者 SLE 症状加重以及某些情况下激素对 SLE 的治疗作用。虽然某些药物会导致 SLE 或狼疮样症状,但这些患者很少出现 LN。目前病毒导致 SLE 的证据尚不充分。

自发性和诱导性 SLE 小鼠模型包括 NZBB/WF1 杂交鼠，BXSB 和 BRL/lpr 模型鼠等。SLE 动物模型研究发现细胞凋亡异常，导致缺陷的细胞克隆清除障碍以及 B 细胞的异常增殖；在动物模型上注射抗 DNA 抗体、抗磷脂抗体或平滑肌抗原（SMA）多肽类似物可诱导动物的 SLE。

(二)SLE 的自身免疫异常

SLE 起始于自身免疫耐受性的丧失和多种自身抗体的产生。抗体针对与转录和翻译机制有关的核酸和蛋白质，如核小体（DNA-组蛋白）、染色质抗原及胞质核糖体蛋白等。多克隆性 B 细胞增生，合并 T 细胞自身调节缺陷是自身抗体产生的基础。免疫异常机制包括机体不能消除或沉默自身免疫性 B 细胞及 T 细胞自身抗原的异常暴露或呈递，T 细胞活性增加、B 细胞激活细胞因子增多；机体不能通过凋亡清除或沉默自身反应性细胞（即免疫耐受），这些细胞克隆性增生导致自身免疫性细胞和抗体生成增加。SLE 自身抗原异常暴露的原因可能是由于自身抗原在凋亡细胞表面聚集，并致幼稚细胞突变而发生自身免疫性细胞的克隆性增殖。此外，与自体细胞有相似序列的病毒或细菌多肽可充当"模拟抗原"，诱导类似的自身免疫性细胞增殖。抗原呈递过程中，某些核抗原能作用于细胞内的各种 Toll 样受体而触发免疫反应。

(三)LN 的发病机制

狼疮肾炎被认为是免疫复合物介导的炎症损伤所致，SLE 自身抗体与抗原结合形成抗原抗体复合物，如果没能被及时清除，免疫复合物就会沉积于系膜、内皮下及血管壁，从而导致弥漫性炎症。LN 肾小球受累的特点是循环免疫复合物沉积和原位免疫复合物的形成。LN 患者体内会有抗 ds-DNA、SMA、C1q 及其他各种抗原的抗体，但每种抗体在免疫复合物形成中的确切作用仍不清楚。一般情况下，系膜和内皮下的免疫复合物是由循环免疫复合物沉积所致，而上皮下免疫复合物往往由原位免疫复合物形成。免疫复合物在肾小球内的沉积部位与复合物大小、所带电荷、亲和力、系膜细胞清除能力及局部血流动力学有关。免疫复合物在肾小球内沉积可激活补体并导致补体介导的损伤、使促凝血因子活化、白细胞浸润并释放蛋白水解酶，并可激活与细胞增殖和基质形成有关的一系列细胞因子。有抗磷脂抗体（APA）的 LN 患者，肾小球内高压和凝血级联反应的活化也导致肾小球损伤。LN 的其他肾脏损伤还包括程度不等的血管病变，从血管壁免疫复合物沉积到罕见的坏死性血管炎损害。LN 还常见有肾小管间质病变。

二、流行病学

SLE 和 LN 的发病率和患病率各国报道结果不一致，与年龄、性别、种族、地理区域、所用诊断标准和确诊方法有关。SLE 高发年龄为 15～45 岁，成年女性患病率约为 110.3/10 万，成年 SLE 患者中 90% 为女性。SLE 患者中，LN 患病率在男女性别间没有显著差异；但儿童和男性 LN 患者的病变更严重，老年人 LN 相对病变较轻。非裔美国人、加勒比黑人、亚裔及西班牙裔美国人 SLE 和 LN 的患病率是高加索人的 3～4 倍。导致 LN 的其他危险因素包括青年人、社会经济地位较低、有多条美国风湿病学会（ACR）SLE 诊断标准、SLE 患病时间长、SLE 阳性家族史和高血压等。

三、临床表现

(一)肾脏临床表现

30%～50%SLE 患者确诊时有肾脏受累，常出现程度不同的蛋白尿、镜下血尿、白细胞尿、管型尿、水肿、高血压及肾功能不全等。临床可表现急性肾炎综合征、慢性肾炎综合征、肾病综合征、急进性肾炎以及镜下血尿和(或)蛋白尿,少数表现为间质性肾炎及肾小管功能障碍、肾小管酸中毒(RTA)等。

1.蛋白尿

几乎所有的 LN 患者都会出现程度不等的蛋白尿,常伴有不同程度的水肿。

2.血尿

出现率可达 80%,以镜下血尿为主,罕有肉眼血尿。血尿罕有单独出现,均伴有蛋白尿。

3.肾病综合征

约 50% 患者可表现为肾病综合征,多见于肾脏病理表现重者。

4.高血压

20%～50%的患者可出现高血压。肾脏病理表现重者出现高血压的概率大,高血压一般程度不重,罕有表现为恶性高血压者。

5.肾功能不全

约 20%的患者在诊断 LN 时即有肌酐清除率的下降,但表现为急性肾损伤(ARF)者少见。LN 致 ARF 的原因有新月体肾炎、严重的毛细血管腔内微血栓形成、急性间质性肾炎及肾脏大血管的血栓栓塞等。

6.肾小管功能障碍

很多患者常可表现为肾小管功能障碍,如肾小管酸中毒(RTA)与低钾血症(RTAⅠ型)或高钾血症(RATⅣ型)。

临床上两种特殊类型的 LN 应引起重视,分别为亚临床型(静息)LN 及隐匿性红斑狼疮。亚临床型指病理检查有 LN 的活动性增生性表现,但临床上没有提示疾病活动的临床症状或尿沉渣变化(但若仔细检查可能会发现微量血尿和红细胞管型,无肾功能损害、抗 ds-DNA 及血清补体水平正常。亚临床型 LN 极为罕见,常发生于 SLE 的早期,随 SLE 病程延长,逐渐出现肾脏病的临床表现及实验室异常。

隐匿性红斑狼疮指少数 SLE 患者,以无症状性蛋白尿或肾病综合征为首发症状,在相当长的病程中无 SLE 的特征性表现;ANA 及抗双链 DNA(ds-DNA)抗体往往阴性,往往误诊为原发性肾炎。这些患者在有肾脏病临床表现后数月到数年出现 SLE 肾外表现及自身抗体阳性,肾活检多为膜性 LN,无肾外表现可能与抗 DNA 抗体的低亲和力和低滴度有关。

(二)肾外临床表现

活动性 SLE 患者常有一些非特异性主诉,如乏力、低热、食欲缺乏及体质量减轻等。其他常见表现包括口腔溃疡、关节痛、非退行性关节炎及各种皮肤损害;包括光过敏,雷诺现象和经典的面部"蝶形红斑"。皮肤网状青斑可能与流产、血小板计数减少和存在 APA 有关。SLE 神经系统受累表现为头痛、肢体瘫痪、精神症状甚至昏迷。SLE 浆膜炎包括胸膜炎或心包炎。SLE 血液系统异常包括贫血、血小板和白细胞计数减少。贫血可能与红细胞生成缺陷、自身免疫性溶血或出血有关;血小板和白细胞计数减少可能是 SLE 所致或者与药物有关。其他器官、系统受累还包括肺动脉高压、Libman-Sacks 心内膜炎和二尖瓣脱垂等,SLE 患者脾和淋巴结肿大也很常见。

四、实验室检查

(一)尿液检查

除蛋白尿外,尿沉渣可见红细胞、白细胞、颗粒及细胞管型。尿白细胞可为单个核细胞或多形核细胞,但尿培养为阴性。

(二)血液检查

除贫血、血小板及白细胞计数减少外,大部分患者有红细胞沉降率增快、C反应蛋白升高及高γ球蛋白血症。血浆清蛋白常降低,部分患者血肌酐水平升高。

(三)免疫学检查

1.ANA

确诊LN必须有血清ANA阳性,超过90%的未治疗患者ANA阳性,但ANA的特异性不高(65%),ANA可见于其他风湿性疾病(如类风湿关节炎、干燥综合征及混合性结缔组织病等)和非风湿性疾病患者。ANA包括一系列针对细胞核抗原成分的自身抗体,其中抗双链DNA(ds-DNA)抗体对SLE的诊断具有较高的特异性(95%),高滴度的抗ds-DNA与疾病的活动性相关。抗Sm抗体是诊断SLE非常特异的抗体(99%),但敏感性仅为25%~30%;该抗体的存在与疾病的活动性无关。与抗ds-DNA比较,抗C1q抗体与活动性LN的相关性更好、也可用于判断LN的预后。

2.APA

国外报道30%~50%SLE患者APA阳性,包括抗心磷脂抗体(anti-cardiolipin antibody,aCL)、抗β2-糖蛋白Ⅰ抗体(aβ2-GPⅠ)及狼疮抗凝物(lupus anticoagulant,LA)等。这些抗体在体外能使磷脂依赖性凝血时间(APTT及KCT)延长,但在体内与血栓栓塞并发症有关;APTT及KCT延长不能被正常血浆所纠正。APA与肾动脉、肾静脉、肾小球毛细血管栓塞、Libman-Sacks心内膜炎、脑栓塞、血小板计数减少、肺动脉高压及频发流产有关。高凝倾向的原因可能包括血管内皮功能异常、血小板聚集增强、前列环素和其他内皮细胞抗凝因子生成减少和纤溶酶原激活等。

3.补体

未治疗的SLE患者约75%有低补体血症,血清补体C_3、C_4水平同时降低或只有C_4降低,补体降低水平与疾病活动性呈负相关。

五、肾脏病理

LN肾脏病理表现多样,肾小球、小管间质、肾血管均可累及。循环或原位免疫复合物在肾脏沉积,诱导补体介导的炎症反应,导致肾脏不同程度的损伤;沉积部位不同,临床表现各异。如系膜区沉积,临床多表现为血尿、少量蛋白尿;内皮下沉积可导致血尿、蛋白尿及肾小球滤过率的下降;上皮下沉积和肾病范围、蛋白尿及膜性肾病相关。

(一)病理分型

LN以肾小球病变为最主要的病理改变,目前多采用国际肾脏病学会和肾脏病理学会联合制定的国际标准(ISN/RPS分型),ISN/RPS根据光镜(LM)、免疫荧光(IF)和电镜(EM)结果,将LN分为6型。

LN(尤其是Ⅳ型)免疫荧光检查常可见大量IgG和C_1q,并且有IgG、IgA和IgM及早期补

体成分如 C_4,和 C_1q 与 C_3 共同存在。三种免疫球蛋白及 C_1q 和 C_3 的共同沉积被称为"满堂亮"现象,高度提示 LN 诊断,C_1q 强阳性也常提示 LN。LN 肾小球毛细血管襻还可见纤维蛋白沉积,新月体病变处更为明显。电镜下免疫沉积物的分布与免疫荧光表现相符合,一些电子致密物呈指纹样,由微管状或纤维样结构组成,直径为 $10\sim15$ nm。LN 患者肾活检标本中,在内皮细胞扩张的内质网中有时还可见 24 nm 的管网状物。

(二)肾间质和血管病变

LN 肾小管间质病变多伴发于较严重的肾小球病变。在增生性 LN 患者,沿着肾小管基膜可见免疫复合物沉积,可见 $CD4^+$ 和 $CD8^+$ 淋巴细胞和单核细胞间质浸润。活动性病变中有细胞在肾小管浸润和肾小管炎表现;慢性非活动期患者,主要表现为肾间质纤维化。间质性肾炎往往与肾功能不全及高血压有关,有报道沿肾小管基膜免疫复合物沉积与高滴度的抗 ds-DNA 和血清补体水平降低相关。个别情况下,LN 可表现为突出的肾小管间质炎症而肾小球病变很轻,并出现急性肾损伤或肾小管酸中毒。

LN 还可见到一系列血管病变,血管炎很少见。通常情况下,IF 和 EM 下血管壁有免疫复合物沉积;有时在严重增生性 LN 患者可见纤维素样非炎症性血管坏死,或者有血栓性微血管病。血栓性微血管病患者可出现血清 APA 阳性,既往有血栓事件病史,并常与增生性 LN 同时存在。

(三)临床和病理的相关性

LN 的临床症状与 ISN 病理类型有关。

(1)Ⅰ型患者通常没有临床肾脏病表现,尿检及肾功能均正常。

(2)Ⅱ型患者可能有抗 ds-DNA 升高和补体水平降低,尿沉渣往往阴性,高血压发生率不高,可出现轻度蛋白尿(<2 g/24 h),肾功能往往正常。Ⅰ型和Ⅱ型患者预后良好,但有微小病变或狼疮足细胞病的患者例外,这些患者可出现肾病综合征。

(3)Ⅲ型患者临床表现差别较大,活动性Ⅲ(A)或(A/C)患者常有血尿、高血压、低补体血症和蛋白尿,严重者可出现肾病综合征,1/4 的患者会有血清肌酐水平升高;Ⅲ(C)患者几乎均有高血压和肾功能下降,而无活动性尿沉渣。增生性病变肾小球比例不高的患者对治疗反应良好,肾损害进展缓慢;而受累肾小球数目在 50% 左右,或有坏死性病变及新月体形成的患者,其临床表现及预后与Ⅳ(A)患者无明显差异。是否重度局灶节段增生性Ⅲ型患者比弥漫性增生性Ⅳ型患者预后更差,尚存在争议。

(4)Ⅳ(A)型患者临床症状往往较重,常有大量蛋白尿、高血压、活动性尿沉渣,多有肾病综合征和不同程度的肾功能损害。有明显的低补体血症和较高的抗 ds-DNA 水平。多数情况下弥漫增生性Ⅳ型患者肾脏预后很差,增生严重者或伴大量新月体形成的患者可发生 ARF。Ⅳ(S)型患者预后是否较Ⅳ(G)型更差尚有争议。

(5)Ⅴ型患者表现为蛋白尿和肾病综合征。其中 40% 的患者为非肾病性蛋白尿、20% 的患者尿蛋白可小于 1 g/24 h。少数患者可有活动性尿沉渣,SLE 血清学异常不明显,肾功能往往正常。有些患者在发展为 SLE 前表现为特发性肾病综合征。Ⅴ型患者易出现血栓性并发症,如肾静脉血栓形成和肺栓塞。

(6)Ⅵ型患者常是Ⅲ或Ⅳ型 LN 的终末期阶段,许多患者持续有血尿、蛋白尿,并伴有高血压和肾小球滤过率下降。

(四)病理分型的转换与预后

病理分型对于估计预后和指导治疗有积极的意义。通常Ⅰ型和Ⅱ型预后较好,部分Ⅲ型,

Ⅳ型和Ⅵ型预后较差。LN 的病理类型是可以转换的,一些临床表现近期加重的患者,病理会从一个较良性或增生不明显的类型(Ⅱ型或Ⅴ型)转变为增生活跃的病变类型(Ⅲ型或Ⅳ型);而活动性Ⅲ型或Ⅳ型患者经过免疫抑制剂治疗,也可以转变为主要为膜性病变的类型(Ⅴ型)。

肾脏病理提示 LN 活动性(可逆性)指数包括:肾小球细胞增生性改变、纤维素样坏死、核碎裂、细胞性新月体、透明栓子、金属环、炎细胞浸润,肾小管间质的炎症等;而肾小球硬化、纤维性新月体、肾小管萎缩和间质纤维化则是 LN 慢性(不可逆性)指数。活动性指数高者,肾损害进展较快,但积极治疗仍可以逆转;慢性指数提示肾脏不可逆的损害程度,药物治疗只能减缓而不能逆转慢性指数的继续升高。研究发现高活动性和慢性指数(活动指数>7 及慢性指数>3)的患者预后不良,这些患者有细胞性新月体及间质纤维化。病理标本显示广泛的肾小球硬化或肾间质纤维化提示肾脏预后极差。

六、诊断和鉴别诊断

(一)诊断

SLE 的基础上,有肾脏病变的表现则可诊为 LN。SLE 的诊断多采用美国风湿病学会(ACR)1997 年更新的标准,11 项标准中符合 4 项或以上诊断该病的敏感性和特异性可达 96%。对于一个有典型临床表现和血清学标志物的年轻女性患者,SLE 的诊断容易确定;但 ACR 诊断标准是 SLE 分类标准,是为 SLE 临床研究确保诊断正确性而制定的,临床上有些非典型的或早期狼疮患者并不符合上述标准。由于疾病的表现会随着 SLE 的进展而有所变化,可能需要较长时间的观察才能确定诊断,如膜性 LN 患者早期可能并不符合 4 项确诊标准,这些患者病情进展一段时间后才具备典型的 SLE 的临床表现。

(二)鉴别诊断

典型的 LN 诊断困难不大,但有些情况下,LN 需与以下疾病相鉴别。

1.与 SLE 相似的多系统受累的疾病

如干燥综合征、原发性抗磷脂抗体综合征、ANA 阳性的纤维肌痛症及血栓性微血管病等,这些疾病可以有肾损害。需注意的是 SLE 可以和一些多系统或器官特异性自身免疫性疾病重叠存在。

2.其他风湿免疫性疾病肾损害

如皮肌炎、系统性硬化症、混合性结缔组织病、小血管炎等均可表现为全身多系统受累及 ANA 阳性,当累及肾脏时应与 LN 鉴别。类风湿关节炎也可伴系膜增生性肾小球肾炎及淀粉样变性肾病。临床上可根据特征性皮损、关节受累特点、特异性的血清学指标(如 ANCA,即抗中性粒细胞抗体)并行自身抗体检查进行鉴别,有困难时需行肾穿刺活检根据病理鉴别。

3.其他继发性肾小球肾炎

如过敏性紫癜可有紫癜样皮疹、全身症状、关节炎、腹痛和肾小球肾炎,但肾活检免疫荧光主要为 IgA 在系膜区沉积;而多数增生性 LN 肾活检免疫荧光呈"满堂亮"现象。细菌性心内膜炎和冷球蛋白血症累及肾脏可致急进性肾小球肾炎,患者往往有血清补体水平降低,需与 LN 鉴别。

七、治疗

LN 的治疗要个体化,因人而异,应根据病理类型、SLE 肾外表现等选择治疗方案。LN 治疗的目的是要达到疾病的缓解，防止复发，避免或延缓不可逆的脏器病理损害，并尽可能减少药物不良反应。目前肾上腺皮质激素(简称激素)和免疫抑制剂仍是治疗 LN 的基本药物。

(一)Ⅰ型、Ⅱ型患者

不需要针对肾脏的治疗，治疗以控制 SLE 的肾外症状为主。大多数患者远期预后良好，Ⅱ型微小病变肾病综合征和狼疮足细胞病患者与微小病变肾病类似，应予短期大剂量激素治疗。

(二)活动局灶增生性 LN(ⅢA 和ⅢA/C)和活动弥漫增生性 LN(ⅣA 和ⅣA/C)

需采用激素和免疫抑制联合治疗。活动增生性 LN 的治疗分为诱导治疗及维持治疗两个阶段。诱导治疗是针对急性的、危及生命或器官功能的病变，需迅速有效地控制住病情，从而减轻组织的破坏和随后的慢性损伤。患者的病情经过诱导治疗得到缓解后，需转入维持治疗阶段；维持性治疗则需要长期用药，以减少病变复发，延缓终末期肾脏疾病(ESRD)发生。

1.诱导治疗

使用大剂量激素联合其他免疫抑制剂(主要为环磷酰胺或吗替麦考酚酯)。诱导治疗的目标是达到肾炎缓解。完全缓解指尿蛋白小于 0.5 g/d 或尿蛋白肌酐比值小于 0.5，无肾小球性血尿或红细胞管型，肾功能正常或基本稳定；同时血清学标志物会有改善(抗 DNA 抗体水平升高、血清补体水平下降)。诱导治疗的时间应至少 3 个月，可延长至 6 个月甚至更长(取决于疾病严重程度)，6 个月无效患者需考虑强化治疗。

(1)口服泼尼松或泼尼松龙[1 mg/(kg·d)或 60 mg/d]，持续 4~6 周，若病情开始缓解可逐渐减少用量；或甲泼尼龙静脉冲击治疗(0.5~1 g/d，1~3 d)，之后口服泼尼松[0.5 mg/(kg·d)]，3~6 个月后，口服剂量逐步减少到约 10 mg/d。

甲泼尼龙静脉冲击治疗指征：狼疮活动致急进性肾炎综合征，病理表现为肾小球活动病变明显、有广泛的细胞性新月体、襻坏死，狼疮脑病，系统性血管炎，严重血小板计数减少，溶血性贫血或粒细胞缺乏，严重心肌损害致心律失常等。一些非对照性试验提示甲泼尼龙静脉冲击疗法比口服足量激素更加有效且毒副作用小。激素的不良反应包括水钠潴留、易患感染、消化道溃疡、高血压、高脂血症、神经心理障碍、类固醇性糖尿病、向心性肥胖、白内障、青光眼、伤口愈合延迟、儿童生长发育迟缓、骨坏死及骨质疏松等。长期使用激素需逐渐减量，尤其是每天用量小于15~20 mg 时，不可骤停药物。

(2)环磷酰胺(CTX)可静脉注射或口服。对于肾功能恶化迅速的弥漫增生性 LN，病理显示广泛的细胞性新月体、襻坏死；推荐应用美国国立卫生研究院(NIH)方案：CTX(0.5~1 g/m²)，每月 1 次，连用 6 个月，然后改为每 3 个月 1 次，直至完全缓解。但该方案不良反应较大，可能出现严重感染、出血性膀胱炎、性腺功能损害、脱发等，这些不良反应限制了 NIH 方案在临床上的应用。为避免大剂量 CTX 的不良反应，对于轻中度增生性 LN 患者，推荐欧洲风湿病协会(ELNT 试验)的方案：CTX(0.5 mg)，每 2 周 1 次，连用 3 个月，然后转为硫唑嘌呤(Aza)维持治疗[2 mg/(kg·d)]。增生性 LN 患者诱导治疗也可口服 CTX[1~1.5 mg/(kg·d)，最大剂量1.5 mg/(kg·d)]，连用 2~4 个月。

(3)吗替麦考酚酯(MMF)：一般 1.5~2 g/d，连用 6~12 个月。最近一项国际多中心、开放性、前瞻性的随机对照临床试验(ALMS)的结果显示，MMF 和静脉用 CTX 在诱导治疗 LN 的疗效方面无差异，在不良事件发生率及病死率方面也基本相当。虽然 MMF 的疗效并不优于CTX，但是它对 LN 能起到有效的诱导缓解作用。临床上对于不能耐受 CTX 或 CTX 治疗后复发的 LN 患者，MMF 仍可作为有效的替代药物。MMF 的不良反应常见有胃肠道反应，包括恶心、呕吐、腹泻、口腔及肠道溃疡;其次为骨髓抑制(如白细胞计数减少);长期应用导致感染增加、尤其是病毒感染(如 CMV 感染)及卡氏肺孢子菌感染(如卡氏肺孢子菌肺炎),须引起警惕。

(4)难治性增生性 LN 的治疗:部分增生性 LN 患者使用激素联合 CTX 或 MMF 诱导治疗仍不能缓解,可考虑应用二线或三线药物,包括利妥昔单抗、静脉注射用人免疫球蛋白及他克莫司等。①利妥昔单抗是一种嵌合鼠/人的单克隆抗 CD20 抗体。它可以通过抗体及补体介导的细胞毒作用,诱导细胞凋亡的途径来清除体内异常增生的 B 细胞。每次 1 g 静脉输注 4 h 以上,2 周后可重复给药。一些临床试验结果显示,利妥昔单抗对难治性 LN 患者疗效较好。但是治疗时间、合并用药等需要进一步规范,用于 LN 治疗的长期疗效还有待进一步证实。②静脉注射用人免疫球蛋白可抑制补体介导的损害,调节 T 细胞和 B 细胞功能,下调自身抗体产生。可作为重症 LN 的辅助用药,但目前尚缺乏标准化的用药方案。③他克莫司:免疫抑制机制与环孢素(CsA)相似。他克莫司与胞质内结合蛋白(FKBP12)相结合,抑制钙调神经磷酸酶的活性,阻断钙离子依赖的信号转导通路,抑制 T 细胞活化有关的细胞因子,抑制 T 细胞及 B 细胞的活化和增殖。该药联合激素能控制弥漫增殖性 LN 的病情活动,复发率低。他克莫司推荐起始剂量为 $0.1\sim0.3$ mg/(kg·d),每 12 h 空腹服用一次,不良反应与 CsA 相似,其多毛、牙龈增生、高血压、高尿酸血症及肾毒性发生率均小于 CsA;而糖尿病及震颤的发生率高于 CsA。④多靶点治疗:联合应用作用于不同靶点的药物,如激素+MMF+他克莫司或 CsA。这种联合用药治疗,可将 Ⅴ+Ⅳ型、Ⅴ+Ⅲ型及Ⅳ型病变都有效地控制。多靶点疗法虽然应用了多种药物,但每种药物的剂量减小(常用药物剂量的一半),减少了免疫抑制剂的不良反应,初步结果尚满意,长期疗效和安全性有待进一步观察。⑤其他治疗方法:有报道血浆置换用于难治性及迅速进展性 LN 患者的辅助治疗,但尚无临床试验说明血浆置换在患者生存率、肾脏存活率、尿蛋白减少和改善肾小球滤过率方面有显著效果。造血干细胞移植已经成功地用于治疗部分 SLE 患者,显示干细胞移植可能是治疗难治性 LN 的有效手段。此外,还有一些有望治疗 LN 的生物制剂正处于临床研究阶段,如 CTLA4-Ig(阿巴西普)、抗 CD22 单抗(依帕珠单抗)等。

2.维持治疗

一般应用口服激素联合免疫抑制剂,激素在维持治疗中起主要作用。通常使用最低有效量的激素(如泼尼松或泼尼松龙 $5\sim10$ mg/d),以减小长期激素治疗的不良反应。免疫抑制剂首选 MMF 或 Aza,其他可选免疫抑制剂包括 CTX、CsA、他克莫司、来氟米特及雷公藤多苷等。维持治疗 MMF 可予 $1\sim1.5$ g/d,病情稳定 2 年后可减至 1 g/d 以下;Aza 根据患者个体反应可予 $1\sim2$ mg/(kg·d),Aza 不良反应较轻,可长期维持用药;最常见不良反应是骨髓抑制,其他不良反应包括肝功能损害、黄疸、脱发等。目前维持阶段的持续时间尚无定论,多数临床试验的维持时间在 2 年以上。

(三)膜性 LN(Ⅴ)

对于存在增生性病变的混合型(Ⅴ+Ⅲ或Ⅴ+Ⅳ型)患者,治疗同Ⅲ或Ⅳ型。可用激素联合免疫抑制剂,如 MMF(治疗 6 个月)、CsA[$4\sim6$ mg/(kg·d)],治疗 $4\sim6$ 个月)、CTX 或他克莫司等。对于单纯膜性 LN,尚无最佳治疗方案,Ⅴ型肾病综合征很少自发缓解,可予激素联合 CsA 治疗。CsA 不良反应包括肾毒性、肝脏不良反应、高血压、胃肠道反应、多毛、牙龈增生、高尿酸血症及痛风、骨痛、血糖升高、震颤、高钾血症、低镁、低磷血症、肾小管酸中毒,以及引起肿瘤和感染等。

(四)LN 的一般治疗

如果没有禁忌证,所有患者应服用羟氯喹 $200\sim400$ mg/d,该药可预防 LN 复发,并可减少血管栓塞并发症。其他支持治疗包括应用血管紧张素转换酶抑制剂或血管紧张素 Ⅱ 受体阻滞剂控制高血压及蛋白尿,使用抗骨质疏松药物,预防心血管事件及 SLE 其他并发症。

(五)LN 终末期肾病及肾移植

多数 LN 致终末期肾病为Ⅵ型 LN,表现为肾小球硬化、肾间质纤维化、肾小管萎缩。但也有些迅速进展至肾衰竭的 LN 患者,甚至已经透析治疗,肾脏病理仍可能有活动性病变;这些患者仍需免疫抑制治疗,有些患者治疗效果较好。但注意不能治疗过度,以免出现严重不良反应。

终末期肾病的 LN 患者,如果全身病变稳定,可考虑肾移植。由于移植后机体处于免疫抑制状态,LN 在移植后较少复发(复发率为 $3\%\sim30\%$)。LN 复发引起移植肾失去功能的病例罕见,大多数复发病例的病理表现与自体肾 LN 病变相同,加大免疫抑制剂用量可控制复发的 LN。

(夏　青)

第十节　糖尿病肾病

一、糖尿病的病因及发病机制

(一)1 型糖尿病(T_1DM)

1.1 型糖尿病是自身免疫性疾病

T_1DM 在发病前胰岛素分泌功能虽然维持正常,但已经处于免疫反应活动期,血液循环中会出现一组自身抗体:胰岛细胞自身抗体(ICAs)、胰岛素自身抗体(IAA)、谷氨酸脱羧酶自身抗体(GAD_{65})。T_1DM 患者的淋巴细胞上,HLA-Ⅱ类抗原 DR_3、DR_4 频率显著升高。患者经常与其他自身免疫性内分泌疾病如甲状腺功能亢进、桥本甲状腺炎及艾迪生病同时存在。有自身免疫病家族史,如类风湿关节炎、结缔组织病等家族史。$50\%\sim60\%$ 新诊断的 T_1DM 患者外周血细胞中,具有杀伤力的 T 淋巴细胞 CD88 数量显著增加。新诊断的 T_1DM 接受免疫抑制剂治疗可短期改善病情,降低血糖。

2.1 型糖尿病的自然病程

(1)第一阶段:具有糖尿病遗传易感性,临床上无异常征象。

(2)第二阶段:遭受病毒感染等侵袭。

(3)第三阶段:出现自身免疫性损伤,ICA 阳性、IAA 阳性、CAD_{65} 阳性等,此阶段在葡萄糖的刺激下胰岛素的释放正常。

(4)第四阶段:胰岛 β 细胞继续受损,β 细胞数量明显减少,葡萄糖刺激下胰岛素释放减少,葡萄糖耐量试验示糖耐量减低。

(5)第五阶段:胰岛 β 细胞受损大于 80%,表现为高血糖及尿糖、尿酮体阳性,由于有少部分 β 细胞存活,血浆中仍可测出 C-肽,如果病变继续发展,β 细胞损失增多,血浆中 C-肽很难测出。

(二)2 型糖尿病(T_2DM)

2 型糖尿病具有明显的遗传异质性,受到多种环境因素的影响,其发病与胰岛素抵抗及胰岛素分泌相对缺乏有关。

1.遗传因素

目前认为 2 型糖尿病是一种多基因遗传病。与其相关的基因有:胰岛素受体底物-1(IRS-1)基因、解偶联蛋白 2 基因(*UCP₂*)、胰高血糖素受体基因、β₃ 肾上腺素能受体(AR)基因、葡萄糖转运蛋白基因突变、糖原合成酶(GS)基因等。有遗传易感性的个体并不是都会发生糖尿病,环境因素在 2 型糖尿病的发生发展中起着重要作用,这些环境因素包括肥胖、不合理饮食、缺乏体育锻炼、吸烟、年龄、应激等。

2.肥胖

近年来有一种"节约基因"假说(图 5-1),生活贫困的人群具有一种良好的本能,就是在贫困和强体力劳动的情况下,当营养充足时,体内的营养物以脂肪方式储存而节约下来,以备在饥荒时应用,当这些人进入现代社会,体力活动减少、热量充足或过剩,节约基因便成为肥胖和 2 型糖尿病的易感基因。

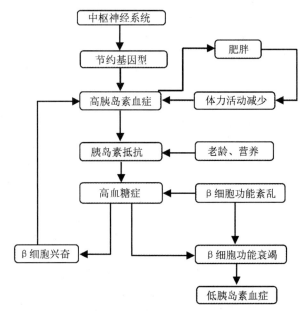

图 5-1 2 型糖尿病的节约基因假说

肥胖者的胰岛素调节外周组织对葡萄糖的利用明显降低,周围组织对葡萄糖的氧化、利用障碍,胰岛素对肝糖生成的抑制作用减低,游离脂肪酸(FFA)升高,高水平 FFPA 可刺激胰岛 β 细胞过度分泌胰岛素而造成高胰岛素血症,并损害胰岛 β 细胞功能;FFA 可抑制胰岛 β 细胞对葡萄糖刺激的胰岛素分泌;FFA 升高可使胰岛细胞中脂酰辅酶 A 升高,从而三酰甘油(TG)合成增多;胰岛 β 细胞中脂质的增加可能影响其分泌胰岛素的功能。另外,在人类 β₃ 肾上腺素能受体(β₃AR)活性下降对内脏型肥胖的形成具有重要作用。

肥胖者存在明显的高胰岛素血症,高胰岛素血症降低胰岛素与受体的亲和力,从而造成胰岛素作用受阻,引发胰岛素抵抗,也就需要胰岛 β 细胞分泌更多的胰岛素,又引发高胰岛素血症,形成糖代谢紊乱与 β 细胞功能不足的恶性循环,最终导致 β 细胞功能严重缺陷,引发糖尿病。

3.不合理饮食

目前认为脂肪摄入过多是 2 型糖尿病的重要环境因素之一。食物中不同类型的脂肪酸对胰岛素抵抗造成不同的影响,饮食中适量减少饱和脂肪酸和脂肪摄入有助于预防糖尿病。

食用水溶性纤维可在小肠表面形成高黏性液体,包被糖类,对肠道的消化酶形成屏障,延缓胃排空,从而延缓糖的吸收;食用水溶性纤维可被肠道菌群水解形成乙酸盐和丙酸盐,这些短链脂肪酸可吸收入门静脉,并在肝脏刺激糖酵解,抑制糖异生,促进骨骼肌葡萄糖转运蛋白(GLUT-4)的表达;此外,水溶性纤维还可减少胃肠肽的分泌,胃肠肽可刺激胰岛分泌胰岛素,可见,多纤维饮食可改善胰岛素抵抗、降低血糖。

果糖可加重 2 型糖尿病患者的高胰岛素血症和高三酰甘油血症,食物中锌、铬缺乏也可使糖耐量减低,酗酒者可引发糖尿病。

4.体力活动不足

运动可改善胰岛素敏感性,葡萄糖清除率增加,而且运动也有利于减轻体质量,改善脂质代谢。

5.胰岛素抵抗

胰岛素抵抗是指胰岛素分泌量在正常水平时,刺激靶细胞摄取和利用葡萄糖的生理效应显著减弱,或者靶细胞摄取和利用葡萄糖的生理效应正常进行,需要超量的胰岛素。

(1)胰岛素抵抗的发生机制:胰岛素抵抗的主要原因是胰岛素的受体和受体后缺陷,包括下列方面:①在肥胖的 2 型糖尿病中可发现脂肪细胞上胰岛素受体的数量和亲和力降低,肝细胞和骨骼肌细胞上受体结合胰岛素的能力无明显异常;②β 亚单位酪氨酸激酶的缺陷是 2 型糖尿病受体后缺陷的主要问题;③胰岛素受体基因的外显子突变造成受体结构异常,使胰岛素与受体的结合减少;④GLUT-4 基因突变也是胰岛素抵抗的原因之一,GLUT-4 基因的启动基因区突变可能与 2 型糖尿病的发生有关;⑤游离脂肪酸(FFA)增多,2 型糖尿病患者经常存在 FFA 增多,从而引起胰岛素抵抗,其机制与 FFA 抑制外周葡萄糖的利用和促进糖异生有关。

(2)胰岛素抵抗的临床意义:①胰岛素抵抗是一种病理生理状态,贯穿于 2 型糖尿病发病的全过程,由单纯胰岛素抵抗到糖耐量减低(IGT)到糖尿病早期、后期;②研究发现,2 型糖尿病的一级亲属及糖尿病患者都存在胰岛素抵抗,且与血管内皮功能损伤密切相关,而血管内皮功能损伤又是动脉硬化的初始阶段,所以胰岛素抵抗还可以引起心血管疾病,它经常存在于众多心血管代谢疾病,这些疾病常集中于一身,称为胰岛素抵抗综合征;③胰岛素抵抗还见于多种生理状态和疾病,如妊娠、多囊卵巢综合征、胰岛素受体突变、肢端肥大症、皮质醇增多症、某些遗传综合征等。

(3)防治胰岛素抵抗的临床意义:防治胰岛素抵抗可预防和治疗 2 型糖尿病;预防、治疗代谢综合征;改善糖、脂代谢;改善胰岛 β 细胞功能;减少心血管并发症的发生率和病死率。

(4)肿瘤坏死因子-α(TNF-α)与胰岛素抵抗的关系:TNF-α 是由脂肪细胞产生的一种细胞因子,在胰岛素抵抗中起着重要作用。它可减低培养的脂肪细胞 GLUT-4 mRNA 的表达及 GLUT-4 蛋白含量;抑制脂肪及肌肉组织中胰岛素诱导的葡萄糖摄取。TNF-α 的作用机制为抑制胰岛素受体突变,酪氨酸激酶、胰岛素受体底物-1(IRS-1)及其他细胞内蛋白质的磷酸化,使其活性降低,同时降低 GLUT-4 的表达,抑制糖原合成酶的活性,增加脂肪分解,升高 FFA 浓度,升高血浆纤溶酶原激活物抑制物-1(PAI-1)的浓度。在肥胖、2 型糖尿病患者的脂肪和肌肉组织中 TNF-α 表达量明显增加。

(5)抵抗素与胰岛素抵抗的关系:抵抗素是新近发现的由脂肪细胞分泌的一种含有 750 个氨基酸的蛋白质,具有诱发胰岛素抵抗的作用,基因重组的抵抗素能使正常小鼠的糖耐量受损,并降低胰岛素激发的脂肪细胞的糖摄取及胰岛素敏感性。目前认为它是一种潜在的联系肥胖与胰岛素抵抗及糖尿病的激素。

(6)胰岛素敏感性的检测方法。①空腹胰岛素:是较好的胰岛素抵抗指数,与正糖钳夹结果有很好的相关性,适用于非糖尿病患者群。②稳态模式评估法的胰岛素抵抗指数(HOMA-IR):HOMA-IR=空腹血糖(mmol/L)×空腹胰岛素(mIU/L)/22.5。③空腹胰岛素敏感性指数(IRI):IRI=空腹血糖(mIU/L)×空腹胰岛素(mmol/L)/25。④空腹血糖与胰岛素乘积的倒数(IAI):IAI=1/[空腹血糖(mmol/L)×空腹胰岛素(mIU/L)],本方法由我国学者李光伟提出。⑤空腹血糖与胰岛素比值(FPI):FPI=空腹血糖(mmol/L)/空腹胰岛素(mIU/L)。⑥高胰岛素-正葡萄糖钳夹技术:是在胰岛素-葡萄糖代谢平衡状态下,精确测定组织对胰岛素敏感性的方法。在指定时间内,使血浆胰岛素水平迅速升高并保持于优势浓度(100 μU/L 左右),在此期间,每 5 min 测定一次动脉的血浆葡萄糖浓度,根据测定的血糖值调整外源性的葡萄糖输注速度,使血糖水平保持在正常范围(5 mmol/L 左右),一般经过 2 h 达到胰岛素-葡萄糖代谢稳定状态。由于优势浓度的胰岛素可基本抑制肝糖的输出(内源性葡萄糖产量),因此稳定状态下的葡萄糖输注率(M)相等于外周组织的葡萄糖利用率。M 值可作为评价外周组织胰岛素敏感性的指标。本法具有精确、重复性好的特点,缺点是不能知晓肝糖产生的真实情况以及葡萄糖在细胞内代谢的机制。⑦扩展葡萄糖钳夹技术:在正葡萄糖钳夹技术的基础上,联合应用放射性同位素追踪技术和间接测热技术,精确测定内源性葡萄糖生成量(肝糖)和机体葡萄糖利用率及细胞内葡萄糖氧化和合成的情况,从而全面了解机体葡萄糖的生成和利用。基本方法为:在钳夹前 2~3 h,输注一定量 ^{3}H 标记的葡萄糖,根据所标记底物的放射性,分别计算出葡萄糖消失率(又称葡萄糖利用率)、肝糖产量(HGP)。应用间接测热法得出葡萄糖氧化率和非氧化率(糖原合成率),此外,还可得知脂肪和蛋白质氧化利用的情况。该项组合技术是世界上公认的测定胰岛素敏感性的一套较完整技术。此项技术的应用为揭示胰岛素对葡萄糖、脂肪及蛋白质代谢的影响、胰岛素抵抗发生的机制、抵抗发生的部位提供了证据。目前国际上应用的扩展钳夹技术还有很多,但都以正糖钳夹为基础,如正糖钳夹联合局部插管法、联合局部组织活检等。⑧微小模型和静脉胰岛素耐量试验:基本方法是静脉注射葡萄糖(0.3 g/kg)以刺激内源性胰岛素分泌,在 3 h 内抽血 26~30 次,检测胰岛素和葡萄糖浓度,将测定值输入计算机,应用微小模型进行计算。此法的优点是能同步测定和评估胰岛素敏感性和葡萄糖自身代谢效能,并可知晓 β 细胞分泌功能,应用本法计算出的胰岛素敏感性与正糖钳夹测定的结果有很好的相关性。目前已有简化样本法和改良法。⑨短时胰岛素耐量试验:静脉注射胰岛素(0.1 U/kg),在 15 min 内抽取血标本测定葡萄糖浓度,根据葡萄糖的下降率计算胰岛素敏感性。此法与正糖钳夹结果有很好的相关性,具有操作简单、耗时少、相对精确的特点。

(三)特殊类型糖尿病

特殊类型糖尿病共有 8 类。

1.胰岛 β 细胞功能缺陷

为单基因缺陷所致胰岛 β 细胞分泌胰岛素不足,目前发现的基因有:①MODY3 基因、MODY2 基因和 MODY1 基因;②线粒体基因突变,线粒体 DNA 常见为 tRNALeu(UUR)基因 3243 突变(A→G)。

2.胰岛素作用的遗传缺陷

此型呈明显的高胰岛素血症,明显的胰岛素抵抗,包括 A 型胰岛素抵抗、脂肪萎缩性糖尿病、矮妖精症。

3.胰岛外分泌疾病

胰腺炎、血色病、外伤或胰腺切除、纤维钙化性胰腺病、肿瘤、囊性纤维化。

4.内分泌疾病

肢端肥大症、甲状腺功能亢进、库欣综合征、生长抑素瘤、胰高血糖素瘤、醛固酮瘤、嗜铬细胞瘤等。

5.其他

药物或化学物诱导所致糖尿病,感染所致糖尿病,免疫介导的罕见疾病,伴糖尿病的其他遗传综合征。

二、糖尿病的高危人群

(1)老龄化:随着年龄增长,体力活动减少,体质量增加,胰岛素分泌能力以及身体对胰岛素的敏感性下降,使糖尿病特别是 2 型糖尿病的发生机会增多,所以年龄≥45 岁的人群,是糖尿病的高危人群。

(2)肥胖:体质量≥标准体质量 20％,或体质量指数(BMI)≥27 kg/m²。

(3)糖尿病有明显的遗传倾向,家族中有患糖尿病的一级亲属也是糖尿病发病的高危人群。

(4)有妊娠糖尿病史或巨大胎儿分娩史者,妊娠期间可能有未发现的高血糖,血糖经过胎盘到达胎儿,而胎儿的胰岛功能正常,充分利用了这些多余的糖分,形成巨大儿。

(5)原发性高血压患者。

(6)高脂血症:高密度脂蛋白(HDL)≤0.9 mmol/L,三酰甘油≥2.8 mmol/L。

(7)曾经有空腹血糖受损(IFG)或糖耐量减低(IGT)史者。

三、糖尿病肾脏病的临床病理表现、诊断与鉴别诊断

随着肥胖人口的增加及饮食结构改变,糖尿病已成为继肿瘤、心血管疾病之后第三大威胁人类健康的慢性非传染性疾病,2007 年全球有 1.7 亿糖尿病患者,至 2010 年全球糖尿病患者已达 2.8 亿,其增长速度每年达 2.2％。糖尿病的高发年龄在 40～60 岁,但有年轻化趋势。世界卫生组织(WHO)资料显示,2025 年中国和印度将有 1.3 亿糖尿病患者,该数字将消耗医疗预算的 40％,将严重阻碍经济发展。目前全球患者已达 3.66 亿。我国 2007—2008 年的全国抽样流行病学调查资料显示,20 岁以上成人糖尿病及糖尿病前期患病率已分别达到 9.7％和 15.5％;而 2010 年的再次流调资料显示,18 岁以上成人糖尿病及糖尿病前期患病率已更高,分别达到 11.6％及 50.1％。按此估计,我国成年人中现已有近 1.14 亿糖尿病患者和逾 4.93 亿糖尿病前期患者。

糖尿病肾病(DN)是糖尿病常见的慢性微血管并发症之一。15％～25％的 1 型糖尿病及 30％～40％的 2 型糖尿病将出现肾脏受累,DN 是西方国家终末期肾脏病(ESRD)及进行肾脏替代治疗的首位病因,在我国也是继慢性肾小球疾病后的第二位病因。1936 年有学者首先报道糖尿病本身病情进展能累及肾脏,导致肾损害,后命名为 DN。2007 年美国肾脏病基金会(NKF)下属组织 K/DOQI 制定的《糖尿病和慢性肾脏病临床实践指南和临床实践推荐》,建议把由于糖

尿病导致的肾脏病命名为糖尿病肾脏病(DKD),来取代 DN。随着糖尿病发病率在全球范围的迅速增加以及糖尿病患者生存时间的延长,DKD 在糖尿病以及 ESRD 患者中的比例也在逐年增加。美国 USRDS 数据显示,糖尿病引起的 DKD 占 ESRD 的44.1%;在我国,仅以 2012 年上半年全国血液透析登记质控分析数据为例,新增血液透析患者32 000 例中,18.4%患者的基础肾脏病为 DKD;新增腹膜透析患者 9 249 例中,17.5%为 DKD。DKD 的高发病率带来了沉重的社会经济负担。

迄今为止,DKD 发生发展的机制尚未完全明了,DKD 的防治也是医学界的难题。因此,探讨 DKD 的发病机制,寻求预防和综合治疗 DKD 的措施具有重要的社会意义和经济价值。

(一)DKD 的临床表现及早期筛查

作为糖尿病最主要的微血管并发症之一,糖尿病肾损害早期出现肾小球高滤过,实验室检查肾小球滤过率(GFR)增高,而后逐渐出现微量清蛋白尿、蛋白尿及进行性肾功能减退。2013 年美国糖尿病学会(ADA)制定的《糖尿病诊疗标准》要求对糖尿病患者需早期实施尿清蛋白排泄和估算肾小球滤过率(eGFR)筛查,以早期发现糖尿病肾损害,及时进行干预。

1.尿清蛋白排泄

$30\sim299$ mg/d 的持续性清蛋白尿(即微量清蛋白尿)已被认为是1 型糖尿病患者出现 DKD 的早期表现及 2 型糖尿病患者肾脏病变进展的标志,同时,它也是糖尿病患者心血管疾病风险增高的标志。患者从微量清蛋白尿进展到更显著水平($\geqslant300$ mg/d,即显著清蛋白尿),则意味着 DKD 可能进展到终末期肾病(ESRD)。因此,2013 年 ADA 的《糖尿病诊疗标准》推荐,病程超过5 年的 1 型糖尿病患者或新诊断的2 型糖尿病患者均应每年进行 1 次尿清蛋白排泄率的筛查(证据等级 B)。

清蛋白尿的检测有 3 种方法:①留取任何时间点的尿液(最好留清晨首次尿),测定清蛋白和肌酐比值(ACR);②留取 24 h 尿液,测定清蛋白浓度,计算全天尿清蛋白排泄量;③留取过夜8 h 尿液,测定清蛋白浓度,计算 8 h 尿清蛋白排泄量。2013 年 ADA 制定的《糖尿病诊疗标准》推荐用 ACR 作为测定尿清蛋白排泄的检查法,并划定其正常值<30 $\mu g/mg$,$\geqslant30$ $\mu g/mg$ 为尿清蛋白排泄增加。

2.估算肾小球滤过率

2013 年 ADA 的《糖尿病诊疗标准》推荐,所有糖尿病患者无论其尿清蛋白排泄水平是否正常,每年均应检验一次血清肌酐水平,以估计 eGFR(证据等级 E)。由于肾脏病的并发症与肾功能水平密切相关,因此从 eGFR<60 mL/(min·1.73 m²)起,即应筛查和处理慢性肾脏疾病的并发症(证据等级 E)。

(二)DKD 的病理表现

1.DKD 的病理改变

DKD 的主要病理表现为肾小球基膜弥散性增厚,肾小球系膜基质增宽及 Kimmelstiel-Wilson 结节形成,并可见渗出性病变(肾小囊滴和纤维素帽)及肾小球毛细血管瘤,而且肾小球入、出球小动脉常发生玻璃样变。这些组织学病变有助于 DKD 与其他类型肾小球疾病相鉴别。另外,随病变进展肾间质可出现不同程度的炎细胞浸润和纤维化,以及肾小管颗粒空泡变性和萎缩。

(1)系膜 Kimmelstiel-Wilson 结节:DKD 进展到第Ⅲ级病变时(详见后叙),即可能出现 Kimmelstiel-Wilson 结节,病变肾小球系膜基质高度增多,形成同心圆状排列的结节状硬化。在糖尿病患者中,Kimmelstiel-Wilson 结节的出现与糖尿病病程长和不良预后相关,故其被认为是 DKD 从早、中期转化为更严重阶段的一个标志。

(2)渗出性病变:渗出性病变包括肾小囊滴(出现在肾小球囊基膜与壁层上皮之间)及纤维素帽(出现在肾小球毛细血管壁基膜与内皮之间),内含血浆蛋白成分。渗出性病变常出现于 DKD 进展期。尽管它们并非 DKD 所特有,但在其他疾病时很少见。

(3)肾小球毛细血管瘤:毛细血管瘤样扩张虽然也非 DKD 特异病变,但是也主要见于糖尿病肾损害时。

2.DKD 的病理分级

DKD 不同于其他肾脏疾病,既往缺少一个统一的国际病理分级标准。直至 2010 年,由肾脏病理学会发起、多国肾脏病理学家共同完成的"糖尿病肾病病理分级"标准公布,才填补了这一空缺。此标准对 1 型和 2 型糖尿病继发的 DKD 都适用,它分成肾小球病变(表 5-3)及肾小管间质和血管病变(表 5-4)两部分讲述。

(三)DKD 的诊断及鉴别诊断

1.诊断

由于 1 型糖尿病的 DKD 自然史比较清晰,丹麦学者 Mogensen 1987 年将其分为 5 期。①Ⅰ期:肾小球高滤过期(仅表现为 GFR 增高);②Ⅱ期:正常清蛋白尿期(平时尿清蛋白排泄率正常,应激时出现微量清蛋白尿);③Ⅲ期:早期糖尿病肾病期(出现持续性微量清蛋白尿);④Ⅳ期:临床糖尿病肾病期(出现蛋白尿,并在数年内进展至大量蛋白尿及肾病综合征);⑤Ⅴ期:肾衰竭期(进入肾衰竭)。

对于 2 型糖尿病所致 DKD,Mogensen 的分期标准仅能做参照,而且疾病进展速度也不一样。1 型糖尿病的肾损害约 5 年进展一期,而 2 型糖尿病肾损害却 3～4 年进展一期,这是因为后者常发生在中老年已出现退行性变的肾脏基础上,而且除高血糖外,还常有代谢综合征的其他因素如高血压、高血脂及高尿酸等共同作用损害肾脏,所以疾病进展相对较快。由于 2 型糖尿病起病较隐袭,许多患者并不知道自己糖尿病的准确起病时间,这在估计患者的病程上必须注意。

如患者糖尿病病程短、无糖尿病眼底病变、短期内 GFR 迅速下降、短期内尿蛋白急剧增多或(和)尿中红细胞增多时,应高度怀疑糖尿病合并其他肾脏疾病。如果患者无禁忌证,则应进行肾穿刺病理检查。国外研究资料显示,糖尿病患者做肾穿刺病理检查能发现 12％～39％患者并非 DKD。

表 5-3　糖尿病肾病肾小球病变的病理分级

分级	描述	分级标准
Ⅰ	轻度或非特异性光镜改变,电镜显示肾小球基膜增厚	病变未达到Ⅱ～Ⅳ级标准,基膜厚度＞395 nm(女性)或＞430 nm(男性)
Ⅱa	轻度系膜增宽	病变未达到Ⅲ及Ⅳ级标准,＞25％的系膜区系膜呈轻度增宽
Ⅱb	重度系膜增宽	病变未达到Ⅲ及Ⅳ级标准,＞25％的系膜区系膜呈重度增宽
Ⅲ	结节性硬化(Kimmelstiel-Wilson 结节)	病变未达到Ⅳ级标准,至少可见一个确定的 Kimmelstiel-Wilson 结节
Ⅳ	晚期糖尿病肾小球硬化	＞50％的肾小球呈球性硬化

表 5-4　糖尿病肾病肾小管间质及血管病变

病变	诊断标准	评分
肾小管间质病变		
IFAT	无	0
	<25%	1
	25%～50%	2
	>50%	3
间质炎症	无	0
	仅浸润于 IFAT 相关区域	1
	无 IFAT 的区域也有浸润	2
小动脉玻璃样变	无	0
	至少 1 个区域存在	1
	多于 1 个区域存在	2
是否有大血管		是/否
动脉硬化	无内膜增厚	0
	内膜增厚未超过中膜厚度	1
	内膜增厚超过中膜厚度	2

注:IFAT 即间质纤维化与肾小管萎缩。

2.鉴别诊断

光学显微镜检查肾小球系膜呈结节性硬化改变在 DKD 中常见,这需要与轻链沉积病、膜增生性肾炎、淀粉样变肾病等可能具有系膜结节改变的疾病相鉴别,表 5-5 为临床-病理表现的鉴别要点。

表 5-5　具有肾小球系膜结节样改变的肾脏病鉴别要点

肾脏疾病	病理学特点	临床特点
糖尿病肾脏病	系膜基质增多及结节形成,伴基膜弥散增厚	具有长期糖尿病史,临床呈现肾病综合征
轻链沉积肾病	系膜结节形成,刚果红染色阴性。免疫荧光检查可见轻链沉积。电镜检查于基膜内皮侧可见沙粒样电子致密物沉积	血清免疫固定电泳呈现轻链单克隆条带
膜增生性肾炎	弥散性系膜细胞增生及基质增多,广泛插入呈现双规征,严重时形成系膜结节。免疫荧光检查可见 IgG 及 C_3 于系膜区及毛细血管壁呈颗粒样沉积(花瓣样分布)。电镜检查于系膜区及皮下见到电子致密物	临床常出现肾炎综合征及肾病综合征,50%～75% 患者血清补体 C_3 水平持续降低
肾脏淀粉样变	可见均质无结构物质沉积于系膜区及小动脉壁,有时形成系膜结节。刚果红染色阳性。电镜检查可见排列紊乱直径 8～10 nm 的细纤维结构	临床呈现肾病综合征,肾功能进行性减退。并常伴心脏及其他器官病变

四、糖尿病肾脏病发病机制

DKD发生发展的机制尚未完全明了。目前公认,由胰岛素分泌或(和)作用缺陷导致的长期高血糖是DKD的发生的始动因素及关键。高血糖造成的肾脏血流动力学变化及代谢异常是造成肾损害的基础,众多细胞因子的激活及炎症递质的释放,也将作为上述机制的下游环节在DKD发病中发挥重要作用,而且DKD的发生在某种程度上也有遗传因素参与,探讨DKD的发病机制一直是糖尿病领域的一个热点研究课题,对其深入了解将有利于发掘DKD的有效防治措施。

(一)DKD的肾小球损害机制

DKD既往被称为"糖尿病肾小球硬化症",认为它是起源于肾小球的疾病,肾小管间质病变是继发于肾小球损害的结果。虽然其后已认识到DKD的肾小管间质病变在肾损害早期即已出现,并非完全是肾小球损害的结果,但是仍应认为DKD是以肾小球病变为主。

肾小球由肾小囊及其包裹的一团毛细血管构成,是肾单位的重要组成部分。肾小球结构复杂而独特,其固有细胞包括肾小球内皮细胞、系膜细胞和壁层及脏层上皮细胞,它们在结构和功能上密切联系,相互关联。

由于系膜细胞的分离、纯化和培养相对容易,在一个相当长的时期内,对DKD发病机制的研究主要集中在系膜细胞上,人们进行了大量研究工作,对糖尿病状态下系膜细胞肥大、细胞外基质(ECM)产生与降解失衡有了较清楚的认识。例如,目前认为转化生长因子-β(TGF-β)是DKD发病的重要因素,研究证实DKD时TGF-β在系膜细胞表达增强,它通过调节ECM的基因表达,增加ECM蛋白积聚,而促进DKD发生。细胞肥大被认为与细胞周期蛋白、细胞周期蛋白激酶和细胞周期蛋白激酶抑制剂的调控失衡相关。P21和P27是目前已知的具有最广泛活性的细胞周期蛋白激酶抑制剂,DKD时P21和P27在系膜细胞表达增加,导致细胞周期停滞,从而引起细胞肥大。此外,公认的DKD发病机制中蛋白激酶C(PKC)途径、己糖激酶途径、醛糖还原酶途径激活及糖基化终末产物(AGEs)形成也主要在系膜细胞中有较为深入的研究。

肾小球脏层上皮细胞是一种高度分化的、贴附于肾小球基膜(GBM)外侧面的特殊细胞,它由胞体、主突起及次级突起构成,次级突起即为足突,故此细胞又被称为足细胞。其足突间的滤过裂孔是构成肾小球滤过屏障的结构之一。在生理状态下,足细胞不仅构成滤过屏障,对血浆蛋白发挥选择性滤过作用,而且还参与GBM的更新和修复。此外,在肾小球固有细胞功能调节以及机体免疫应答中足细胞也起着重要作用。糖尿病的代谢和血流动力学因素是足细胞损伤的始动因素。糖尿病状态下高糖、非酶糖基化反应引起足细胞裂孔膜蛋白nephrin表达下调,导致足细胞足突消失;另一方面,肾小球高压、高灌注及高滤过(所谓"三高"现象)造成的机械牵张力进一步影响足细胞功能,削弱足细胞与GBM的附着,加速足细胞凋亡。此外,血管紧张素Ⅱ(AngⅡ)也能导致nephrin表达下调,并激活其他细胞因子如TGF-β和血管内皮生长因子(VEGF),促进系膜基质合成、GBM增厚和足细胞凋亡及脱落;高糖条件下,活性氧簇(ROS)产物过表达,氧化-抗氧化平衡遭破坏,也能诱导足细胞结构和功能损伤。足细胞损伤导致患者出现大量蛋白尿,而大量蛋白尿本身又会进一步加重足细胞损伤,形成恶性循环,最终导致肾小球硬化。有人曾将DKD归类于足细胞病,此尚存争议,但是足细胞病变在DKD发病中占有重要地位,这已是共识。

肾小球毛细血管壁由一层扁平内皮细胞构成,是肾小球滤过膜的首道屏障。糖尿病患者血糖持续升高引发细胞功能紊乱时,内皮细胞是首当其冲的受害者。由于肾小球内皮细胞难以在体外分离、纯化和培养,因此对内皮细胞参与 DKD 发病机制的研究起步较晚。在糖尿病及其并发症中,内皮细胞受损被认为是多种血管病变发生的重要机制。导致糖尿病血管内皮损伤的因素包括高血糖、血脂异常、氧化应激反应、炎症因子及 AngⅡ活化等,其中炎症因子受到格外关注。内皮损伤可表现为内皮细胞通透性增加、舒缩功能障碍及黏附分子表达上调等。通过 1 型糖尿病模型大鼠的实验研究证实,在高糖刺激下,补体甘露聚糖结合凝集素(MBL)途径能被激活,最终产生补体膜攻击复合物 C_{5b-9},导致肾小球内皮细胞损伤,且此 MBL 途径的激活与高糖浓度和时间呈依赖性。通过体外培养的人肾小球内皮细胞实验研究又证实,高糖刺激的 MBL 途径激活,可能导致多糖-蛋白复合物缺失和膜表面核心蛋白多配体蛋白聚糖及磷脂酰蛋白聚糖表达降低,如此造成内皮通透性增加,这可能也是 DKD 的发病机制之一。

总之,肾小球三种固有细胞——系膜细胞、脏层上皮细胞和内皮细胞均参与 DKD 的发生与发展。三种细胞之间又存在相互联系和相互影响。例如,VEGF 是一种内皮特异性有丝分裂原,是内皮细胞重要的存活因子,它主要表达于足细胞的足突,而 VEGF 受体则以跨膜蛋白的形式表达于内皮细胞,所以足细胞可以通过旁分泌途径调节内皮细胞功能。此外,内皮细胞也可以通过分泌血小板源生长因子(PDGF)对系膜细胞的功能进行调节。进一步全面阐明肾小球固有细胞之间的相互联系和作用将有助于加深对 DKD 发病机制的认识。

(二)DKD 的肾小管间质损害机制

在 DKD 中对占肾脏体积 90% 的肾小管间质病变的研究甚少。至 1999 年 Gilbert 提出 DKD 时肾小管间质损害并不依赖于肾小球病变,而是导致 DKD 的独立因素后,对肾小管间质在 DKD 发生发展中的作用才逐渐受到重视。事实上,DKD 早期其病理特征之一的肾脏肥大,在很大程度上即与肾小管上皮细胞肥大相关,早期发生的这些结构改变正是启动和促进肾小管间质纤维化进程的一个关键因素。进一步研究还证实,糖尿病时肾小管间质病变的严重程度直接影响 DKD 的预后,因此关注 DKD 的肾小管间质病变具有十分重要的意义。高血糖是引起 DKD 肾小管间质损害的始动因素。高血糖时肾小管 Na^+-K^+-ATP 酶活性增强,此酶活性的改变在一定程度上参与了肾小管间质功能和结构的改变。另外,高血糖能下调阻止细胞凋亡的 *Bcl2* 基因表达,并上调促进细胞凋亡的 *Bax* 基因表达,从而引起肾小管上皮细胞凋亡。近年研究指出,AngⅡ通过其受体在肾小管间质纤维化过程中扮演着重要角色。AngⅡ通过 AT_1 受体刺激肾小管上皮细胞肥大,诱导肾间质成纤维细胞增生,并促使它们转分化或分化为肌成纤维细胞,合成及分泌 ECM,导致肾小管间质纤维化。

(三)发病机制的研究热点

1.炎症机制

既往 DKD 并没有被视为炎症性疾病。近来的研究显示肾脏炎症在促进 DKD 的进展中起着重要作用。有学者认为,PKC 途径激活、AGEs 形成及肾小球内“三高”是导致 DKD 发生及发展的三大致病因素,而在这些致病因素的上游是始动因素高血糖,下游则是微炎症及其致成的 ECM 聚集。

传统观点认为,单核-巨噬细胞在肾组织中浸润是炎症的特征性表现,浸润的单核-巨噬细胞通过分泌炎症递质及产生氧自由基等造成肾组织破坏,促进 DKD 进展。但是,新近研究指出,远离血流的细胞如足细胞产生的细胞因子,也能作为炎症递质,共同诱发炎症反应,所以炎症细胞不仅限于单核-巨噬细胞等。另外,参与 DKD 发病的炎症递质也多种多样,包括前炎症细胞因子如肿瘤坏死因子-α(TNF-α)、白介素-1(IL-1)及白介素-6(IL-6),趋化因子如单核细胞趋化蛋白-1(MCP-1),黏附分子如细胞间黏附分子-1(ICAM-1),脂肪细胞因子如瘦素,转录因子如 NF-κB,Toll 样受体及核受体等,它们可以进入血流发挥作用,也可以通过旁分泌和自分泌途径发挥效应。

越来越多的研究显示,DKD 的发病也涉及补体系统激活。正如前述,糖尿病患者可经 MBL 途径激活补体,最终形成补体膜攻击复合物 C_{5b-9}。有报道在 DKD 患者的肾组织和尿液中能检测到高浓度的膜攻击复合物。补体激活也是导致炎症的重要因素。

2.遗传因素

研究发现 DKD 发病常呈家庭聚集性及种族差异,提示 DKD 发病存在遗传易感性。全基因组连锁分析显示 3q,7q35-36,7p15,10q26,13q33.3,18q22-23 等区域与 DKD 相关。结合基因功能研究,发现了多个与 DKD 易感性相关的候选基因,例如 ADIPOQ,IGF1,IGFBP1,TIMP3,CNDP1,AGTR1,SMAD3,APOE,SLC2A₁ 等。利用候选基因关联分析或全基因组关联分析,也发现多个基因变异可能与 DKD 易感性相关。

Mooyaart 等对 671 篇有关 DKD 的遗传关联研究进行荟萃分析,发现有 34 个重复基因变种,通过随机效应荟萃分析显示,有 21 个变种与 DKD 显著相关,这些变种分别是或者邻近于下述基因:ACE,AKR1B1(两个变种),APOC1,APOE,EPO,NOS3(两个变种),HSPG2,VEGFA,FRMD3(两个变种),CARS(两个变种),UNC13B,CPVL,CHN2 和 GREM1,另外四个变种未邻近特殊基因。

3.microRNA

microRNA 是一类非编码的小分子 RNA,参与调控细胞的增生、分化和凋亡,在多种疾病的发生发展过程中起到了重要的调节作用。近年研究显示 microRNA 参与了 DKD 的发生发展。研究发现 DKD 患者肾脏组织的 microRNA 表达谱与正常人存在明显差异,其中 miR-155 及 miR-146a 表达明显增高,原位杂交结果进一步证实其主要表达于肾小球系膜及内皮细胞。体外研究发现,高糖可以诱导人肾小球内皮细胞高表达 miR-155 及 miR-146a,而 miR-155 及 miR-146a可促进该细胞产生炎症因子 TNF-α、IL-1β 及致纤维化因子 TGF-β₁ 和结缔组织生长因子(CTGF),参与 DKD 发病。除此而外,文献报道还有miR-192、miR-216a、miR-217、miR-377、miR-93 及 miR-29a 等表达异常与 DKD 发病相关。

总之,DKD 的发病机制错综复杂,炎症与非炎症效应相互影响,许多机制尚未明了,存在宽广的研究空间。但是于不同侧面和深度探讨 DKD 的发病机制时,还应注意从系统的层面对已有的认识进行整合与分析,以便得出相对完整的概念。

五、糖尿病肾病的防治方案现状与探索

如何将 DKD 发病机制的研究和疾病早期诊断指标的开发成果用于指导临床治疗,优化治疗方案,改善患者预后,提高生存质量,这是医学研究的终极目标,也是每一个临床医师的职责。面对 DKD 患者日渐增多的趋势及 DKD 对人类健康的危害,加强 DKD 防治十分重要,同时也极具挑战性。

由于 DKD 病程长,并发症多,因此依据病期具体制订防治方案就很重要。近年来,人们提倡实施三级预防。①一级预防:患者一经诊断为糖尿病或发现糖耐量减低(IGT)就应积极治疗。仅为 IGT 者,应纠正 IGT 状态,防范糖尿病发生;已诊断为糖尿病者,则应竭力防止微量清蛋白

尿出现;这一阶段的防治措施主要是改变生活方式(饮食管理、运动、降低体质量)和严格控制血糖(合理选择和使用降糖药物),使糖化血红蛋白(HbA1c)水平达标。②二级预防:糖尿病患者出现微量清蛋白尿是其肾脏损害进展的标志,应积极加以干预以减少和延缓蛋白尿产生;这一阶段的危险因素包括血糖水平及尿清蛋白水平等,防治措施除饮食及生活方式管理和继续控制血糖达标外,还应该服用血管紧张素转换酶抑制剂(ACEI)或血管紧张素 II$_1$ 受体阻滞剂(ARB),以减少尿清蛋白排泄。③三级预防:此阶段的尿蛋白量、高血压、高血糖、高血脂及高尿酸血症等都是导致肾损害持续进展的重要危险因素,所以尽力控制这些危险因素是延缓 DKD 进程、预防肾功能不全发生发展的主要措施,也是防治心血管并发症及降低病死率的主要措施。

(一)生活方式的改善和饮食管理

生活方式的改善仍然是糖尿病和 DKD 治疗的基础,如减肥,控制糖类及热量摄入、适度体力活动,戒烟限酒等。

2011 年的 ADA 制定的《糖尿病诊疗标准》强调医学营养治疗对糖尿病及其肾病患者极为重要,且应根据糖尿病的类型、肥胖情况、蛋白尿的程度、肾功能的状态及有无并发症而进行个体化的食谱制订和营养管理,最好由注册营养师来进行相关辅导,并应将其纳入医保或其他第三方付款范围。

对慢性肾功能不全患者实施低蛋白饮食,能减轻胰岛素抵抗,改善蛋白、糖及脂肪代谢,并能减少尿蛋白排泄,延缓 DKD 进展,减轻尿毒素所致症状。2005 年我国专家协作组修订的《慢性肾脏病蛋白营养治疗共识》推荐对 DKD 患者实施如下治疗方案。

(1)蛋白质入量:从出现蛋白尿起即减少饮食蛋白入量,推荐0.8 g/(kg·d);从 GFR 下降起即开始低蛋白饮食治疗,推荐蛋白入量为 0.6 g/(kg·d),并可同时补充复方-α 酮酸制剂 0.12 g/(kg·d)。

(2)热量摄入:实施低蛋白饮食治疗时,热量摄入需维持于125.5～146.4 kJ/(kg·d),即30～35 kcal/(kg·d)。但是,肥胖的 2 型糖尿病患者需适当限制热量(每天总热量摄入可比上述推荐量减少 1 046～2 092 kJ,即 250～500 kcal),直至达到标准体质量。由于患者蛋白入量(仅占总热量的 10％左右)及脂肪入量(仅能占总热量的 30％左右)均被限制,故所缺热量往往只能从糖类补充,必要时应注射胰岛素保证糖类利用。

慢性肾功能不全患者从 GFR 小于 60 mL/min 起即容易发生营养不良,故从此时起即应对患者进行营养状态监测;对已实施低蛋白饮食治疗的患者,为防止营养不良发生,就更应对患者营养状态进行密切监测。常用的营养状态监测指标包括摄入的热量(据饮食记录计算,连续3 d),摄入的蛋白质量(测定氮表现率蛋白相当量或蛋白分解代谢率),体质量指数(BMI)、上臂肌围及皮褶厚度检测,血浆清蛋白、前清蛋白及胆固醇检验,以及主观综合营养评估(SGA)等。

(二)控制血糖

1.血糖控制目标值

近年 ADA 制定的《糖尿病诊疗标准》都对 HbA1c 的治疗目标值做了基本相同的推荐。

(1)无论1 型或 2 型糖尿病患者,将 HbA1c 水平控制在 7％左右或 7％以下,可以降低糖尿病微血管并发症发生的风险;如果在糖尿病确诊后立即将 HbA1c 水平控制达标,也能长期地降低大血管疾病发生风险。

(2)对于糖尿病患病时间短、无心血管并发症、预期寿命长并能很好耐受治疗(无低血糖或其他不良反应)的患者,可以考虑将 HbA1c 水平控制得更严格(如低于 6.5％)。

（3）对于有低血糖病史、预期寿命短、存在较重的微血管或大血管并发症，以及多病并存的患者，应该放宽 HbA1c 水平的控制（如低于 8.0%）。所以，应个体化地制订 DKD 患者的血糖控制目标值。

这里需要强调的是，已出现肾功能不全的 DKD 患者（多为老年人，常存在糖尿病的心脑血管并发症，且常合并其他疾病，因此预期寿命较短），特别是他们的血糖水平波动大或（和）曾有低血糖发生史时，均应将 HbA1c 控制水平放宽，根据我国内分泌学专家 2011 年制定的《中国成人 2 型糖尿病 HbA1c 控制目标的专家共识》，此时可放宽至 7%～9% 范围。对于这些患者避免因治疗引起严重低血糖反应尤为重要，否则可能诱发致命性心血管事件。

2.治疗药物的应用

（1）注射用胰岛素的应用：对于 1 型 DM 患者，以及 DKD 进入临床糖尿病肾病期或肾衰竭期的患者，应该选用胰岛素治疗。目前的胰岛素制剂有短效、中效及长效三大类。①短效者有胰岛素（RI），可供皮下及静脉注射；②中效者有低精蛋白锌人胰岛素（NPH）及慢胰岛素锌混悬液，仅供皮下注射；③长效者有精蛋白锌胰岛素（PZI）及特慢胰岛素锌混悬液，仅供皮下注射。市售商品还有不同比例的短效及中效胰岛素的预混制剂，例如诺和灵 30R，为 30%RI 与 70%NPH 的混悬液；诺和灵 50R，为 50%RI 与 50%NPH 的混悬液。

除此而外，目前还有胰岛素类似物（氨基酸序列与胰岛素不同，但是能与胰岛素受体结合，发挥类似于胰岛素的功能）可供使用，包括：①速效者如赖脯胰岛素及门冬胰岛素；②长效者如甘精胰岛素。市售商品也有速效与中效双时相胰岛素类似物的预混制剂，例如诺和锐 30，为 30% 的可溶性门冬胰岛素与 70% 的精蛋白门冬胰岛素的混悬液。

使用胰岛素时应注意个体化，从小剂量开始。多数肾功能不全患者，体内胰岛素水平高，更需要减少外源性胰岛素注射量，以免低血糖发生。建议当 eGFR 为 30～50 mL/（min·1.73 m²）时，胰岛素用量宜减少 25%；当 eGFR<30 mL/（min·1.73 m²）时，胰岛素用量应减少 50%。

短效或预混胰岛素餐前 15～30 min 皮下注射，中效应餐前 1 h 给药；自行混合的胰岛素应先抽吸短效胰岛素，再抽吸中效胰岛素；动物胰岛素不与人胰岛素相混，不同厂家生产的胰岛素不能相混；动物胰岛素换用人胰岛素时，总量需减少 20%～30%。

（2）口服降糖药物的应用：临床常用的口服降糖药物如下。①促胰岛素分泌剂：包括磺脲类、格列奈类及二肽基肽酶 4（DPP4）抑制剂；②胰岛素增敏剂：包括双胍类及噻唑烷二酮类；③α-葡萄糖苷酶抑制剂：本处不拟对各种口服降糖药物的药理作用及临床应用作详细介绍，只想强调上述口服药中的某些药物，因为原药或（和）代谢产物主要经肾排泄，故在肾功能不全时必须减少用量或禁止使用，否则，它们在体内蓄积可导致严重不良反应，如磺脲类药物蓄积导致严重低血糖反应，双胍类药物蓄积导致乳酸酸中毒。

（三）肾素-血管紧张素系统阻滞剂治疗

虽然 DKD 发生和发展的机制尚未完全阐明，但是目前认为肾素-血管紧张素系统（RAS）激活是其重要机制之一。20 世纪 80 年代至 21 世纪初，许多临床研究都已证实，RAS 阻滞剂（包括 ACEI 及 ARB）除具有降压依赖性肾脏保护作用外，尚有独立于降压效应的肾脏保护作用，是它们直接作用于肾脏的结果。因此糖尿病患者只要出现微量清蛋白尿，无论有无高血压，都应给予 ACEI 或 ARB 治疗，这已经成为共识。美国 NKF2012 年更新的《糖尿病及慢性肾脏病 KDOQI 临床实践指南》指出，对于正常血压和正常清蛋白尿的糖尿病患者不推荐使用 ACEI 或 ARB 对 DKD 做一级预防（证据强度 1A）；对于正常血压，但尿微量白蛋白和肌酐的比值（ACR）

＞30 mg/g 的糖尿病患者(他们处于 DKD 高危或 DKD 进展中)建议使用 ACEI 或 ARB(证据强度 2B)。

在应用 ACEI 或 ARB 的过程中应该注意监测肾功能及血钾水平。由于应用 ACEI 或 ARB 后,AngⅡ效应被阻断,肾小球出球小动脉扩张,球内压、灌注及滤过降低,即有可能导致血清肌酐水平升高。若上升幅度＜35％是正常反应,不应停药;但是,如果上升幅度＞35％则为异常反应,主要见于肾脏有效血容量不足时(如脱水、肾病综合征、左心衰竭及肾动脉狭窄),此时应该及时停用 ACEI 或 ARB,认真寻找肾脏血容量不足原因并设法改善。如果肾脏有效血容量能改善,血清肌酐回落到用药前水平,ACEI 或 ARB 仍能重新应用;如果血容量不能改善(如肾动脉狭窄未行血管成形术),则不可再用。另外,肾功能不全时,肾脏排钾受限,此时若用 ACEI 或 ARB 可导致醛固酮生成减少,肾脏排钾进一步受阻,有可能诱发高钾血症。因此,肾功能不全患者要慎用 ACEI 或 ARB,并在整个用药过程密切监测血钾水平,一旦血钾增高必须及时处理。

(四)控制血压

高血压在 DKD 中不仅常见,同时还是导致 DKD 进展的一个重要因素。有效地控制高血压既能延缓 DKD 进展,又能改善心血管并发症。因此,对伴随 DKD 的高血压应该积极治疗。

1.降压治疗的目标值

高血压患者应该将血压降低到什么程度? 是个一直在探索的问题。关于糖尿病合并高血压的降压目标值,2013 年欧洲高血压学会及欧洲心血管学会(ESH/ESC)修订的《高血压治疗指南》及 2014 年美国高血压国家联合委员会修订的《成人高血压治疗指南(JNC8)》,都推荐糖尿病的降压目标值≤18.6/11.9 kPa(140/90 mmHg)。关于 DKD 合并高血压的降压目标值,不同指南推荐值不同,2012 年 KDIGO 制定的《CKD 高血压治疗临床实践指南》的推荐可能最为合理,该指南推荐:尿白蛋白排泄率(UAER)＜30 mg/d 的 CKD 患者降压目标值≤18.6/11.9 kPa(140/90 mmHg)(证据强度 2B),而 UAER ＞30 mg/d 的 CKD 患者降压目标值≤17.3/10.6 kPa(130/80 mmHg)(证据强度 2DB)。所以绝大多数 DKD 属于后者,应该将高血压降达≤17.3/10.6 kPa(130/80 mmHg)。

2.降压药物的选择

在治疗糖尿病或 DKD 合并的高血压时,国内、外高血压治疗指南均一致推荐首选 ACEI 或 ARB,若无禁忌均应首先使用,所以 ACEI 或 ARB 已被称为治疗糖尿病或 DKD 高血压的基石药物。

为了有效地达到降压目标值,大多数患者均需要多种药物联合治疗。指南推荐,首先与 ACEI 或 ARB 配伍的降压药是钙通道阻滞剂(CCB)或(和)利尿剂。如此联用能增强疗效并减少不良反应。如果血压还不能达标,则应再联合其他降压药物,包括 α 受体阻滞剂、β 受体阻滞剂(2014 年的《美国成人高血压治疗指南 JNC8》,已不推荐它为第一线降压药)及其他降压药。

这里需要强调的是,近年国内、外高血压治疗指南均不提倡 ACEI 与 ARB 联合治疗。2009 年 ESH/ESC 发表的《欧洲高血压治疗指南再评价》最先明确指出,ACEI 与 ARB 联合治疗并不能确切地增强降压疗效,但却可能增加严重不良反应,因此不提倡联用。至于两药联用能否增强减少尿蛋白及延缓肾损害的疗效,既往研究证据不足,但是 2013 年发表的两个大型随机对照试验却一致地获得了否定结论。西班牙完成的 PRONEDI 试验显示,厄贝沙坦与赖诺普利联用在减少尿蛋白及降低高血压上疗效并不比单药优越,不过不良反应也并未增加;美国完成的 VANEPHRON-D 试验显示,与单药治疗比较,氯沙坦与赖诺普利联合治疗并未减少原发肾脏终点事件、心血管事件及死亡率，而高钾血症及急性肾损害不良反应却显著增加，致使试验提前终止。

(五)控制血脂

糖尿病患者常伴脂代谢紊乱，同时高脂血症能加速 DKD 的肾损害进展，促进心血管并发症发生及增加病死率，因此应该积极治疗。在调脂治疗的靶目标上，近代指南都特别强调要首先将血清低密度脂蛋白控制正常。治疗首先要改变不良生活方式，如增加体力活动，进低胆固醇饮食及戒烟等，这是有效治疗的前提。在药物治疗上，美国 2012 年更新的《糖尿病及慢性肾脏病 KDOQI 临床实践指南》推荐，选用羟甲基戊二酰辅酶 A 还原酶抑制剂(他汀类药物)治疗，或用该类药与依折麦布(肠道胆固醇吸收抑制剂)进行联合治疗(证据强度 1B)。而对于已经进行维持性透析且未用他汀类药物治疗的患者，该指南不推荐开始应用(证据强度 1B)，因为 4D、AURORA 及 SHARP 等几个大型随机对照临床试验并未提供能有效减少动脉粥样硬化事件的证据。至于透析前已经服用他汀类药物的患者是否需要停止服用，目前尚缺临床研究资料，还无法回答。

(六)其他探索中对 DKD 的治疗

1.蛋白激酶 C 抑制剂

PKC 激活参与了 DKD 发病。动物实验证实 PKCβ 亚型选择性抑制剂芦布妥林能减少肾间质巨噬细胞浸润和纤维化。2005 年 Tuttle 等通过多中心随机双盲对照研究发现芦布妥林可减轻 2 型 DKD 患者的蛋白尿，该研究对 123 例用 RAS 抑制剂治疗仍有持续性蛋白尿的 2 型糖尿病患者，予以芦布妥林治疗，随访 1 年。芦布妥林治疗组 ACR 下降了 24%($P<0.05$)，而安慰剂组仅下降了 9%($P>0.05$)；芦布妥林治疗组患者 GFR 无显著降低($P>0.05$)，而安慰剂组却显著降低($P>0.01$)。

2.舒洛地特

舒洛地特是高纯度的糖胺聚糖类药物，它由 80% 的肝素片断(硫酸艾杜糖葡糖胺聚糖)及 20% 的硫酸皮肤素构成。该药进入体内后能迅速附着至血管内皮，它能促进肾小球毛细血管内皮细胞合成及分泌硫酸类肝素，并竞争性抑制肝素酶-1 活性减少酶对硫酸类肝素的降解，如此维护和修复 GBM 阴电荷，因此它能减少 DKD 的尿蛋白排泄。2002 年有学者完成的、纳入了 223 例患者的 DiN.A.S 临床研究显示，伴有微量清蛋白尿或显著清蛋白尿的 1 型和 2 型糖尿病患者经过舒洛地特治疗 4 个月后，尿清蛋白排泄均显著减少。但是，2012 年发表的 Sun-MACRO 临床研究却获得了阴性结果，此试验纳入了 1 248 例 2 型糖尿病并发 DKD 和轻度肾功能不全的患者，用舒洛地特治疗观察 48 个月，试验结束时治疗组与安慰剂组在到达原发终点(血清肌酐上升 1 倍或达到 ≥530.4 μmol/L 或进入终末肾衰竭)上并无显著差别。因此，舒洛地特的确实疗效还需要更多临床研究进行验证，疗效可能与 DKD 病期、舒洛地特用量及给药途径(口服或静脉给药)均相关。

3.吗替麦考酚酯

炎症反应参与了 DKD 的发生和发展。目前已有学者在动物模型中尝试对 DKD 进行抗感染治疗，并取得了一定效果。吗替麦考酚酯(MMF)是一种新型高效免疫抑制剂，但是它还能下调多种细胞因子表达，抑制氧化应激反应，从而具有抗炎症效应。从 2003 年首次报道开始，现在国内外已有不少动物实验研究，显示 MMF 对 DKD 大鼠模型具有肾脏保护效应(尿清蛋白排泄减少，肾组织病变改善)。但是，至今尚无用 MMF 治疗 DKD 的临床试验报告。

(七)肾脏替代治疗

一般认为,DKD 患者开始透析治疗应比非 DKD 的 ESRD 患者早,早期进入透析有利于心、脑等重要器官的保护。DKD 患者的内生肌酐清除率(CCr)下降至 20～30 mL/min 时,即可开始做透析准备,当 CCr 进一步降至 15～20 mL/min,或(和)血清肌酐升至＞530 μmol/L(6 mg/dL)时,即应开始透析治疗。若出现严重尿毒症症状或合并药物难以纠正的心力衰竭时,即使 CCr 或血清肌酐没有达到上述水平也应进行透析。

DKD 患者采用血液透析为好还是腹膜透析为好,文献报道并无一致。比如,在近年的文献报道中,有学者认为从总体上讲腹膜透析较优,而有学者却认为血液透析较优。其实血透与腹透谁优于谁,不应一概而论,两种透析模式各有各的适应证及禁忌证、优点及缺点,需要据患者具体情况进行个体化的分析才能决定。

DKD 的器官移植包括单独肾移植及胰肾联合移植,联合胰腺移植能使血糖、糖化血红蛋白及 C 肽浓度恢复正常。Martins 等报道胰肾联合移植、单独肾移植的 5 年存活率分别为 82%、60%,因此胰肾联合移植比单纯肾移植具有更好的效果,似应作为 1 型糖尿病 DKD 的首选治疗。

总之,随着对 DKD 发病机制认识的不断深入,DKD 的防治措施已取得了较大进展。我们深信,随着今后研究的继续深入,一定会有更多更有效的治疗药物和措施被进一步发掘,并应用于临床。

（夏　青）

第十一节　高尿酸血症肾病

随着经济水平的提高及生活水平的改善,居民饮食结构发生了巨大的变化,高蛋白质和高嘌呤食物的不断摄入,使得高尿酸血症的发生率不断增加。高尿酸血症逐渐变成一种常见病,在西方国家的发病率平均为 15%,我国发病率约为 10%,且近年发病率有增高趋势。高尿酸血症常伴随肾脏疾病和心血管疾病,因此目前对其的研究已成为热点。国外研究发现,高尿酸血症是肾脏疾病发生和发展的独立危险因素,其危险指数高于蛋白尿。为了真正认识高尿酸血症对肾脏的影响,国外已成功建立了高尿酸血症的实验动物模型,这为今后的研究打下了基础,有力地推进了该方面研究的进展。

一、定义及病因

(一)定义

血尿酸水平男性＞416 μmol/L,女性＞386 μmol/L,诊断为高尿酸血症。

(二)病因

尿酸是嘌呤代谢的终产物,人体内尿酸总量的 4/5 由细胞内核酸分解代谢产生,其余的 1/5 是由人体摄入的含有丰富嘌呤的食物产生。尿酸生成过程中有谷酰胺磷酸核糖焦磷酸转移酶、次黄嘌呤核苷磷酸脱氢酶、腺嘌呤琥珀酸合成酶、次黄嘌呤鸟嘌呤磷酸核糖转移酶和黄嘌呤氧化酶 5 种酶的参与。人体每天生成并排泄的尿酸有 600～700 mg,其中 1/3 通过肠道排泄,另外

2/3通过肾脏排泄。尿酸的排泄分为4步：首先100%通过肾小球滤过，然后98%～100%被近曲肾小管重吸收，随后50%左右的尿酸被肾小管重分泌，分泌后的约40%再次被肾小管重吸收。最终从尿中排出的尿酸是重吸收后的剩余部分，大约有10%。

二、发病机制

人类缺少尿酸分解酶，而其他大多数动物体内均存在尿酸分解酶，能使尿酸进一步分解成尿囊素，尿囊素为无毒物质，水溶性好，容易随尿排出，很少在体内蓄积，不产生结晶，也不会沉积在组织内形成痛风结石，因此高尿酸血症和痛风是人类特有的疾病，尿酸升高机制可分为产生过多和(或)尿酸经肾脏清除过少2种。

(一)尿酸升高机制

1.尿酸生成过多

(1)外源性的嘌呤摄入过多：血清尿酸含量与食物内嘌呤含量成正比，严格控制嘌呤摄入量可使血清尿酸含量降至60 μmol/L，尿中尿酸分泌降至1.2 mmol/L，正常人尿中尿酸排出量随血尿酸浓度增加而增加。正常成人进食低嘌呤饮食，每天尿中尿酸排出量可低于400 mg；如进食高嘌呤饮食，每天尿酸排出量可＞1 g；在正常饮食情况下，每天尿酸平均排出量为700 mg。可见，严格控制饮食中的嘌呤含量对降低血尿酸是非常重要的。

(2)内源性嘌呤产生过多：内源性嘌呤代谢紊乱较外源性因素更重要。嘌呤合成过程中酶的异常如磷酸核糖焦磷酸酸合成酶活性增加，次黄嘌呤-鸟嘌呤磷酸核糖转移酶缺乏，葡萄糖-6-磷酸酶缺乏，谷酰胺磷酸核糖焦磷酸转移酶和黄嘌呤氧化酶的活性增加，均可导致内源性嘌呤含量的增加。

(3)嘌呤的代谢增加：某些情况如横纹肌溶解，肿瘤的放化疗，过度运动等都可加速肌肉ATP的降解，产生过量的嘌呤。

2.肾脏对尿酸的清除减少

尿酸通过肾脏代谢的途径主要经过肾小球的滤过、近端肾小管对原尿中尿酸的重吸收、分泌和分泌后重吸收。肾功能减退使肾小球滤过率降低，或近端肾小管对尿酸的重吸收增加和(或)分泌功能减退时，均可导致血尿酸升高而致病。

(二)尿酸引起肾脏损伤机制

1.高尿酸血症引起肾脏内皮细胞的损伤

有研究发现，尿酸可通过抑制NO产生和刺激内皮细胞增殖而导致内皮细胞损伤。

2.高尿酸血症诱导高血压和肾小球肥大

有动物试验显示，高尿酸血症的大鼠解剖后发现肾小球肥大、纤维化甚至硬化。

3.高尿酸血症诱导产生肾小球血管病变

高尿酸血症大鼠模型肾脏病理显示，高尿酸血症导致肾脏损伤主要表现为入球小动脉增厚，肾皮质血管收缩，肾小球内高压，轻度小管间质纤维化和肾小球肥大，最终出现肾小球硬化。此外，尿酸可通过激活P38MAPK和AP-1途径，增加MCP-1的表达从而刺激炎症反应，引起血管平滑肌的损伤。

三、临床表现

(一)尿酸肾病

尿酸肾病又称痛风性肾病，该病起病隐匿，多见于中老年患者，85%的患者在30岁后发病，男性多见,女性多在绝经后出现。早期表现为轻微的腰痛及轻度的蛋白尿,尿蛋白以小分子蛋白为主。由于尿酸结晶沉积于肾小管-肾间质,导致肾小管损伤,所以尿浓缩和稀释功能障碍为肾脏受累的最早指征。晚期,肾病变累及肾小球,使肌酐清除率逐渐下降。

(二)尿酸结石

原发性高尿酸血症发生尿酸结石的危险性高,是正常人的 1 000 倍,尿酸生成增多且从肾脏排泄量增大,可促进高尿酸患者形成尿酸结石。结石大者可引起肾绞痛及肉眼血尿。大的结石可引起尿路梗阻致使尿流不畅,引起继发性尿路感染,在临床上表现为肾盂肾炎。

(三)急性尿酸肾病

起病急骤,由短时间内大量尿酸结晶堆积于肾脏集合管、肾盂和输尿管所致少尿型急性肾衰竭。

四、诊断及鉴别诊断

具备以下条件提示尿酸肾病的诊断:①男性患者有小至中等量的蛋白尿伴镜下血尿或肉眼血尿、高血压、水肿、低比重尿伴发关节炎症状;②血尿酸升高(>390 μmol/L),尿尿酸排出量增多(>4.17 mmol/L),尿呈酸性(pH<6.0);③肾脏病和关节炎并存或肾脏病前后出现关节炎者。肾活检为肾间质-肾小管病变,在肾小管内找到尿酸盐结晶可确诊。

鉴别要点如下。①尿酸肾病:血尿酸和血肌酐升高常不成比例,血尿酸/血肌酐>2.5,而其他原因引起的慢性肾衰竭血尿酸/血肌酐<2.5,并且高尿酸血症出现于氮质血症之前;②高尿酸血症:多为间质性肾损害,并常有尿酸性尿路结石;③排除肿瘤及化疗和利尿剂所导致的继发性高尿酸血症。

五、治疗

控制高尿酸血症是防治高尿酸血症肾病的重要措施。

(一)饮食控制

避免进食嘌呤含量丰富的食物,如动物内脏、沙丁鱼等。避免过多的肉食,肉类含嘌呤多且使尿呈酸性。控制蛋白摄入量,不超过 1.0 g/(kg·d),多食新鲜蔬菜及水果和富含维生素的饮食。避免饮酒,乙醇可使血乳酸量增高,乳酸对肾小管排泄尿酸有竞争性抑制作用。

(二)多饮水

每天饮水 2 000～4 000 mL,维持每天尿量 2 000 mL 以上,有利于排除尿酸,防止尿酸盐结晶形成及沉积。

(三)碱化尿液

有利于防止尿酸在肾间质沉积,将尿 pH 维持在 6.5～6.8 范围最为适宜。碱化尿可使尿酸结石溶解。但过分碱化有形成磷酸盐及碳酸盐结石的危险。常用的碱性药物为碳酸氢钠 1.0～2.0 g,1 天 3 次,口服;或枸橼酸合剂 20～30 mL,1 天 3 次,口服。

(四)促进尿酸排泄的药物

此类药物适用于血尿酸高但肾功能正常的患者。此类药物能阻止近端肾小管对尿酸的主动重吸收,增加尿酸的排泄从而降低血尿酸。常用的药物有:丙磺舒,开始用量为 0.25 g,1 天 2 次,如果没有食欲下降、恶心、呕吐等不良反应,可将剂量增至 1 g,1 天 3 次,口服;当血尿酸水平降至 360 μmol/L 时改为维持剂量,0.5 g/d。苯溴马隆适用于长期治疗高尿酸血症与痛风。

（五）抑制尿酸合成的药物

此类药物通过竞争性抑制尿酸合成过程中的酶来减少尿酸的生成。此类药物不增加尿酸的排泄，对肾脏无损害，适用于大多数血尿酸高的患者。主要有别嘌醇，起始剂量为 $100\sim200$ mg，1 天 2 次，口服；必要时增至 300 mg，1 天 2 次，口服；血尿酸水平降至 360 $\mu mol/L$ 时改为维持量 $100\sim200$ mg/d。肾功能不全者，可酌情减量。常见的不良反应是肝功能损害。

（六）分期用药

另外，高尿酸血症的患者特别是关节炎急性发作时，应避免应用水杨酸、噻嗪类利尿剂、呋塞米、依他尼酸等抑制尿酸排泄的药物。急性期控制关节炎疼痛的药物以秋水仙碱效果最好，起始剂量为 0.5 mg，每小时 1 次或者 1 mg，每天 2 次，直至有胃肠道反应如腹部不适、稀便即停药。

新近的一些研究提示高尿酸血症是肾脏病进展的一个独立危险因素。因此严格控制血尿酸是减少肾损害及降低心血管系统疾病发生率的重要措施。

（夏　青）

第十二节　急性肾损伤

急性肾损伤（acute kidney injury，AKI）是对既往急性肾损伤（acute renal failure，ARF）概念的扩展和向疾病早期的延伸，是指由多种病因引起的短时间（几小时至几天）内肾功能突然下降而出现的临床综合征。2005 年急性肾损伤网络（acute kidney injury network，AKIN）将 AKI 定义为：病程<3 个月的肾脏功能或结构异常，包括血、尿、组织学、影像学及肾损伤标志物检查的异常。AKI 既可发生在原来无肾脏疾病的患者，也可发生在原有慢性肾脏病的基础上。肾小球滤过率（glomerular filtration rate，GFR）下降的同时伴有氮质废物如肌酐和尿素氮等潴留，水、电解质和酸碱平衡紊乱及全身各系统并发症。

由于肾功能轻度减退即可导致并发症发病率及总体病死率升高，故肾脏病学界和危重病医学界趋向弃用 ARF 而统一采用 AKI，以期早期诊断和防治，在 GFR 开始下降，甚至肾脏有损伤（组织学、生物标志物改变）而 GFR 尚正常的阶段即能及时识别，并进行有效干预。

一、病因和分类

AKI 的病因众多，可根据病因发生的解剖部位分为肾前性、肾性和肾后性三大类。

肾前性 AKI 指各种原因引起肾实质血流灌注减少，导致肾小球滤过减少和 GFR 降低，常见病因包括各种原因的液体丢失和出血，引起有效动脉血容量减少；肾内血流动力学改变（包括肾前小动脉收缩或肾后小动脉扩张），导致肾血流灌注减少，约占 AKI 的 55%。肾性 AKI 伴肾实质损伤，最常见的是肾缺血和肾毒性药物或毒素导致的急性肾小管坏死；其他还包括急性间质性肾炎、肾小球疾病和血管疾病等，约占 AKI 的 40%。肾后性 AKI 的特征是急性尿路梗阻，梗阻可发生在从肾盂到尿道的尿路中任何部位，约占 AKI 的 5%。

二、发病机制及病理生理

(一)肾前性 AKI

肾前性 AKI 由肾脏血流灌注不足所致,见于细胞外液容量减少,或虽然细胞外液容量正常,但有效循环容量下降的某些疾病,或某些药物引起的肾小球毛细血管灌注压降低。常见病因包括:①有效血容量不足;②心排血量降低;③全身血管扩张;④肾动脉收缩;⑤肾自主调节反应受损。

在肾前性 AKI 早期,肾脏血流自我调节机制通过调节肾小球出球和入球小动脉的血管张力,即入球小动脉扩张和出球小动脉收缩,以维持 GFR 和肾血流量,可使肾功能维持正常。鉴于肾前性 AKI 常可逆转,且病死率低,故早期诊断并及时纠正潜在的病理生理异常极为关键。如果不早期干预,则肾实质缺血加重,进一步引起肾小管细胞损伤,发展为肾性 AKI。从肾前性氮质血症进展到缺血性肾损伤是一连续的过程,预后主要取决于起始病因的严重性及持续时间。

(二)肾性 AKI

引起肾性 AKI 的病因众多,可累及肾单位和间质的任何部位。按照损伤的起始部位,肾性 AKI 可分为小管性、间质性、血管性和小球性。其中肾小管上皮细胞损伤,通常称为急性肾小管坏死(acute tubular necrosis,ATN),常由缺血所致,也可由肾毒性药物引起。从肾前性 AKI 进展到缺血性 ATN 一般经历四个阶段:起始期、进展期、持续期及恢复期。

在起始期(持续数小时至数周),由于肾血流量下降引起肾小球滤过压下降,上皮细胞坏死脱落形成管型导致肾小管液流受阻,肾小球滤出液因肾小管上皮细胞损伤回漏进入间质等原因,导致 GFR 下降。缺血性损伤在近端肾小管的 S_3 段和髓襻升支粗段髓质部分最为明显,因此处溶质主动转运功能(ATP 依赖)非常活跃,但在外髓部位局部氧分压较低,对缺血、缺氧十分敏感。肾小管细胞缺血可导致 ATP 耗竭、溶质主动转运受抑制、细胞骨架瓦解、细胞极性丧失、紧密连接完整性破坏、氧自由基形成。如果肾血流量不能及时恢复,则细胞损伤进一步加重引起细胞凋亡、坏死。

在进展期,肾内微血管充血明显伴持续组织缺氧及炎症反应,病变尤以皮髓交界处最为明显,此部位血管内皮细胞功能障碍及白细胞黏附明显,进而影响再灌注。

在持续期(常为 1~2 周),GFR 仍保持在低水平(常为 5~10 mL/min),尿量也最少,各种尿毒症并发症开始出现。但小管细胞不断修复、迁移、增殖,以重建细胞、小管的完整性。此期全身血流动力学改善但 GFR 持续低下,原因不明,可能与肾内血管的持续收缩、内皮细胞损伤后释放血管活性物质失调诱发髓质缺血、髓质血管充血、肾实质细胞或白细胞释放炎症介质和活性氧引起的再灌注损伤等有关。此外,上皮细胞损伤还可通过管-球反馈引起持续的肾内血管收缩,远端肾小管的致密斑感受到近端肾单位重吸收障碍引起的远端钠排泄增加,刺激邻近的入球小动脉收缩,肾小球灌注和滤过下降,并形成恶性循环。

在恢复期,小管上皮细胞逐渐修复、再生,正常的细胞及器官功能逐步恢复,GFR 开始改善。此期如果上皮细胞功能延迟恢复,溶质和水的重吸收功能相对肾小球的滤过功能也延迟恢复,可伴随明显的多尿期。

肾毒性物质可引起肾小管的直接或间接损伤。老年、糖尿病、低血压及有效血容量不足(如充血性心力衰竭、肝硬化、低清蛋白血症)、原先存在 CKD、同时合用其他毒性药物的患者应用肾毒性药物后更易出现肾损伤。氨基糖苷类抗生素肾毒性的发生率在普通人群为 3%~5%,上述高危人群则高达30%～50%。

造影剂、环孢素、他克莫司、NSAIDs等可引起肾小动脉收缩导致肾损伤。表现为肾血流量及 GFR 快速下降、钠排泄分数下降,严重者出现肾小管细胞坏死。造影剂还可通过产生活性氧和高渗刺激等机制直接损伤肾小管上皮细胞。

抗生素和抗肿瘤药物一般通过直接的肾小管上皮细胞毒性作用引起急性肾小管坏死(ATN)。氨基糖苷类抗生素可蓄积在肾小管上皮细胞,引起局部氧化应激及细胞损伤,最终引起 ATN,潜伏期为数天。两性霉素 B 可通过直接损伤近端肾小管上皮细胞及引起肾内血管收缩导致 AKI,其肾毒性作用呈剂量依赖性。顺铂、卡铂等抗肿瘤药物可蓄积在近端肾小管引起 AKI,常伴有低钾和低镁血症,潜伏期为 7～10 d。异环磷酰胺可引起出血性膀胱炎、血尿及急性或慢性肾损伤,常伴有 Ⅱ 型肾小管酸中毒和 Fanconi 综合征。阿昔洛韦、磺胺类药物可在肾小管内形成结晶,导致肾小管内梗阻,从而引起 AKI。

内源性肾毒性物质包括钙、肌红蛋白、血红蛋白、尿酸盐、草酸盐、骨髓瘤轻链蛋白等。高钙血症可通过引起肾内血管收缩、强制利尿致使有效血容量不足等机制导致 GFR 下降。横纹肌溶解症及溶血均可引起 AKI,横纹肌溶解症常见原因包括挤压伤、急性肌肉缺血、长时间癫痫发作、过度运动、体温过高、感染及代谢性疾病(如低磷血症、严重甲状腺功能减退等),可卡因、3-羟-3-甲基戊二酰辅酶 A(HMG-CoA)还原酶抑制剂等药物也可引起骨骼肌损伤。肌红蛋白、血红蛋白一方面引起肾内氧化应激而损伤肾小管上皮细胞,另一方面形成肾小管内管型,造成肾小管梗阻。肌红蛋白、血红蛋白还可抑制一氧化氮,引起肾内血管收缩及缺血。某些化合物,如乙二醇(草酸钙代谢物)、甲氨蝶呤及多发性骨髓瘤轻链蛋白等,其原形或代谢产物可以凝结,造成肾小管内梗阻。

急性间质性肾炎(acute interstitial nephritis,AIN)是引起 AKI 的重要病因。AIN 的病因主要分为三类:①药物,通常由青霉素类、头孢菌素类、磺胺类等抗生素及 NSAIDs 等引起,其发病机制主要为 Ⅳ 型变态反应;②感染,主要见于细菌或病毒感染等;③特发性,见于系统性红斑狼疮、干燥综合征、冷球蛋白血症及原发性胆汁性肝硬化等。AIN 时肾间质见明显的 T 淋巴细胞、单核细胞及巨噬细胞等炎性细胞浸润,可见肾小管坏死,病变呈弥散或片状分布。有时可见肉芽肿,尤以药物所致超敏反应时明显。药物所致 AIN 还可见嗜酸细胞浸润。如出现肾间质纤维化和肾小管萎缩,则提示 AIN 转向慢性化发展。

血管性疾病导致的肾性 AKI 包括肾脏微血管和大血管病变。传统的肾脏微血管疾病如血栓性血小板减少性紫癜、溶血-尿毒综合征、HELLP 综合征(溶血、肝酶升高、血小板计数减少)等均可引起肾小球毛细血管血栓形成和微血管闭塞,最终导致 AKI。肾脏大血管病变如动脉粥样硬化的板块破裂和脱落,导致肾脏微栓塞和胆固醇结晶,继而引起 AKI。多见于原先患有动脉粥样硬化疾病的患者接受血管介入治疗或应用抗凝治疗后。

肾小球肾炎主要见于原发性和继发性新月体肾炎,以及系统性红斑狼疮、IgA 肾病等的急性加重。

(三)肾后性 AKI

双侧尿路梗阻或孤立肾患者单侧尿路出现梗阻时可发生肾后性 AKI。常见原因包括前列腺肥大、前列腺或膀胱颈部肿瘤、某些腹膜后疾病等。尿路的功能性梗阻主要是指神经源性膀胱。此外,双侧肾结石、肾乳头坏死、血凝块、膀胱癌时可引起尿路腔内梗阻,而腹膜后纤维化、结肠癌、淋巴瘤等可引起尿路腔外梗阻。

尿路发生梗阻时,尿路内反向压力首先传导到肾小球囊腔,由于肾小球入球小动脉扩张,早期 GFR 尚能暂时维持正常。但如果短时间内梗阻无法解除,GFR 将逐渐下降。当梗阻持续时间达到 12～24 h 时,肾血流量和 GFR 降低。在此间期,肾皮质大量区域出现无灌注或低灌注状态,导致 GFR 下降。

三、病理

由于病因及病变的严重程度不同,病理改变可有显著差异。肉眼见肾脏增大,质软,剖面可见髓质呈暗红色,皮质肿胀,因缺血而呈苍白色。典型的缺血性 ATN 光镜检查见肾小管上皮细胞片状和灶性坏死,从基膜上脱落,造成肾小管腔管型堵塞。管型由脱落的肾小管上皮细胞及其碎片、Tamm-Horsfall 蛋白和色素等组成。近端小管的 S_3 段坏死最为严重,其次为髓襻升支粗段的髓质部分。肾缺血引起者,基底膜常遭破坏。如基底膜完整性存在,则肾小管上皮细胞可迅速再生,否则肾小管上皮不能再生。

肾毒性 ATN 形态学变化最明显部位在近端肾小管的曲部和直部。肾小管细胞坏死程度明显比缺血性导致者轻。

AIN 的病理特征是间质炎性细胞浸润,包括 T 淋巴细胞和单核细胞,偶尔有浆细胞及嗜酸性粒细胞。

四、临床表现

急性肾损伤的临床表现差异很大,与病因和所处的 AKI 分期不同有关。明显的症状常出现于病程后期肾功能严重减退时,常见症状包括乏力、食欲减退、恶心、呕吐、瘙痒、尿量减少或尿色加深,容量过多导致急性左心衰竭时可以出现气急、呼吸困难。体检可见外周水肿、肺部湿啰音、颈静脉怒张等。AKI 的首次诊断常常是基于实验室检查异常,特别是血肌酐的绝对或相对升高,而不是基于临床症状与体征。

ATN 是肾性 AKI 最常见类型,其临床病程可分为三期。

(一)起始期

此期患者常遭受一些已知 ATN 的病因,例如低血压、缺血、脓毒症和肾毒素,但尚未发生明显肾实质损伤。在此阶段如能及时采取有效措施,AKI 常常是可预防的。但随着肾小管上皮发生明显损伤,GFR 逐渐下降,从而进入维持期。

(二)维持期

该期一般持续 7～14 d,但也可低至数天或长至 4～6 周。GFR 维持在低水平。部分患者可出现少尿(<400 mL/d)和无尿(<100 mL/d),但也有些患者可无少尿,尿量在 400～500 mL/d 以上。后者称为非少尿型 AKI,其病理生理基础目前尚不完全清楚,一般认为是病情较轻的表现。但不论尿量是否减少,随着肾功能减退,临床上出现一系列尿毒症表现,主要是尿毒症毒素潴留和水、电解质及酸碱平衡紊乱所致。AKI 的全身表现包括消化系统症状,如食欲减退、恶心、呕吐、腹胀、腹泻等,严重者可发生消化道出血。呼吸系统表现主要是容量过多导致的急性肺水肿和感染。循环系统多因尿少及水、钠潴留,出现高血压及心力衰竭、肺水肿表现,因毒素滞留、电解质紊乱、贫血及酸中毒引起心律失常及心肌病变。神经系统受累可出现意识障碍、躁动、谵妄、抽搐、昏迷等尿毒症脑病症状。血液系统受累可有出血倾向及贫血。感染是急性肾损伤常见而严重的并发症。在 AKI 同时或在疾病发展过程中还可并发多脏器功能障碍综合征,病死率

很高。此外,水、电解质和酸碱平衡紊乱表现为水过多,代谢性酸中毒,高钾血症,低钠血症,低钙和高磷血症等。

(三)恢复期

GFR逐渐升高,并恢复正常或接近正常范围。少尿型患者开始出现尿量增多,继而出现多尿,再逐渐恢复正常。与GFR相比,肾小管上皮细胞功能的恢复相对延迟,常需数月后才能恢复。部分患者最终遗留不同程度的肾脏结构和功能损伤。

五、实验室与辅助检查

(一)血液检查

可有贫血,早期程度常较轻,如肾功能长时间不恢复,则贫血程度可以较重。另外,一些引起AKI的基础疾病本身可以引起贫血,如大出血、严重创伤、重度感染、系统性红斑狼疮和多发性骨髓瘤等。血肌酐和尿素氮进行性上升,高分解代谢者上升速度较快,横纹肌溶解引起的肌酐上升更快。血清钾浓度升高,血pH和碳酸氢根离子浓度降低,血钙降低,血磷升高。

(二)尿液检查

不同病因所致AKI的尿检异常可截然不同。肾前性AKI时无蛋白尿和血尿,可见少量透明管型。ATN时可有少量蛋白尿,以小分子蛋白为主;尿沉渣检查可见肾小管上皮细胞、上皮细胞管型和颗粒管型及少许红、白细胞等;因肾小管重吸收功能减退,尿比重降低且较固定,多在1.015以下,尿渗透浓度<350 mOsm/L,尿与血渗透浓度之比<1.1,尿钠含量增高,滤过钠排泄分数(FE_{Na})$>1\%$。应注意尿液诊断指标的检查需在输液、使用利尿剂前进行,否则会影响结果。肾小球肾炎所致AKI常可见明显的蛋白尿和(或)血尿,$FE_{Na}<1\%$。AIN时可有少量蛋白尿,且以小分子蛋白为主;尿血较少,为非畸形红细胞;可有轻度白细胞尿,药物所致者可见少量嗜酸性粒细胞,当尿液嗜酸性粒细胞占总白细胞比例$>5\%$时,称为嗜酸性粒细胞尿;可有明显肾小管功能障碍的表现,$FE_{Na}>1\%$。肾后性AKI的尿检异常多不明显,可有轻度蛋白尿、血尿,合并感染时可出现白细胞尿,$FE_{Na}<1\%$。肾小球疾病引起者可出现大量蛋白尿或血尿,且以变形红细胞为主。

(三)影像学检查

尿路超声波检查对排除尿路梗阻与慢性肾脏病鉴别很有帮助。如有足够的理由怀疑存在梗阻,且与急性肾功能减退有关,可作逆行性或静脉肾盂造影。CT血管造影、MRI或放射性核素检查对有无血管病变有帮助,但明确诊断仍需行肾血管造影。

(四)肾活检

肾活检是AKI鉴别诊断的重要手段。在排除了肾前性及肾后性病因后,拟诊肾性AKI但不能明确病因时,都有肾活检指征。

六、诊断

根据原发病因,肾功能急性进行性减退,结合相应临床表现,实验室与影像学检查,一般不难做出诊断,但既往有关的诊断标准并不统一。

近年来,急性透析质量指导组(ADQI)和急性肾损伤网络(AKIN)两个国际组织分别制定了AKI的"RIFLE"分层诊断标准及AKI共识,但仍有一定局限性。

AKIN制定的AKI诊断标准为:肾功能的突然(在48 h内)减退。表现为血肌酐升高绝对值≥0.3 mg/dL(≥26.4 μmol/L),或血肌酐较基础值升高≥50%;或尿量减少[尿量<0.5 mL/(kg·h),时间>6 h]。需要注意的是,单独用尿量改变作为诊断与分期标准时,必须考虑到影响尿量的一些因素如尿路梗阻、血容量状态、使用利尿剂等。

此外,由于血肌酐影响因素众多,且敏感性较差,故血肌酐并非最佳的肾损伤标志物。一些反映肾小管上皮细胞损伤的新生物标志物在 AKI 诊断和指导治疗中的作用仍是今后研究重点之一,如中性粒细胞明胶酶相关脂质运载蛋白(NGAL)、肾损伤分子-1(KIM-1)、白细胞介素-18(IL-18)等。

七、鉴别诊断

(一)与肾前性 AKI 鉴别

肾前性氮质血症是 AKI 最常见的原因,应详细询问病程中有无引起容量不足或相对不足的原因,包括呕吐、腹泻、食欲减退、严重充血性心力衰竭、利尿剂使用不当等。此外,还要注意询问近期有无 NSAIDs、ACEIs 及 ARBs 等药物应用史。体检时应注意有无容量不足的常见体征,包括心动过速、全身性或直立性低血压、黏膜干燥、皮肤弹性差等。肾前性 AKI 时,实验室检查可见血肌酐和尿素氮升高,FE_{Na} 常<1%。但是服用呋塞米等利尿剂的肾前性 AKI 患者,受利尿剂利钠作用的影响,FE_{Na} 可以>1%。此时可改用尿尿素排泄分数(FE_{urea}),计算方法与尿钠排泄分数类似,FE_{urea}<35% 提示肾前性 AKI。此外,当尿液中出现过量碳酸氢钠、葡萄糖、甘露醇等无法重吸收的溶质时,FE_{Na} 也常>1%。慢性肾脏病、ATN、梗阻性肾病晚期,FE_{Na}、FE_{urea} 也均不可靠。

肾前性 AKI 时血浆尿素氮(mg/dL)/血肌酐(mg/dL)比值常>20:1,也有助于鉴别诊断。肾前性 AKI 时由于肾小管功能未受损,低尿流速率导致小管重吸收尿素增加,使肾前性少尿时血尿素氮和血肌酐不成比例增加,两者的比值可>10:1,甚至更高。尽管此值在肾前性是典型的表现,但也可见于肾后性 AKI。血尿素氮/血肌酐比值增加还需排除胃肠道出血、其他应激等导致的尿素产生增多。

临床上怀疑肾前性少尿时,可进行补液试验,即输液(5%葡萄糖200～250 mL)并注射利尿剂(呋塞米 40～100 mg),以观察输液后循环系统负荷情况。如果补足血容量后血压恢复正常,尿量增加,则支持肾前性少尿的诊断。低血压时间过长,特别是老年人伴心功能不全时,补液后无尿量增多应怀疑过长时间的肾前性氮质血症已发展为 ATN。

(二)与肾性 AKI 鉴别

肾性 AKI 包括多种疾病导致不同部位的肾损伤。肾前性因素所致 ATN 患者常有前述导致有效血容量不足疾病的病史和体征,或有导致肾内血流调节异常的药物应用史。肾性 AKI 患者近期常有肾毒性药物应用史。肾毒性药物既可导致 ATN,也可引起 AIN。AIN 常伴有发热、皮疹、淋巴结肿大及关节酸痛、血嗜酸性粒细胞和 IgE 升高等,结合对停药的反应可作出鉴别。尿液中嗜酸性细胞计数增多也提示 AIN,但敏感性和特异性不高。肾小球肾炎、肾脏微血管疾病等所致 AKI 常有中等度以上蛋白尿、肾小球源性血尿,一些继发性疾病还常有其他系统累及的表现,结合实验室与辅助检查异常,可作出鉴别。肾活检常有助诊断和鉴别诊断。

ATN、AIN 时常伴有 FE_{Na}>1%,但肾小球肾炎、肾微血管性疾病时,FE_{Na}<1%。

(三)与肾后性 AKI 鉴别

肾后性 AKI 常有前列腺肥大、前列腺肿瘤、淋巴瘤、膀胱颈部肿瘤、腹膜后疾病等病史,突然发生尿量减少或与无尿交替、肾绞痛、胁腹或下腹部疼痛、肾区叩击痛阳性及膀胱区叩诊呈浊音，均提示存在尿路梗阻的可能。一般发生少尿或无尿的患者常需鉴别是否存在肾后梗阻，但许多存在肾后梗阻性 AKI 的患者并不一定表现为少尿或无尿，需仔细鉴别。膀胱导尿兼有诊断和治疗的意义。肾脏超声波检查可见肾盂分离和肾脏积水，但在肾后性 AKI 早期，超声波检查可出现假阴性。X 线检查可帮助确诊，但需注意使用造影剂，后者常可加重肾损伤。

八、治疗

尽早识别并纠正可逆因素，避免肾脏受到进一步损伤，维持水、电解质、酸碱平衡是 AKI 治疗的关键。无论何种病因引起的 AKI，都必须尽快纠正肾前性因素，尽早明确诊断，及时采取干预措施。AKI 的治疗包括以下方面。

（一）尽早纠正可逆病因

AKI 的治疗首先要纠正可逆的病因。对于各种严重外伤、心力衰竭、急性失血等都应进行治疗，包括扩容、处理血容量不足及休克性感染等。

肾前性 AKI 早期需积极恢复有效血容量，包括静脉补充生理盐水、降低后负荷以改善心排血量、调节外周血管阻力至正常范围。如果肾前性 AKI 早期未能及时纠正，可继发出现急性肾小管损伤，患者病死率显著升高。确保容量充分是任何治疗策略的基础。但 AKI 时如何确定最佳补液量较为困难。既往有充血性心力衰竭史者，容量复苏时更需注意补液速度。

及时停用影响肾血流灌注或肾毒性的药物。前列腺肥大引起的肾后性 AKI 应及时通过膀胱留置导尿予以纠正。

（二）早期干预治疗

在 AKI 的起始期和进展期进行及时干预治疗能最大限度地减轻肾脏损伤、促进肾功能恢复。临床上怀疑 AKI 时，应尽早请肾科医师会诊，以获得及时、妥当的处理。

肾前性 AKI 必须尽快纠正肾前性因素。存在尿路梗阻时，则需请泌尿外科医师会诊，以及时采取措施解除梗阻。

肾性 AKI 常病情复杂，治疗困难。继发于肾小球肾炎、血管炎的 AKI 常需接受免疫抑制治疗。临床上怀疑 AIN 时，需尽快明确并停用可疑药物，确诊后可给予糖皮质激素等治疗。

（三）营养支持治疗

维持机体的营养状况和正常代谢，有助于损伤细胞的修复和再生，提高存活率。AKI 患者每天所需能量约为 147 kJ(35 kcal)/kg。由碳水化合物和脂肪供应；蛋白质应限制在 0.8 g/(kg·d)，对于高分解代谢或营养不良以及接受透析的患者蛋白质摄入量则应适当提高。不能口服的患者需静脉营养。

观察每天出入液量及体质量变化，每天补液量应为显性失液量加上非显性失液量减去内生水量。由于非显性失液量和内生水量估计常有困难，每天大致的进液量，可按前一天尿量加 500 mL 计算。发热患者只要体质量不增加，可适当增加进液量。肾脏替代治疗时补液量可适当放宽。

（四）并发症治疗

密切随访血肌酐、尿素氮及血电解质变化。当出现高钾血症时，应给予紧急处理，包括：①钙剂(10％葡萄糖酸钙 10~20 mL)稀释后缓慢静脉注射(5 min)；②碱剂(11.2％乳酸钠或 5％碳酸氢钠 100~200 mL)静脉滴注，既可纠正酸中毒又可促进钾离子向细胞内流；③50％葡萄糖50~

100 mL 加胰岛素6～12 U 缓慢静脉注射,促进糖原合成,使钾离子向细胞内转移;④口服离子交换(降钾)树脂(15～30 g,每天 3 次)。以上措施无效或伴高分解代谢的高钾血症患者,透析是最有效的治疗方法。

应及时治疗代谢性酸中毒,可选用 5％碳酸氢钠 100～250 mL 静脉滴注。对于严重酸中毒患者,如 HCO_3^-＜12 mmol/L 或动脉血 pH＜7.15 时,应立即开始透析。

AKI 时心力衰竭临床表现与一般心力衰竭相似,治疗措施亦基本相同。但 AKI 患者对利尿剂的反应很差;对洋地黄制剂疗效也差,加之合并电解质紊乱和在肾衰竭时洋地黄肾脏排泄减少,易发生洋地黄中毒。药物治疗以扩血管为主,使用减轻心脏前负荷的药物。容量负荷过重心力衰竭最有效的治疗是尽早进行透析治疗。

感染是 AKI 常见并发症,也是死亡的主要原因之一。应尽早使用抗生素。根据细菌培养和药物敏感试验选用对肾无毒性或毒性低的药物,并按肌酐清除率调整用药剂量。

(五)肾脏替代治疗

肾脏替代疗法是 AKI 治疗的一个重要组成部分,包括腹膜透析、间歇性血液透析和连续性肾脏替代疗法(continuous renal replacement therapy,CRRT)。目前腹膜透析较少用于重危 AKI 的治疗。但在经济欠发达地区以及灾难性事件导致大量患者需要治疗时,仍可应用腹膜透析治疗。

AKI 时肾脏替代疗法的目的和作用应包括维持体液、电解质、酸碱平衡,有效清除尿毒症毒素;防止或治疗可引起肾脏进一步损害的因素,促进肾功能恢复,如纠正急性左心衰、清除体内的炎症介质等;为原发病和并发症的治疗创造条件,如抗生素应用及营养支持等。因此,肾脏替代疗法的实质包含了“肾脏替代”及“肾脏支持”。肾脏替代治疗指征为肾功能减退至不能满足机体的基本生理需要,甚至出现因为水、电解质和酸碱失衡、尿毒症毒素潴留等导致的并发症。其中需要紧急透析的指征包括对静脉输注碳酸氢钠无效的严重代谢性酸中毒、积极内科保守治疗无效的严重高钾血症等电解质紊乱、积极利尿治疗无效的严重肺水肿,以及出现严重尿毒症症状如脑病、癫痫发作、心包炎等。肾脏支持的目的是支持肾脏维持机体内环境稳定,清除炎症介质,并在一定程度上支持其他脏器功能(如有助于急性呼吸衰竭和急性心力衰竭的纠正)。

目前,关于危重 AKI 时的肾脏替代治疗的剂量、时机、模式等问题,仍存在较多争议。重症 AKI 倾向于早期开始肾脏替代治疗,其目的是尽早清除体内过多的水分、毒素;纠正高钾血症和代谢性酸中毒等以稳定机体内环境平衡;有助于液体、热量、蛋白质及其他营养物质的补充;有利于肾损伤细胞的修复和再生。由于 CRRT 对患者血流动力学影响较小,故适合重症患者的治疗,尤其是血流动力学不稳定、高分解代谢状态、需要大量补液以及重症感染、急性肺损伤患者。

(韩　凯)

第六章 内分泌科疾病

第一节 甲状腺功能亢进症

甲状腺是人体最大的内分泌腺体,其分泌的甲状腺激素(TH)促进机体物质代谢、能量代谢以及机体的生长、发育。甲状腺功能亢进症(简称甲亢)是指由于多种因素导致甲状腺功能亢进、TH分泌过多,造成以神经、循环、消化等系统兴奋性增高和代谢亢进为主要临床表现的疾病总称。

甲状腺功能亢进以弥漫性毒性甲状腺肿,又称Graves病最为常见,大约占所有甲亢患者的85%。Graves病女性患者较男性多见,男女之比为1∶(4～6),多发在20～40岁。该病是一种器官特异性自身免疫性疾病,其发病机制尚未完全阐明。一般认为其发病机制是以遗传易感性为背景,在精神创伤、感染等诱发因素的作用下,引起体内免疫系统功能紊乱,产生异质性免疫球蛋白(自身抗体)而致病。

一、临床表现

本症临床表现与患者年龄、病程和TH分泌过多的程度有关。Graves病典型临床表现主要为甲状腺激素分泌过多综合征、甲状腺肿、眼征。老年人和儿童的临床表现常不典型。

(一)甲状腺激素分泌过多综合征

1.高代谢综合征表现

T_3、T_4分泌过多及交感神经兴奋性增高,能量、糖、脂肪、蛋白质代谢增加,体质量降低,糖耐量异常。

2.心血管系统表现

心动过速、心律失常、第一心音亢进、心脏扩大、收缩期高血压,其中心率静息或睡眠时仍快。

3.神经系统表现

易激动、焦虑、烦躁、失眠、紧张等,伸舌和双手平举向前时有细震颤,腱反射活跃。

4.消化系统表现

食欲亢进,多食消瘦,大便频繁,肝功能异常。

5.血液和造血系统表现

白细胞总数降低,淋巴细胞比例增高,血小板寿命缩短,偶可引起贫血。

6.肌肉骨骼系统表现

肌肉软弱无力,可有甲亢性肌病。

7.内分泌系统表现

甲状腺激素分泌过多综合征可影响性腺和肾上腺皮质功能,早期甲亢患者促肾上腺皮质激素(ACTH)分泌增加,重症患者肾上腺皮质功能可能相对减退或不全。

8.生殖系统表现

女性患者常有月经稀发、闭经,男性患者常有勃起功能障碍,偶见乳腺发育。

9.皮肤及肢端表现

部分患者有典型小腿胫前对称性黏液性水肿,常与浸润性突眼同时或在之后发生。少数患者存在指端粗厚。

(二)甲状腺肿

主要表现为弥漫性、对称性甲状腺肿大,质软(病史久或食用含碘食物较多者质地可坚韧)、无压痛,吞咽时上下移动,也有甲状腺肿大不对称或肿大不明显者。肿大的甲状腺上、下叶外侧可扪及震颤(腺体上部较明显),可听到连续性或以收缩期为主的吹风样的血管杂音,以上为Graves病的重要诊断特征。

(三)眼征

Graves病患者有 25%～50%伴有不同程度的眼病,其中突眼为重要而又较特异的体征之一。

(四)特殊临床表现及类型

儿童期甲亢临床表现与成人相似,一般后期均伴有发育障碍。18 周岁前一般采用抗甲状腺药物(ATD)治疗,但治疗效果不如成人。

淡漠型甲亢多见于老人,发病较隐匿;症状不典型,常以某一系统的表现突出;眼病和高代谢综合征表现较少,甲状腺常不肿大,但结节发生率较高;血清 TT_4 测定可在正常范围内;全身症状较重。

妊娠期甲亢主要有妊娠合并甲亢和人绒毛膜促性腺激素(HCG)相关性甲亢两种。妊娠合并甲亢者,时有类似甲亢的临床表现,如有体质量不随妊娠时间相应增加、四肢近端肌肉消瘦、静息时每分钟心率超过 100 次表现之一者,应疑及甲亢。HCG 相关性甲亢者,可因大量 HCG 刺激 TSH 受体而出现甲亢,甲亢症状轻重不一,血清 FT_3、FT_4 升高,TSH 降低或不可测出,血 HCG 显著升高,属一过性。

亚临床型甲亢血 T_3、T_4 正常,而 TSH 显著降低,低于正常值下限,不伴有或有轻微的甲亢症状。亚临床型甲亢可发生于 Graves 病早期、手术或放射碘治疗后、各种甲状腺炎恢复期的暂时性临床症状,也可持续存在,成为甲亢的一种特殊临床类型,少数可进展为临床型甲亢。

T_3 型甲亢的临床表现与寻常型相同,一般较轻,但血清 TT_3 与 FT_3 均增高,TT_4、FT_4 正常甚至偏低。

二、实验室检查

(一)TSH 测定

TSH 由脑垂体分泌,是调节甲状腺功能的重要激素。甲状腺功能改变时,TSH 的波动较 T_3、T_4 更迅速、显著,是反映下丘脑-垂体-甲状腺轴功能的敏感指标,对亚临床型甲亢和亚临床型甲减的诊断有着重要意义。大部分甲亢患者 TSH 低于正常低值,但垂体性甲亢患者 TSH 不降低或升高。

(二)血清甲状腺激素水平测定

1.血清 TT_4 与 TT_3

TT_4、TT_3 是反映甲状腺功能重要的指标,不同方法及实验室测定结果差异较大。TT_4、TT_3 的增高可提示甲亢,一般二者浓度平行变化,但在甲亢初期与复发早期,TT_3 上升往往很快,约是正常值的 4 倍,TT_4 上升较 TT_3 缓慢,仅为正常值的 2.5 倍,因此 TT_3 适用于轻型甲亢、早期甲亢、亚临床型甲亢及甲亢治疗后复发的诊断,也是诊断 T_3 型甲亢的特异指标。

TT_4、TT_3 可与甲状腺结合球蛋白(TBG)等特异性结合,且结合率高。TBG 水平变化对 TT_4 的影响较 TT_3 更大些。妊娠、雌激素、病毒性肝炎等可使 TBG 升高,TT_4、TT_3 测定结果出现假性增高;雄激素、低蛋白血症(严重肝病、肾病综合征)、糖皮质激素等可使 TBG 下降,测定结果出现假性降低。

2.血清 FT_4 与 FT_3

血清 FT_4、FT_3 不受 TBG 变化的影响,敏感性、特异性均高于 TT_3、TT_4,更能准确地反映甲状腺的功能状态,但是在不存在 TBG 影响因素的情况下,仍推荐测定 TT_3、TT_4,因其指标稳定,可重复性好。

3.血清 rT_3

rT_3 是 T_4 降解的产物,几乎无生理活性。可在一定程度上反映甲状腺的功能,其血浓度的变化与 T_3、T_4 维持一定比例,基本与 T_4 变化一致。Graves 病初期或复发早期可仅有 rT_3 升高。

(三)甲状腺自身抗体测定

1.TRAb(TSH 受体抗体)

TRAb 包括 TSH 受体抗体、甲状腺刺激抗体(TSAb)和甲状腺刺激阻断抗体(TSBAb)三类。TSH 受体抗体阳性提示存在针对 TSH 受体的自身抗体;TSAb 有刺激 TSH 受体、引起甲亢的功能,是 Graves 病的致病性抗体;TSBAb 可引起甲减。TRAb 检测对初发 Graves 病早期诊断、预测 ATD 治疗后甲亢复发、预测胎儿或新生儿甲亢的可能性有一定的意义。测定方法较多,但易出现假阴性和假阳性结果。

2.甲状腺过氧化物酶抗体(TPOAb)和甲状腺球蛋白抗体(TgAb)

这两种抗体水平能提示自身免疫病因。

(四)甲状腺摄 ^{131}I 率

^{131}I 摄取率诊断甲亢的符合率可达 90%。摄 ^{131}I 率升高/减低表示甲状腺的摄碘功能亢进/减退,可鉴别甲亢的病因,不能反映病情严重程度与治疗中的病情变化。摄取率降低,提示亚急性甲状腺炎、安静型甲状腺炎、产后甲状腺炎;摄取率升高,提示缺碘性甲状腺肿;若摄取率升高且伴随高峰前移,提示 Graves 病、多结节性甲状腺肿伴甲亢。随着 TH 和 TSH 检测普遍开展及监测敏感度的不断提高,^{131}I 摄取率已不作为甲亢诊断的常规指标。孕妇及哺乳期妇女禁止做本测定。

(五)促甲状腺激素释放激素(TRH)兴奋试验

TRH 能促进 TSH 的合成与释放,甲亢患者 T_3、T_4 增高,反馈抑制 TSH 的分泌,因此 TSH 不受 TRH 兴奋。甲亢患者一般 TSH 水平无明显增高;TSH 有升高反应可排除 Graves 病;TSH 无反应还可见于垂体疾病伴 TSH 分泌不足、甲状腺功能"正常"的 Graves 眼病等。

三、影像学检查

甲状腺超声检查可测定甲状腺的体积,组织的回声,是否存在甲状腺结节,尤其是临床不易触摸到的小结节,并可确定结节的数量、大小和分布,鉴别甲状腺结节的性状。

核素扫描检查时,甲亢患者颈动、静脉可提前到 6～8 s 显像(正常颈静脉12～14 s 显像,颈动脉 8～12 s 显像),甲状腺在 8 s 时显像,其放射性逐渐增加,显著高于颈动、静脉显像。

甲状腺 CT 可清晰地显示甲状腺和甲状腺与周围组织器官的关系,可发现微小病灶,测定甲状腺的体积和密度,了解甲状腺与周围器官的横向关系,有助于结节性甲状腺肿的诊断。眼部 CT 能清楚地显示眼眶内的结构,评估眼外肌受累及眼球后浸润情况,对眼眶的多种疾病的鉴别诊断有较高价值,尤其是眼球突出的病因诊断。

MRI 多用于确定甲状腺以外病变的范围,对确定肿块与其周围血管的关系价值大于 CT 或其他影像学检查。眼部 MRI 较 CT 能更清晰显示眶内多种软组织的结构和病变范围。但体内有金属物且不能取出时禁做 MRI 检查。

四、诊断标准

(一)功能诊断

甲亢病例诊断一般根据病史和临床表现,配合实验室检查来确诊。临床有高代谢及神经、循环、消化等系统兴奋性增高和代谢亢进的病例,尤其是有甲状腺肿大或突眼者应考虑存在本病可能,小儿、老年或伴有其他疾病的轻型甲亢或亚临床型甲亢临床表现不典型,需要辅以相应的实验室检查。

血 FT_3、FT_4(或 TT_3、TT_4)增高、敏感 TSH(sTSH)＜0.1 mU/L 者考虑甲亢;仅 FT_3 或 TT_3 增高,FT_4、TT_4 正常者可考虑为 T_3 型甲亢;血 TSH 降低,而 FT_3、FT_4 正常者,符合亚临床型甲亢。必要时可进一步作敏感 TSH(sTSH)/超敏感 TSH(uTSH)测定和(或)TRH 兴奋试验。

(二)鉴别诊断

较多亚急性甲状腺炎患者有发热等全身症状,且甲状腺肿大疼痛,伴有甲亢症状,T_3、T_4 升高、TSH 及 [131]I 摄取率降低。安静型甲状腺炎患者的甲状腺呈无痛性肿大,病程呈甲亢-甲减-正常过程。在甲亢阶段时 T_3、T_4 升高,[131]I 摄取率降低;甲减阶段 T_3、T_4 降低,[131]I 摄取率升高。

兼有桥本甲状腺炎和 Graves 病的患者有典型的甲亢临床表现和实验室检查结果,血清 TgAb 和 TPOAb 高滴度,甲亢症状很少自然缓解。少数患桥本假性甲亢(桥本一过性甲亢)患者由于疾病致滤泡破坏,甲状腺激素漏出引起一过性的甲亢,T_3、T_4 升高,[131]I 摄取率降低,症状常在短期内消失。

甲亢与非甲亢疾病的鉴别,见表6-1。

五、治疗原则

目前,治疗甲亢一般采用药物治疗、放射性[131]I 治疗、手术治疗,治疗时应根据患者具体情况和个人意愿等选择治疗方法。一般情况下年龄较小、病情轻、甲状腺轻中度肿大患者多选择药物治疗;而病情较重、病程长、甲状腺中重度肿大患者多采用[131]I 或手术等根治性治疗方法。儿童患者应先考虑用药物治疗,尽可能避免使用[131]I 治疗。

表 6-1　甲亢与非甲亢疾病的鉴别

疾病	相同点	不同点
糖尿病	多食易饥,少数甲亢糖耐量减低	无甲状腺肿,甲状腺部位无血管杂音且功能正常
非毒性甲状腺肿	甲状腺肿大,^{131}I 摄取率可增高	单纯性甲状腺肿无甲亢症状与体征,^{131}I 摄取率高峰不前移,T_3 抑制试验阴性,甲状腺功能正常
神经官能症	神经、精神症状相似	神经官能症无高代谢症状群、突眼、甲状腺肿,甲状腺功能正常
更年期综合征	情绪不稳定、烦躁、失眠、出汗	更年期甲状腺不肿大且功能基本正常
嗜铬细胞瘤	交感神经兴奋症状	无甲状腺肿,甲状腺功能正常,常有高血压

(一)甲亢的一般治疗

舒缓精神,避免情绪波动,适当休息并给予对症、支持治疗,补充足够热量和营养(糖、蛋白质和 B 族维生素等),忌碘饮食。

(二)甲亢的药物治疗

甲亢治疗药物有抗甲状腺药物、碘及碘化物及 β 受体阻滞剂。

1.抗甲状腺药物

抗甲状腺药物的临床疗效较肯定,治愈率 40%～60%;方便、经济、使用较安全,一般不会导致永久性甲减。但该类药物在临床应用具有局限性,主要是因为治疗用药疗程长 1～2 年至数年,停药后复发率高,可达 50%～60%,少数患者伴发肝损害或粒细胞减少症等。

(1)药物分类:抗甲状腺药物分为硫脲类和咪唑类,前者的代表药物是硫氧嘧啶、丙硫氧嘧啶,后者为甲巯咪唑、卡比马唑。

(2)药物疗程:治疗疗程有长程疗法、短程疗法及阻断-替代疗法等。短疗程法的服药时间小于 6 个月,治愈率 40%;长疗程法的服药时间在 1.5 年以上,治愈率 60%。长程疗法分为初治期、减量期、维持期,药物剂量一般根据病情选择。长程疗法因其治疗效果好而常用,治疗一旦开始一般不宜中断,治疗中如出现症状缓解但甲状腺肿或突眼恶化的情况时,抗甲状腺药物应酌情减量并可加用 L-甲状腺素钠(L-T_4)25～100 μg/d 或甲状腺片 20～60 mg/d。

(3)停药指征:长程疗法的停药指征一般为甲亢症状完全缓解;甲状腺肿缩小、血管杂音消失;抗甲状腺药物维持量小;血 T_3、T_4、TSH 正常;T_3 抑制试验及 TRH 兴奋试验正常;TSAb 明显下降或转阴;足疗程。停药时甲状腺明显缩小并且 TSAb 阴性,停药后复发率低;停药时甲状腺肿大或 TSAb 阳性,停药后复发率高,此类患者应延长治疗时间。

(4)注意事项:应用抗甲状腺药物应注意其不良反应,需经常检测肝肾功能和血常规。

2.碘及碘化物

一般用于术前准备和甲亢危象。术前准备时先用抗甲状腺药物(ATD)控制症状,术前 2～3 周应用大剂量碘,使甲状腺减轻充血,质地变韧,便于手术,减少出血。

3.β 受体阻滞剂

用于甲亢初治期的辅助治疗,也可用于术前准备或甲状腺危象。改善患者心悸等交感神经兴奋状态,并抑制 T_4 向 T_3 的转化。

(三)手术治疗

甲状腺次全切手术主要是用手术方法切除部分甲状腺组织以减少甲状腺激素的产生,达到治疗甲亢的目的。治愈率可达 70% 以上,治疗后复发率较药物治疗低,但可引起多种并发症。

手术治疗甲亢的适应证:中、重度甲亢,服药无效、复发或不愿长期服药者;甲状腺巨大,有压迫症状者;胸骨后、结节性甲状腺肿伴甲亢者。禁忌证:较重或发展较快的浸润性突眼者;合并心、肝、肾、肺疾病,不能耐受手术者;妊娠早期(3 个月前)及晚期(6 个月后);轻症可用药物治疗者。

术前用抗甲状腺药物治疗至症状控制,患者甲状腺功能接近正常,心率每分钟<80 次,T_3、T_4 在正常范围内。为减少术中出血,术前 2 周加服复方碘溶液。若患者对 ATD 有不良反应或不能缓解症状,可尝试普萘洛尔加碘剂的准备方法。

(四)放射性碘治疗

甲状腺有高度摄取和浓集碘的能力,^{131}I 释放出 β 射线可破坏甲状腺滤泡上皮而减少 TH 分泌,还能抑制甲状腺内淋巴细胞的抗体生成,增强了疗效。^{131}I 治疗具有迅速、简便、安全、疗效明显等优点,且疗程短、治愈率高、复发率低。接受 ^{131}I 治疗时应注意:服 ^{131}I 治疗前 2~4 周避免应用碘剂及含碘的药物;服 ^{131}I 前应空腹,服药 2 h 后方可进食;服药后患者应与家人隔离,尤其是与儿童和妊娠妇女,餐具和水杯与家人分开使用;非妊娠期妇女在接受 ^{131}I 治疗后半年内不宜妊娠;定期复查及随访。

(五)Graves 眼病的治疗

Graves 眼病以男性多见,43% 的患者甲亢与 Graves 眼病同时发生,44% 甲亢先于 Graves 眼病发生,还有 5% 的患者仅有明显突眼而无甲亢症状,称其为甲状腺功能正常的 Graves 眼病。

非浸润性突眼无需特别处理,突眼会随甲状腺功能恢复正常而消失。治疗 Graves 眼病时,对于有临床型甲亢或亚临床型甲亢证据的患者应采取有效的抗甲亢治疗,甲状腺功能恢复正常可使眼睑挛缩、凝视、眶周水肿等症状减轻,可更准确地评价眶内受累程度,选择适当的治疗方案。严重突眼不宜行甲状腺次全切除术,慎用 ^{131}I 治疗。

1.Graves 眼病的局部治疗

高枕卧位;限制钠盐及使用利尿剂减轻水肿;戴有色眼镜保护眼睛,防止强光及灰尘刺激;睡眠时使用抗生素眼膏;睡眠时可用眼罩或盐水纱布敷眼。

2.Graves 眼病的全身治疗

(1)抗甲状腺药物:主要用于甲亢伴明显突眼者,可稳定甲状腺功能,有利于突眼恢复。在治疗过程中应避免发生甲低及 TSH 升高,必要时可用 $L\text{-}T_4$(100~200 μg/d)或干甲状腺片(60~120 mg/d)与 ATD 联用。

(2)免疫抑制剂及非特异性抗炎药物:泼尼松每次 10~20 mg,每天 3 次,早期疗效较好,症状好转后减量。一般 1 个月后再减至维持量 10~20 mg/d,也可隔天给予最小维持量而逐渐停药。对糖皮质激素不敏感或有禁忌证的 Graves 眼病患者,可考虑试用奥曲肽,据报道该药物对于抑制球后组织增生有一定的效果。也可试用免疫抑制剂,但需注意血白细胞减少等不良反应。多数研究证实,糖皮质激素和环孢素 A 合用临床效果优于单独使用糖皮质激素。

(3)球后放疗:一般大剂量皮质激素治疗无效或有禁忌证无法使用时考虑应用。

(4)眼眶减压手术对改善突眼和眼部充血症状效果较好。

(钟道先)

第二节　甲状腺功能减退症

甲状腺功能减退症(简称甲减)是指各种原因引起的甲状腺激素(TH)合成、分泌或生物效应不足所导致的一组疾病。甲减女性较男性多见,男女之比为1∶(5～10),且随年龄增加患病率逐渐上升。新生儿甲减发生概率约为1∶4 000,青春期甲减发病率降低,成年后再次上升。甲减病因较复杂,按起病时间可分为呆小病(克汀病)、幼年型甲减、成年型甲减。

一、病因

呆小病甲状腺功能减退始于胎儿或新生儿,病因有两种:地方性呆小病,即因母体缺碘,供应胎儿的碘不足,胎儿 TH 合成不足或甲状腺发育不全而造成神经系统不可逆的损害;散发性呆小病,胎儿甲状腺发育不全或 TH 合成发生障碍。

幼年型甲状腺功能减退起病于青春期发育前儿童,病因与成人患者相同。成年型甲状腺功能减退起病于成年者,主要有甲状腺激素(TH)缺乏、促甲状腺激素(TSH)缺乏及周围组织对 TH 不敏感三种类型。

(一)TH 缺乏

原发性 TH 缺乏,病因不明。

继发性 TH 缺乏,常见于甲状腺破坏,如手术切除,放射性碘或放射线治疗后;抗甲状腺药物(ATD)治疗过量,摄入碘化物过多,使用过氯酸钾、碳酸锂等;其他因素:甲状腺炎、慢性淋巴细胞性甲状腺炎、伴甲状腺肿或结节的甲状腺功能减退、晚期甲状腺癌和转移性肿瘤。

(二)血清 TSH 缺乏

TSH 缺乏分为垂体性和下丘脑性。前者常见于肿瘤、手术、放疗和产后垂体坏死;后者常见于下丘脑肿瘤、肉芽肿、慢性疾病或放疗。

(三)TH 不敏感综合征

TH 受体基因突变、TH 受体减少或受体后缺陷所致,有家族发病倾向。

二、临床表现

TH 减少可引起机体各系统功能代谢减慢,功能降低。甲减的临床表现一般取决于起病年龄和病情的严重程度,重者可引起黏液性水肿,甚至黏液性水肿昏迷。亚临床型甲减无明显甲减症状与体征,但存在发展为临床型甲减的可能性,也可造成动脉粥样硬化和心血管疾病,妊娠期亚临床甲减可能影响后代的神经智力发育。

(一)呆小病

如甲减发生于胎儿和婴幼儿时期,一般起病较急,可阻碍大脑和骨骼生长发育,导致智力低下和身材矮小,且多不可逆。呆小病患儿起病越早病情越严重。患儿表现为体格及智力发育缓慢、反应迟钝、颜面苍白、眼距增宽、鼻根宽且扁平、鼻梁下陷、口唇厚、舌大外伸、四肢粗短、出牙换牙延迟、骨龄延迟、行走晚且呈鸭步,心率慢、脐疝多见,性器官发育延迟,成年后矮小。

(二)幼年型甲减

幼年型甲减的临床表现介于成人型与呆小病之间。幼儿发病者与呆小病相似,只是发育迟缓和面容改变不如呆小病显著;较大儿童及青春期发病者,类似成人型甲减,但伴有不同程度的生长阻滞。

(三)成年型甲减

成年型甲减多见于中年女性,男女比例为 1:(5~10),发病缓慢、隐匿,有时长达 10 余年才表现出典型症状,主要表现为代谢率减低和交感神经兴奋性下降,及时治疗多可逆。

1.一般表现

出汗减少、怕冷、动作缓慢、精神萎靡、疲乏嗜睡、智力减退、食欲下降、体质量增加、大便秘结,有的出现黏液性水肿面容(表情淡漠、水肿、眼睑下垂,鼻、唇增厚,毛发脱落无光泽)。

2.低代谢综合征

疲乏嗜睡、行动迟缓,记忆力减退,怕冷无汗,体温低于正常。

3.皮肤表现

苍白或姜黄色,皮肤粗糙、多鳞屑和角化,指甲生长缓慢、厚脆。

4.神经精神系统表现

记忆力、理解力减退、反应迟钝、嗜睡、精神抑郁、严重者可发展为猜疑性精神分裂症,重者多表现为痴呆、木僵或昏睡、共济失调或眼球震颤。

5.肌肉与关节表现

肌肉软弱乏力、偶见重症肌无力,收缩与松弛均缓慢延迟,肌肉疼痛、僵硬,黏液性水肿患者可伴有关节病变,偶有关节腔积液。

6.心血管系统表现

心动过缓、心音低弱、心脏扩大、常伴有心包积液、血压可升高,久病者易发生动脉粥样硬化及冠心病。

7.消化系统表现

食欲减退、便秘、腹胀,甚至麻痹性肠梗阻或黏液性水肿巨结肠,可有胃酸缺乏、贫血。

8.内分泌系统表现

男性勃起功能障碍,女性月经过多、经期长、不孕、溢乳,肾上腺皮质功能偏低、血和尿皮质醇降低。

9.呼吸系统表现

呼吸浅而弱,对缺氧和高碳酸血症不敏感。

10.黏液性水肿昏迷表现

嗜睡、低体温(<35 ℃)、呼吸减慢、血压下降、心动过缓、四肢肌肉松弛、反射减弱或消失,甚至昏迷、休克。

三、实验室检查

(一)生化检查

1.血红蛋白和红细胞

本病可致轻、中度正常细胞正色素性贫血,小细胞低色素性或大细胞型贫血。

2.血脂

甲状腺性甲减胆固醇常升高,继发性甲减胆固醇正常或降低。

3.血氨基酸

同型半胱氨酸(Hcy)增高。

4.其他

血胡萝卜素升高,尿 17-酮类固醇、17-羟皮质类固醇降低,糖耐量试验呈扁平曲线,胰岛素反应延迟。

(二)心功能检查

心电图示低电压、窦性心动过缓、T 波低平或倒置,偶有 PR 间期延长(AV 传导阻滞)及 QRS 波时限增加,心肌酶谱升高。

(三)影像学检查

成骨中心出现和生长迟缓(骨龄延迟),成骨中心骨化不均匀呈斑点状(多发性骨化灶),骨骺与骨干的愈合延迟。X 片上心影常为弥漫性双侧增大。甲状腺核素扫描检查可发现和诊断异位甲状腺。

(四)甲状腺激素测定

1.血清总 T_4(TT_4)和血清总 T_3(TT_3)

诊断轻型甲减和亚临床甲减时,TT_4 较 TT_3 敏感,TT_4 降低而 TT_3 正常是早期诊断甲减的指标之一。较重者血 TT_3 和 TT_4 均降低,轻型甲减的 TT_3 不一定下降。TT_4、TT_3 受甲状腺结合球蛋白(TBG)影响,检查结果可出现偏差。

2.血清游离 T_4(FT_4)和游离 T_3(FT_3)

FT_4 和 FT_3 不受 TBG 变化的影响,其敏感性与特异性均高于 TT_4 和 TT_3。甲减患者一般 FT_4 和 FT_3 均下降,轻型甲减、甲减初期以 FT_4 下降为主。

3.血清 TSH 测定

TSH 测定是诊断甲减最主要的指标。甲状腺性甲减,TSH 可升高;垂体性或下丘脑性甲减,常降低,并可伴有其他腺垂体激素分泌低下。当 sTSH(敏感 TSH)≥5.0 mU/L,加测 FT_4、甲状腺球蛋白抗体(TgAb)和甲状腺过氧化物酶抗体(TPOAb),以明确诊断亚临床型甲减或自身免疫性甲状腺病。也可用 TSH 筛查新生儿甲减。

4.TPOAb 和 TgAb 测定

TPOAb 和 TgAb 是确定自身免疫甲状腺炎的主要指标。亚临床型甲减患者存在高滴度的 TgAb 和 TPOAb,进展为临床型甲减的可能性较大。

(五)动态兴奋试验

TRH 兴奋试验:原发性甲减 TSH 基础值升高,TRH 刺激后升高增强;垂体性甲减 TRH 刺激后多无反应;下丘脑性甲减受刺激后 TSH 升高并多呈延迟反应。

四、诊断标准

甲减病例诊断一般根据病史、临床表现和体格检查,再配合实验室检查来确诊。原则是以 TSH 为一线指标,如血 TSH>5.0 mU/L 应考虑可能存在原发性甲减。单次 TSH 测定不能诊断为甲减,必要时可加测 FT_4、FT_3 等,对于处在 TSH 临界值者要注意复查。

（一）甲减诊断思路

甲减临床表现缺乏特异性，轻型甲减易漏诊，如有以下表现之一，可考虑存在甲减的可能：乏力、虚弱、易于疲劳但无法解释；反应迟钝，记忆力明显下降；不明原因的虚浮、体质量增加；怕冷；甲状腺肿，无甲亢表现；血脂异常，尤其是总胆固醇、低密度脂蛋白增高；心脏扩大，有心衰样表现但心率不快。血清 TSH 和 FT_4 正常可排除甲减。

（二）呆小病的早期诊断

呆小病的早期诊断极为重要。早日确诊可尽可能避免或减轻永久性智力发育缺陷。婴儿期诊断本病较困难，应仔细观察其面貌、生长、发育、皮肤、饮食、大便、睡眠等各方面情况，必要时做有关实验室检查。应注意呆小病的特殊面容与先天性愚型（伸舌样痴呆称唐氏综合征）鉴别。

（三）特殊类型甲减的诊断

TSH 不敏感综合征的临床表现不均一。对于无临床表现的患者，诊断较困难。TH 不敏感综合征有三种类型，即全身不敏感型、垂体不敏感型及周围不敏感型。

（四）甲减与非甲状腺疾病鉴别

甲减与非甲状腺疾病贫血、慢性肾炎等疾病，在某些病理性体征上的表现相同，若不能掌握其各自的不同，容易误诊。甲减与非甲状腺疾病鉴别见表 6-2。

表 6-2　甲减与非甲状腺疾病的鉴别

非甲状腺疾病	相同点	不同点
贫血	贫血	甲减可引起血清 T_3、T_4↓ 和 TSH↑
慢性肾炎	黏液性水肿，血 T_3、T_4 均减少，尿蛋白可为阳性，血浆胆固醇可增高	甲减者尿液正常、血压不高，肾功能大多正常
肥胖症	水肿，基础代谢率偏低	肥胖症 T_3、T_4、TSH 均正常
特发性水肿	水肿	特发性水肿下丘脑-垂体-甲状腺功能正常

注：TSH 为促甲状腺素。

五、治疗原则

（一）治疗目标

甲减确诊后应及早使用甲状腺制剂替代治疗，一般需终生服药，并根据体征对症治疗。治疗的主要目标是控制疾病，使甲减临床症状和体征消失，将 TSH、TT_4、FT_4 值维持在正常范围内，对于垂体性及下丘脑性甲减，则以把 TT_4、FT_4 值维持在正常范围内作为目标。

（二）替代治疗

替代治疗的药物主要有干甲状腺片、L-甲状腺素钠（L-T_4）、L-三碘甲腺原氨酸（L-T_3）。替代治疗甲状腺激素用量受甲减病情及并发症、患者年龄、性别、生活环境及劳动强度等多种因素的影响，因此替代治疗需个体化调整用药剂量。

甲减药物治疗剂量与患者的病情、年龄、体质量、个体差异有关。临床上有时需要更换替代制剂，替代过程中，需重视个体的临床表现，根据患者不同的情况而定，必要时复查血清 TSH、T_4、T_3、血脂等。

（1）呆小病越早疗效越好，并需要终身服用药物替代治疗。

（2）幼年型黏液性水肿的治疗与较大的呆小病患儿相同。

（3）成人型黏液性水肿应用甲状腺激素替代治疗原则强调"治疗要早，正确维持，适量起始，注意调整"等，必须从小剂量开始应用。

（4）黏液性水肿昏迷是一种罕见的重症，可危及生命，多见于老年患者，预后差。$L\text{-}T_4$ 作用较慢，需选用作用迅速的 $L\text{-}T_3$。

（5）亚临床甲减患者 TSH 水平高于正常，游离 T_3/T_4 正常，无明显甲减症状。若得不到及时的治疗，可转化成典型甲减。血清 TSH 4.5～10 mU/L，可暂不给予 $L\text{-}T_4$，每 6～12 个月随访甲状腺功能；血清 TSH>10 mU/L，可给予 $L\text{-}T_4$ 替代治疗。

（6）妊娠期甲状腺激素缺乏，对胎儿的神经、智力发育影响较大，应进行筛查。一般认为妊娠早期 TSH 参考范围应低于非妊娠人群 30％～50％，TT_4 浓度大约为非妊娠期的 1.5 倍。若妊娠期间 TSH 正常，TT_4<100 nmol/L，则可诊断低 T_4 血症。妊娠前如已确诊甲减，应调整 $L\text{-}T_4$ 剂量，待血清 TSH 恢复至正常范围再怀孕；妊娠期间发生甲减，应立即使用 $L\text{-}T_4$ 治疗。

（7）TSH 不敏感综合征治疗取决于甲减的严重程度。对于临床上无甲减症状，且发育正常，血清 T_3、T_4 正常，仅血清 TSH 增高，这种患者是否需补充 TH 尚无统一意见，有待进一步观察研究。替代治疗一般使用 $L\text{-}T_4$ 和干甲状腺片，TSH 不敏感综合征的治疗特别强调早期诊断和早期治疗，并维持终生。

（8）TH 不敏感综合征目前无根治方法。可根据疾病的严重程度和不同类型选择治疗方案，并维持终生。轻型临床上无症状患者可不予治疗。有症状者宜用 $L\text{-}T_3$，剂量应个体化，但均为药理剂量。周围型甲减患者有些 $L\text{-}T_3$ 剂量使用到 500 $\mu g/d$，才使一些 TH 周围作用的指标恢复正常。全身型甲减者用 $L\text{-}T_3$ 治疗后血清 TSH 水平可降低，甲减症状改善。

（钟道先）

第三节　甲状腺炎

甲状腺炎是一类累及甲状腺的异质性疾病。由自身免疫、病毒感染、细菌或真菌感染、慢性硬化、放射损伤、肉芽肿、药物、创伤等多种原因所致的甲状腺滤泡结构破坏。其病因不同，组织学特征各异，临床表现及预后差异较大。按发病缓急可分为急性、亚急性和慢性甲状腺炎；按病因可分为感染性、自身免疫性和放射性甲状腺炎；按组织病理学可分为化脓性、肉芽肿性、淋巴细胞性和纤维性甲状腺炎。临床上常见的慢性淋巴细胞性甲状腺炎、产后甲状腺炎、无痛性甲状腺炎均为自身免疫性甲状腺炎。

一、亚急性甲状腺炎

（一）病因和发病机制

亚急性甲状腺炎又称亚急性肉芽肿性甲状腺炎，多由病毒感染引起，以短暂疼痛的破坏性甲状腺组织损伤伴全身炎症反应为特征。各种抗甲状腺自身抗体在疾病活动期可以出现，可能是继发于甲状腺滤泡破坏后的抗原释放。

（二）临床表现

1.上呼吸道感染

起病前常有上呼吸道感染史,所以常有上呼吸道感染症状,如疲劳、倦怠、咽痛等,体温不同程度升高。

2.甲状腺区特征性疼痛

逐渐或突然发生甲状腺部位的疼痛,常放射至同侧耳部、咽喉、下颌角等处。

3.甲状腺肿大

弥漫性或不对称性肿大,压痛明显,可伴有结节,质地硬,无震颤和杂音。

4.甲状腺功能异常

典型病例分为甲亢期、甲减期、恢复期 3 期。在甲亢期和甲减期可有甲亢或甲减的临床表现及甲状腺激素水平、TSH 水平的异常。

（三）诊断要点

1.上呼吸道感染

发病前有上呼吸道感染史。

2.局部表现

甲状腺肿大、疼痛和压痛。

3.全身表现

发热、乏力等。

4.试验室检查

红细胞沉降率快,血 T_3、T_4 升高,TSH 下降,甲状腺摄碘率下降(分离现象)。

（四）治疗原则

(1)治疗目的:缓解疼痛,减轻炎症反应。

(2)非甾体抗炎药(解热镇痛剂)用于轻症患者,疗程 2 周,常用药物有吲哚美辛、阿司匹林等。

(3)糖皮质激素对于疼痛剧烈、体温持续显著升高、水杨酸或其他非甾体抗炎药治疗无效者可以应用泼尼松 20~40 mg/d 口服,维持 1~2 周后逐渐减量,总疗程 6~8 周以上。

(4)伴有甲亢者,不服用抗甲状腺药物,可以给予 β 受体阻滞剂。

(5)甲减明显、持续时间长者,可以应用甲状腺激素替代治疗,但宜短期、小剂量使用;只有永久性甲减需要长期替代治疗。

二、慢性淋巴细胞性甲状腺炎

慢性淋巴细胞性甲状腺炎又称桥本甲状腺炎(HT),是自身免疫性甲状腺炎(AIT)的一个类型。

（一）病因和发病机制

目前,公认的病因是自身免疫,主要是Ⅰ型辅助型 T 淋巴细胞免疫功能异常。患者血清中出现 TPOAb、TGAb、甲状腺刺激阻断抗体(TSBAb)。遗传因素和环境因素也参与了 HT 的发病。

（二）临床表现

(1)起病隐匿,进展缓慢,多数患者缺乏临床症状,尤其是在病程早期。

（2）甲状腺弥漫性对称性肿大,少数不对称,质地韧硬。偶有局部疼痛与触痛。少数患者可有突眼。

（3）甲状腺功能可以正常、亢进或减低。HT 与 GD 并存时称为桥本甲状腺毒症。

（4）可以同时伴发其他自身免疫性疾病,如与 1 型糖尿病、甲状旁腺功能减退症、肾上腺皮质功能减退症同时存在时称为内分泌多腺体自身免疫综合征Ⅱ型。

(三)诊断要点

（1）甲状腺肿大、质地坚韧、伴或不伴结节。

（2）甲状腺自身抗体 TPOAb 和(或)TGAb 长期高滴度阳性。

（3）细针穿刺活检有确诊价值。

（4）伴临床甲减或亚临床甲减支持诊断。

(四)治疗原则

1.随访

既无症状、甲状腺功能又正常的 HT 患者主张半年到 1 年随访 1 次,主要检查甲状腺功能。

2.病因治疗

目前,无针对病因的治疗方法,提倡低碘饮食。

3.甲减和亚临床甲减的治疗

临床甲减者需要 $L\text{-}T_4$ 替代治疗,亚临床甲减者需要评估患者的危险因素再决定是否应用 $L\text{-}T_4$。

4.应用 β 受体阻滞剂

伴甲亢者可以应用 β 受体阻滞剂。

三、无痛性甲状腺炎

无痛性甲状腺炎又称亚急性淋巴细胞性甲状腺炎、安静性甲状腺炎,是 AIT 的一个类型。

(一)病因和发病机制

本病与自身免疫有关。与 HT 相似,但淋巴细胞浸润较 HT 轻,表现为短暂、可逆的甲状腺滤泡破坏、局灶性淋巴细胞浸润,50％的患者血中存在甲状腺自身抗体。

(二)临床表现

1.甲状腺肿大

弥漫性轻度肿大,质地较硬,无结节,无震颤和杂音,无疼痛和触痛为其特征。

2.甲状腺功能

甲状腺功能变化类似于亚急性甲状腺炎,分为甲状腺毒症期、甲减期和恢复期。半数患者并不经过甲减期。

(三)诊断要点

（1）可以有甲亢的临床表现,也可以无任何症状。

（2）甲状腺毒症阶段甲状腺激素水平升高而摄碘率下降,$T_3/T_4 < 20$ 对诊断有帮助,恢复期甲状腺激素水平和摄碘率逐渐恢复正常。

（3）多数患者甲状腺自身抗体阳性,其中 TPOAb 增高更明显。

(四)治疗原则

1.甲状腺毒症阶段

避免应用抗甲状腺药物,可以应用 β 受体阻滞剂,一般不主张应用糖皮质激素。

2.甲减期

一般不主张应用甲状腺激素,症状明显、持续时间长者可小剂量应用,如果是永久甲减需要终生替代治疗。

3.定期监测甲状腺功能

本病有复发倾向,甲状腺抗体滴度逐渐升高,有发生甲减的潜在危险,故临床缓解后也需要定期监测甲状腺功能。

(钟道先)

第四节 甲状腺结节

甲状腺结节是临床常见疾病。流行病学调查显示,在一般人群中采用触诊的方法,甲状腺结节的检出率为 3%~7%,采用高分辨率超声,其检出率可达 19%~67%。甲状腺结节在女性和老年人群中多见。虽然甲状腺结节的患病率很高,但仅有约 5% 的甲状腺结节为恶性,因此甲状腺结节处理的重点在于良恶性的鉴别。

一、病因及分类

多种甲状腺疾病都可以表现为甲状腺结节,包括局灶性甲状腺炎症、甲状腺腺瘤、甲状腺囊肿、结节性甲状腺肿、甲状腺癌、甲状旁腺腺瘤或囊肿、甲状舌管囊肿等。此外,先天性一叶甲状腺发育不良而另一叶甲状腺增生,以及甲状腺手术后及放射性碘治疗后残留甲状腺组织的增生亦可以表现为甲状腺结节。

二、诊断

甲状腺结节诊断的首要目的是确定结节为良性还是恶性,可以通过询问病史、物理检查、甲状腺细针穿刺细胞学检查及超声、扫描等确定诊断。

(一)病史及体格检查

目前,已知的影响结节良恶性的因素包括年龄、性别、放射线照射史、家族史等。儿童及青少年甲状腺结节中恶性的比率明显高于成人。年龄大于 60 岁以上者恶性的比率增加,且未分化癌的比例明显增高。成年男性甲状腺结节的患病率较低,但恶性的比例高于女性。与甲状腺癌发生相关的最重要的危险因素为放射线暴露,既往有头颈部放射照射史及核素辐射者,甲状腺结节和甲状腺癌的发生率明显增高。患者的家族史对甲状腺结节的判定也有一定的帮助,有甲状腺肿家族史和地方性甲状腺肿地区居住史者甲状腺肿的发生率较高。有甲状腺癌家族史及近期出现的甲状腺结节增长较快,或伴有声音嘶哑、吞咽困难和呼吸道梗阻者提示可能为恶性。

大多数甲状腺结节患者没有临床症状,仅表现为无痛性颈部包块,合并甲状腺功能异常时,可出现相应的临床表现,部分患者由于结节侵犯周围组织出现声音嘶哑、压迫感、呼吸和(或)吞咽困难等压迫症状。甲状腺的肿块有时较小，不易触及，容易漏诊。检查时要求患者充分暴露颈部，仔细触诊。正常的甲状腺轮廓视诊不易发现，若看到甲状腺的外形常提示甲状腺肿大。触诊检查时要注意甲状腺的大小、质地、有无肿块及肿块的数目、部位、边界、活动度、肿块有无压痛及颈部有无肿大的淋巴结等，提示恶性病变的体征包括结节较硬、与周围组织粘连固定、局部淋巴结肿大等。

(二)实验室检查

甲状腺结节患者均应行甲状腺功能检测。血清促甲状腺激素(TSH)水平降低提示可能为自主功能性或高功能性甲状腺结节，需行甲状腺核素扫描进一步判断结节是否具有自主摄取功能，功能性或高功能性甲状腺结节中恶性的比例极低。甲状腺自身抗体阳性提示存在桥本甲状腺炎可能，但不排除同时伴有恶性疾病，因乳头状甲状腺癌和甲状腺淋巴瘤可与桥本甲状腺炎并存。甲状腺球蛋白(Tg)是甲状腺产生的特异性蛋白，由甲状腺滤泡上皮细胞分泌，多种甲状腺疾病可引起血清Tg水平升高，包括分化型甲状腺癌、甲状腺肿、甲状腺组织炎症或损伤、甲状腺功能亢进症等，因此血清Tg测定对甲状腺结节的良恶性鉴别没有帮助，临床主要用于分化型甲状腺癌手术及清甲治疗后的随访监测。分化型甲状腺癌行甲状腺全切及^{131}I清甲治疗后，体内Tg很低或测不到，在随访过程中如果血清Tg升高提示肿瘤复发。降钙素由甲状腺滤泡旁细胞(C细胞)分泌，降钙素升高是甲状腺髓样癌的特异性标志，如疑及甲状腺髓样癌应行血清降钙素测定。

(三)超声检查

高分辨率超声检查是评估甲状腺结节的首选方法，可以探及直径2 mm以上结节，已在甲状腺结节的诊断过程中广泛使用。颈部超声可确定甲状腺结节的大小、数量、位置、囊实性、形状及包膜是否完整、有无钙化、血供及与周围组织的关系等情况，同时可评估颈部有无肿大淋巴结以及淋巴结的大小、形态和结构特点，是区分甲状腺囊性或实性病变的最好无创方法。此外，对甲状腺良恶性病变的鉴别也有一定价值。以下超声征象提示甲状腺癌的可能性大：①实性低回声结节；②结节内血供丰富；③结节形态和边缘不规则，"晕征"缺如；④微小钙化；⑤同时伴有颈部淋巴结超声影像异常，如淋巴结呈圆形、边界不规则、内部回声不均或有钙化、皮髓质分界不清、淋巴门消失等。在随访过程中超声检查还可以较客观地监测甲状腺结节大小的变化。较小而不能触及的结节可在超声引导下进行细针穿刺。甲状腺癌术后患者定期颈部超声检查可以帮助确定有无局部复发。

(四)甲状腺核素显像

适用于评估直径大于1 cm的甲状腺结节，根据对放射性核素的摄取情况，甲状腺结节可以分为"热"结节、"温"结节、"冷"结节。除极少数的滤泡状甲状腺癌外，绝大多数可自主摄取放射性核素的"热"结节均为良性病变。放射性核素的摄取与周围组织相似或略高于周围组织的"温"结节通常也为良性。甲状腺恶性肿瘤通常表现为放射性核素摄取极低的"冷"结节，但冷结节中只有不足20%为恶性，80%以上为良性，如甲状腺囊性病变、局灶性甲状腺炎等都表现为"冷"结节。核素显像在甲状腺结节良恶性鉴别中的作用有限，一般临床考虑甲状腺结节为高功能者首选核素扫描，否则核素扫描不作为甲状腺结节的首选检查。

有些化学物质与癌组织的亲和力较高，经同位素标记后用于亲肿瘤甲状腺显像，如^{99m}锝-甲氧基异丁基异腈(^{99m}Tc-MIBI)、^{201}铊(^{201}Ti)、^{131}铯(^{131}Cs)等。虽然它们与恶性肿瘤的亲和力较高，扫描常呈阳性(即浓聚放射性物质)，但并不是特异性的。有些代谢较活跃的组织(如自主功能性甲状腺腺瘤)或富含线粒体的组织(如桥本甲状腺炎的嗜酸性变细胞)也可呈阳性。因此，对这些亲肿瘤现象的结果必须结合其他资料综合分析。

PET/CT 显像是目前较为先进的核医学诊断技术，[18]F-FDG 是最重要的显像剂。PET 显像能够反映甲状腺结节摄取和代谢葡萄糖的状态，但并非所有的甲状腺恶性结节都在[18]F-FDG PET 显像中表现为阳性，某些良性结节也会摄取[18]F-FDG，因此单纯依靠[18]F-FDG PET 显像也不能准确鉴别甲状腺结节的良恶性。

（五）放射学诊断

CT 和 MRI 作为甲状腺结节的诊断手段之一，可以显示结节与周围解剖结构的关系，明确病变的范围及其对邻近器官和组织的侵犯情况，如对气管、食管等有无压迫和破坏，颈部淋巴结有无转移等，但它们在评估甲状腺结节的良恶性方面并不优于超声。CT 和 MRI 对微小病变的显示不及超声，但对胸骨后病变的显示较好。

（六）甲状腺结节细针抽吸细胞学检查

甲状腺结节细针抽吸细胞学检查（FNAB）是甲状腺结节诊断过程中的首选检查方法，该方法简便、安全、结果可靠，对甲状腺结节的诊断及治疗有重要价值，被视为术前诊断甲状腺结节的"金标准"，通常分为恶性、可疑恶性、不确定性及良性。甲状腺细针穿刺对甲状腺乳头状癌、甲状腺髓样癌和未分化甲状腺癌等具有可靠的诊断价值，由于甲状腺滤泡状癌和滤泡细胞腺瘤的区别为有无包膜和血管浸润，因此细胞学检查一般无法区分甲状腺滤泡状癌和滤泡状腺瘤。

凡直径大于 1 cm 的甲状腺结节，均可考虑 FNAB 检查。直径小于 1 cm 的甲状腺结节，如存在下述情况可考虑超声引导下细针穿刺：①超声提示结节有恶性征象；②伴颈部淋巴结超声影像异常；③童年期有颈部放射线照射史或辐射暴露史；④有甲状腺癌病史或家族史；⑤[18]F-FDG PET 显像阳性。

甲状腺粗针穿刺也可以获得组织标本供常规病理检查所用。如细胞学不能确定诊断且结节较大者可行粗针穿刺病理检查，但不足之处是创伤较大。

（七）分子生物学检测

经 FNAB 仍不能确定良恶性的甲状腺结节，对穿刺标本或外周血进行甲状腺癌的分子标志物检测，如 BRAF 突变、RAS 突变、RET/PTC 重排等，能够提高诊断准确率。BRAF 基因突变和 RET/PTC 重排对甲状腺乳头状癌的诊断具有较好的特异性。RAS 基因突变虽然对甲状腺乳头状癌和甲状腺滤泡状癌并非特异，但其同样具有临床意义。如细胞学检查为"滤泡性病变"同时伴 RAS 突变阳性，提示为滤泡变异型乳头状甲状腺癌或甲状腺腺瘤。RET 基因突变与遗传性甲状腺髓样癌的发生有关。

三、治疗

一般来说，良性甲状腺结节可以通过以下方式处理。

（一）随访观察

多数良性甲状腺结节仅需定期随访，无需特殊治疗，如果无变化可以长期随访观察。少数情况下可选择下述方法治疗。

（二）手术治疗

良性甲状腺结节一般不需手术治疗。手术治疗的适应证：①出现与结节明显相关的局部压迫症状；②合并甲状腺功能亢进，内科治疗无效；③结节位于胸骨后或纵隔内；④结节进行性生长，临床考虑有恶变倾向或合并甲状腺癌高危因素者。因外观或思想顾虑过重影响正常生活而强烈要求手术者,可作为手术的相对适应证。

(三)甲状腺激素抑制治疗

良性病变可直接行甲状腺激素抑制治疗,也可用于随访过程中结节增大者。TSH 抑制治疗的原理是,应用 L-T_4 将血清 TSH 水平抑制到正常低限或低限以下,从而抑制和减弱 TSH 对甲状腺细胞的促生长作用,达到缩小甲状腺结节的目的。在抑制治疗过程中结节增大者停止治疗,直接手术或重新穿刺。抑制治疗 6 个月以上结节无变化者也停止治疗,仅随访观察。长期甲状腺激素抑制治疗可引发心脏不良反应(如心率增快、心房颤动、左心室增大、心肌收缩性增强、舒张功能受损等)和骨密度降低。男性和绝经前女性患者可在治疗起始阶段将 TSH 控制于 <0.1 mU/L,1 年后若结节缩小则甲状腺激素减量使用,将 TSH 控制在正常范围下限。绝经后女性治疗目标为将 TSH 控制于正常范围下限。在治疗前应权衡利弊,不建议常规使用 TSH 抑制疗法治疗良性甲状腺结节,老年、有心脏疾病及骨质疏松者使用甲状腺激素抑制治疗更应慎重。

(四)^{131}I 治疗

^{131}I 主要用于治疗有自主摄取功能并伴有甲亢的良性甲状腺结节。妊娠期或哺乳期是 ^{131}I 治疗的绝对禁忌证。^{131}I 治疗后 2～3 月,有自主功能的结节可逐渐缩小,甲状腺体积平均减少 40%;伴有甲亢者在结节缩小的同时,甲亢症状、体征可逐渐改善,甲状腺功能指标可逐渐恢复正常。如 ^{131}I 治疗 4～6 个月后甲亢仍未缓解、结节无缩小,应结合患者的临床表现和相关实验室检查结果,考虑再次给予 ^{131}I 治疗或采取其他治疗方法。^{131}I 治疗后,约 10% 的患者于 5 年内发生甲减,随时间延长甲减发生率逐渐增加。因此,建议治疗后每年至少检测一次甲状腺功能,如监测中发现甲减,要及时给予 L-T_4 替代治疗。

(五)其他治疗

治疗良性甲状腺结节的其他方法还包括超声引导下经皮无水酒精注射、经皮激光消融术等。采用这些方法治疗前,必须先排除恶性结节的可能性。

(宋 波)

第五节 甲状旁腺功能减退症

一、概述

甲状旁腺功能减退症(甲旁减)是由于血中甲状旁腺激素(PTH)缺乏或 PTH 不能充分发挥其生物效应所致。主要改变是骨吸收障碍,骨钙释放受阻,肾小管重吸收钙减少,因而尿钙排出增多;同时肠道吸收钙也减少,最终导致血钙降低。甲状旁腺至靶组织细胞之间任何一个环节的缺陷,均可引起甲状旁腺功能减退。根据病理生理分为血清免疫活性 PTH(iPTH)减少、正常和增多性甲状旁腺功能减退症。临床上也可分为继发性、特发性和假性甲状旁腺功能减退症,其中以继发性甲状旁腺功能减退症较为常见,最多见者为甲状腺手术时误伤甲状旁腺所致;也可因甲状旁腺增生,手术切除腺体过多引起本病;因甲状腺功能亢进而作放射性碘治疗,或恶性肿瘤转移至甲状旁腺而导致本病者较少见。特发性甲状旁腺功能减退症属自身免疫性疾病,可单独存在,也可与其他内分泌腺功能减退合并存在。

二、诊断依据

(一)病史

(1)由甲状腺或甲状旁腺手术引起者,一般起病较急,常于术后数天内发病,少数也可于术后数月开始逐渐起病。

(2)特发性者以儿童常见,也可见于成人。

(3)症状的轻重取决于低血钙的程度与持续时间。①神经肌肉应激性增加的表现:早期可仅有感觉异常、四肢麻木、刺痛、手足僵硬。当血钙明显下降(血总钙<1.80 mmol/L)时,常可出现典型的手足搐搦,发作时先有口周、四肢麻木、刺痛,继之手足僵硬,呈双侧对称性手腕及掌指关节屈曲,指间关节伸直,拇指内收,其余四指并拢呈鹰爪状;此时双足常呈强直性伸展,足背呈弓形;严重时可累及全身骨骼肌和平滑肌,发生喉痉挛、支气管痉挛,甚至呼吸困难、发绀及窒息等。如累及心肌可发生心动过速等。②患者发作时可表现为精神异常,如兴奋、焦虑、恐惧、烦躁不安,幻想、妄想、定向力失常等;慢性发作的患者,常有记忆力及智力减退。③除以上典型的发作表现外,部分患者可表现为局灶性癫痫发作,或类似癫痫大发作,甚至也可发展为癫痫持续状态;也有部分患者表现为舞蹈症。④发作常因寒冷、过劳、情绪激动等因素而诱发,女性在月经前后也易发作。

(二)查体

(1)病程较长者,多可发现皮肤粗糙、色素沉着,毛发脱落,指(趾)甲脆裂等改变。仔细检查眼晶状体,可发现不同程度白内障。小儿患者多有牙齿钙化不全、牙釉质发育不良、生长发育障碍、贫血等。

(2)神经肌肉应激性增高,常用下述方法检查。①面神经叩击试验(佛斯特征,Chvostek征):检查者用中指弹击耳前面神经外表皮肤,可引起同侧口角、鼻翼翕动,重者同侧面肌亦可有抽动(弹击点应为自耳垂至同侧口角连线的外 1/3 与内 2/3 交界点);②束臂加压试验(陶瑟征,Trousseau 征):将血压计袖带包绕于上臂,将血压计气囊充气,使血压维持在收缩压与舒张压之间 2~3 min,同侧出现手搐搦为阳性。

上述试验有助于发现隐性搐搦。

(三)实验室及辅助检查

(1)血清钙降低,总钙含量<1.8 mmol/L,血清游离钙含量≤0.95 mmol/L,可出现症状。

(2)多数患者血清无机磷增高,可达 1.94 mmol/L,不典型的早期病例,血磷可以正常。

(3)血清碱性磷酸酶正常或稍低。

(4)血清免疫活性 PTH(iPTH)浓度,多数低于正常,也可在正常范围。

(5)尿钙、磷均下降。

(6)尿 cAMP 和羟脯氨酸减少。

(7)心电图:可呈现 QT 间期延长,T 波异常等低血钙表现。

(8)脑电图:表现为阵发性慢波,单个或多数极慢波。过度换气常可诱发异常脑电波。发作间歇期脑电图也可正常。

(9)X 线检查:头颅 X 线片或 CT,可见基底节钙化,骨质也较正常致密。骨骼 X 线片可见骨密度增加,牙周硬板加宽和长骨骨膜下新骨形成。

三、诊断及鉴别诊断

凡有反复发作手足搐搦伴低血钙者,均应疑及本病。甲状腺或甲状旁腺手术后发生者,诊断较易,特发性者,常由于起病缓慢,症状隐匿易被忽略,或被误诊为神经官能症、癫痫、脑风湿症、癔症、精神病及智力发育不全等。但如能多次测定血、尿钙及磷,则大多数可获确诊。

诊断的主要依据有以下几点。

(1)慢性反复发作的手足搐搦,且排除呼吸性或代谢性碱中毒、低血钾、低血镁及癔症。

(2)低血钙、高血磷。

(3)除外低血钙的其他原因,如肾功能不全、慢性腹泻、低蛋白血症、维生素 D 缺乏及碱中毒等。

(4)除外佝偻病及软骨病。

(5)血清 iPTH 多数显著低于正常。

四、防治

(一)手术操作应仔细

当进行甲状腺、甲状旁腺或颈部其他手术时,应细致操作,避免切除或损伤甲状旁腺及血运,防治甲旁减的发生。

(二)搐搦发作时的处理

立即静脉注射 10% 葡萄糖酸钙 10 mL,每天 1～3 次。对有脑损伤、喉痉挛、惊厥的严重患者,可在静脉注射后采用 10% 葡萄糖酸钙 60～70 mL,加入 5%～10% 葡萄糖液 500～1 000 mL 中,静脉滴注维持。如搐搦发作仍频繁,可辅以镇静剂、苯妥英钠等。

如属于术后暂时性甲旁减,一般在数天或 1～2 周内可渐恢复,只需补钙,不需过早补充维生素 D 制剂。如症状持续 1 月以上且血钙低,则考虑为永久性甲旁减,需补充维生素 D。

(三)间歇期的处理

1.饮食

高钙、低磷饮食。

2.钙剂应长期口服

以元素钙为标准,每天需 1.0～1.58 μg,如葡萄糖酸钙、乳酸钙、氯化钙、碳酸钙中分别含元素钙 9%,13%,27%,40%。氯化钙对胃的刺激性大,应加水稀释后服。碳酸钙在小肠内转换为可溶性钙后方可吸收,易导致便秘。钙剂宜每天分 3～4 次咬碎后服下。

3.维生素 D 及其衍生物

维生素 D_2 5 万～10 万单位/天;或维生素 D_3 30 万单位肌内注射,1/2～1 个月注射 1 次;也可用双氢速甾醇(AT10),每毫升含 1.25 mg 每天 1 次,口服,以后渐增,每周根据血、尿钙调整,当血钙达 2.0 mmol/L 即不再增加。其作用较维生素 D_2 或维生素 D_3 强,一般从小剂量开始,如 0.3 mg/d。如效果仍不佳,血钙仍低可用 1,25-$(OH)_2D_3$(骨化三醇)0.25 μg,每 2 d 加 0.25 μg,最大可用至 1.0 μg/d。上述维生素 D 制剂过量,均可引起血钙过高症,导致结石及异位钙化,故在用药期间应每月或定期复查血钙、磷及尿钙,调整药量维持血钙在 2～2.5 mmol/L 为宜。

4.氯噻酮

每天 50 mg,口服,配合低盐饮食,可减少尿钙排出,提高血钙水平。

5.其他

血磷过高者,应辅以低磷饮食,或短期用氢氧化铝 1.0 g,每天 3 次,口服。少数患者经上述治疗后血钙正常,但仍有搐搦发作,应疑及同时有低镁血症的可能,经血镁测定证实后可肌内注射 25％硫酸镁5 mL,每天 2 次,必要时也可用 50％硫酸镁 10 mL,加入 5％葡萄糖盐水 500 mL 中,静脉滴注。需注意监测血镁,以防过量。

6.甲状旁腺移植

近年有报告采用同种异体或胎儿甲状旁腺移植治疗本症,并于近期取得一定疗效,但其远期疗效尚需进一步研究。

（宋　波）

第六节　糖　尿　病

一、糖尿病病因及高危人群

（一）糖尿病的病因及发病机制

1.1 型糖尿病（T_1DM）

（1）1 型糖尿病是自身免疫性疾病：T_1DM 在发病前胰岛素分泌功能虽然维持正常,但已经处于免疫反应活动期,血液循环中会出现一组自身抗体:胰岛细胞自身抗体（ICAs）、胰岛素自身抗体（IAA）、谷氨酸脱羧酶自身抗体（GAD_{65}）。T_1DM 患者的淋巴细胞上,HLA-Ⅱ类抗原 DR_3、DR_4 频率显著升高。患者经常与其他自身免疫性内分泌疾病如甲状腺功能亢进、桥本甲状腺炎及艾迪生病同时存在。有自身免疫病家族史,如类风湿关节炎、结缔组织病等家族史。50％～60％新诊断的 T_1DM 患者外周血细胞中,具有杀伤力的 T 淋巴细胞 CD_{88} 数量显著增加。新诊断的 T_1DM 接受免疫抑制剂治疗可短期改善病情,降低血糖。

（2）1 型糖尿病的自然病程有如下几个阶段。

第一阶段:具有糖尿病遗传易感性,临床上无异常征象。

第二阶段:遭受病毒感染等侵袭。

第三阶段:出现自身免疫性损伤,ICA 阳性、IAA 阳性、CAD_{65} 阳性等,此阶段在葡萄糖的刺激下胰岛素的释放正常。

第四阶段:胰岛 β 细胞继续受损,β 细胞数量明显减少,葡萄糖刺激下胰岛素释放减少,葡萄糖耐量试验示糖耐量减低。

第五阶段:胰岛 β 细胞受损大于 80％,表现为高血糖及尿糖、尿酮体阳性,由于有少部分 β 细胞存活,血浆中仍可测出 C-肽,如果病变继续发展,β 细胞损失增多,血浆中 C-肽很难测出。

2.2 型糖尿病（T_2DM）

2 型糖尿病具有明显的遗传异质性,受到多种环境因素的影响,其发病与胰岛素抵抗及胰岛素分泌相对缺乏有关。

（1）遗传因素:目前认为 2 型糖尿病是一种多基因遗传病。与其相关的基因有胰岛素受体底物-1（IRS-1）基因、解偶联蛋白 2 基因（UCP_2）、胰高血糖素受体基因、$β_3$ 肾上腺素能受体（AR）

基因、葡萄糖转运蛋白基因突变、糖原合成酶(GS)基因等。有遗传易感性的个体并不是都会发生糖尿病,环境因素在2型糖尿病的发生发展中起着重要作用,这些环境因素包括肥胖、不合理饮食、缺乏体育锻炼、吸烟、年龄、应激等。

(2)肥胖:近年来有一种"节约基因"假说(图 6-1),生活贫困的人群具有一种良好的本能,就是在贫困和强体力劳动的情况下,当营养充足时,体内的营养物以脂肪方式储存而节约下来,以备在饥荒时应用,当这些人进入现代社会,体力活动减少、热量充足或过剩,节约基因便成为肥胖和2型糖尿病的易感基因。

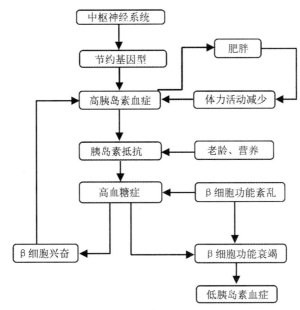

图 6-1　2型糖尿病的节约基因假说

肥胖者的胰岛素调节外周组织对葡萄糖的利用明显降低,周围组织对葡萄糖的氧化、利用障碍,胰岛素对肝糖生成的抑制作用减低,游离脂肪酸(FFA)升高,高水平 FPA 可刺激胰岛 β 细胞过度分泌胰岛素而造成高胰岛素血症,并损害胰岛 β 细胞功能;FFA 可抑制胰岛 β 细胞对葡萄糖刺激的胰岛素分泌;FFA 升高可使胰岛细胞中脂酰辅酶 A 升高,从而三酰甘油(TG)合成增多;胰岛 β 细胞中脂质的增加可能影响其分泌胰岛素的功能。另外,在人类 β_3 肾上腺素能受体($\beta_3 AR$)活性下降对内脏型肥胖的形成具有重要作用。

肥胖者存在明显的高胰岛素血症,高胰岛素血症降低胰岛素与受体的亲和力,从而造成胰岛素作用受阻,引发胰岛素抵抗,也就需要胰岛 β 细胞分泌更多的胰岛素,又引发高胰岛素血症,形成糖代谢紊乱与 β 细胞功能不足的恶性循环,最终导致 β 细胞功能严重缺陷,引发糖尿病。

(3)不合理饮食:目前认为脂肪摄入过多是2型糖尿病的重要环境因素之一。食物中不同类型的脂肪酸对胰岛素抵抗造成不同的影响,饮食中适量减少饱和脂肪酸和脂肪摄入有助于预防糖尿病。

食用水溶性纤维可在小肠表面形成高黏性液体,包被糖类,对肠道的消化酶形成屏障,延缓胃排空,从而延缓糖的吸收;食用水溶性纤维可被肠道菌群水解形成乙酸盐和丙酸盐,这些短链脂肪酸可吸收入门静脉,并在肝脏刺激糖酵解,抑制糖异生,促进骨骼肌葡萄糖转运蛋白(GLUT-4)的表达;此外,水溶性纤维还可减少胃肠肽的分泌,胃肠肽可刺激胰岛分泌胰岛素,可见,多纤维饮食可改善胰岛素抵抗、降低血糖。

果糖可加重 2 型糖尿病患者的高胰岛素血症和高三酰甘油血症,食物中锌、铬缺乏也可使糖耐量减低,酗酒者可引发糖尿病。

(4)体力活动不足:运动可改善胰岛素敏感性,葡萄糖清除率增加,而且运动也有利于减轻体质量,改善脂质代谢。

(5)胰岛素抵抗:胰岛素抵抗是指胰岛素分泌量在正常水平时,刺激靶细胞摄取和利用葡萄糖的生理效应显著减弱,或者靶细胞摄取和利用葡萄糖的生理效应正常进行,需要超量的胰岛素。

1)胰岛素抵抗的发生机制:胰岛素抵抗的主要原因是胰岛素的受体和受体后缺陷,包括下列方面。①在肥胖的 2 型糖尿病中可发现脂肪细胞上胰岛素受体的数量和亲和力降低,肝细胞和骨骼肌细胞上受体结合胰岛素的能力无明显异常。②β 亚单位酪氨酸激酶的缺陷是 2 型糖尿病受体后缺陷的主要问题。③胰岛素受体基因的外显子突变造成受体结构异常,使胰岛素与受体的结合减少。④GLUT-4 基因突变也是胰岛素抵抗的原因之一,GLUT-4 基因的启动基因区突变可能与 2 型糖尿病的发生有关。⑤游离脂肪酸(FFA)增多:2 型糖尿病患者经常存在 FFA 增多,从而引起胰岛素抵抗,其机制与 FFA 抑制外周葡萄糖的利用和促进糖异生有关。

2)胰岛素抵抗的临床意义:①胰岛素抵抗是一种病理生理状态,贯穿于 2 型糖尿病发病的全过程,由单纯胰岛素抵抗到糖耐量减低(IGT)到糖尿病早期、后期。②研究发现,2 型糖尿病的一级亲属及糖尿病患者都存在胰岛素抵抗,且与血管内皮功能损伤密切相关,而血管内皮功能损伤又是动脉硬化的初始阶段,所以胰岛素抵抗还可以引起心血管疾病,它经常存在于众多心血管代谢疾病,这些疾病常集中于一身,称为胰岛素抵抗综合征。③胰岛素抵抗还见于多种生理状态和疾病,如妊娠、多囊卵巢综合征、胰岛素受体突变、肢端肥大症、皮质醇增多症、某些遗传综合征等。

3)防治胰岛素抵抗的临床意义:防治胰岛素抵抗可预防和治疗 2 型糖尿病;预防、治疗代谢综合征;改善糖、脂代谢;改善胰岛 β 细胞功能;减少心血管并发症的发生率和病死率。

4)肿瘤坏死因子-α(TNF-α)与胰岛素抵抗的关系:TNF-α 是由脂肪细胞产生的一种细胞因子,在胰岛素抵抗中起着重要作用。它可减低培养的脂肪细胞 GLUT-4 mRNA 的表达及 GLUT-4 蛋白含量;抑制脂肪及肌肉组织中胰岛素诱导的葡萄糖摄取。TNF-α 的作用机制为抑制胰岛素受体突变,酪氨酸激酶、胰岛素受体底物-1(IRS-1)及其他细胞内蛋白质的磷酸化,使其活性降低,同时降低 GLUT-4 的表达,抑制糖原合成酶的活性,增加脂肪分解,升高 FFA 浓度,升高血浆纤溶酶原激活物抑制物-1(PAI-1)的浓度。在肥胖、2 型糖尿病患者的脂肪和肌肉组织中 TNF-α 表达量明显增加。

5)抵抗素与胰岛素抵抗的关系:抵抗素是新近发现的由脂肪细胞分泌的一种含有 750 个氨基酸的蛋白质,具有诱发胰岛素抵抗的作用,基因重组的抵抗素能使正常小鼠的糖耐量受损,并降低胰岛素激发的脂肪细胞的糖摄取及胰岛素敏感性。目前认为它是一种潜在的联系肥胖与胰岛素抵抗及糖尿病的激素。

6)胰岛素敏感性的检测方法:①空腹胰岛素,是较好的胰岛素抵抗指数,与正糖钳夹结果有很好的相关性,适用于非糖尿病患者群。②稳态模式评估法的胰岛素抵抗指数(HOMA-IR), HOMA-IR=空腹血糖(mmol/L)×空腹胰岛素(mU/L)/22.5。③空腹胰岛素敏感性指数 (IRI):IRI=空腹血糖(mU/L)×空腹胰岛素(mmol/L)/25。④空腹血糖与胰岛素乘积的倒数

(IAI)：IAI＝1/[空腹血糖(mmol/L)×空腹胰岛素(mIU/L)]，本方法由我国学者李光伟提出。⑤空腹血糖与胰岛素比值(FPI)，FPI＝空腹血糖(mmol/L)/空腹胰岛素(mIU/L)。⑥高胰岛素-正葡萄糖钳夹技术，是在胰岛素-葡萄糖代谢平衡状态下，精确测定组织对胰岛素敏感性的方法。在指定时间内，使血浆胰岛素水平迅速升高并保持于优势浓度(100 μU/L左右)，在此期间，每5 min测定一次动脉的血浆葡萄糖浓度，根据测定的血糖值调整外源性的葡萄糖输注速度，使血糖水平保持在正常范围(5 mmol/L左右)，一般经过2 h达到胰岛素-葡萄糖代谢稳定状态。由于优势浓度的胰岛素可基本抑制肝糖的输出(内源性葡萄糖产量)，因此稳定状态下的葡萄糖输注率(M)相等于外周组织的葡萄糖利用率。M值可作为评价外周组织胰岛素敏感性的指标。本法具有精确、重复性好的特点，缺点是不能知晓肝糖产生的真实情况以及葡萄糖在细胞内代谢的机制。⑦扩展葡萄糖钳夹技术，在正葡萄糖钳夹技术的基础上，联合应用放射性同位素追踪技术和间接测热技术，精确测定内源性葡萄糖生成量(肝糖)和机体葡萄糖利用率及细胞内葡萄糖氧化和合成的情况，从而全面了解机体葡萄糖的生成和利用。基本方法为：在钳夹前2～3 h，输注一定量^{3}H标记的葡萄糖，根据所标记底物的放射性，分别计算出葡萄糖消失率(又称葡萄糖利用率)、肝糖产量(HGP)。应用间接测热法得出葡萄糖氧化率和非氧化率(糖原合成率)。此外，还可得知脂肪和蛋白质氧化利用的情况。该项组合技术是世界上公认的测定胰岛素敏感性的一套较完整技术。此项技术的应用为揭示胰岛素对葡萄糖、脂肪及蛋白质代谢的影响，胰岛素抵抗发生的机制、抵抗发生的部位提供了证据。目前国际上应用的扩展钳夹技术还有很多，但都以正糖钳夹为基础，如正钳夹联合局部插管法、联合局部组织活检等。⑧微小模型和静脉胰岛素耐量试验，基本方法是静脉注射葡萄糖(0.3 g/kg)以刺激内源性胰岛素分泌，在3 h内抽血26～30次，检测胰岛素和葡萄糖浓度，将测定值输入计算机，应用微小模型进行计算。此法的优点是能同步测定和评估胰岛素敏感性和葡萄糖自身代谢效能，并可知晓β细胞分泌功能，应用本法计算出的胰岛素敏感性与正糖钳夹测定的结果有很好的相关性。目前已有简化样本法和改良法。⑨短时胰岛素耐量试验，静脉注射胰岛素(0.1 U/kg)，在15 min内抽取血标本测定葡萄糖浓度，根据葡萄糖的下降率计算胰岛素敏感性。此法与正糖钳夹结果有很好的相关性，具有操作简单、耗时少、相对精确的特点。

3.特殊类型糖尿病

特殊类型糖尿病共有8类。

(1)胰岛β细胞功能缺陷：为单基因缺陷所致胰岛β细胞分泌胰岛素不足，目前发现的基因如下。①MODY3基因、MODY2基因和MODY1基因；②线粒体基因突变：线粒体DNA常见为tRNALeu(UUR)基因3 243突变(A→G)。

(2)胰岛素作用的遗传缺陷：此型呈明显的高胰岛素血症，明显的胰岛素抵抗，包括A型胰岛素抵抗、脂肪萎缩性糖尿病、矮妖精症。

(3)胰岛外分泌疾病：胰腺炎、血色病、外伤或胰腺切除、纤维钙化性胰腺病、肿瘤、囊性纤维化。

(4)内分泌疾病：肢端肥大症、甲状腺功能亢进、库欣综合征、生长抑素瘤、胰高血糖素瘤、醛固酮瘤、嗜铬细胞瘤等。

(5)其他：药物或化学物诱导所致糖尿病，感染所致糖尿病，免疫介导的罕见疾病，伴糖尿病的其他遗传综合征。

(二)糖尿病的高危人群

(1)老龄化:随着年龄增长,体力活动减少,体质量增加,胰岛素分泌能力以及身体对胰岛素的敏感性下降,使糖尿病特别是 2 型糖尿病的发生机会增多,所以年龄≥45 岁,是糖尿病的高危人群。

(2)肥胖:体质量≥标准体质量 20%,或体质量指数(BMI)≥27 kg/m²。

(3)糖尿病有明显的遗传倾向,家族中有患糖尿病的一级亲属也是糖尿病发病的高危人群。

(4)有妊娠糖尿病史或巨大胎儿分娩史者,妊娠期间可能有未发现的高血糖,血糖经过胎盘到达胎儿,而胎儿的胰岛功能正常,充分利用了这些多余的糖分,形成巨大儿。

(5)原发性高血压患者。

(6)高脂血症:高密度脂蛋白(HDL)≤0.9 mmol/L,三酰甘油≥2.8 mmol/L。

(7)曾经有空腹血糖受损(IFG)或糖耐量减低(IGT)史者。

二、糖尿病诊断

(一)临床表现

(1)代谢紊乱综合征:"三多一少",即多尿、多饮、多食和体质量减轻。T_1DM 患者大多起病较快,病情较重,症状明显且严重。T_2DM 患者多数起病缓慢,病情相对较轻,肥胖患者起病后也会体质量减轻。患者可有皮肤瘙痒,尤其外阴瘙痒。高血糖可使眼房水晶体渗透压改变而引起屈光改变致视物模糊。

(2)相当一部分患者并无明显"三多一少"症状,仅因各种并发症或伴发病而就诊,化验后发现高血糖。

(3)反应性低血糖:有的 T_2DM 患者进食后胰岛素分泌高峰延迟,餐后3～5 h血浆胰岛素水平不适当地升高,其所引起的反应性低血糖可成为这些患者的首发表现。

(二)实验室检查

部分反映糖代谢的指标见表 6-3。

表 6-3 反映糖代谢水平的有关检查指标的意义

实验室指标	代表血糖水平时间
血糖(空腹、餐后)	瞬间
24 h 尿糖	当天
果糖胺	最近 7～10 d
糖化血红蛋白(HbA1c)	最近 2～3 个月

1.血糖测定

血糖测定是糖尿病的主要诊断依据,也是指导糖尿病治疗及判断疗效的主要指标。最常用的方法是葡萄糖氧化酶法。用血浆、血清测得的血糖比全血高 15%。如果作为诊断建议应用血浆或血清葡萄糖,正常值 3.9～6.0 mmol/L。

2.尿糖测定

正常人每天尿中排出的葡萄糖不超过 100 mg,一般常规的尿糖定性测不出。若每天尿中排出糖超过 100 mg,则称为糖尿。但尿糖阴性并不能排除糖尿病的可能。

3.葡萄糖耐量试验

(1)口服葡萄糖耐量试验(OGTT):此方法是检查人体血糖调节功能的一种方法,是诊断糖尿病、糖耐量减低(IGT)的最主要方法,应用非常广泛。儿童 1~1.5 岁 2.5 g/kg,1.5~3 岁 2.0 g/kg,3~12 岁1.75 g/kg,最大量不超过 75 g。非妊娠成人服 75 g 葡萄糖。

方法:试验前一夜禁食 10 h 以上,16 h 以下,次日清晨(7~9 时)开始,把 75 g 葡萄糖稀释至 25%的浓度,5 min 之内饮完,分别在空腹、服糖后 30 min、60 min、120 min、180 min 采血,测血糖,若患者有低血糖史可延长试验时间,并于第 4 h 及第 5 h 测血糖,每次采血后立即留尿查尿糖以排除肾脏因素的影响。正常人服糖后血糖迅速上升,30~60 min 内血糖达到最高峰,高峰血糖水平比空腹超过 50%,此时肝脏摄取及其他组织利用与吸收进入血液的葡萄糖数量相等。在 1.5~2 h 血糖下降至正常水平。

口服葡萄糖耐量试验的影响因素:①饮食因素,试验前三天应该摄入足够的糖类,一天大于 250 g,否则容易出现糖耐量减低而导致假阳性,特别是老年人,另外,还要注意脂肪摄入的标准化;②体力活动,试验前体力活动过少或过多都会影响糖耐量试验结果;③精神因素及应激,情绪激动及急性应激均可以引起血糖升高,试验前要避免;④生理因素,妊娠、老年都可影响糖耐量试验结果;⑤药物,口服避孕药、烟酸、某些利尿剂、水杨酸类药物可影响糖耐量试验结果,试验前应停药;⑥疾病,一些疾病,如肝脏疾病、心脏疾病、肾脏疾病、胰腺疾病、骨骼肌疾病、某些内分泌疾病、代谢紊乱等均可影响糖耐量试验结果。

(2)静脉葡萄糖耐量试验(IVGTT):由于缺乏肠道的刺激,IVGTT 不符合生理条件,所以只用于有胃肠功能紊乱者。具体方法为:按每千克体质量 0.5 g 计算,静脉注射 50%葡萄糖溶液,2~3 min注完,在注射过程中的任何时间为零点,每5 min取静脉血验血糖 1 次,共 60 min。将葡萄糖值绘在半对数纸上,横坐标为时间,计算某一血糖值下降到其一半的时间作为 $t_{1/2}$,再按公式 $K=0.69/t_{1/2}×100$ 算出 K 值。正常人$K≥1.2$,糖尿病患者$K<0.9$。IVGTT 可了解胰岛素释放第一时相的情况。

4.糖化血红蛋白

糖化血红蛋白(GHbA1)是血红蛋白 A 组分的某些特殊分子部位和葡萄糖经过缓慢而不可逆的非酶促反应结合而形成的,其中以 GHbA1c 最主要,它反映 8~12 周的血糖的平均水平,可能是造成糖尿病慢性并发症的一个重要致病因素,是糖尿病患者病情监测的重要指标,但不能作为糖尿病的诊断依据。其参考范围为 4%~6%。

5.糖化血浆清蛋白

人血浆蛋白与葡萄糖发生非酶催化的糖基化反应而形成果糖胺(FA),可以评价 2~3 周内的血糖波动情况,其参考值为 1.7~2.8 mmol/L。此项化验也不能作为糖尿病的诊断依据。

6.血浆胰岛素和 C-肽测定

β细胞分泌的胰岛素原可被相应的酶水解生成胰岛素和 C-肽,这两个指标可以作为糖尿病的分型诊断应用,也用于协助诊断胰岛素瘤。目前血浆胰岛素用放免法测定,称为免疫反应性胰岛素(IRI),正常参考值为空腹 5~25 mU/L。C-肽作为评价胰岛 β 细胞分泌胰岛素能力的指标比胰岛素更为可信,它不受外源胰岛素的影响,正常人基础血浆 C-肽水平为 400 pmol/L。周围血 C-肽/胰岛素比例常大于 5。胰岛 β 细胞分泌胰岛素功能受许多因素所刺激,如葡萄糖、氨基酸(亮氨酸、精氨酸)、激素(胰升糖素、生长激素)、药物(磺胺类、α 受体阻滞剂、α 受体激动剂)等,其中以葡萄糖最为重要。正常人口服葡萄糖(或标准馒头餐)后,血浆胰岛素水平在 30~60 min

上升至高峰,可为基础值的 5～10 倍,3～4 h 恢复到基础水平。C-肽水平则升高 5～6 倍。血浆胰岛素和 C-肽水平测定有助于了解 β 细胞功能(包括储备功能)和指导治疗,但不作为诊断糖尿病的依据。

(三)诊断过程中应注意的问题

糖尿病是以糖代谢紊乱为主要表现的代谢综合征,其病因及发病机制非常复杂,发病后涉及多个脏器的并发症,所以其诊断必须统一、规范,内容项目要齐全,应包含病因诊断、功能诊断、并发症及合并症诊断。首先,要根据诊断标准确定是糖尿病还是 IGT,如果确定糖尿病还应该注意区分糖尿病的类型。其次,要明确有无急、慢性并发症,如果有慢性并发症应该注意分期。最后还应注意是否同时存在合并症,如合并妊娠、Graves 病或肝和肾疾病等,了解这些情况有助于在治疗过程中采取正确的治疗方案及正确地估计预后。另外,因为糖尿病是一种高遗传性疾病,还应该注意,一定不要忘记询问患者的家族史。体检时注意患者的营养状态、是否肥胖、甲状腺情况等,对已经确诊糖尿病者还应注意进行视网膜、肾脏及周围神经的检查,确定是否存在并发症。

(四)诊断与鉴别诊断

1.糖尿病的诊断标准

1980 年以来,国际上通用 WHO 的诊断标准,1997 年美国糖尿病协会提出修改建议,1999 年 WHO 接受了此标准,见表 6-4、表 6-5,具体内容如下。

表 6-4 WHO 诊断标准(1)

	全血(mmol/L)	
	静脉血	毛细血管血
糖尿病		
空腹和(或)	≥6.1	≥6.1
糖负荷后 2 h	≥10.0	≥11.1
IGT		
空腹	<6.1	<6.1
糖负荷后 2 h	≥6.7 和<10.0	≥7.8 和<11.1
IFG		
空腹	≥5.6 和<6.1	≥5.6 和<6.1
糖负荷后 2 h	<6.7	<7.8

表 6-5 WHO 诊断标准(2)

	血浆(mmol/L)	
	静脉血	毛细血管血
糖尿病		
空腹和(或)	≥7.0	≥7.0
糖负荷后 2 h	≥11.1	≥12.1
IGT		
空腹	<7.0	<7.0
糖负荷后 2 h	≥7.8 和<11.1	≥8.9 和<12.1
IFG		
空腹	≥6.1 和<7.0	≥6.1 和<7.0
糖负荷后 2 h	<7.8	<8.9

(1)空腹血浆葡萄糖(FPG)的分类:FPG<6.0 mmol/L为正常,FPG 6.0～7.0 mmol/L为空腹血糖过高(简称IFG),FPG≥7.0 mmol/L为糖尿病(需另一天再次证实)。空腹的定义是至少8 h没有热量的摄入。

(2)OGTT中2 h血浆葡萄糖(2 h PG)的分类:2 h PG<7.8 mmol/L为正常,2 h PG 7.8～11.1 mmol/L为糖耐量减低(IGT),2 h PG≥11.1 mmol/L考虑为糖尿病(需另一天再次证实)。

(3)糖尿病的诊断标准:症状+随机血糖≥11.1 mmol/L,或FPG≥7.0 mmol/L,或OGTT中2 h PG≥11.1 mmol/L。症状不典型者,需另一天再次证实。随机指一天当中任意时间而不管上次进餐时间。

对于临床工作,推荐采用葡萄糖氧化酶法测定静脉血浆葡萄糖。临床医师在做出糖尿病诊断时,应充分确定其依据的准确性和可重复性,对于无急性代谢紊乱表现,仅一次血糖值达到糖尿病诊断标准者,必须在另一天按以上标准复测核实,如复测结果未达到糖尿病诊断标准,应让患者定期复查,直至诊断明确为止。应注意在急性感染、创伤或各种应激情况下可出现暂时血糖升高,不能以此诊断为糖尿病。IFG或IGT的诊断应根据3个月内的两次OGTT结果,用其平均值来判断。

2.2型糖尿病与1型糖尿病的鉴别

见表6-6。

表6-6 1型糖尿病与2型糖尿病的鉴别

鉴别要点	1型糖尿病	2型糖尿病
发病年龄	各年龄均见	10岁以上多见
季节	秋冬多见	无关
发病	急骤	缓慢
家族遗传	明显	明显
肥胖	少见	多见
酮症酸中毒	多见	少见
胰岛炎	有	无
胰岛β细胞	减少	不一定
血胰岛素	明显减少	稍减少、正常或增多
空腹血C-肽	<1 μg/L	>1 μg/L
血胰岛细胞抗体	+	—
胰岛素	依赖	暂时性
口服降糖药	无效	有效

3.糖尿病的鉴别诊断

(1)其他原因所致的血糖、尿糖改变:急性生理性应激和病理性应激时,由于应激激素如肾上腺素、促肾上腺皮质激素、肾上腺皮质激素和生长激素分泌增加,可使糖耐量减低,出现一过性血糖升高,尿糖阳性,应激过后可恢复正常。

(2)其他糖尿和假性糖尿:进食过量半乳糖、果糖、乳糖,可出现相应的糖尿,肝功能不全时果糖和半乳糖利用障碍,也可出现果糖尿或半乳糖尿,但葡萄糖氧化酶试剂特异性较高,可加以区别。大量维生素C、水杨酸盐、青霉素、丙磺舒也可引起班氏试剂法的假阳性反应。

(3)药物对糖耐量的影响:噻嗪类利尿药、呋塞米、糖皮质激素、口服避孕药、水杨酸钠、普萘洛尔、三环类抗抑郁药等可抑制胰岛素释放或拮抗胰岛素的作用,引起糖耐量减低,血糖升高,尿糖阳性。另外,降脂药物、乳化脂肪溶液、大量咖啡等也可以引起糖耐量异常。

(4)继发性糖尿病:肢端肥大症(或巨人症)、库欣综合征、嗜铬细胞瘤可分别因生长激素、皮质醇、儿茶酚胺分泌过多、拮抗胰岛素而引起继发性糖尿病或糖耐量减低。此外,长期服用大量糖皮质激素可引起类固醇糖尿病。

(5)胰源性糖尿病:胰腺全切除术后、慢性酒精中毒或胰腺炎等引起的胰腺疾病可伴有糖尿病,临床表现和实验室检查类似1型糖尿病,但血中胰高糖素和胰岛素均明显降低,在使用胰岛素或其他口服降糖药物时,由于拮抗胰岛素的胰高糖素也同时缺乏,极易发生低血糖,但不易发生严重的酮症酸中毒。无急性并发症时,患者多有慢性腹泻和营养不良。

三、糖尿病治疗

2型糖尿病的治疗程序如图6-2所示。

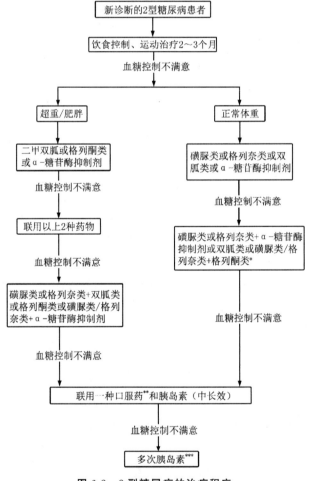

图6-2 2型糖尿病的治疗程序

注:＊有代谢综合征表现者可优先考虑;

＊＊肥胖、超重者可优先考虑使用二甲双胍或格列酮类;

＊＊＊如胰岛素用量较大,可加用非胰岛素促分泌剂。

（一）糖尿病的控制目标及病情监控

1.糖尿病的控制目标

根据 2003 年美国糖尿病联合会临床指南确立下列标准,见表 6-7。

在表 6-7 中,血糖控制于理想水平为严格控制,适用于新诊断的糖尿病患者、青少年、妊娠糖尿病、强化胰岛素治疗者和持续胰岛素皮下注射者;表中差的适应人群为 70 岁以上老年人、脆性糖尿病、严重肾功能不全、严重冠心病或缺血性脑血管病患者。

表 6-7　糖尿病的控制目标

指标	理想	一般	差
血糖(mmol/L)			
空腹	4.4～6.1	≤7.0	>7.0
非空腹	4.4～8.0	≤10.0	>10.0
HbA1c(%)	<6.5	6.1～7.5	>7.5
血压 kPa(mmHg)	<17.3/10.7	17.3/10.7～18.7/12.0	≥18.7/12.0
	(130/80)	(130/80～140/90)	(140/90)
BMI(kg/m²)			
男	<25	<27	≥27
女	<24	<26	≥26
TC(mmol/L)	<4.5	>4.5	≥6.0
HDL-C(mmol/L)	>1.1	1.1～0.9	<0.9
TG(mmol/L)	<1.5	1.5～2.2	≥2.2
LDL-C(mmol/L)	<2.6	2.6～3.3	≥3.3

注:TC,胆固醇;HDL-C,高密度脂蛋白胆固醇;TG,三酰甘油;LDL-C,低密度脂蛋白胆固醇。

2.糖尿病患者的病情监控

（1）血糖控制:幼年、70 岁以上老年人、合并其他严重疾病者血糖的控制可以放宽,视患者的综合情况而定;要经常监测餐后血糖,以帮助达到 HbA1c 的目标;在治疗过程中如果出现严重和反复的低血糖发作,应该及时调整治疗目标及方案。

血糖的自我监测:目前提倡患者自测血糖,但应确保患者测定方法的正确性,并定期校对血糖仪;医务人员告知患者如何根据血糖检测结果调整饮食及运动,血糖仪检测结果是全血,比静脉血糖高10%;测定血糖的频率和时间因人而异,一般检测每餐前、餐后 2 h 及睡前,便于了解全天血糖情况。HbA1c 可反映过去 2～3 个月的血糖水平,也可作为预测糖尿病并发症的指标。所以提倡血糖治疗达标的患者应该 6 个月检测一次 HbA1c 以了解过去 2～3 个月的血糖情况;血糖治疗不达标、治疗刚开始或调整治疗时,每 3 个月检测一次 HbA1c。

（2）尿糖:当血糖低于肾糖阈(10 mmol/L)时,尿糖阴性,不能反映出血糖水平。

（3）尿酮体:血糖超过 20 mmol/L 时,应检测尿酮体。

（二）糖尿病的现代综合治疗原则

1.糖尿病教育

由于糖尿病是一种终生性疾病,其病情变化与患者的饮食、运动、情绪等密切相关,而控制这些因素都需要患者的配合,所以,糖尿病教育越来越引起医务工作者的高度重视。糖尿病教育的具体内容包括社会宣传教育,卫生保健人员的教育与培训,患者及家属糖尿病知识培训等。这样,能够使患者得到早期诊断与治疗,最终能够把患者培训成为能够自我保健、自我护理的"糖尿病专家"。另一方面,广泛宣传糖尿病的知识,可以使糖尿病的易感人群(如糖尿病患者的子女)充分认识疾病的危害,并采取健康生活方式,减少或延缓糖尿病的发生、发展。

2.糖尿病饮食控制

糖尿病的饮食控制是一切治疗的基础,无论在何种情况下,糖尿病患者都应该严格控制饮食,维持正常体质量。

3.糖尿病运动疗法

运动治疗是指除了围绕生存、工作、生活的基本活动之外而特意设计的运动。2型糖尿病患者运动可以增加胰岛素敏感性,增加糖的摄取和无氧糖酵解,改善脂代谢,防治并发症。

4.糖尿病的病情监控

一些代谢紊乱如高血压、高血脂等是糖尿病病情发展及并发症的主要原因,所以严密监控这些因素对防治糖尿病及其并发症有重要意义。

5.糖尿病的药物治疗

根据糖尿病患者的类型、病情选择个体化的药物治疗方案,利于有效控制糖尿病。

(三)糖尿病教育

1.糖尿病基础知识教育

(1)糖尿病是一种不能根治的疾病,但是如果得到良好控制,多数患者可以像正常人一样生活。

(2)糖尿病需要终身治疗。

(3)糖尿病控制欠佳可以造成急慢性并发症,严重者可以造成劳动能力的丧失,甚至最终造成死亡。

(4)糖尿病的并发症与高血压、高血脂、肥胖、体力活动减少、饮食不合理等因素有关。

(5)胰岛素治疗是各种类型糖尿病治疗的有效手段。

2.糖尿病教育应该注意的几个关键问题

(1)使患者根据自己的工作、生活情况的变化随时调整热量摄入、食物成分比例、食量增减的方法与原则。

(2)能较准确地计算和调整胰岛素的用量,学会胰岛素注射技巧,部位变换以及低血糖的防治方法。

(3)口服降糖药的患者能自己调整用量,失效时遵从医师的指导。

(4)不要乱寻医问药,而应以最低的医疗费用达到最佳的治疗效果。

3.糖尿病的心理教育

患者得知自己患有糖尿病时,心理行为表现多样,医师应该及时进行解释说明,让患者了解本病的可治性和可防性,解除心理压力、配合治疗。在治疗过程中避免精神刺激,同时需要家属配合。

4.糖尿病饮食治疗教育

(1)标准体质量及热量控制。

(2)学会制订饮食计划。

(3)养成良好的健康饮食习惯。

(4)能够根据运动量、时间以及药物作用时间等灵活调整加餐。

5.糖尿病运动治疗教育

(1)掌握运动原则,确定适合自己的运动方式。

(2)确定适合自己的运动时间、频率及强度。

（3）明确锻炼强度如何监测。

（4）应该避免哪些运动方式。

（5）在运动中应该警惕哪些症状（如低血糖和心脏症状）出现及应该采取哪些预防和保护措施。

（6）锻炼前后如何调节膳食计划及胰岛素用量。

6.糖尿病的药物治疗教育

（1）了解口服药的作用、应用原则、适应证、禁忌证。

（2）继发性磺脲类药物的失效。

（3）胰岛素的作用、种类、适应证、注射技术及用量调整。

（4）明确药物治疗的同时不能放松饮食治疗及运动。

（5）了解低血糖及其处理。

7.糖尿病的病情自我监测及护理教育

（1）血糖监测的时间,检测糖化血红蛋白及糖化血清蛋白的意义。

（2）监测血压、血脂水平,同时了解他们对糖尿病并发症的作用。

（3）定期检测重要脏器功能。

（4）加强慢性并发症的处理,特别是足部护理。

（四）糖尿病的饮食治疗

1.糖尿病饮食治疗的目的

（1）减轻胰岛负担。

（2）维持正常体质量。

（3）纠正已经发生的高血糖、高血脂等代谢紊乱。

（4）降低餐后高血糖,可减轻对胰岛细胞的刺激。

（5）有利于预防和治疗急性并发症,改善整体健康水平。

（6）妊娠糖尿病患者饮食治疗能保证孕妇和胎儿的健康,糖尿病儿童饮食治疗能保证糖尿病儿童的正常发育。

2.糖尿病饮食治疗的方法

（1）热量的计算：见表 6-8、表 6-9、表 6-10。①患者可按照实际体质量判断自己属于肥胖、正常还是消瘦。②根据体质量状态和劳动强度选择每千克体质量的热量并计算每天总热量。③肥胖者最好按每天总热量摄入减少 2 092～4 184 kJ（500～1 000 kcal）的要求逐渐减少,其减少是根据肥胖程度和患者的耐受能力而定,体质量降低不宜过速过猛,否则患者可因蛋白质摄入不足而感乏力,不能坚持。④儿童、孕妇、哺乳妇女及消耗性疾病患者应适当增加热量。

（2）营养成分的合理分配：营养物质的分配原则是控制总能量、均衡营养、高纤维素、低脂肪。

表 6-8　糖尿病患者每天每千克理想体质量所需热量[kJ（kcal）/kg]

劳动强度	消瘦	正常	肥胖
卧床休息	83.8～104.8（20～25）	62.9～83.8（15～20）	62.9（15）
轻体力劳动	146.4（35）	125.5（30）	83.8～104.8（20～25）
中等体力劳动	167.6（40）	146.4（35）	125.5（30）
重体力劳动	188.6～209.5（45～50）	167.6（40）	146.4（35）

表 6-9　儿童每天每千克体质量所需热量

年龄（岁）	每天所需热量[kJ（kcal）/kg]
＜4	209.5（50）
4～10	188.6～167.6（45～40）
10～15	167.6～146.4（40～35）

表 6-10　劳动强度的种类

活动水平	职业工作时间分配	工作内容举例
轻	75%时间坐或站立	办公室工作、售货员、酒店服务员
	25%时间站立或活动	化验室操作、讲课
中	75%时间坐或站立	学生日常活动、机动车驾驶、车床操作
	25%时间特殊职业活动	金工切割
重	75%时间坐或站立	非机械化农业劳动、舞蹈、体育活动
	25%时间特殊职业活动	采矿等

糖类含量占总热量的 50%～60%，忌单糖和双糖，应含各种聚糖 8～10 g/d。吸收过快的糖类血糖峰值出现早而集中，不利于控制，吸收过慢，尤其糖尿病患者胃排空时间延长，将使餐后晚期血糖升高，可以用多潘立酮以促进胃排空，并使用较长效的降血糖药物为宜。

蛋白质含量一般不超过总热量的 15%，成人每天每千克理想体质量 0.8～1.0 g，儿童、孕妇、乳母、营养不良或伴有消耗性疾病者宜增至 1.5～2.0 g。伴有糖尿病肾病而肾功能正常者应限制至 0.8 g；血尿素氮升高者，应限制在 0.6 g。许多患者严格控制糖类的摄入，同时增加蛋白质及脂肪的摄取来控制血糖，这种方法是错误的。如饮食中糖类过低，将减低胰岛 β 细胞的贮备功能，对患者不利，而过多的蛋白摄入对糖尿病患者也不利。

脂肪占总热量 20%～25%，其中饱和脂肪酸与不饱和脂肪酸的比例应为 1∶1。动物性脂肪除鱼油外主要含饱和脂肪酸，植物油主要含不饱和脂肪酸，目前认为多价不饱和脂肪酸的热量与饱和脂肪酸热量的比值越大，对降低胆固醇和预防动脉硬化越有利。所以，在限制脂肪总量的前提下应以植物油代替动物油。肥胖患者特别是伴有心血管疾病者脂肪摄入应限制在总热量的 30%以下，胆固醇每天摄入量应在 300 mg 以下。

此外，各种富含可溶性食用纤维的食品可延缓糖和脂肪的吸收，制约餐后血糖的急剧上升和胰岛素分泌，有利于改善血糖、脂代谢紊乱，并促进胃肠蠕动，防止便秘。每天饮食中纤维素含量以不少于 24 g 为宜。提倡食用绿叶蔬菜、豆类、块根类、粗谷物、含糖成分低的水果，不但提高饮食中纤维素含量，而且有利于各种纤维素和微量元素的摄取。限制饮酒。每天摄入食盐应限制在 10 g 以下。

（3）食谱和热量的计算：①粗算法，体质量正常、身体较好者，每天主食按劳动强度计算，休息者200～250 g；轻体力劳动者 250～350 g；中体力劳动者 350～400 g；重体力劳动者 400～500 g。蛋白质30～40 g，脂肪 40～50 g。肥胖者每天主食 200～250 g，蛋白质 30～60 g，脂肪 25 g 左右。②细算法，本方法科学性强，但应用起来比较烦琐。其步骤为：根据患者性别、年龄、身高计算标准体质量。根据患者劳动强度确定每天所需总热量。确定糖类、蛋白质、脂肪的供给量。

每克糖类和每克蛋白均产生 16.7 kJ（4 kcal）热量，每克脂肪产生 37.7 kJ（9 kcal）热量。设全天总热量＝X,全天糖类(g)＝$X·(50\%\sim60\%)/4$;全天脂肪(g)＝$X·(20\%\sim35\%)/9$;全天蛋白(g)＝$X·(12\%\sim20\%)/4$。总热量三餐分配按 1/5、2/5、2/5 分配。

糖尿病患者应该戒酒,但某些患者戒酒困难,在血糖控制良好、无糖尿病并发症、肝肾功能正常、非肥胖者,允许少量饮酒(白酒 50 mL,啤酒 200 mL)。饮酒时一般不需减少其他食物的摄入量,但饮酒摄入了多余的能量,故应相应减少脂肪的摄入量。

(4)随访:以上饮食治疗方案仅是原则估算,在治疗过程中应随访患者并按实际效果作必要调整。

3.微量元素与糖尿病的关系

(1)铬的作用:①铬是人体必需的微量元素,无机铬人体基本不能吸收,只有三价有机铬人体才能吸收;②铬的食物来源是粗粮、酵母、啤酒、豆类和肉类;③铬可作用于葡萄糖代谢中的磷酸变位酶,如果缺铬,这种酶的作用就会降低,长期缺铬会影响糖耐量,不利于糖尿病病情的控制;④活化胰岛素,有助于葡萄糖的转化。

(2)锌的作用:①锌与胰岛素联结复合物调节和延长胰岛素的降血糖作用;②缺锌会导致免疫功能低下,容易患疾病,加重糖尿病的病情;③锌存在于多种食物中,动物性食物含锌丰富,且吸收率高,牡蛎、鲜鱼含锌量非常高,肉类、肝脏、蛋类含锌量也较多,植物性食物中以黄豆、大白菜、白萝卜含锌较多。

(3)硒的作用:①含有硒的谷胱甘肽过氧化物酶可使视网膜的氧化损伤减低,改善糖尿病视网膜病变;②海味、肾、肝、肉类和整粒的谷物含硒较丰富。

4.甜味剂的种类及应用

(1)分类:①营养性甜味剂,包括山梨醇、糖醇、麦芽糖醇、甘露醇、乳糖醇及低聚糖类。低聚糖类如低聚异麦芽糖、低聚果糖、大豆低聚糖等,除了有糖醇的功能外,还多了一个双歧杆菌的增殖效果,所以称双歧因子;②高倍非营养性甜味剂,包括天然提取物和化学提取物,如化学合成的糖精、甜蜜素、阿斯巴糖等,以及天然提取物如甜菊糖、甘草甜等。

(2)应用:糖尿病患者推荐使用营养性甜味剂,如糖醇和低聚糖。

5.健康饮食的注意事项

(1)改进进餐顺序:①饭前先吃一点生黄瓜或西红柿;②饭前先喝汤;③饭前先吃些用餐的菜;④最后吃主食和蔬菜。

(2)改变进食方法:①细嚼慢咽;②专心吃饭,不要边吃边干活;③饭要一次盛好,不要一点一点盛饭;④不打扫剩饭菜。

(3)改变进餐习惯:少吃零食、少荤多素、少细多粗、少盐多醋、少量多餐、少吃多动、少稀多干。

(4)改变食物品种:①吃带叶、茎类蔬菜,少吃根、块类的菜;②不吃油炸食物或过油食物;③不要勾芡;④不要吃含淀粉高的食物,如吃要交换主食;⑤血糖控制好的可在两餐间加水果,但不要喝果汁;⑥喝汤去掉上面的油;⑦吃肉丝比吃肉片、肉排、红烧肉好;⑧吃带刺鱼比吃鱼块好,因为可以减慢进餐速度,增加饱腹感;⑨吃带骨头肉比吃肉块好,既满足要求,吃进的肉量又不大;⑩吃鸡肉去掉鸡皮及肥肉。

(五)糖尿病的运动治疗

对于 2 型糖尿病患者来说,运动能改善胰岛素敏感性,增加糖的摄取和糖的无氧酵解,调节脂代谢。

1.糖尿病患者的运动疗法可以达到下列效果

(1)减轻体质量。

(2)减轻或消除胰岛素抵抗现象。

(3)改善脂代谢和肝糖代谢。

(4)可促进凝血酶形成和纤溶活性,减少血小板聚集和血栓形成。

(5)运动可增加磺脲类口服降糖药物的疗效。

(6)应用胰岛素治疗者,运动可促进胰岛素的吸收。

运动治疗适用于空腹血糖在 16.7 mmol/L 以下的 2 型糖尿病患者,特别是超重或肥胖者。运动强度起码应该达到 60%中等强度的脉率才能达到目的。运动的形式多种多样,采取的方式因人而异,但应以容易调节运动强度的运动为宜。运动量的大小取决于运动强度和时间,在实施运动计划时应根据个人的具体情况,由轻到重地增加运动强度。

2.糖尿病患者运动强度指标的测定

(1)计算法:最大运动能力的百分比脉率=安静时脉率+(运动中最大脉率-安静时脉率)×强度。运动中最大脉率=210-年龄,如 60 岁的人安静时脉率为 70 次/分,其 60%中等强度运动时脉率=70+(210-60-70)×60%=118 次/分。

(2)简易法:运动时脉率(次/分)=170-年龄(岁)。

开始运动时应从最大运动量的 30%~40%开始,适应后可逐渐增加运动量。运动存在一定的风险,如引起缺血性心脏病加重、高血压患者诱发心脑血管意外、视网膜病变者发生视网膜出血、肾病者使蛋白尿加重、足溃疡者溃疡加重、1 型糖尿病胰岛素用量不足时促使血糖升高甚至诱发酮症,而注射胰岛素后又可使胰岛素吸收过快引起低血糖等。因此,运动要掌握适应证。

3.糖尿病患者不适于运动的情况

(1)严重 1 型糖尿病。

(2)肾脏并发症。

(3)高血压和各种心脏病。

(4)眼底病变。

(5)暂时性脑缺血。

(6)严重神经、肌肉及关节病变。

(7)极度肥胖等。

4.糖尿病运动疗法的安全原则

(1)所有的体育锻炼应以运动后没有不适感为标准。

(2)运动时要掌握适合的锻炼进度,心率是检测有氧运动调节心肺功能的最好指标。

(3)选择适合的锻炼方式。

(4)锻炼时心率不应超过安全最高心率,即 180-年龄。

(5)锻炼要逐渐增加运动量,同时调整药物及饮食。

(6)锻炼前要做好预备锻炼,锻炼后要放松。

(7)预防运动性低血糖的发生。

(六)糖尿病的口服药物治疗

应用口服降糖药物治疗适合于饮食、运动无法控制的 2 型糖尿病患者。口服降糖药物治疗的适应证为:血糖不太高,改善生活方式1~2个月后仍然不能使血糖控制在正常范围者;存在显著高血糖症状的患者在改善生活方式的同时可给予药物治疗。应用口服降糖药物时应注意,每种药物都有不同的组织作用特点,当联合用药时要根据患者的具体情况决定哪种组合最合适。口服降糖药物分为胰岛素促泌剂(磺脲类、格列奈类)和非胰岛素促泌剂(α-葡萄糖苷酶抑制剂、双胍类、格列酮类)。

治疗糖尿病药物的选择和治疗的程序:对于肥胖或超重的2型糖尿病患者,在饮食和运动不能满意控制血糖的情况下,首选非胰岛素促泌剂;2型糖尿病的药物治疗应着眼于解决胰岛素缺乏和胰岛素抵抗两个问题。有代谢综合征或伴有心血管疾病危险因素者,首选双胍类或格列酮类;对于正常体质量的2型糖尿病患者,在饮食和运动不能满意控制血糖的情况下,首选胰岛素促泌剂,如血糖控制仍然不满意,有代谢综合征或伴有心血管疾病危险因素者应选用双胍类或格列酮类。α-葡萄糖苷酶抑制剂适用于餐后血糖升高而空腹血糖升高不明显者。

使用口服降糖药时应注意:①掌握适应证,1型糖尿病患者在胰岛素治疗的基础上,可联合使用胰岛素增敏剂、双胍类和α-糖苷酶抑制剂,而不应该用促胰岛素分泌剂;2型糖尿病肥胖者,首选双胍类、α-糖苷酶抑制剂或胰岛素增敏剂,后用促胰岛素分泌剂;2型糖尿病消瘦者首选促胰岛素分泌剂或胰岛素增敏剂,可联合使用α-糖苷酶抑制剂或双胍类药物。②先从小剂量开始,再根据餐后2 h血糖情况(一定要服药),调整药物剂量。③合理联合用药,同类降糖药一般不合用(如格列喹酮不应与达美康同用),用一种降糖药物后,如效果尚不理想,可考虑联合用药,不同作用机理的药物联合可以扬长避短,每一类药物不要用到最大剂量,可避免或减少药物的不良反应。单一药物疗效逐年减退,长期疗效差。一般联合应用2种药物,必要时可用3种药物。④兼顾其他治疗,在降血糖治疗的同时,还要考虑其他问题,如控制体质量、控制血压、调整血脂紊乱等。⑤要考虑药物的相互作用,当与下列具有增强降血糖作用的某个药物合用时,可能会导致低血糖反应,如胰岛素、其他降糖药、别嘌醇、环磷酰胺、喹诺酮类、水杨酸等;当与下列具有减弱降血糖作用的某个药物合用时,可能引起血糖升高,如皮质类固醇、高血糖素、雌激素和孕激素、甲状腺素、利福平等。

1.磺脲类药物

(1)磺脲类药物的作用机制:磺脲类药物通过与胰岛β细胞膜上的K^+通道相结合,使β细胞去极化,细胞内Ca^{2+}增加,触发胰岛素释放;还可以改善胰岛素受体及受体后缺陷,增加外周组织对胰岛素的敏感性,从而促进周围靶器官,特别是肌肉组织对胰岛素介导的葡萄糖的利用。其代谢及作用特点见表6-11。

(2)磺脲类药物的适应证:①新诊断的非肥胖的2型糖尿病患者经饮食、运动治疗2个月疗效不满意者;②肥胖的2型糖尿病患者服用双胍类药物血糖控制不满意或因胃肠道反应不能耐受者。由于其增加胰岛素分泌,可使患者体质量增加,一般不作为肥胖患者的首选药物。

(3)磺脲类药物的服用方法与应用特点:磺脲类药物应在餐前半小时服用。不同磺脲类制剂的降糖作用和时间差别很大,应根据病情做出合适的选择。一般空腹血糖轻中度升高者宜选用甲苯磺丁脲(D-860)或格列喹酮,也可选格列齐特或格列吡嗪;空腹血糖中度以上升高者可选用格列本脲或格列吡嗪;对老年人应选用降糖作用温和、剂量范围大的甲苯磺丁脲、格列喹酮和格列吡嗪,应慎用格列本脲。另外,要根据作用时间决定每天给药次数,甲苯磺丁脲、格列喹酮和格列吡嗪半衰期短,每天给药3次,格列本脲、格列美脲、格列齐特1~3次/天。

表 6-11　磺脲类药物代谢及作用特点

药名	排除途径	高峰时间(h)	持续时间(h)	通常剂量	最大剂量
甲苯磺丁脲 (D-860)	肾排 100%	3～4	6～8	500 毫克/次 3 次/天	1 000 毫克/次 3 次/天
格列本脲 (优降糖)	肾排 50%	2～5	16～24	2.5 毫克/次 3 次/天	5 毫克/次 3 次/天
格列齐特 (达美康)	肾排 60%～70%	0.5	10～24	80 毫克/次 2 次/天	80 毫克/次 3 次/天
格列吡嗪 (美吡达)	肾排 90%	1～2.5	6～24	5 毫克/次 3 次/天	10 毫克/次 3 次/天
格列喹酮 (糖适平)	肾排 5% 胆汁排 95%	2～3	10～20	30 毫克/次 3 次/天	60 毫克/次 3 次/天
格列吡嗪控释 (瑞易宁)	肾排 90%	2～3	6～12	5 毫克/次 1 次/天	20 毫克/次 1 次/天
格列美脲 (亚莫利)	肾排 90%		24	1～4 毫克/次 1 次/天	8 毫克/次 1 次/天

(4)不良反应:磺脲类药物,尤其是第一代和长效类药物容易发生低血糖及低血糖昏迷,所以应从小剂量开始,缓慢加量,特别是老年患者更应注意;少数患者发生皮疹、黄疸;偶见肝功能异常和骨髓异常;肾功能不全者除格列喹酮外,不宜服用。

(5)磺脲类药物的禁忌证:①1 型糖尿病;②单纯饮食及运动治疗能够满意控制血糖的轻型患者;③并发急性代谢紊乱,如酮症酸中毒、乳酸酸中毒、非酮症性高渗性昏迷等;④严重感染、外伤、手术等应激情况;⑤严重肝、肾功能不全,影响药物动力学者;⑥妊娠期(有致畸危险和引起胎儿和新生儿低血糖)。

(6)磺脲类药物的原发或继发失效:①原发失效,指糖尿病患者接受足量的磺脲类药物治疗开始 1 个月内空腹血糖仍然高于 14 mmol/L,常见于自然病程晚期才获得初诊的 2 型糖尿病患者,是由于胰岛功能丧失或严重受损造成。这种情况往往在合并使用双胍类药物后病情有所改善。②继发失效,指糖尿病患者接受磺脲类药物治疗后收到明显的治疗效果,但继续原来治疗降血糖疗效逐渐减弱,加大剂量至足量后空腹血糖仍高于 11.1 mmol/L,餐后血糖高于 14 mmol/L,且这种高血糖持续数月,此时宜加用或改用胰岛素治疗。双胍类药物也部分存在继发失效。

(7)影响磺脲类药物作用的药物。加强磺脲类降糖作用的药物:①从蛋白结合位点代替磺脲类、抑制磺脲类从尿中排出,阿司匹林、水杨酸、非激素类抗炎药、磺胺药;②竞争抑制磺脲类代谢,酒精、H_2 受体阻滞剂、抗凝药、单胺氧化酶抑制剂;③拮抗内源性胰高血糖素,β 受体阻滞剂。减弱或对抗磺脲类降糖作用的药物:增强磺脲类排除的酶诱导剂,酒精(慢性饮用)、巴比妥类药物、氯普马嗪;胰岛素分泌抑制剂,拮抗胰岛素作用,噻嗪类利尿剂、糖皮质激素、雌激素、吲哚美辛(消炎痛)、烟酸。

2.双胍类药物

(1)双胍类药物的作用机制(代谢及作用特点见表 6-12):①双胍类药物可延缓肠道对葡萄

糖的吸收,但葡萄糖吸收总量不减少;②抑制糖原异生、肝糖分解从而减少肝糖输出;③增加机体对胰岛素的敏感性,从而增加外周组织对葡萄糖的摄取和利用,达到降糖目的;④促进各类细胞葡萄糖转运因子的转位。双胍类药物在高血糖状态下有降糖作用,但对正常血糖无降糖作用,故不引起低血糖。

表 6-12　双胍类药物代谢及作用特点

药名	排除途径	高峰时间(h)	持续时间(h)	通常剂量	最大剂量
苯乙双胍	肾排50%	2～3	4～6	25 毫克/次	50 毫克/次
(降糖灵)				3 次/天	3 次/天
二甲双胍	肾排80%	2	5～6	250 毫克/次	500 毫克/次
	粪排20%			3 次/天	3 次/天
美迪康	肾排80%	2	5～6	250 毫克/次	500 毫克/次
	粪排20%			3 次/天	3 次/天
迪化糖锭	肾排80%	2	5～6	250 毫克/次	500 毫克/次
	粪排20%			3 次/天	3 次/天
格华止	肾排90%	5～6		500 毫克/次	1 000 毫克/次
	粪排10%			3 次/天	3 次/天

(2)双胍类药物的适应证:①以胰岛素抵抗为主的糖尿病患者,特别是肥胖的 2 型糖尿病患者;②非肥胖 2 型糖尿病患者用磺脲类药物不能满意控制血糖时;③1 型和 2 型糖尿病患者使用胰岛素治疗时若联合应用双胍类,不仅可增加胰岛素的降糖作用,减少胰岛素用量,并可减少血糖不稳定者的血糖波动;④葡萄糖耐量减低者。

(3)双胍类药物的不良反应:①消化道反应,有食欲缺乏、恶心、呕吐、腹痛及腹泻等;②乳酸增高及乳酸酸中毒,因其促进肌肉中糖的无氧酵解,产生大量乳酸,机体缺氧时易致乳酸中毒,应引起重视。苯乙双胍比二甲双胍多见,尤其在肝、肾功能不全,心肺疾病,贫血及老年人。

(4)双胍类药物的禁忌证:①糖尿病酮症酸中毒、高渗性昏迷、严重感染、创伤及大手术等;②糖尿病患者伴心力衰竭、肝及肾衰竭、慢性肺部疾病、组织缺氧、酗酒等均禁用双胍类药物,因易引起乳酸性酸中毒;③糖尿病患者在妊娠期间亦不能应用双胍类药物;④消化道反应剧烈不能耐受者或有慢性消化道疾病者;⑤酒精中毒者。

(5)影响双胍类药物作用的其他药物:①利福平抑制双胍类药物的吸收而减弱其降糖作用;②酒精抑制苯乙双胍代谢,加强其降糖作用;③西咪替丁减少双胍类药物在肾脏清除,加强其降糖作用。

3.α-糖苷酶抑制剂

(1)作用机制:该类药物的降糖机制是抑制多糖或双糖转变为单糖,延缓葡萄糖在肠道的吸收从而降低餐后血糖并兼有减轻胰岛素抵抗的作用。长期应用也可降低空腹血糖。其中阿卡波糖主要是抑制 α-淀粉酶,伏格列波糖主要是抑制双糖水解酶的作用,其代谢及作用特点见表6-13。

(2)适应证:该类药物的适应证很广,可单独或与双胍类同用于肥胖的 2 型糖尿病患者;与磺脲类联合用于仅用磺脲类血糖控制不理想的 2 型糖尿病患者;与胰岛素合用于 1 型和 2 型糖尿病需用胰岛素者,不仅可减少胰岛素用量还有助于减轻餐后早期高血糖及餐后晚期低血糖。

表 6-13　α-糖苷酶抑制剂的代谢及作用特点

药名	排除途径	每片剂量	每天剂量
阿卡波糖	胃肠道 50%	50 mg	50～200 毫克/次
(拜糖平)	尿 35%		每天 3 次
伏格列波糖(倍欣)	胃肠道	0.2 mg	0.2～0.4 毫克/次 每天 3 次

(3)不良反应:主要是消化道反应,表现为腹部胀满、胀气、肠鸣音亢进和排气过多,少数患者有腹泻或便秘。这些症状多在服药 2 周左右缓解,仅少数患者不能耐受而停药。

(4)禁忌证:原有消化不良、消化道溃疡、肠梗阻倾向、感染、恶性肿瘤、酗酒、严重肝和肾功能损害者;妊娠或哺乳妇女及小儿。

(5)注意事项:α-糖苷酶抑制剂的使用应从小剂量开始,渐增加剂量,并与第一口饭一起嚼碎咽下。避免同服考来烯胺、肠道吸附剂、消化酶制剂。

4.胰岛素增敏剂

胰岛素增敏剂除了二甲双胍外,目前还有噻唑烷二酮类药物(TZDs)。它属于过氧化物酶增殖体所激活的受体,是一种核受体(简称 PPAR-γ)。被激活后的这种受体蛋白,能够结合 DNA 的反应成分,继而影响基因的转录,其生物效应是改变和调节一系列糖类和脂肪的代谢。现在应用于临床的有罗格列酮和吡格列酮。

(1)作用机制:目前噻唑烷二酮类药物的作用机制还在进一步的探讨当中,根据最近的研究可归纳为以下几点:①激活 PPAR-γ,能够减少脂肪的溶解和增加脂肪细胞的分化,减少外周组织的胰岛素抵抗;②降低瘦素和肿瘤坏死因子-α 的表达,减少血浆纤溶酶原激活物抑制剂-1(PAI-1)分泌,降低游离脂肪酸水平,从而增加周围组织对胰岛素的敏感性和反应性,提高糖原合成酶的活性,促进骨骼肌对胰岛素介导的葡萄糖摄取和利用;③通过抑制肝糖异生的限速酶即 1,6-二磷酸果糖酶和 2,6-二磷酸果糖酶的活性而降低肝糖输出;④提高胰岛素敏感性,从而抑制肝内合成内源性三酰甘油并促进其清除,改善糖尿病患者的血脂,防止动脉硬化的产生,延缓其发展;⑤清除自由基,降低过氧化脂质的形成,抑制动脉硬化的形成;⑥减少血管平滑肌细胞的钙离子内流,内皮细胞合成一氧化氮增加,改善血管内皮功能。见表 6-14。

表 6-14　噻唑烷二酮类药物的代谢及作用特点

药名	每片剂量(mg)	每天剂量(mg)	每天服药次数	半衰期(h)
罗格列酮	1、2、4	4～8	1～2	4
(文迪雅)				
吡格列酮	15	30	1～2	16～24
(艾汀、艾可拓)				

(2)适应证:①胰岛素抵抗、肥胖,或伴有高血压的 2 型糖尿病患者;②胰岛素抵抗者;③可单独用于 2 型糖尿病的治疗,也可与磺脲类、双胍类药物或胰岛素合用。

(3)不良反应:转氨酶升高、头痛、头晕、恶心、腹泻、体质量增加和液体潴留。

(4)禁忌证:1 型糖尿病患者、酮症酸中毒、肝功能异常者。

(5)用药注意事项:用药期间监测肝功能,转氨酶升高 3 倍以上者停药。

5.非磺脲类胰岛素促泌剂

非磺脲类胰岛素促泌剂又称餐时促胰岛素分泌剂，其化合物能促进胰岛β细胞中胰岛素的第一时相分泌。其特点是只在进餐时才会迅速而短暂地刺激胰腺分泌胰岛素，起效快，作用持续时间短，安全性好。此类药物包括瑞格列奈和那格列奈。

(1)作用机理：通过与胰腺β细胞膜上的ATP敏感性钾通道(K^+-ATP)偶联受体相互作用，使浆膜去极化，随即通过电压敏感性L型钙通道的开放，引起钙离子内流和胰岛素分泌。它与磺脲类药物不同之处在于：它在胰岛β细胞膜上的结合位点不同；不直接刺激胰岛素的胞泌作用。见表6-15。

表6-15　格列奈类药物的代谢及作用特点

药名	排除途径	起效时间(h)	高峰时间(h)	半衰期(h)	持续时间(h)	每顿餐前剂量(mg)	最大剂量(mg)
瑞格列奈	胆汁90%	0.5	1	1～1.5	6	0.5～4	12
(诺和龙)	尿10%						
那格列奈	肝代谢	0.3	0.3	1.3	4	120～180	360～540
(唐力)	主要肾排泄						

(2)适应证：2型糖尿病、餐后高血糖。

(3)不良反应：①轻度胃肠功能紊乱、腹泻、呕吐；②个别患者出现乳酸、转氨酶升高，疗程结束后即可消失；③少数患者出现轻微低血糖；④变态反应；⑤体质量轻微增加。

(4)禁忌证：1型糖尿病患者，肝、肾功能不全者。

(5)应用：可以单独或与双胍类、噻唑烷二酮联合使用。格列奈类药物不能与格列苯脲或其他促胰岛素分泌剂合用。格列奈类药物可减少餐后高血糖并且在单独使用时，一般不导致低血糖。一般进餐前服药(餐前15 min即可)，不进餐不服药。

(6)影响格列奈类药物的其他药物：①增强降糖作用，单胺氧化酶抑制剂、非选择性β受体阻滞剂、ACEI、非甾体抗炎药、酒精、促合成代谢激素、奥曲肽；②减弱降血糖作用，口服避孕药、噻嗪类、皮质激素、甲状腺素、拟交感神经药；③因格列奈类药物均经肝细胞色素P450酶代谢，凡影响肝脏P450酶活性的药物如酮康唑、某些抗生素、环孢霉素、类固醇可抑制该类药物代谢，而诱导P450酶活性的药物如利福平、巴比妥、卡马西平可促进该类药物代谢。

6.胰岛素治疗

(1)胰岛素的生理作用：胰岛素通过与肝脏、脂肪组织、肌肉等组织的细胞膜受体结合后发挥效应。主要作用是增加葡萄糖的穿膜转运，促进葡萄糖摄取、促进葡萄糖在细胞内的氧化或糖原合成，并为合成蛋白或脂肪提供能量，促进蛋白质及脂肪的合成，减少酮体生成。其与生长激素有协同作用，促进生长、促进钾向细胞内转移，有水、钠潴留作用。

(2)适应证：①1型糖尿病患者；②2型糖尿病经饮食及口服降血糖药治疗未获得良好控制者；③糖尿病并发急性代谢紊乱如酮症酸中毒、高渗性昏迷和乳酸性酸中毒伴高血糖时；④合并重症感染、消耗性疾病、视网膜病变、肾病、神经病变、急性心肌梗死、脑卒中；⑤因存在伴发病需外科治疗的围手术期；⑥妊娠和分娩；⑦全胰腺切除引起的继发性糖尿病。

(3)胰岛素的类型：胰岛素制剂可分为速(短)效、中效和长(慢)效3类。速效有普通(正规)胰岛素(RI)，皮下注射后发生作用快，但持续时间短，是唯一可经静脉注射的胰岛素，可用于抢救糖尿病酮症酸中毒。中效胰岛素有低精蛋白胰岛素(NPH,中性精蛋白锌胰岛素)和慢胰岛素锌混悬液。长效制剂有精蛋白锌胰岛素注射液(PZI,鱼精蛋白锌胰岛素)和特慢胰岛素锌混悬液。速效胰岛素主要控制第1餐饭后高血糖;中效胰岛素主要控制第2餐饭后高血糖,以第2餐饭为主;长效胰岛素无明显作用高峰,主要提供基础水平胰岛素。胰岛素的种类及作用特点见表6-16。

表 6-16　胰岛素的种类及作用特点

种类	起效时间(h)	峰时间(h)	有效作用时间(h)	最大持续作用时间(h)
猪胰岛素				
短效(RI)	0.5～2	2～4	4～6	6～8
中效(NPH)	2～4	6～12	12～20	18～24
长效(PZI)	4～6	12～24	14～20	24～36
人胰岛素				
超短效(Lispro)	0.08～0.25	1～2	2～4	4～5
短效(RI)	0.5～1	2～4	3～6	6～8
中效(NPH)	1～3	4～12	13～18	20～24
长效(Ultralente)	2～4	8～14	18～20	20～30

(4)胰岛素的不良反应:①低血糖反应,最常见,一般由体力活动太多、饮食减少、药物用量过大引起,发作多较急,如昏迷持续6 h以上可能导致中枢性不可逆性损害;②变态反应,以注射局部疼痛、硬结、皮疹为主,偶有全身性变态反应,如荨麻疹、紫癜、血清病、局限性水肿、支气管痉挛、虚脱、胃肠道反应、急性肺水肿,多见于注射含有附加蛋白的制剂时;③注射部位皮下脂肪营养不良;④胰岛素拮抗或胰岛素耐药性糖尿病,耐药性的定义为每天胰岛素需要量超过200 U,持续48 h以上,发生率为0.1%～3.6%;⑤胰岛素性水肿,糖尿病控制后4～6 d可发生水钠潴留而导致水肿;⑥屈光失常,视物模糊属暂时性变化,多见于血糖波动较大的1型糖尿病患者;⑦高胰岛素血症与肥胖,与胰岛素剂量与使用方法有关,剂量越大越易引起肥胖和高胰岛素血症,故应强调胰岛素治疗的同时饮食控制和运动,加用双胍类及α-糖苷酶抑制剂有助于减少胰岛素用量,减轻外周高胰岛素血症。

(5)胰岛素的应用原则:①急需控制糖代谢紊乱者用短效类,如酮症等急性并发症、急性感染、大手术前后、分娩前及分娩期;1型或2型糖尿病初治阶段,为摸索剂量和治疗方案,可用短效胰岛素,每天3～4次。②可采用长效制剂于早餐前注射或中效制剂晚10时睡前注射,以维持血浆胰岛素基础水平,并使次晨血糖控制较好。③为减少注射次数可采用混合剂,早晚餐前注射,中效和长效的比值可以灵活掌握,在制备混合剂时为避免鱼精蛋白锌进入普通胰岛素瓶内,应先抽普通胰岛素再抽鱼精蛋白锌胰岛素,也可直接应用混合好的胰岛素。④如病情严重伴循环衰竭、皮下吸收不良、有抗药性需极大剂量时,常使用胰岛素或锌结晶胰岛素静脉滴注。⑤采用纯度较高的制剂时剂量减少30%左右,从动物胰岛素转为人胰岛素时剂量减少10%。⑥1型糖尿病血糖波动大不易控制者,2型糖尿病伴胰岛素抵抗者可与口服降糖药联合应用。

(6)应用胰岛素的注意事项:①患者需要密切监测血糖,学会根据血糖情况调节胰岛素用量,特别是在患病期间、饮食运动改变时(表6-17);②指导患者如何识别低血糖症状,处理低血糖发作;③胰岛素剂量取决于进食量、体力活动、精神状态、伴发疾病、应激状态、胰岛素制剂种类、患者体内抗体情况、注射部位、联合用药情况、是否伴有肥胖、肝及肾功能是否异常等。

(7)影响胰岛素作用的因素：①胰岛素制剂的种类，胰岛素的来源；②胰岛素的浓度与剂量，浓度高、剂量大的吸收缓慢，作用延迟；③给药方法，不同的给药方法会影响胰岛素的吸收，按吸收速度由快至慢分别为静脉注射、腹膜内注射、肌内注射、皮下注射；④注射技术；⑤注射部位和温度，不同部位吸收由快至慢分别为腹部、前臂、大腿、臀部，洗热水澡可加速胰岛素的吸收；⑥注射与进食的间隔时间，进食种类；⑦患者有无胰岛素抗体；⑧运动，运动增加肌肉对胰岛素的敏感性，注射部位的肌肉运动加速胰岛素的吸收；⑨肝、肾功能，当肝、肾功能不全时，影响胰岛素的清除，使胰岛素半衰期延长，血液循环中游离胰岛素增多可导致严重低血糖，故应减少胰岛素用量，特别是避免中长效胰岛素；⑩应激因素，机体处于应激状态时，儿茶酚胺等拮抗胰岛素的激素分泌增多，使胰岛素效价降低、血糖升高，此时需要增加胰岛素用量。

表 6-17 胰岛素治疗时的血糖控制目标

血糖控制指标	血糖控制目标	需调整胰岛素量
餐前血糖(mmol/L)	4.4～6.7	<4.4 或>6.7
睡前血糖(mmol/L)	5.6～7.8	<5.6 或>7.8
HbA1c(%)	≤7	≥8

(8)胰岛素的一般用法：口服降糖药效果欠佳时可采用口服降糖药与中长效胰岛素联合治疗的方法，即白天用口服药，加睡前注射一次中效胰岛素。当血糖仍然不理想时可停口服药，而完全胰岛素治疗，具体方法如下：①给予速效和长效胰岛素混合制剂，2 次/天，早餐和晚餐前注射。此方法可能出现中午或(和)午夜低血糖，但上午吃一些零食可预防中午低血糖，睡前注射中效胰岛素代替晚餐前的混合胰岛素可预防午夜低血糖。②3 次/天餐前注射速效胰岛素，加睡前注射中、长效胰岛素，此方法可以灵活安排进餐时间。③灵活应用，餐前注射短效胰岛素加长效胰岛素，以模仿生理胰岛素基础分泌。此法可以根据进食和运动时间安排，或饮食中糖类的含量调整胰岛素的使用，饮食中每 10～15 g 糖给予 1～2 U 胰岛素。④胰岛素抵抗患者胰岛素用量较大，可加用噻唑烷二酮类药物、二甲双胍或 α-糖苷酶抑制剂。⑤胰岛素泵持续皮下给药。⑥胰岛素注射笔匹配专用胰岛素制剂，定量准确、注射方便，特别适合老年和视力减迟的患者。

(9)胰岛素用量：开始胰岛素治疗时每天总剂量的计算。①按体质量计算：1 型糖尿病 0.5～1 U/(kg·d)；新诊断的 1 型糖尿病 0.2～0.6 U/(kg·d)；青春期 1 型糖尿病 1.0～1.5 U/(kg·d)，因青春期生长发育迅速，故需要量增大；2 型糖尿病 0.1～0.2 U/(kg·d)。②按生理需要量计算：正常人每天分泌 30～40 U 胰岛素，起始量胰岛素可从 24～40 U/d 开始。③按空腹血糖(FPG)估算：FPG 为 8～10 mmol/L 时，给 0.25 U/(kg·d)；FPG>10 mmol/L 时，每增加1 mmol/L胰岛素增加 4 U/d。

(10)胰岛素泵治疗：①胰岛素泵的脉冲式连续输注方式符合生理状态下胰岛素分泌，能够持续提供基础胰岛素，减少了餐前胰岛素用量，可更快地消除胰岛素抵抗状态；避免了高胰岛素血症，且较普通胰岛素吸收快，缩短了胰岛素吸收入血的起效时间。②胰岛素泵只使用速效或超短效胰岛素，减少了使用多种胰岛素制剂引起的吸收差异。③可自由调整基础量，减少低血糖的发生，并能有效抑制"黎明现象"。④24 h 持续输入基础量胰岛素，不进食、晚进食也不至于引起低血糖，而多进食也可适量追加胰岛素，从而使患者全天血糖接近正常，更适于生活方式多变的人、低血糖无感知者及糖尿病自主神经病变者。

适应证：①所有 1 型糖尿病患者，尤其是经常规治疗血糖控制不佳、血糖剧烈波动、对低血糖不能感知而多次发生低血糖、夜间低血糖、对胰岛素特别敏感或胰岛素需求量很少者;②胰岛功能差需要胰岛素治疗的2型糖尿病患者;③有"黎明现象"者,空腹血糖＞11.1 mmol/L;④生活方式多变,工作、进食、活动不规律者;⑤妊娠;⑥器官移植后血糖难以控制者;⑦严重糖尿病自主神经病变,如胃麻痹、下肢疼痛等。

胰岛素泵治疗时胰岛素用量的计算:可根据实际体质量或以前胰岛素总量进行计算。①体质量在理想体质量的20%以内时,每天胰岛素总量=0.4～0.9 U/kg,或按以前胰岛素总量的75%计算;②基础量=40%～50%每天胰岛素总量;③餐前量=50%～60%每天胰岛素总量,如果基础量已经平衡了生物节律因素,则可将餐前量平均分配到三餐前。

胰岛素泵治疗时胰岛素用量的调整:①基础量的调整主要根据早晨空腹血糖;②餐前量的调整根据下次餐前血糖值调整;③如果连续2 d血糖值大于靶血糖值,增加餐前量每次1 U,连续2 d血糖值小于靶血糖值,减少餐前量每次1 U;④每次剂量调整不超过2 U,观察2～3 d后再根据血糖情况继续调整。

7.胰岛素类似物

(1)胰岛素类似物与普通人胰岛素比较,有着诸多的益处,促使胰岛素的给药方式更趋完善。①起效快速,避免人胰岛素的起效时间需30～60 min,必须餐前30 min给药的缺点,仅邻近餐前15 min注射,或于餐后即用,同时作用持续时间短。②贴近生理治疗,胰岛素类似物和长效胰岛素联合应用,三餐时注射短效类似物及睡前注射甘精胰岛素,可帮助糖尿病患者更准确地模拟正常人在生理状态下的胰岛素代谢过程;以最大限度地将血糖控制在正常范围,且不易引起低血糖的发生。③峰效时间与餐后血糖峰值同步,更好地控制餐后血糖升高;另注射时间随意,便于灵活应用,如根据进餐的需要及在餐后追加使用。④显著减少夜间低血糖发作。⑤可降低糖化血红蛋白(HbA1c),达到＜7%的指标。⑥注射部位的药物吸收较稳定,个体内的变化以及个体间的差异较小,吸收的变异度有很大的改善;另外,人胰岛素注射剂量较大时,可在皮下形成储存,疗效与持续时间难以预计,而类似物极少出现此类现象。⑦睡前注射甘精胰岛素与口服降糖药联合应用将提高2型糖尿病患者的血糖控制,且比通常预想的更容易实行和节约费用。⑧口服肾上腺皮质激素的糖尿病患者的缺陷常是餐后血糖处理受损,皮质激素可抑制胰岛素的分泌,增加糖异生,减少外周组织对葡萄糖的摄取,但胰岛素类似物可改变这一弊端。

(2)胰岛素类似物的应用原则:①甘精胰岛素的pH低,不能与其他胰岛素注射剂混合,以免发生凝聚,使吸收延迟。②由动物胰岛素改用人胰岛素类似物时,剂量应减少10%左右,否则易致低血糖的发生。③对过敏者、妊娠妇女、动物源性胰岛素呈现免疫抵抗者、初始采用胰岛素治疗者、间断应用胰岛素者宜尽量首选人胰岛素。④甘精胰岛素宜提倡睡前给药,以控制"黎明现象"高血糖及白天葡萄糖毒性所致的夜间高血糖,并可替代三餐间的基础胰岛素的分泌。⑤与可升高血糖的药物联合应用,如肾上腺皮质激素、异烟肼、雌激素、口服避孕药、烟酸、噻嗪类利尿药,可适当增加剂量;当与含硫抗菌药、水杨酸盐、单胺氧化酶抑制剂、血管紧张素转化酶抑制剂、β受体阻滞剂、奥曲肽等药联合应用,可减少胰岛素类似物的需求量;且β受体阻滞剂可能掩盖胰岛素所致的低血糖现象,需特别警惕。

（宋　波）

第七节 肥 胖 症

肥胖症是指身体脂肪的过度堆积,以及体质量的超重。在健康的个体中,女性身体脂肪约为体质量量25%,男性约为18%。体质量指数(BMI),即体质量(kg)/身高²(m²),与身体脂肪高度相关,因此目前国际上常常使用 BMI 来作为评估肥胖症水平的指标,一般认为 BMI 为 20～25 kg/m² 代表健康体质量,轻度超重的定义是 BMI 为 25～30 kg/m²,或者体质量在正常体质量的上限与高于正常体质量上限(根据标准身高-体质量表)的 20% 之间;而 BMI 高于 30 kg/m²,或者体质量高于正常体质量上限的 20%,被定义为肥胖症。BMI 高于 30 kg/m² 意味着患病风险极大地增高。肥胖症与神经性厌食和神经性贪食相比较不属于精神类疾病,但是属于医学类疾病。

在美国大约 35% 的女性和 31% 的男性显著超重(BMI≥27 kg/m²);如果以 BMI 超过25 kg/m² 来定义肥胖症,可能现在肥胖的美国人多于不肥胖的;如果以 BMI 超过 30 kg/m² 来定义肥胖症,则有 11% 的女性和 8% 的男性有肥胖症。目前在美国,肥胖症的患病率至少是20 世纪早期的 3 倍。

社会经济地位与肥胖症密切相关,在美国,社会经济地位低的女性肥胖症的患病率是社会经济地位高的女性的 6 倍。无论男性还是女性,体质量在 25～44 岁增加是最明显的。怀孕可能导致女性体质量大大地增加,如果一个女性接连怀孕,她们的体质量平均会比上一次怀孕约有2.5 kg的增长。在 50 岁以后,男性的体质量趋于稳定,在 60～74 岁,甚至会出现轻微下降;女性则相反,体质量的持续增长会持续到 60 岁,在 60 岁以后才会开始下降。

一、病因学

肥胖症是一个复杂的多因素疾病,涉及生物、社会、心理等多方面因素。在今天,大多数研究者认为肥胖者是能量平衡障碍,即能量摄入与消耗的障碍;肥胖症也是与某个基因结构有关的疾病,而这个基因结构是通过文化和环境的影响来被调整的。

(一)生物学因素

1.遗传因素

遗传因素在肥胖症中起着重要作用。双生子研究和寄养子研究均显示遗传因素对患肥胖症有重要影响。大约 80% 的肥胖患者都有肥胖症家族史;80% 的肥胖父母的下一代都是肥胖子女,父母其中之一是肥胖者,他们中 40% 的下一代有肥胖,而父母都很苗条的,只有 10% 的下一代是肥胖者。这些均提示了遗传的作用。虽然有研究发现肥胖基因能调节体质量和身体脂肪的储存,但迄今为止,还未发现肥胖症特异的遗传标记物。

2.神经生物学

中枢神经系统,特别是外侧下丘脑存在"摄食中枢"或者"饥饿中枢",可以根据能量需求的改变来调节食物摄取的量,并以此来维持体内脂肪的基线贮存量。动物试验发现,用电刺激动物的外侧下丘脑,已经吃饱了的动物又重新开始吃食物;损毁了大白鼠两侧的外侧下丘脑,结果发现动物拒绝吃东西。

饱腹感与饥饿感对食物摄取起着调控作用,参与肥胖症的发病。饱腹感是一种当饥饿被满足后的感觉。人会在就餐结束时停止进食是因为他们已经补充了那些耗尽的营养,来自已经被吸收的食物的新陈代谢的信号通过血液被携带到大脑,大脑信号激活了可能位于下丘脑的受体细胞,从而产生了饱腹感。5-羟色胺、多巴胺和去甲肾上腺素的功能紊乱通过下丘脑参与调节进食行为,其他涉及的激素因子可能包括促肾上腺皮质激素释放因子(CRF)、神经肽Y、促性腺激素释放激素和促甲状腺激素。当重要营养物质耗尽,新陈代谢信号强度下降,便产生饥饿感。嗅觉系统对饱腹感可能起着重要作用,实验显示通过使用一个充满特殊气味的吸入器使鼻子里的嗅球受到食物气味的强烈刺激,从而产生出对食物的饱腹感。

有一种脂肪细胞产生的激素称为瘦素,是脂肪的自动调节器。当血液瘦素浓度低时,更多的脂肪被消耗,而当瘦素浓度高时,脂肪消耗较少。

(二)心理、社会因素

尽管心理、社会因素是肥胖症发展的重要因素,但是这些因素如何导致肥胖症至今尚不清楚。饮食调节机制易受环境影响,文化、家庭和个体心理动力因素都影响着肥胖症的发展。

肥胖症与文化有着密切的关系,随着全球化的进展和经济飞速发展导致生活节奏加快、人们压力增大、活动锻炼时间明显减少,而快餐文化的迅速发展及餐馆餐饮消费的增多,使得当今社会肥胖症日益增多。躯体活动明显减少是作为公共卫生问题的肥胖症日趋增多的一个主要因素,原因是躯体活动不足限制了能量的消耗、而摄食却不一定会相应减少。

特殊的家族史、生活事件、人格结构或是潜意识冲突都可能导致肥胖症。有很多肥胖的患者因为在他们的成长环境里可以看到很多的过量进食例子,所以他们学会了用过量摄食作为应对情绪紊乱及各种心理问题的一种方式。

(三)其他因素

有很多临床疾病会导致肥胖症。肾上腺皮质功能亢进与特征性的脂肪分配有关(水牛型肥胖症);黏液水肿与体质量增加有关,尽管并非恒定;其他神经内分泌障碍,包括脑性肥胖症(Frohlich's综合征),是以肥胖症以及性与骨骼的异常为特征。

不少精神药物会导致体质量增加。在非典型抗精神药物中,奥氮平、氯氮平、利培酮和喹硫平常见的不良反应即为体质量增加;在心境稳定剂中,锂盐、丙戊酸盐和卡马西平也会引起体质量增加;长期使用选择性5-羟色胺再摄取抑制剂也能导致体质量增加。

二、临床特征

(一)心理和行为障碍

肥胖症的心理和行为障碍分成两类:进食行为紊乱和情绪紊乱。肥胖症患者的进食模式存在很大的差异,最常见的是,肥胖者经常抱怨他们不能限制自己进食,并且很难获得饱腹感。一些肥胖者甚至不能区分饥饿和其他烦躁不安的状态,并且当他们心情不好时就会吃东西。

肥胖症患者不会出现明显的或者过度的病理心理学。通过对那些已经做过胃旁路术的严重肥胖的患者的研究,发现对他们最多见的精神科诊断是重度抑郁症。但是,在肥胖症患者中重度抑郁症的患病率并不高于普通人群。自我贬低自己的体像尤其见于那些从童年期就开始肥胖的人,这可能是由于对肥胖人群长期的社会偏见所致。有些研究反应肥胖者因病感觉羞耻和社会偏见在教育和就业问题上遭遇到不公正待遇。很多肥胖者在试图节食的过程中会出现焦虑和抑郁。

(二)生理障碍

肥胖会对生理功能产生很大的影响,产生一系列的医学并发症。

当体质量增加时血液循环会负担过重,严重肥胖者可能会发生充血性心力衰竭;高血压和肥胖症高度关联;肥胖症患者的低密度脂蛋白水平升高,而高密度脂蛋白水平下降,低水平高密度脂蛋白可能是增加肥胖症心血管疾病风险的机制之一。如果一个人是上半身体脂肪增加、而非下半身,很可能与糖尿病的发生相关联。严重肥胖症患者肺功能受损非常严重,包括肺换气不足、高碳酸血症、缺氧症和嗜睡(即肥胖肺心综合征),且肥胖肺心综合征的死亡率很高。肥胖症可能会恶化骨关节炎及因皮肤伸张、擦烂和棘皮症而引起皮肤病问题。肥胖妇女存在产科风险,易患毒血症和高血压。

肥胖症还与一些癌症有关联。肥胖男性患前列腺癌和结肠直肠癌的比率更高,肥胖女性患胆囊癌、乳腺癌、宫颈癌、子宫癌和卵巢癌的比率更高。研究发现肥胖症通过影响雌激素分泌而导致子宫内膜癌和乳腺癌的产生和恶化。

三、诊断与鉴别诊断

(一)诊断

肥胖症的诊断主要根据 BMI 或体质量:BMI 高于 $30\ kg/m^2$,或者体质量高于正常体质量上限的 20%,被诊断为肥胖症。

(二)鉴别诊断

1.其他综合征

夜间进食综合征的患者会在晚餐后过度进食,他们是被充满压力的生活环境而促发的,一旦得了往往就会每天反复发生,直到压力缓解。

暴食综合征被定义为在短时间里突然强迫性地摄取大量食物,通常随后伴有严重的不安和自责。暴食也可以表现为是一种应激反应。与夜间进食综合征比起来,暴食综合征的暴食发作并不是定时的,而且常常与特定的促发环境紧密相连。

肥胖肺心综合征:当一个人的体质量超过理想体质量的 100%,并伴有呼吸和心血管疾病时才被认为患有肥胖肺心综合征。

2.躯体变形障碍

一些肥胖者感觉他们的身体畸形、令人厌恶,并且感觉他人对他们带有敌意和厌恶。这种感觉是与他们的自我意识以及社会功能受损紧密相连。情绪健康的肥胖者没有体像障碍,只有少数神经质的肥胖者才有体像障碍。该躯体变形障碍主要局限于从儿童期就已经肥胖的人,而在这些儿童期就肥胖的人中间,也仅有少于一半的人患躯体变形障碍。

四、病程和预后

肥胖症的病程是进展性的。减轻体质量的预后很差,那些体质量明显减轻的患者,90%最终体质量再增加;儿童期就开始肥胖的患者预后特别差;青少年发病的肥胖症患者,往往更严重,更难治,与情绪紊乱的联系也比成人肥胖症更紧密。肥胖症的预后取决于肥胖产生的医学并发症。

肥胖症对健康有着不良影响,与心血管疾病、高血压〔血压高于 21.3/12.7 kPa(160/95 mmHg)〕、高胆固醇血症(血胆固醇高于 6.5 mmol/L)、由遗传决定的糖尿病特别是2 型糖尿病(成年起病或非胰岛素依赖型糖尿病)等一系列疾病有关。根据美国健康协会的资料,肥胖的男性无论抽不抽烟,都会由于结肠、直肠和前列腺癌症而比正常体质量的男性有更高的死亡率。肥胖的女性会由于胆囊、胆管、乳腺、子宫(包括子宫颈和子宫内膜)和卵巢的癌症而比正常女性有更高的死亡率。研究指出一个超重的人其体质量越重,死亡的概率就越大。对那些极端肥胖的人,即体质量为理想体质量的2倍,减轻体质量可能是挽救他们生命的方法,这些患者可能会出现心肺衰竭,特别是在睡觉的时候(睡眠呼吸暂停综合征)。

五、治疗

存在广泛的精神病理学如焦虑障碍、抑郁症的肥胖者,在节食过程中有过情绪紊乱病史的以及正处于中年危机的肥胖者,应该尝试减肥,并最好在专业人员严格的督导下进行。

(一)节食

减肥的基础很简单——通过摄入低于消耗减少热量摄入。减少热量摄入的最简单方式就是建立一个低热量的饮食方式,包含那些易获得食物的均衡节食计划可获得最佳长期效果。对大多数人来说,最满意的节食计划是,摄入通常的食物数量参照标准的节食书上可获得的食物营养价值表,这样节食可以最大可能地长期保持体质量的持续减少。

禁食计划一般用于短期减肥,但经常会引发一些疾病,包括直立性低血压、钠利尿和氮平衡的破坏。酮体生成节食是高蛋白、高脂肪的节食方式,用于促进减肥,但这种节食会增高胆固醇浓度并且会导致酮症,产生恶心、高血压和嗜睡等反应。无论各种节食方式多么有效,他们大多数都很乏味,所以当一个节食者停止节食并回到以前的饮食习惯,会刺激他们加倍地过度进食。

一般而言,减肥的最好方式就是有一个含有 4 602～5 021 kJ 热量的均衡饮食方案。这种节食方案可以长期执行,但必须另外补充维生素,特别是铁、叶酸、锌和维生素 B_6。

(二)锻炼

增加躯体活动常常被推荐为一种减肥养生法。因为多数形式的躯体活动所消耗的热量直接与体质量成一定比例,所以做同样多的运动肥胖的人比正常体质量的人消耗更多的热量。而且,以前不活动的人增加躯体活动事实上可能还会减少食物摄入。锻炼也有助于维持体质量的减低。

(三)药物疗法

各种用于治疗肥胖症的药物中,有些药物效果较好,如安非他明、右旋安非他明、苄非他明、苯二甲吗啡、苯丁胺、马吲哚等。药物治疗有效是因为它会抑制食欲,但是在使用几周后可能会产生对该作用的耐受。

奥利斯特是一个选择性胃和胰腺脂肪酶抑制剂减肥药,这种抑制剂用于减少饮食中脂肪(这种脂肪会通过粪便排泄出来)的吸收。它通过外围机制起作用,所以一般不影响中枢神经系统(即心跳加快、口干、失眠等),而大多数减肥药都会影响中枢神经系统。奥斯利特主要的不良反应是肠胃道不良反应。该药可以长期使用。

西布曲明是一种 β-苯乙胺,它抑制 5-羟色胺和去甲肾上腺素的再摄取(在一定范围内还抑制多巴胺),用于减肥,长期使用可以维持体质量减轻。

(四)外科手术

那些可引发食物吸收不良或者减少胃容量的外科手术方法已经用于显著肥胖者。胃旁路术是一个通过横切或者固定胃大弯或胃小弯而使胃变小的手术。胃成形术使胃的入口变小从而使食物通过变慢。尽管会出现呕吐、电解质紊乱和梗阻,但是手术的结果还是成功的。抽脂术(脂肪切除术)一般是为了美容,而对长期的减肥并没有用。

(五)心理治疗

精神动力性心理治疗以内省为取向,可能对一些患者有效,但没有证据表明揭示过度进食的无意识原因可以改变肥胖者以过度进食来应对压力的症状。在成功的心理治疗和成功的减肥后的几年里,多数患者在遇到压力时还会继续过度进食,而且,许多肥胖者似乎特别容易过度依赖一个治疗师,在心理治疗结束过程中可能会发生紊乱的退行。

行为矫正已经是最成功的心理治疗法,并被认为是治疗肥胖症的选择。患者通过指导会认识到与吃有关的外界线索,并且在特定环境中保持每天的进食量,比如在看电影、看电视或处于焦虑、抑郁等某种情绪状态之下时。患者也会通过教导发展出新的进食模式,比如慢吃,细嚼慢咽,吃饭时不看书,两餐间不吃东西或不坐下就不吃东西。操作性条件治疗,通过奖励,比如表扬或新衣服来强化减肥,也已经使减肥获得成功。

团体治疗有助于保持减肥动机,有助于提高对已经减肥成功的成员的认同,并且可以提供有关营养方面的教育。

(六)综合治疗

一个管理肥胖症患者的真正全面的方法是以设备(如新陈代谢测量室)和人(如营养学家和锻炼生理学家)为核心;但是这些都很难获得。设计高质量的项目时,要有容易获得的资源(如治疗手册),以及合理运用锻炼、心理治疗和药物治疗相结合的综合方法。决定使用哪种心理治疗或体质量管理方法是一项重要环节,并且与患者一起来决定哪些资源的结合可以控制体质量将是最合适的方式。

(宋 波)

第八节 嗜铬细胞瘤

一、概述

本病是一种较罕见的可引起继发性高血压。高血压中嗜铬细胞瘤的发生率为 $0.05\%\sim$ 0.1%。临床上常呈阵发性或持续性高血压、多个器官功能障碍及代谢紊乱症群,其特征为头痛、心悸、出汗三项主症与高血压、高代谢、高血糖三高症,以及血压、心率大幅度波动。

嗜铬细胞瘤是一种产生儿茶酚胺的肿瘤,大多数为良性约占 90%,恶性仅占 10%,肿瘤的数目,在成人中约 80% 为单个单侧。单个肿瘤多发生于右侧,原因尚不明确。嗜铬细胞瘤 $80\%\sim90\%$ 位于肾上腺髓质。许多资料证明肾上腺髓质嗜铬细胞瘤内含有肾上腺素和去甲肾上腺素两种颗粒,而肾上腺髓质以外的嗜铬细胞瘤细胞只含有去甲肾上腺素颗粒。嗜铬细胞瘤若能及早正确地诊疗,是完全可以治愈的,但如不能及时诊断或错误治疗则可导致严重后果,乃至死亡。

二、诊断要点

(一)临床表现

1.高血压症群

由于肾上腺素作用于心肌,心排血量增加、收缩压上升,但对周围血管除皮肤外有扩张作用,故舒张压未必增高;去甲肾上腺素作用于周围血管引起其收缩,促使收缩压和舒张压均升高,此为本病主要症群。临床上据血压发作方式,可分为阵发性和持续性两型。阵发性高血压具有特征性,每因精神刺激、弯腰、排尿、排便、按摩、触摸、肿瘤手术检查、组胺试验、灌肠、麻醉诱导等而激发,血压骤然上升,收缩压高者可达 40.0 kPa(300 mmHg),舒张压也相应明显升高,可达 24.0 kPa (180 mmHg),一般在 26.7~33.3/13.3~20.0 kPa(200~250/100~150 mmHg)。患者感心悸、心动过速(少数有心动过缓)、剧烈头痛、头晕,表情焦虑,四肢及头部有震颤,皮肤苍白,尤以脸部为甚,全身多汗,手足厥冷、发麻或有刺感,软弱无力,有时出现气促、胸闷、呼吸困难,有时伴以恶心、呕吐,中上腹痛,瞳孔散大,视物模糊,神经紧张,濒死感。严重发作时可并发肺水肿、心力衰竭、脑出血或休克而死亡。阵发性高血压发作历时一般为数分钟,大多少于 15 分钟,但长者可达 16~24 h。早期血管并无器质性改变,晚期动脉发生器质性变化,此时血压呈持续性升高,但仍可有阵发性加剧。儿童及青年患者常病情发展较快,可似急进性高血压,短期内可出现眼底病变,多为Ⅲ、Ⅳ度,并可有出血、视盘水肿、视神经萎缩,以至失明。另外,尚可发生氮质血症或尿毒症、心力衰竭、高血压脑病。嗜铬细胞瘤若得不到及时诊断和治疗,经一定时间(可长达十数年),则可出现诸多高血压心血管系统严重并发症,包括左心室肥大、心脏扩大、心力衰竭、冠状动脉粥样硬化、肾小动脉硬化、脑血管病变等。

2.代谢紊乱

儿茶酚胺可使体内耗氧量增加,基础代谢率上升。发作时可见发热,体温上升 1 ℃~2 ℃,多汗者由于散热体温升高可不明显。体质量减轻多见,此系糖原分解,胰岛素分泌受抑制,血糖升高,脂肪过度分解所致。由于游离脂肪酸升高、糖耐量降低等代谢紊乱,易诱发动脉粥样硬化。

3.其他特殊临床表现

(1)低血压及休克:少数患者血压增高不明显,甚至可有低血压,严重者乃至出现休克,另外可有高血压与低血压相交替出现现象。发生低血压的原因为:肿瘤坏死、瘤体内出血,导致儿茶酚胺释放锐减乃至骤停;大量儿茶酚胺引起严重心律失常、心力衰竭或心肌梗死以致心排血量锐减,诱发心源性休克;肿瘤分泌大量肾上腺素,兴奋肾上腺素能 β 受体,引起周围血管扩张;部分瘤体可分泌较多量多巴胺,抵消了去甲肾上腺素的升压作用;大量的儿茶酚胺引起血管强烈收缩,微血管壁缺血缺氧,通透性增高,血浆渗出,有效血容量减少,血压降低。

(2)腹部肿块:嗜铬细胞瘤瘤体一般较大,少数患者(约 10%)能在腹部扪及。触诊时应警惕可能诱发高血压发作。

(3)消化道症状:由于儿茶酚胺可使肠蠕动及张力减弱,故常可引起便秘、腹胀、腹痛,甚至结肠扩张,还可引起胃肠壁血管发生增殖性及闭塞性动脉内膜炎,以致发展为肠梗死、出血、穿孔、腹部剧痛、休克、胃肠出血等急腹症表现。儿茶酚胺又可使胆囊收缩减弱,胆道口括约肌张力增高,引起胆汁潴留和胆石症发生。

(4)膀胱内肿瘤:膀胱内的嗜铬细胞瘤罕见。患者每于膀胱尿液充盈时、排尿时或排尿后刺激瘤体释放儿茶酚胺引起高血压发作,有时可致排尿时昏厥。

(5)红细胞增多症:由于嗜铬细胞瘤体可分泌红细胞生成素样物质,进而刺激骨髓引起红细胞增多。

(二)实验室及其他检查

1.血、尿儿茶酚胺及其代谢产物测定

尿中儿茶酚胺及其终末代谢产物香草基杏仁酸(VMA)和中间代谢产物甲氧基肾上腺素

（MN）、甲氧基去甲肾上腺素（NMN）的排泄量测定对本病的诊断具有一定的价值。但这些检查干扰因素多，波动性大，需多次测定才可靠。

2.药理试验

（1）胰高糖素试验：胰高糖素一次注射负荷量为 0.5～1.0 mg。适用于血浆儿茶酚胺相对较低（400～1 000 pg/mL）及血压低于 22.7/13.3 kPa（170/100 mmHg）者。该剂有刺激瘤体分泌儿茶酚胺作用，分别采集胰高糖素注射前和注射后 3 min 的血标本，注射后血浆儿茶酚胺浓度若为注射前的 3 倍或以上、或注射后浓度高于 2 000 pg/mL 诊断则可确立。试验时备有酚妥拉明，以期在发生显著升压反应时使用，以终止试验。胰高糖素试验的不良反应和假阴性极少，是目前值得推荐的激发试验。

（2）酚妥拉明：系肾上腺素能受体阻滞剂，可使本病患者血压迅速下降。负荷量每次 1～5 mg。若注射后 2 min 内血压迅速下降，其幅度＞4.7/3.3 kPa（35/25 mmHg），且持续时间为 3～5 min，可判为阳性。若一度下降后又迅速回升则为假阳性。正常人及其他高血压患者收缩压下降不明显。

3.定位诊断

B 型超声波、电子计算机断层扫描摄片法（CT）及磁共振（MRI）均可作出较准确的诊断，其中 MRI 尤佳，敏感性极高，几乎达 100％，且不需注射造影剂。

三、诊断标准

（1）波动性高血压：①发作型，血压波动于正常与高血压之间；②持续型，在高血压基础上的激烈变化；③因俯卧、倒卧、饱食、排便等诱因而使血压波动，血压上升时出现搏动性头痛、频脉、出汗、面色苍白、四肢冷、视力障碍；④一般抗高血压药无效，但 α 及 β 受体阻滞剂有效。

（2）尿蛋白、糖阳性；外周血中白细胞计数增多；高脂血症，血糖增高；GGT 异常，与肾功能成比例的眼底异常，基础代谢率（BMR）上升。

具备以上症状，检查所见一部分或大部条件，同时还必须具备下列第（3）～（5）条者即可做出诊断。

（3）血或尿中儿茶酚胺浓度增高。

（4）尿中儿茶酚胺代谢产物如甲氧基肾上腺素、甲氧基去甲肾上腺素及香草基杏仁酸（VMA）等排出增加。

（5）经 IVP（静脉肾盂造影）、超声检查、腹部 CT 等证实存在的肿瘤。

四、鉴别诊断

（一）嗜铬细胞瘤的鉴别诊断主要应与其他继发性高血压及高血压病相鉴别

其包括急进性高血压、间脑肿瘤、后颅凹瘤（小脑及脑干肿瘤）、中风（中风后 2～3 个月内有血压波动、尿 VMA 值升高）等引起的高血压。本病持续高血压者的表现酷似高血压病，发展快者似急进型高血压，不同之处是患者有儿茶酚胺分泌过多的某些表现，如头痛、畏热、多汗、肌肉震颤、消瘦、疲乏、精神紧张、焦虑、心动过速、心律失常、直立性低血压等。

（二）特殊病例尚须与甲状腺功能亢进症、糖尿病、更年期综合征等相鉴别

但上述疾病绝大多数不伴有血浆总儿茶酚胺、游离儿茶酚胺以及尿中其代谢产物值的上升。

五、诊断提示

(1)临床上遇见以下情况时,应当考虑嗜铬细胞瘤的诊断:①阵发性高血压;②持续性高血压伴有某些特异性的本病症状者;③急进性、恶性高血压,大多是年轻患者;④高血压患者有一些难以解释的临床征象,如原因不明的休克、阵发性心律失常、剧烈腹痛者。

(2)典型嗜铬细胞瘤的诊断不难,困难在于一个不典型的患者,常具有不典型的和非特异性的临床表现。嗜铬细胞瘤模仿其他疾病的情况较为多见,以致造成早期、初次诊断的错误。因此,临床上必须根据其症状、体征配合相应的生化及影像学检查,以便早期确诊及时治疗。

六、治疗方法

应用药物长期控制嗜铬细胞瘤高血压是困难的,且其中恶性约占 10％,故手术治疗是首选。要获得满意的手术效果,需内、外科的密切配合。

(一)内科处理

控制嗜铬细胞瘤高血压的药物有 α_1-肾上腺素能阻滞剂、钙拮抗剂、血管扩张剂和儿茶酚胺合成抑制剂等。β-肾上腺素能阻滞剂有时可用于治疗心律不齐和心动过速,但应在 α-肾上腺素能阻滞剂已起作用的基础上方可使用。

当骤发阵发性高血压症群时,应立即予以抢救,主要措施有:①给氧;②静脉注射酚妥拉明 $1\sim5$ mg(与 5％葡萄糖溶液混合),同时严密观察血压、心率、心律,并以心电监护,继以酚妥拉明 $10\sim50$ mg 溶于 5％葡萄糖生理盐水缓慢静脉滴注,同时观察以上各指标,一般病例需 $40\sim60$ mg 可控制;③如有心律不齐、心力衰竭、高血压脑病、脑血管意外和肺部感染等并发症时,应及时对症处理。

对有癌肿转移及不能手术者,可采用 α-甲基对位酪氨酸,此为一种酪氨酸羟化酶抑制剂,可减少多巴胺合成,初始剂量 $500\sim1\ 500$ mg/d,以后 $3\sim4$ g/d,分 $3\sim4$ 次,口服,可抑制 50％～80％儿茶酚胺的合成,使患者血压、VMA 排出量降至正常,症状有所改善、寿命也可延长。应争取早期使用,晚期疗效较差。不良反应有嗜睡、焦虑、腹泻、口干、溢乳、精神失常、震颤等。恶性嗜铬细胞瘤发生肝转移时可给链佐星每次 2 g,加入 0.9％生理盐水 500 mL 中,每月 1 次静脉滴注,2月后瘤体可缩小 50％左右。也可用栓塞疗法或^{131}I-间位碘代苄胍(M-^{131}I-Iodo-benzylguanidine)^{131}I-MIBG 治疗,可缩小瘤体,减少儿茶酚胺产量。

(二)手术治疗

大多数嗜铬细胞瘤为良性,可手术切除而得到根治;如为增生则应作次全切除。

(1)为了避免在麻醉诱导期、手术剥离、结扎血管和切除肿瘤时的血压波动以致诱发高血压危象和休克,应在术前 2 周及术中做好准备工作。

常用药物有:①苯氧苄胺为非竞争性 α 受体阻滞剂,对 α_1 受体作用较 α_2 受体强 100 倍,半衰期长。初始常用剂量每 12 h 10 mg,以后每隔数天递增 $10\sim20$ mg,渐增至每天 $40\sim100$ mg 或以上,直至血压降至正常或接近正常。不良反应有鼻黏膜充血、直立性低血压、心动过速等。②哌唑嗪为 α_1-受体选择性阻滞剂,作用时间相对较短。首次剂量 1 mg,以后渐增至 $6\sim8$ mg/d 维持,不良反应有直立性低血压,低钠倾向等。③盐酸普萘洛尔为非选择性 β 受体阻滞剂,可在 α-受体阻滞剂应用后心律失常或心动过速(P＞100 次/分钟)时使用,应用剂量不宜过大,每次 10 mg,每天 $3\sim4$ 次,当心率过快确需进一步控制时再谨慎增加。④在上述药物降压效果不佳时,也可试用尼卡地平、卡托普利等。

（2）在手术过程中需要尽可能地探查两侧肾上腺和整个交感神经链,以期发现和摘除多发性肿瘤。手术期间和术后期间要适当应用儿茶酚胺阻滞剂和输血、输液,以恢复手术中丢失的血容量,这样可以防止切除肿瘤后引起的严重低血压或休克状态,以及可能发生的肾衰竭或心肌栓塞等。术后应用去甲肾上腺素和可的松等维持疗法是有益的;普萘洛尔等对控制心动过速和心律失常有价值,因而这种手术是安全的。

七、治疗提示

（1）嗜铬细胞瘤的预后完全取决于早期诊断和治疗。如果患者在心肾等系统并发症未发生功能不可恢复之前,成功地切除肿瘤,患者常可获得完全治愈。即或患者是存在多年的嗜铬细胞瘤,肿瘤切除后亦多可获得改善或治愈。只有少数肿瘤是恶性的。

（2）如术后血压仍未能满意地下降,应当考虑是否另有肿瘤存在,即多发性嗜铬细胞瘤,因此手术后必须反复检验尿儿茶酚胺水平,以了解是否还有肿瘤存在。

（宋　波）

第七章　风湿免疫科疾病

第一节　大动脉炎

大动脉炎又称高安病,是指主动脉及其分支的慢性进行性炎症引起血管不同部位的狭窄或闭塞,少数患者可出现动脉扩张或动脉瘤。大动脉炎主要累及主动脉、主动脉弓及其分支、升主动脉、腹主动脉、锁骨下动脉、肾动脉、肺动脉等,其中以头臂动脉、肾动脉、胸腹主动脉以及肠系膜上动脉为好发部位。腹主动脉伴肾动脉受累者占绝大多数。本病好发于青年女性,以 10～30 岁起病较多,平均年龄 22 岁。

一、病因和发病机理

本病病因未明,一般认为与自身免疫有关,虽在某些患者可查到抗大动脉基质抗体,但迄今仍未能获得此类抗体可直接导致大动脉炎的证据。另外,本病可能与内分泌异常以及遗传等亦有相关性。

二、病理和免疫病理

病变血管早期表现为血管外膜和外层的肉芽肿性炎症,逐渐发展至血管全层。可见淋巴细胞、浆细胞、巨噬细胞、组织细胞等浸润,使内外弹力层等正常血管结构破坏,最终使内膜增厚、纤维组织增生,管腔有不同程度狭窄,并常常导致血栓形成。由于中层弹力纤维及平滑肌断裂、坏死,内膜增厚纤维化,中外膜缩窄,引致动脉管腔狭窄和闭塞,在局部血流动力学的影响下病变处可形成动脉扩张,以致形成动脉瘤。

三、临床表现

本病可急性发作,表现为发热、肌痛、关节肿痛、食欲减退、厌食、体质量减轻等,部分患者呈隐匿性起病,直至血管狭窄、闭塞才出现症状。临床上根据累及血管的不同部位,分为 4 种类型。

(一)头臂动脉型(主动脉弓综合征)

颈动脉和椎动脉狭窄和闭塞引起头部缺血,出现头痛、眩晕、记忆力减退,咀嚼无力或疼痛,严重者可有反复晕厥,抽搐、失语、偏瘫或昏迷。锁骨下动脉受累导致上肢缺血,可出现单侧或双侧上肢无力、酸痛、麻木、发凉,甚至肌肉萎缩。少数患者可出现锁骨下动脉窃血综合征,可于上肢活动时出现一过性头晕或者晕厥。查体时可以发现颈动脉、肱动脉、桡动脉搏动减弱或消失，约半数患者于颈部或锁骨上窝可听到Ⅱ级以上收缩期血管杂音，少数伴有震颤。

(二)主动脉型或肾动脉型

病变主要在腹主动脉和肾动脉，出现肾性高血压，有头痛、头晕、心悸，下肢出现乏力、发凉、酸痛和间歇性跛行等症状，少数患者可以发生心绞痛或者心肌梗死。高血压为本病最重要的临床表现，尤以舒张压升高，舒张压升高与肾动脉狭窄程度呈正相关。约80%的患者于脐上部可闻及高调的收缩期血管杂音，单侧或双侧肾动脉狭窄可在脐一侧或两侧闻及杂音，但腹部血管杂音并非肾动脉狭窄的特异性体征，未闻及血管杂音，不能除外肾动脉狭窄的可能。上下肢收缩压差：用血压计测压时，正常的下肢动脉收缩压水平较上肢高 $2.7 \sim 5.3$ kPa(20~40 mmHg)，如果上下肢收缩压差小于 2.7 kPa(20 mmHg)，则主动脉系统可能有狭窄存在。

(三)广泛型

具有上述两种类型的特征，病变广泛，部位多发，本型病情一般较重。

(四)肺动脉型

上述4种类型均可合并肺动脉受累，尚未发现单纯肺动脉受累者，患者常有肺动脉高压的表现，如心悸、气短，肺动脉瓣区可闻及收缩期杂音和肺动脉瓣第二心音亢进。

四、实验室及辅助检查

(一)实验室检查

急性期约有1/3患者出现轻度贫血、白细胞增高。CRP增快，ESR增快。血清抗主动脉抗体阳性，其阳性率可高达90%，丙种球蛋白升高。ESR和CRP是反映病情活动的重要指标。

(二)胸部 X 线检查

(1)心脏改变：约1/3的患者有不同程度的心脏扩大，多为轻度左心室扩大，原因是高血压引起的后负荷增加以及主动脉瓣关闭不全或冠状动脉病变引起的心肌损害所致。

(2)胸主动脉改变：常为升主动脉或主动脉弓降部的膨隆、扩张，甚至瘤样扩张，降主动脉尤以中下段变细及搏动减弱，是胸降主动脉广泛狭窄的重要指征。

(三)心电图检查

约半数患者表现为左心室肥厚，高电压。少数患者有 ST 段改变，重者有心肌梗死改变。极少数患者出现右心室肥厚。

(四)眼底检查

可发现本病眼底特征性改变。这种特征性改变分为 3 期。

(1)血管扩张期，视盘发红，动静脉扩张，血管增生，但虹膜玻璃体正常。

(2)吻合期，瞳孔散大，反应消失，虹膜萎缩，视网膜动静脉吻合形成，周边血管消失。

(3)并发症期，表现为白内障，视网膜出血、剥离等。

(五)血管造影

血管造影为明确诊断的最重要检查。可见主动脉及其分支受累部位的血管管腔狭窄或狭窄后扩张，动脉瘤形成，甚至闭塞。

(六)其他

本病还可以出现肺功能异常，动脉超声示主动脉及其分支狭窄，闭塞等，结合临床，均可提示本病存在之可能。

五、诊断要点

(一)诊断线索

对于 10～40 岁的女性若是出现以下症状,应怀疑本病。

(1)单侧或双侧肢体出现缺血症状,伴有动脉搏动减弱或者消失,血压降低或者测不到。双上肢血压差大于 1.3 kPa(10 mmHg)时应注意本病之可能。

(2)脑动脉缺血症状,单侧或者双侧颈动脉搏动减弱或者消失以及颈部血管杂音者。

(3)近期发生的原因不明的高血压或顽固性高血压。伴有上腹部 2 级以上的无其他病因的高调血管性杂音。

(4)不明原因发热,以低热为主,伴有血管杂音,四肢脉搏有异常改变者。

(5)无脉和眼底血管改变者。

对于出现以上症状患者,应行动脉造影检查,结合临床,以明确诊断。

(二)诊断标准

采用 1990 年美国风湿病学会的分类标准。

(1)发病年龄不超过 40 岁:出现症状或体征时的年龄不足 40 岁。

(2)肢体间歇性跛行:活动时一个或更多肢体出现乏力、不适或症状加重,尤以上肢明显。

(3)肱动脉搏动减弱:一侧或双侧肱动脉搏动减弱。

(4)血压差大于 1.3 kPa(10 mmHg):双侧上臂收缩压差大于 1.3 kPa(10 mmHg)。

(5)锁骨下动脉或主动脉杂音:一侧或双侧锁骨下动脉或腹主动脉闻及杂音。

(6)动脉造影异常:主动脉一级分支或大动脉狭窄或闭塞,病变常为局灶或节段性,且不是由动脉硬化、纤维肌发育不良等原因引起。

符合上述 6 项中的 3 项者可诊断本病。

(三)鉴别诊断

本病主要与先天性主动脉狭窄、动脉粥样硬化、血栓闭塞性脉管炎、白塞病、结节性多动脉炎等疾病鉴别。

1.肾动脉纤维肌性结构不良

本病好发于女性,病变多累及肾动脉远端及其分支,可呈串珠样改变,以右肾动脉受累多见,但主动脉受累少见。上腹部很少听到血管杂音。没有大动脉炎的典型临床表现。

2.动脉粥样硬化

本病见于年龄较大的患者,以男性好发,无大动脉炎的临床表现,但是血管造影可出现髂、股动脉以及腹主动脉的粥样硬化的病变,可有管腔狭窄,但本病很少累及腹主动脉的分支。

3.先天性主动脉瓣狭窄

本病与大动脉炎累及胸降主动脉狭窄所致的高血压易混淆,前者多见于男性,血管杂音位置较高,限于心前区及背部,腹部听不到杂音,全身无炎症活动表现,造影可以显示病变部位狭窄。

4.血栓性闭塞性脉管炎

为周围血管慢性闭塞性病变,主要累及四肢中小动脉以及静脉,下肢常见,年轻男性多见,多伴有吸烟史,临床表现为肢体缺血,剧烈疼痛以及间歇性跛行,足背动脉搏动减弱或者消失,游走性表浅动脉炎,重症患者可出现下肢溃疡和坏死。本病可形成血栓造成腹主动脉以及肾动脉受累而导致高血压,故需要与大动脉炎所出现的高血压鉴别,必要时可行血管造影,两者可鉴别。

5.结节性多动脉炎

病变以累及内脏中小动脉为主,如累及肾动脉可致高血压,两者需鉴别。结节性多动脉炎为系统性、坏死性血管炎,很少累及大血管。结节性多动脉炎常与乙肝病毒感染有关,肾功能损伤明显,血管造影常发现肾脏、肝脏、肠系膜及其他脏器的中小动脉有微小动脉瘤样扩张和节段性狭窄。而大动脉炎与乙肝病毒感染无明确关系,血管造影可见主动脉及其分支受累部位的血管管腔狭窄或狭窄后扩张,动脉瘤形成,甚至管腔闭塞。

六、治疗

(一)一般治疗

注意休息,对于出现血压增高的患者应注意饮食,限盐。

(二)药物治疗

1.糖皮质激素

急性活动期可用泼尼松 $0.5\sim1$ mg/(kg·d),1 次或分次口服,病情缓解后,维持 $3\sim4$ 周后逐渐减量。病情较重者静脉滴注甲泼尼龙 1 g/d,应用 $3\sim5$ d,当症状减轻,ESR 及 CRP 下降,再改为泼尼松$0.5\sim1$ mg/(kg·d),症状控制后,逐渐减量至最低有效维持量。

2.免疫抑制剂

可选用甲氨蝶呤(MTX)每周 $10\sim20$ mg,或环磷酰胺(CTX)每周 $200\sim400$ mg 治疗,适合于糖皮质激素疗效差、病情反复活动、激素减量的患者,或伴有明显脏器损伤的患者。也可与糖皮质激素合用,提高疗效,减少激素的剂量及不良反应。但长期应用注意血白细胞减少、肝肾功能异常等不良反应。雷公藤多苷,具有明确的抗炎以及免疫抑制作用,其抗炎及免疫抑制作用与糖皮质激素作用相似,但是不良反应比糖皮质激素少,对于应用糖皮质激素效果差的患者可选用,如与糖皮质激素合用,则会提高疗效,而且有助于减少激素的不良反应以及用量。一般 $30\sim60$ mg/d,每天 3 次,长期应用注意其不良反应,如血白细胞减少,肝肾功能的异常,由于该药可以影响生殖系统,育龄期尤其是尚未生育的青年患者应谨慎,避免长期应用,一般不超过 3 个月。另外硫唑嘌呤、环孢素 A(CsA)等亦可选用。

3.降压药物治疗

出现高血压的患者,对于单侧肾动脉狭窄,无手术或者扩张术指征的患者在严密观察下可选用 ACEI 类降压药物治疗。但要注意尿蛋白以及肾功能变化。

4.扩张血管以及改善微循环

应用 706 代血浆,每天 1 次,$2\sim3$ 周为 1 个疗程,可使血液黏稠度下降,减低红细胞聚集,延长凝血时间。另外,亦选用川芎嗪等药物治疗。

5.抗凝治疗

本病可出现血栓形成,故可应用阿司匹林或潘生丁等药物以防止血栓形成。

(三)外科治疗

外科治疗的目的是缓解高血压,防止肾脏萎缩以及肾衰竭,减少并发症。对单侧或双侧肾动脉狭窄所致的肾性高血压,可行血管重建术。肾动脉成形术:可用于治疗累及肾动脉导致肾动脉狭窄而致肾性高血压的患者。其适应证有以下几种情况。

(1)上肢舒张压大于 12.7 kPa(95 mmHg)。若上肢无脉,则以下肢为主。

(2)单侧或双侧肾动脉主干以及主要分支管径狭窄,而不伴有明显肾萎缩者。

（3）肾动脉狭窄远近端收缩压差大于 4.0 kPa（30 mmHg）或平均压大于 2.7 kPa（20 mmHg）者。

（4）患侧与健侧肾静脉肾素比值（RVRR）大于 1.5，健侧肾静脉/下腔静脉肾素活性比值（RcCRR）小于 1.3 及健侧肾静脉-下腔静脉/下腔静脉肾素活性比值（Rc-C/C）小于 0.24 者。

（5）肾动脉无钙化者。患侧肾脏已明显萎缩，肾功能严重受损或肾动脉分支病变广泛者，行肾切除术。

七、预后

主要取决于并发症及高血压的程度，本病属于慢性、进行性血管病变，由于受累动脉的侧支循环非常丰富，大多数患者预后较好，可参加一般工作。据文献报道，无并发症的患者 95% 生存 15 年以上。死亡原因主要是脑出血、肾衰竭、心衰竭、急性心肌梗死、主动脉夹层和假性动脉瘤破裂。

（郜建新）

第二节 川 崎 病

川崎病（kawasaki disease，KD）又称皮肤黏膜淋巴结综合征（mucocutaneous lymphnode syndrome，MCLS），是较常见的急性热性出疹性病，以全身性血管炎为主要病理改变，冠状动脉病变是最严重的危及生命的并发症，本病病因至今不明。

1967 年日本川崎富作首先报道了在 1961－1967 年日本患此病的 50 例小儿，他最初认为这是一种良性病，命名为婴儿皮肤黏膜淋巴结综合征。然而至 1970 年末，在日本有 10 例 2 岁以下的川崎病患儿，却在病情改善后死亡，因此考虑本病是否良性有待研究。1976 年 Melish 在夏威夷又报道 4 例与川崎富作提出的诊断标准相似的患儿。该病一般为自限性，死亡大多由于冠状动脉及心肌受累所致。在发达国家川崎病已取代了风湿热而成为引起小儿后天性心脏病最常见的原因。川崎病在亚洲最多，日本大约已有 140 000 例。我国 11 所医院的资料显示川崎病约为风湿病的 2 倍，显然已成为我国小儿后天性心脏病的主要病因之一，本病与成年人的冠心病、心肌梗死的发生也有一定关系，故已引起临床高度关注。

一、流行病学

川崎病在世界各地，如瑞典、荷兰、美国、加拿大、英国、韩国、希腊、澳大利亚、新加坡等都有发病，可见于各个民族，但以亚裔最多，比如川崎病在美国 5 岁以下平均发病率非亚裔约 10/10 万人，在日本则为 95/10 万人。有时呈地方性流行。虽然从 20 d 的新生儿到年长儿及成人均可患病，但多见于年幼儿童，80% 在 4 岁以下，男女之比为（1.3～1.5）∶1。

日本发病高峰年龄为 6～11 个月，不足 3 个月者少见。日本自 1970 年以来每 2 年做 1 次川崎病的全国性调查，自 1987 年以来大约每年有 5 500 例，1982 年及 1986 年，日本有两次大规模的流行，诊断的病例分别为 15 000 及 12 000。在非流行年发病常在冬季、早春，并无明显的季节性，流行时波浪式的传播很像麻疹、流行性感冒。

美国流行情形与上述相似,但高峰年龄较长,为 18～24 个月。美国于 1978 年在夏威夷,1979－1980 年在罗切斯特、纽约、麻省中东部,1983 年在马里兰,1984－1985 年美国 10 个地区都有过川崎病暴发。在美国川崎病患者常见于中等或上层经济地位的家庭中。

我国自 1978 年以来京、沪、杭、蓉、台湾等地报道少数病例,1989 年有 220 例综合报告,1983－1986 年全国主要儿童医院及医学院附属医院信访住院 965 例,1987－1991 年第二次调查住院病例增至 1 969 例,并有每年增加之趋势,我国川崎病 4 岁以内占 78.1%,男:女为 1.6:1。

二、病因

川崎病的病因不明,可能与微生物、非感染因素、遗传、环境污染、化学物品、药物及宠物等多种因素有关。

鉴于该病为急性自限性疾病,有时呈季节性发病,区域内流行;幼儿易患川崎病,罕见于年长儿及成年人,很小的婴儿也少患此病,可能因幼儿对某种病原免疫力低,年长儿及成年人已获得自然免疫力,而很小的婴儿由母体获得被动免疫抗体之故。以上现象提示本病与感染或有关系。然而川崎病很少发生在同一个学校、日托班或家族中,似乎不像人与人之间传播。总之,至今尚未能明确何种感染因子,以何种传播方式引起川崎病。有报道川崎病患者周围血中活化的 T 细胞、B 细胞、单核-巨噬细胞增多;血清中 TNF-α、IL-6、可溶性 IL-2 受体、γ-干扰素及 IL-1 水平增高。这些表现符合超抗原所致疾病的特点。研究发现,与正常对照相比,急性期川崎病患者带有 TCRBV2$^+$(T cell receptor variable regions V beta2)的 T 细胞选择性扩增,带有 TCRBV8$^+$ 的 T 细胞轻度增多,恢复期两者的比例转为正常。这种选择性的扩增 TCRBV2$^+$ T 细胞与葡萄球菌毒素休克综合征者的 T 细胞变化相似,两者的临床表现也有相似之处。但其他研究者不能证实 T 细胞库有确定的异常。近期对急性期死亡的 1 例川崎病患者的血管壁渗出物及心肌研究发现,血管壁内有 T 辅助细胞、单核细胞与吞噬细胞。另有 15 例的血管壁内有很多产生 IgA 的细胞,故认为病原体由呼吸道或消化道进入体内并引发免疫反应,可能与本病发病有关。日本人及日裔美国人川崎病发病率较高,这提示遗传因素可能起一定作用。有研究报道 HLA II 类抗原如 HLA-DR 抗原的表达与川崎病的发生有关,但也有研究认为川崎病无明显的遗传相关性。某些非感染因素如去污剂、汞和螨也可能与本病有关。

三、病理

川崎病的主要病理改变为全身性血管炎,尤其是冠状动脉病变,包括冠状动脉瘤。急性期可有中等动脉(如冠状动脉、肾叶间动脉等)的血管炎。血管炎以急性炎症为特征,可持续 7 周左右,不一定伴有纤维素样坏死。血管炎的病程可分为 4 期:第一期为起病最初 2 周内,微血管(小动脉、毛细血管、小静脉)、动脉及静脉有血管周围炎,继而累及大中等动脉的内膜、外膜和血管周围,呈现水肿,白细胞与淋巴细胞浸润。第二期大约在病后第 2 周开始,约持续 2 周,它以微血管的炎症减轻为特征,在中等动脉尤其是冠状动脉发生动脉瘤和狭窄,有水肿、单核细胞浸润、毛细血管增多、肉芽肿形成。第三期为起病后第 4～7 周,微血管的炎症与中等动脉内肉芽肿形成都进一步减轻。7～8 周后就进入第四期,在这一期中等动脉瘢痕形成、内膜增厚,有动脉瘤和狭窄。心脏和髂动脉等大中动脉的血管炎更为常见,有时在其他动脉,如肠系膜及肾动脉可见动脉瘤。血管炎也可见于心脏、皮肤、肾脏和舌部的动静脉。心肌炎、心内膜炎、胆管炎、胰腺炎、涎腺炎、脑膜炎和淋巴腺炎也可见到。

四、临床表现

(一)主要临床表现

川崎病是一个急性发热性疾病,临床上可分为急性期、亚急性期和恢复期,常为自限性。①急性发热期:常持续1～2周,其特点为发热,结膜感染,口腔黏膜红斑,手足红肿,发疹,颈淋巴结肿大,无菌性脑膜炎,腹泻,肝功异常。此期可有心肌炎心包积液、冠状动脉炎。②亚急性期:发热起始1～2周后,皮疹及淋巴结肿渐消退,可有烦躁不安、厌食或黏膜感染。本期的特征为脱皮、血小板增多。冠状动脉瘤破裂猝死常在此期发生。③恢复期:在起病后的6～8周,所有临床症状消失,直至红细胞沉降率恢复正常。

川崎病以突然发热起病,有时有感冒样前驱症状,有时无任何前驱症状。通常为弛张热或稽留热,可高达39℃以上。若不治疗常可持续1～2周,甚至3～4周,若用阿司匹林及静脉丙种球蛋白治疗,1～2d常可退热。应用抗生素对发热无明显影响。一般在发热后2～4d内出现双侧结膜、特别是球结膜充血,一般无渗出。裂隙灯检查可发现有葡萄膜炎。轻者可持续1～2周,经过治疗大部分1周内很快消退。口腔黏膜及唇的改变出现在病后2～5d。表现为唇干、唇红、唇裂,有的有出血和结痂。口腔和咽部黏膜弥散性变红,但没有水疱、溃疡和假膜形成。可有草莓舌。口腔黏膜病变约在2周内消退,但唇红常持续数周。在其他主要症状出现的同时,手掌和足底变红肿胀,婴儿及儿童常因手足部疼痛而拒绝抓物或不愿称体质量。热退后该症状亦随之消退。起病后10～15d,可见指、趾甲周围脱皮,有时可延伸至腕部。起病1个月后可见指、趾甲上有横沟(Beau线)。皮肤红斑多见于躯干和四肢近端,也可以是全身性的,常在发热1～5d内出现,热退后消退。红斑可呈麻疹样、荨麻疹样、猩红热样或多形性红斑样,没有丘疹或水疱。肢体的伸侧偶然可见小脓疱,在用尿布和会上厕所的患儿中腹股沟的红斑与脱皮都比较常见。这种红斑与脱皮比甲周脱皮出现的早。颈淋巴结肿大见于50%～75%的患者,常在发病前1d或与发病同时出现。淋巴结质硬,直径常超过1.5 cm,疼痛明显,但无波动亦无化脓,对抗生素治疗无反应。

(二)心血管系统的表现

心脏受累为本病的主要特点。在急性期80%以上患者有心肌炎症状。心肌炎可在第1周出现,表现为心脏杂音、奔马律、心音遥远,心电图检查显示P-R间期延长,ST-T改变,R波电压低,胸X线片显示心脏增大,可能由心肌炎和(或)心包炎所致。急性期末心肌心包炎可引起心包渗出,心包渗液一般较少,可自行消散,很少引起心脏压塞。在急性期由于心肌病变可出现充血性心力衰竭,在亚急性期心力衰竭多由心肌缺血和心肌梗死所致。心瓣膜炎少见,受累瓣膜主要是二尖瓣。20%～25%未经治疗的患者可出现冠状动脉异常病变,发热伊始用二维超声诊断即可测得冠状动脉弥漫性扩张,患病第1周末可测得冠状动脉瘤形成,后者通常在3～4周时达高峰。动脉瘤内径小于5 mm被称为小动脉瘤,内径为5～8 mm者被称为中动脉瘤,大于8 mm者被称为大动脉瘤。急性期动脉炎缓解后一般动脉壁无慢性炎症。小动脉瘤可能消退,大中动脉瘤可持续不变甚至发生狭窄,致心肌缺血。在儿童心肌梗死比成人多见,可发生于睡眠或休息时,主要症状有休克、呕吐、不安,年长儿常有腹痛、胸痛。川崎病的心肌梗死有典型的心电图改变与心肌酶谱异常。发生冠心病的预测因素有以下几点,应引起临床医师注意:1岁以下,男性,发热超过16 d,热退48 h后又复发热,有一度房室传导阻滞,心律失常,心脏大,血小板低,血细胞比容及血浆清蛋白偏低等。

川崎病血管炎也可累及冠状动脉以外的中等动脉,未经治疗的病例中约 2% 可能发生全身性血管炎,较常受累的动脉有肾、卵巢、附睾、肠系膜、胰腺、髂部、肝、脾及腋动脉。这些病例一般都有冠状动脉瘤。

(三)其他临床表现

急性期胃肠并发症包括腹痛、呕吐和腹泻、胆囊水肿、轻度黄疸。有时可有麻痹性肠梗阻和轻度转氨酶增加。

在急性期婴儿常有比其他热性病更为突出的烦躁不安,约 1/4 有无菌性脑膜炎,脑脊液白细胞每毫升 25～100 个,以淋巴细胞为主,糖正常,蛋白稍高。此外,尚有耳鼓膜充血、眼色素膜炎。在亚急性期虽然发热、皮疹、淋巴结病已消退,但结膜充血、烦躁不安和厌食仍持续存在。神经并发症有面神经轻瘫、癫痫发作、共济失调、偏瘫等。

关节炎和关节痛约占 1/3,急性期多为小关节受累,负重的大关节受累多在病后第 2～3 周。一般持续 2 周,也可长达 3 个月。早发的关节炎滑膜液中的白细胞以中性粒细胞为主,晚发者滑膜液中白细胞较少。其他肌肉骨骼系统表现尚有骶髂关节炎、肌炎和无菌性股骨头坏死。

泌尿系异常有尿道炎伴无菌性脓尿、阴茎异常搏起、睾丸-附睾炎、膀胱炎、前列腺炎、急性肾衰竭、间质性肾炎和肾病综合征。肺炎的临床症状多不明显,但 X 线检查可见肺炎改变。

(四)少见的临床表现

末梢坏疽是少见又严重的并发症。由于末梢缺血所致,多在川崎病起病之初发生,多见于 7 个月以内年幼的非亚裔患儿,常伴巨型冠状动脉瘤或有末梢动脉瘤(特别是腋动脉),虽然可用水杨酸类、静脉输入丙种球蛋白、前列腺素 E 或交感神经阻滞药及溶栓抗凝治疗,仍有相当一部分病例需截指(趾),甚或截肢。

五、实验室及辅助检查

由于川崎病的病因不明,尚缺乏特异的检查方法。现将可供诊断参考的检查项目分述如下:典型病例急性期白细胞增高,核左移,偶有白细胞减少;可见轻度正细胞贫血,如发热期延长及发展为冠心病者贫血较重;起病 1 周内一般血小板正常,第 2～3 周时血小板增高,可超过 $1\,000\times10^9/L$,严重的冠心病和心肌梗死也可有血小板计数减少。C 反应蛋白增高,红细胞沉降率增快可持续 4～6 周。病初有 2/3 可出现间歇性无菌性脓尿。抗核抗体及类风湿因子皆为阴性。急性期约一半患者有心电图异常,表现为 P-R 间期延长,左心室肥厚,异常 Q 波,室性心律失常,非特异性 ST-T 改变。二维超声可用来检查心室和瓣膜的功能,冠状动脉血管情况以及是否有心包积液。

六、诊断

川崎病的诊断标准:①发热至少 5 d(如有其他典型症状出现,有经验的医师也可在发热 5 d 前诊断),抗生素治疗无效。②符合以下临床标准 5 项中之 4 项:双侧结膜充血,但不伴有渗出;口腔黏膜改变如红斑、干燥、唇裂、咽部充血、草莓舌;手与足的改变:急性期红肿,亚急性期指甲周围脱皮;主要在躯干出现的皮疹、丘疹、多形性红斑、猩红热样疹;颈淋巴结肿大,单个结节直径常大于 1.5 cm。③不能以其他疾病过程来解释。如果患者原因不明的发热 5 d 以上,且满足 5 条临床标准中的 4 条,则可诊为川崎病。若患者有超声波或动脉造影证实的冠状动脉血管异常,并有发热,满足临床标准 5 条中的 3 条亦可诊为川崎病。

七、鉴别诊断

常须与川崎病鉴别的疾病有以下几种。

(一)麻疹

一般在发热第 4 d 发疹，常始于面部耳后，可有融合。出疹同时发热、卡他症状及咳嗽加重，皮疹消退后留有浅褐色色素沉着，口腔黏膜有 Koplik 斑。川崎病之皮疹在躯干四肢为著，典型者会阴皮疹明显，疹退无色素沉着，两病皆可有手足肿，血白细胞、红细胞沉降率在川崎病时增高，麻疹无并发症时血白细胞低。

(二)中毒性休克综合征

本病伴有低血压。而川崎病引起心源性休克血压降低是罕见的。某些感染，如葡萄球菌感染伴有中毒性休克时血清肌酐磷酸激酶升高，而川崎病则无。

(三)猩红热

本病有发热、皮疹，为 A 族链球菌感染，咽喉炎很重，对青霉素敏感，用药后 24~48 h 常可见体温下降，而川崎病用抗生素无效。

(四)婴儿型结节性动脉炎

与川崎病有诸多相似之处，但川崎病病程短，预后相对较好，有手足受累，两病相互关系待研究。

八、治疗

(一)急性期与亚急性期的治疗

川崎病尚无特效疗法，主要为对症治疗。阿司匹林和大剂量丙种球蛋白静脉注射在起病 7~10 d 内尽早开始治疗可获得较为满意的疗效。

阿司匹林的主要作用是抑制环氧化酶，使前列腺素生成受抑制，阻断血小板产生血栓素 A_2，防止血小板聚集，血栓形成，有抗炎及抗凝作用。阿司匹林在急性期总量 80~100 mg/(kg·d)[日本的用量较少，为 30~50 mg/(kg·d)]，分为每 6 h 1 次口服。病后第 14 d 左右，热退可减量至 3~5 mg/(kg·d)，每天 1 次口服。川崎病急性期，阿司匹林的吸收减少，清除增高，故一般无须测定血药浓度。阿司匹林能使发热及其他症状缓解。其不良反应有转氨酶升高，胃炎，暂时失声，罕见的瑞氏(Reye)综合征。低清蛋白血症时上述不良反应更易出现。

1984 年 Furusho 等首先报道静脉注射免疫球蛋白可减低冠状动脉瘤的发生。美国国立卫生研究院做了 7 个中心系列研究，肯定了静脉注射免疫球蛋白的疗效。提出川崎病病初的 10 d 内应一次性予静脉注射丙种球蛋白 2 g/kg，在 10~12 h 内静脉滴注，并合用阿司匹林 80~100 mg/(kg·d)。阿司匹林用法如上述。该疗法与单用阿司匹林相比，缩短了发热病程，急性期反应物迅速恢复正常。疾病确诊较晚而仍有发热，有炎症进展表现或者已有冠状动脉扩张都是应用静脉注射免疫球蛋白的适应证。约 10% 的患者用静脉注射免疫球蛋白后 48 h 可仍有发热，鉴于发热时期长是严重冠状血管病的高危因素，故有主张可重复静脉用丙种球蛋白(IVIg)。对第二次用静脉注射免疫球蛋白后仍有发热的少数患者，个别报道可用激素冲击治疗，然而日本早有激素可使川崎病之冠状血管病加重的报道。以往用丙种球蛋白 400 mg/(kg·d)在 2~4 h 内静脉滴注，共用 4 d，近来认为丙种球蛋白 2 g/kg，在 10~12 h 内静脉滴注，仅用 1 次，疗效优于前者。静脉注射丙种球蛋白治疗的机制为阻断免疫反应之血管损伤,提供了特异抗体和抗毒素。静脉注射丙种球蛋白可使急性期的血管炎的威胁减轻,也有一定远期效果。可改善心肌功能,改善川崎病可能并发的高脂血症。1984 年以前 20% 的川崎病患儿预期会发生冠状动脉瘤,2% 死于此病。静脉注射丙种球蛋白可使冠状动脉病变由 20%~25% 减少到 2%~4%。静脉注射免疫球蛋白的价格昂贵,但不良反应一般较轻微,偶有发热、头疼与皮疹,也有报道发生无菌性脑膜炎、溶血及弥散性血管内凝血,可能因为免疫球蛋白内有抗体存在。

在未用静脉注射丙种球蛋白的时代曾用血浆置换治疗,该治疗不会使病情加重,但技术复杂,对严重的且其他药物治疗无效的病例可考虑作为抢救治疗的一种方法。

近年还有报道用己酮可可碱与皮质激素作为川崎病的辅助治疗或抢救治疗,但临床疗效有待于进一步研究。

有报道 TNF-α 阻滞药在本病的治疗中有效,但仍需随机对照临床试验进一步验证。

(二)急性期以后的治疗

如果病程达到 6~8 周时,红细胞沉降率与心电图均正常且无并发症者,可停阿司匹林。有冠状动脉扩张和动脉瘤形成应继续用阿司匹林,或加双嘧达莫 1 mg/(kg·d)。有小的和中等大小的冠状动脉瘤需长期用阿司匹林,直至冠状动脉病变消退。一般不用限制活动,但不要做比赛等剧烈活动。若是未经免疫过的川崎病患儿长期用阿司匹林又接触水痘应及时停用阿司匹林。IVIg 后 6~11 个月应避免用胃肠道外的活病毒疫苗(麻疹、风疹、腮腺炎、水痘疫苗),因为特异的病毒抗体可以干扰疫苗的免疫反应。对血栓高危患者可将阿司匹林暂时改为其他抗血小板药如双嘧达莫 2~6 mg/(kg·d),分 3 次服。对大的冠状动脉瘤可酌情用诸如华法林等抗凝剂。如有冠状动脉阻塞应做血管造影等,必要时做旁路移植手术。在日本有报道 168 例川崎病用动脉移植片或静脉移植片做了旁路移植手术,85 个月后开放率分别为 77% 及 46%。已有少数川崎病患者做过心脏移植。

九、预后

由于及时诊断,合理治疗,川崎病预后良好,即使有冠状动脉受累,经随诊治疗,大部分病情经过良好。日本 20 世纪 70 年代报道川崎病死亡率为 1%~2%。此后由于治疗得当死亡率已降至 0.08%。各国各地对川崎病死亡率的报道不完全一致,如奥克兰为 6%、瑞典为 2%、不列颠群岛为 3.7%。突然死亡往往发生于临床症状改善后起病第 3~4 周内,也有报道为 2~12 周。死亡主要是冠状动脉瘤部位的冠状血管栓塞,引起大面积心肌梗死所致。在一组随诊 10~21 年的病例中,1.9% 有冠状动脉瘤致狭窄,有 1.2% 的患者需要做冠状动脉旁路移植手术。由于川崎病后遗症致缺血性冠心病的青年人病例也有报道。由于自认识本病至今仅有十余年,故川崎病急性期血脂异常是否长期持续存在尚不完全清楚,儿童期患川崎病是否增加成年人动脉硬化的危险也有待研究。因此即使无冠状动脉受累,对川崎病也应定期随访,建议一般在病后 1~2 年内,每 3~6 个月复查 1 次,2 年后每年复查 1 次。

(郜建新)

第三节　结节性脂膜炎

结节性脂膜炎是一种原发于脂肪小叶的自身免疫性疾病,本病临床少见,可发生于任何年龄,但以30～60岁女性多见,男女比例约为1∶2.5。1892年,Pfeifer首次报道本病,1925年,Weber进一步描述它的临床特征,以复发性非化脓性结节性脂膜炎报道1例,1928年,Christian强调了本病有发热的表现,又以发热性复发性非化脓性脂膜炎报道相似病例,故后人命名本病为韦伯病。近年来国内简称本病为结节性脂膜炎,因发病原因不明又称为特发性结节性脂膜炎(或特发性小叶性脂膜炎)。本病发病情况不详,由于和其他类型的脂膜炎临床表现相似,病理诊断结果有时模棱两可,给流行病学调查带来一定困难,迄今国内外尚无有关发病率的报告。系统性红斑狼疮、皮肌炎、硬皮病、各种感染和血管炎等也可引起脂膜炎改变,临床诊断时需与原发性脂膜炎相鉴别。

一、病史

本病以成批出现的痛性皮下结节为主要特征,但由于大多数患者伴随发热,并有部分患者可出现明显的内脏受损,甚至为首发表现,因此,对病史的询问必须完整,包括与常见脏器原发病的鉴别诊断。

(一)发热

为本病常见的临床表现,应询问热型,有无伴随畏寒、寒战,有无关节肌肉酸痛,对抗生素治疗的反应等。结节性脂膜炎的发热可为低热、不规则热或高热。典型患者的发热常与皮疹出现相平行,皮疹出现后热度渐上升,体温可达40℃以上,呈弛张热型,持续1～2周后渐下降。可伴有乏力、食欲减退、关节肌肉酸痛等。

(二)皮下结节

发生痛性皮下结节为本病特征性的临床表现,应认真询问皮疹何时开始、单发还是多发、发生部位、持续时间及有无疼痛等。本病皮下结节成批出现,经数周或数月后可自行消退,每批皮下结节新发时常伴有高热。

(三)系统性症状

本病可累及内脏的脂肪组织而造成相应脏器受损的临床症状,内脏损害可出现在皮损发生的同时、或在皮损发生以后一段时间。肝脏受累常见,表现为肝大、黄疸和肝功能异常;小肠受累时可出现腹痛、腹胀、脂肪泻甚至肠穿孔;肠系膜、大网膜和腹膜后脂肪组织受累时可出现上腹痛及包块;心肌、心包、肺均可受累而产生相应的系统性症状,甚至造成器官功能衰竭;骨髓受累明显时可有全血细胞减少。少数病例在皮下结节出现前可有系统性症状,应认真进行询问,并注意与原发的脏器疾病鉴别。

二、查体要点

(一)皮肤检查

皮下结节常呈对称性分布,多见于臀部和下肢,也可出现于前臂、躯干、甚至面部。结节大小为1～2 cm,也可大到10 cm以上,有触痛和自觉痛,受损局部皮肤可出现红斑和水肿,消退处皮肤凹陷并留有色素沉着。少数患者的皮下结节可发生液化坏死,称为液化性脂膜炎,其损害主要发生在股部和下腹部,受损局部皮肤破溃,流出黄色油状液体似化脓样改变,但镜检及细菌培养阴性。

(二)全身体检

累及内脏的脂肪组织可造成多部位的损害,应对全身各系统认真进行检查,特别注意有无肝大、脾大、黄疸、腹部包块等。

三、辅助检查

(一)实验室检查

本病实验室检查无明显特异性改变,常规检查包括全血细胞计数、肝功能、肾功能、血电解质等,用以评估有无系统性损害。患者可有贫血、白细胞计数增多或减少、红细胞沉降率增快,及相应脏器受损时的血液生化指标异常。免疫学异常主要表现为循环免疫复合物阳性,低补体血症,而抗核抗体、类风湿因子通常阴性。血、尿淀粉酶和脂肪酶正常有助于本病与胰腺性脂膜炎的鉴别。

(二)病理检查

脂膜即皮下脂肪层,由脂肪细胞和纤维结缔组织及血管、淋巴管、神经等组成。脂肪细胞被纤维结缔组织分隔成脂肪小叶,在脂肪小叶间隔中分布着血管、淋巴管和神经组织。病理检查是诊断结节性脂膜炎的主要依据。结节性脂膜炎早期的病理改变为脂肪细胞变性、坏死,间隔中炎症细胞浸润及血管炎性改变;后期由于吞噬脂肪颗粒的巨噬细胞和成纤维细胞增多以及血管增生性改变,形成特有的脂质肉芽肿,致使皮肤呈结节性改变;最后皮下脂肪萎缩、纤维组织增生,并可有钙盐在皮损局部沉着。

根据病理学的变化可分为三期:第一期为急性炎症期,有脂肪细胞的变性伴中性粒细胞、淋巴细胞和单核巨噬细胞浸润;第二期为巨噬细胞期,特点为大量组织细胞吞噬溶解的脂肪滴形成泡沫细胞和嗜脂性巨噬细胞,此为诊断本病的特异性改变;第三期为纤维组织增生期,此期泡沫细胞减少、成纤维细胞增生,最后由于大量胶原纤维生成而致纤维化。

(三)其他检查

常规检查心电图、胸部X线摄片、腹部超声检查,并根据患者主诉的系统症状给以进一步检查,如腹部CT检查以发现腹部包块、心脏超声检查有无心包积液和心肌情况、血常规检验示全血细胞减少时应做骨髓检查等。

四、诊断标准

本病诊断主要依靠临床特征性皮下结节表现及其组织病理改变。当临床表现为反复成批出现的皮下结节并有自觉疼痛和显著触痛,大多数发作时伴有发热症状时,应及时做皮下结节活检,结合组织病理学第二期改变所出现的特征性泡沫细胞即可确诊。

五、诊断流程

诊断过程见图7-1。

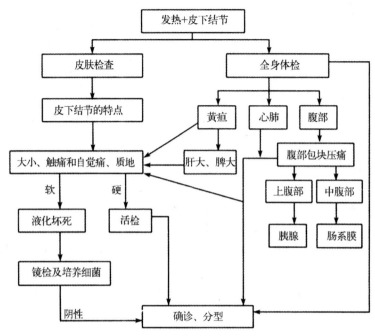

图 7-1　结节性脂膜炎诊断流程图

六、鉴别诊断

由于皮下脂肪组织炎症的发生是一个动态的过程,在疾病不同的发展阶段可有不同的组织病理改变,因此活检的时间和部位均会影响显微结构上的变化,而造成病理诊断的困难。临床上常需要与以下几种疾病进行鉴别诊断。

(一)结节性红斑

本病多为钱币大小或更大的皮下结节,好发于小腿伸侧,呈对称性分布,压痛明显,一般不破溃,3~4周后可自行消退。本病好发于春秋季,全身症状轻微,部分患者可有低热或中等度发热,病前常有呼吸道感染诱因,一般无内脏损害。组织病理表现为脂肪间隔性脂膜炎伴有小血管炎性细胞浸润、内膜增生和管腔闭塞。结节性红斑也可为其他自身免疫性疾病(如贝赫切特病、结节病等)的皮肤表现,应注意基础病的检查。

(二)硬红斑

本病按病理特点分 Bazin 型和 Whitfield 型。Bazin 型为皮肤结核性肉芽肿,皮损主要发生在小腿屈侧中下部,初为豌豆大小的硬结节,疼痛较轻,以后可融合破溃,皮肤破溃后会形成难以愈合的溃疡,组织病理学可见由朗格汉斯巨细胞、上皮细胞及淋巴细胞组成的结核性肉芽肿及干酪样坏死。Whitfield 型硬红斑好发于中年妇女,常发生在有下肢血管病变如深静脉血栓的患者,组织病理为脂肪小叶脂膜炎伴血管炎。

(三)结节性多动脉炎

在结节性多动脉炎中有少数病例具有结节性多动脉炎典型的皮肤表现,而缺乏系统性症状,称皮肤型结节性多动脉炎。皮肤型结节性多动脉炎可表现为成批出现的触痛性皮下结节,主要分布在下肢,大的结节可坏死、甚至发生痛性溃疡。病理组织学显示典型的坏死性血管炎改变,并有中小动脉的堵塞、动脉瘤形成,此为结节性多动脉炎的特点。

(四)组织细胞吞噬性脂膜炎

本病是一种以脂膜炎为特征的系统性疾病,一般病情危重,呈进行性加剧。临床表现有发热、肝大、脾大、肝功能异常和全血细胞减少,特别突出的是出血倾向明显,患者可因血小板计数减少、血管内凝血和肝功能衰竭造成致死性出血。组织病理学改变为骨髓、淋巴结、肝、脾、浆膜组织和皮下脂肪中出现大量组织细胞,可见吞噬各种血细胞及碎片的"豆袋状"组织细胞。

(五)皮下脂质肉芽肿病

本病少见,主要发生于儿童,临床基本表现为皮肤结节或斑块,无发热及其他全身症状。结节可散在分布于面部、躯干和四肢,以大腿伸侧常见。皮肤结节常持续数月至一年渐消退,不留有皮肤局部萎缩和凹陷,少数病例结节可持续数年,本病有自愈倾向。

(六)其他疾病

部分皮肤型淋巴瘤的表现与结节性脂膜炎有系统性损害时极其相似,如皮下脂膜样 T 细胞淋巴瘤,可表现为高热、肝脾肿大、全血细胞减少及出血倾向,但组织病理学改变除脂肪组织中有反应性吞噬性组织细胞外,可见大量淋巴瘤细胞浸润;恶性组织细胞病的皮肤型与系统型结节性脂膜炎的全身表现相似,但病情更为凶险,预后极差,皮肤及皮下结节活检可鉴别。此外,类固醇激素后脂膜炎、胰腺炎或胰腺癌所发生的皮下结节性脂肪坏死症、外伤或异物所致的皮下脂肪坏死及麻风等,均有明显的诱因和基础疾病,不难鉴别。

七、治疗措施

(一)一般治疗

细菌感染、某些食物和药物可为发病诱因,与个体变态反应有关。在一般治疗中应注意寻找可能的致病原因,经验性地应用抗生素,注意发热等全身症状的处理,注意水、电解质平衡的处理及支持治疗等。

(二)药物治疗

(1)在急性炎症期或有高热时首选糖皮质激素,如泼尼松 40~60 mg/d,并可选用吲哚美辛、阿司匹林或其他非甾体抗炎药(NSAIDs)。糖皮质激素可使体温下降、结节消失,当症状缓解后 2 周可逐渐减量,在减量或停药后部分患者症状可再加重,应注意小剂量维持用药。

(2)对系统型患者,特别是重型病例,可同时选用免疫抑制剂。常用的免疫抑制剂有:硫唑嘌呤50~100 mg/d,口服;环磷酰胺(CTX)2~3 mg/(kg·d),口服,或 0.5~1 g/次、每 2~4 周静脉滴注 1 次;环孢素 2.5~5 mg/(kg·d),分 2~3 次口服;霉酚酸酯 2 g/d,分 2~3 次口服等。

(3)其他抗炎免疫抑制药,如羟氯喹 200~400 mg/d,每天 1 次或分 2 次口服,连续数月后可减半量;沙利度胺 100~300 mg/d,从小剂量开始逐渐加大剂量,晚上或餐后至少 1 h 服用;此外,还可用植物药如雷公藤多苷等。

(4)辅助治疗如纤维蛋白溶解药、肝素、透明质酸酶、饱和碘化钾溶液、四环素(可能有抗脂肪酶活性作用)等也有益于本病。

八、预后评估

本病预后视病变受累范围而不同,只有皮损者常多年缓解与恶化交替出现,当内脏损害广泛时可出现多脏器功能衰竭,患者预后很差。常见的死亡原因为循环衰竭、大出血、败血症和肾衰竭。

(郜建新)

第四节　银屑病关节炎

银屑病关节炎(psoriatic arthritis,PsA)又名牛皮癣关节炎或关节病型银屑病,是一种与银屑病相关的炎性关节病。1818 年法国医师 Alibert 首次描述本病,Bazin 于 1860 年提出"银屑病关节炎"病名,直到 1965 年才将本病完全从类风湿关节炎中区分出来,并作为一个独立的临床疾病。由于本病与强直性脊柱炎、炎性肠病性关节炎、赖特综合征均有骶髂关节炎和(或)脊柱炎,且与 HLA-B27 有关,故又统称为血清阴性脊柱关节病。

银屑病在欧美国家的患病率为 1％～3％。我国银屑病患病率为 1.23％。关节炎在银屑病患者中的患病率高达 7％～42％。男女比例大致相等,平均发病年龄为 32～45 岁。

银屑病关节炎属皮肤与关节同病,皮肤损害多先于关节炎。其银屑病表现属中医"白疕""白屑风""疕风""松皮癣"等范畴。如《外科证治全书·卷四·发无定处论》中说:"白疕(一名疕风),皮肤燥痒起如疹疥而色白,搔之悄起,渐至肢体枯燥坼裂,血出痛楚。"《证治准绳·疡医》中说:"蛇虱遍身起如风疹疥母之状,其色白,不痛但痒,搔抓之起白疕。"银屑病关节炎的关节表现与中医"骨痹""肾痹"描述相似,属"痹证"范畴。《素问·痹论》说:"五脏皆有合,病久而不去者,内舍于其合也。故骨痹不已,复感于邪,内舍于肾……"因此,本病属"白疕"与"痹证"共患性疾病。

一、病因、发病机制及病理

银屑病的病因病机未明确,可能与免疫、遗传及环境因素等有关。

(一)病因和发病机制

1.遗传因素

支持遗传因子参与发病的证据来自单卵双胞胎同患银屑病的频率增高及银屑病或银屑病关节炎患者有家族聚集的现象。英国的一份报告提示 88 例银屑病关节炎患者第一级亲属的 10％和第二级亲属的 1％患有肯定的 PsA,而 88 名配偶的家系中无 1 例 PsA 患者。

2.免疫异常

银屑病患者的免疫紊乱包括血清 IgG 和 IgA 增高,出现 IgG 型类风湿因子及出现免疫复合物。调查表明 HLA-B13,HLA-B17,HLA-B38 或 HIA-B37 频率在银屑病关节炎和无并发症的银屑病均增加。最近的研究发现 HLA-CW6 在银屑病关节炎患者的频率明显高于对照组,而且和银屑病发病年龄较早有关。此外,有人发现在银屑病患者角质层内存在抗角质层的自身抗体,也提示免疫参与了 PsA 的发病。

3.环境因素

环境因素包括感染因子和物理损伤。在易感的银屑病个体,抗原性细菌细胞壁产物可激发关节炎。链球菌和皮肤成分之间的分子模拟可能使易感个体中直接针对链球菌的 T 细胞克隆启动,导致银屑病的发病。另外,如碰伤、注射、虫咬等外伤是部分患者的发病诱因和加重因素,物理刺激如寒冷、潮湿、干燥、食用辛辣刺激之品也可诱发银屑病。

(二)病理

银屑病关节炎的基本病变为滑膜炎。表现为滑膜绒毛增生,淋巴细胞浸润、成纤维细胞增生、水肿及血管壁坏死。血管损伤为突出特点,包括内皮细胞肿胀、血管壁增厚及炎性细胞浸润。受累的指间关节早期病变为滑膜增厚及肿胀,稍后为纤维性反应,绒毛形成及炎性细胞浸润。远端指间关节的晚期病变为关节破坏,骨吸收及在肌腱附着处的骨质增生,该病理基础形成 X 线下的杯中铅笔征象。

二、临床表现

多数患者银屑病发生于关节炎之前,但约 15％的患者关节炎发生在银屑病之前。约 2/3 的患者起病缓慢,1/3 的患者呈急性发作。根据所累及关节的特征不同,将银屑病关节炎分为五种关节炎类型。

(一)关节病变的类型

1.非对称性少关节炎型

此型只累及 2～3 个关节,如手和足的远端或近端指(趾)关节、膝、踝、髋、腕关节等,常伴发腱鞘炎症,使累及的手足指(趾)呈腊肠指(趾)。

2.脊柱关节炎型

此型以累及骶髂关节和脊柱为主。银屑病关节炎出现骶髂关节炎者占 30％左右,有 40％累及脊柱,出现韧带骨赘,银屑病关节炎出现韧带骨赘的特点与强直性脊柱炎的区别在于不对称性。因此不形成竹节样变。

3.对称性多关节炎型

此型占 15％左右,受累关节多且对称,与类风湿关节炎难以区别。两者鉴别要点在于银屑病关节炎多累及远端指间关节,而类风湿关节炎多累及近端指间关节,若远端近端指间关节同时受累,既有银屑病又有类风湿因子或抗环瓜氨酸肽抗体阳性,则有可能银屑病关节炎和类风湿关节炎同时存在。

4.远端指间关节炎型

此型占 5％～10％,主要累及远端指(趾)间关节,伴发指甲的银屑性病变。

5.残毁性关节炎型

此型约占 5％,骨破坏最严重。指(趾)骨被破坏、溶解,远端指(趾)关节呈“杯中铅笔”征象(pencil-in-cup),导致指(趾)骨缩短畸形,形成“望远镜”征。此型除关节强直外,还伴有严重的全身病变,如体质量下降、发热、广泛的皮肤病变和骶髂关节炎等。

(二)皮肤病变

银屑病关节炎的皮肤损害有典型的鳞屑型皮疹,大小不一,直径由数毫米至数厘米不等,轻刮皮疹有出血(薄膜现象),严重的可见剥脱和红皮病型银屑病。多数患者关节炎的严重程度与皮肤病变相关,少数患者皮损部位隐匿于头皮、会阴、臀部,需仔细询问病史及查体才能发现。

(三)指甲病变

80％的银屑病关节炎患者有指甲病变,表现为指甲有顶针样凹陷、甲下角化过度、增厚、变色(棕黄色或白色)、横嵴或指甲脱离。

(四)其他

30％的患者有眼部受累,如结膜炎、虹膜炎、巩膜炎等。其他少见的表现有肝损害、上肺纤维化、主动脉瓣关闭不全、淀粉样变性等。

三、实验室检查

银屑病是常见的多基因易感、受环境影响的免疫介导的慢性炎症性疾病,以皮肤、甲和关节受累为主要表现,20%～30%的患者伴有银屑病关节炎。实验室检查的目的是为了疾病的诊断和治疗,包括一些合并疾病的监测。银屑病本身缺乏特异性的生物学标志物及相关实验室检查,多数患者通过病史和皮肤科医师对皮肤损害的目视检查、详细的体格检查可以明确诊断。少数不典型银屑病样的损害可以通过皮肤镜、组织病理等排除相关鉴别诊断。某些基因靶位、细胞因子在银屑病的分型、活动性方面有一定参考价值,在临床或者研究工作中也逐步受到重视。另外,银屑病临床分型、病情程度不同,治疗方法多样,必要的实验室检查可以用来确保银屑病治疗的安全性,一些口服和生物制剂系统治疗要排除孕妇、免疫功能低下或合并其他严重内脏疾病患者。银屑病常合并代谢综合征、心血管疾病、炎症性肠病等,通过常规实验室检查来监测这些合并症对提高银屑病患者的生活质量也至关重要。

(一)组织病理学

银屑病的组织病理虽然不具有特异性改变,但有助于和脂溢性皮炎、玫瑰糠疹、湿疹、药疹、毛发红糠疹等银屑病样的红斑、鳞屑疾病相鉴别,银屑病相对特征性的角层中性粒细胞集聚形成Munro微脓疡、棘层水肿及Kogoj海绵状脓疱、皮突呈棒状延长、真皮乳头血管迂曲、扩张等可用于和其他疾病对比分析,但应注意不同分期、分型的银屑病组织病理改变有一定差异。另一方面组织病理在一定程度上能够反映银屑病皮损活动性。

(二)银屑病病情活动相关的实验室指标

银屑病的基本实验室检查如血常规、红细胞沉降率、C-反应蛋白(CRP)、肝肾功能等通常均应该检测,特别对于红皮病型和脓疱型银屑病,多数患者病情加重时往往伴有发热、纳差等全身症状,血常规提示白细胞总数、中性粒细胞比例升高,但患者大多不存在感染证据。伴有关节症状时红细胞沉降率、CRP可明显升高。少数患者病情不稳定,往往红皮病型、脓疱型、关节病型混合存在,病期长者消耗严重,伴有贫血、低蛋白血症和电解质紊乱。

银屑病是一种T细胞介导的免疫相关皮肤病,研究者尝试寻找一些实验室证据和生物学标记评价表皮增殖分化异常、真皮炎症浸润和免疫细胞活化情况。如基质金属蛋白酶-9(MMP-9)能够降解细胞外基质,异常表达将影响角质形成细胞、成纤维细胞等增殖与分化;另外,在外周血单个核细胞表面活化标记方面,急性期银屑病患者CD25、CD54阳性表达的淋巴细胞百分比或绝对值均升高;血管内皮细胞生长因子(VEGF)及其受体(VEGFR1)可促进银屑病皮损中毛细血管增生,二者在银屑病的水平升高反映了疾病活动性,可能与银屑病的慢性病程有关。干扰素、肿瘤坏死因子(TNFα)、IL-17、IL-6、IL-18炎症标志物能够活化中性粒细胞与血管内皮细胞,释放炎症介质,在银屑病皮损区介导炎症,参与银屑病的病情活动。

还有一些细胞因子及其受体可作为银屑病的生物学标记,表达水平变化和银屑病活动性或者药物疗效相关。如血清可溶性CD27、IL-2受体、IL-12、ICAM-1等水平与患者的PASI评分有相关性;有些标记在生物制剂治疗后发生了变化,如表达于血管内皮细胞的黏附分子可溶性E选择素(E-selectin)在依那西普治疗后上升;患者血清IL-22水平在阿达木单抗、英夫利西单抗治疗后明显下降。目前多数与银屑病病情相关的实验室指标尚未得到公认,来自不同种族、不同研究的结果存在一定差异,也可能与研究者收集的银屑病类型、样本数量、病情严重程度、病程测定方法等因素有关。

（三）用于银屑病治疗监测的实验室检查

目前有许多方法可供选择用于治疗银屑病，包括外用药治疗、光疗、口服药物和生物制剂。大多数银屑病患者为轻中度，可选用皮质类固醇激素、维生素 D 类似物、钙调磷酸酶抑制剂、角质松解剂和焦油等外用药物；中度至重度患者还可用光疗、口服制剂或生物制剂等系统治疗。通常局部疗法不需要任何基线或治疗期间的实验室监测，如果患者经常大面积外用强效类固醇激素，后者大量吸收可引起患者出现激素的副作用，如疲劳、肌无力、抑郁、高血压、高血糖等。考虑激素副作用前需要排除下丘脑-垂体-肾上腺异常表现，可采用促肾上腺皮质激素刺激试验，检查患者血浆皮质醇和尿游离皮质醇水平。光疗进行前通常需要基线筛选排除特定患者，比如补骨脂素联合紫外线（PUVA）、UVB 治疗禁忌用于合并红斑狼疮患者，开始治疗前应检测患者有无抗核抗体、抗 dsDNA、抗 ssDNA、抗 Ro/La 抗体等。

1.常用口服药物应用前筛选及治疗监测

银屑病常用口服药物有甲氨蝶呤、环孢素和阿维 A 胶囊，在国内雷公藤制剂也比较常用。甲氨蝶呤在国内外应用最多，患者最担心的药物毒性问题包括骨髓抑制、肝毒性和肺纤维化等。根据 2009 年美国皮肤病学会（AAD）的银屑病治疗指南，在治疗前需要进行基线实验室检验，包括全血细胞计数、肌酐、肝功能试验、纯化蛋白衍生物（PPD）皮肤试验和 HIV 检测。有生育能力的女性还需进行妊娠测试，肝酶升高的患者应进行乙肝和丙肝筛查。2012 年中国银屑病基金会指南认为，肝毒性危险因素包括糖尿病史、肥胖、肝功能异常、过量饮酒和遗传性肝病家族史等，若患者拟口服甲氨蝶呤但无上述危险因素，则基线时不需要肝活检。患者治疗过程中前 6 个月应每月监测肝功，随后每 1～3 个月检测一次。如果肝功能试验（LFT）肝酶升高但不足正常上限的 2 倍，需要在 2～4 周内复查随访。升高 2 倍以上但不到 3 倍上限，临床医师应密切检测，2～4 周重复一次，然后根据需要减少剂量。如果肝酶持续升高或者累计甲氨蝶呤剂量达 3.5～4.0 g 时应考虑肝活检。接受甲氨蝶呤治疗的患者最初几个月每隔 2～4 周进行血常规检测，然后每 1～3 个月复查。尿素氮、肌酐每 2～3 个月检测一次。国内皮肤科银屑病指南中对应用甲氨蝶呤的患者检测严格程度高于类风湿关节炎，因为银屑病患者的肝损伤多于类风湿关节炎患者。

环孢素是另一种用于银屑病治疗的口服药物，2009 年美国皮肤病学会银屑病治疗指南指出，开始治疗前的基线检查包括肾功能测量，分别于不同条件下检测尿素和肌酐三次，另外需要进行尿常规、全血细胞计数、镁、钾等电解质、尿酸、血脂、肝功与妊娠试验。治疗期间患者应隔周测量一次肌酐、尿素氮。每月进行全血细胞计数、尿酸、钾、镁、血脂、肝酶和血清胆红素检测；3 个月后两周一次的尿素氮和肌酐监测频率可改为每月一次。对于服用剂量大于 3 mg/(kg·d) 的患者应长期进行环孢素 A 的血药浓度检测，定期进行妊娠试验检测。

维 A 酸衍生物阿维 A 胶囊也是最常用的口服制剂之一，由于其致畸效应及体内的代谢周期较长，美国 FDA 要求育龄期妇女服用阿维 A 需严格避孕至停药后 3 年；另外基线实验室检测还包括血脂、肝肾功能检测。开始治疗后患者需要隔周进行血脂和肝酶检测，8 周后相对稳定检测频率可以减少至 6～12 周一次。雷公藤多苷、雷公藤浸膏片在国内应用也比较多，由于该药对消化系统、泌尿系统和造血功能的可能影响，治疗前及治疗期间应该完善血常规、肝肾功检测。

2.常用生物制剂治疗前筛选及治疗监测

美国 FDA 已批准 6 种生物制剂治疗银屑病，包括依那西普、阿达木单抗、英夫利昔单抗、乌司奴单抗、苏金单抗和 Siliq。2008 年全国银屑病基金会共识声明拟接受生物制剂治疗的银屑病患者应进行适当的实验室检测。在银屑病治疗基线期进行实验室检测，有助于筛选出不能应用生物疗法的禁忌症。如肺结核患者用生物制剂治疗后有再次活化结核菌而复发的报告,因此对接受任何生物制剂治疗的患者在基线期需进行结核病检测,每年进行 PPD 随访一次。基线期还包括进行血常规、肝功的检测。阿达木单抗、依那西普和英夫利昔单抗治疗时可考虑每 2～6 个月进行血常规检测,肝功能应定期 3～6 个月检查一次。肿瘤坏死因子抑制剂可以引起乙型肝炎的再发或恶化,如果患者出现肝病的症状或体征,应及时监测处理。

由于生物制剂在丙型肝炎患者中的应用资料较少,少数研究认为生物制剂可以在丙肝患者安全使用,但通常建议如果对合并丙肝病毒感染患者进行长期生物制剂治疗,应经常检查转氨酶和丙型肝炎病毒 RNA 水平检测。有少数应用生物制剂的患者血清抗核抗体检测阳性,但目前生物制剂的临床试验方案还没有建议对入组患者进行筛查或监测患者抗核抗体。如前所述,银屑病患者常合并代谢综合征、糖尿病、高血压或动脉粥样硬化性心脏病,因此对超过 21 岁的银屑病患者治疗时需进行上述合并症的检查。中老年人存在糖尿病危险因素,对 45 岁以上的患者每3 年检测 1 次空腹血糖。

(四)银屑病相关遗传学实验室检查

通常银屑病实验室监测更注重和临床相关的指标,但在近年开展的临床研究中常包括遗传学检测。尽管目前没有发现独特的银屑病基因,但研究结果显示存在大量银屑病相关基因的差异表达,全基因组关联研究发现多个银屑病易感相关位点,部分位点参与免疫系统的调节,如易感位点 PSORPS1 位于染色体 6p21,是银屑病的主要遗传决定子。其他与银屑病相关的 MHC基因中,HLA-CW6 和点滴型银屑病强相关;IL-36RN 突变和泛发性脓疱型银屑病(GPP)相关,而 CARD14 基因的功能突变与伴有寻常型银屑病既往史的 GPP 相关;HLA-B17 和更严重的表型相关。另外,在一些生物制剂治疗前可以对患者完成相关基因多态性检测,预测患者敏感性或治疗的效果。

四、诊断

有银屑病又有关节炎即可诊断本病。Moll 和 Wright 的银屑病分类标准即:①至少有一个关节炎并持续 3 个月以上;②至少有银屑病皮损和(或)一个指(趾)甲上有 20 个以上顶针样凹陷的小坑或指甲剥离;③血清 IgM 型 RF 阴性(滴度<1∶80)。此外,以下特征常提示银屑病关节炎:银屑病家族史;银屑病病史;远端指关节侵蚀性关节炎;屈肌腱鞘炎和腊肠指(趾);单侧骶髂关节炎;非对称跳跃性的韧带骨赘和椎旁骨赘。

五、鉴别诊断

银屑病关节炎应与下列疾病相鉴别。

(一)类风湿关节炎

类风湿关节炎与银屑病关节炎都可累及指(趾)小关节,出现侵蚀性病变。两者鉴别要点见表 7-1。

(二)强直性脊柱炎

强直性脊柱炎与银屑病关节炎都可累及骶髂关节和脊柱关节,但强直性脊柱炎多见于青年男性,有明显的炎性下腰痛症状,骶髂关节炎多为双侧,累及脊柱关节形成韧带骨化,有对称性,形成"竹节样变"。而银屑病关节炎多为单侧骶髂关节炎和不对称的跳跃性椎体骨赘。

表 7-1　类风湿关节炎与银屑病关节炎鉴别要点

	类风湿关节炎	银屑病关节炎
受累小关节	指（趾）近端关节	指（趾）远端关节
对称性	有	无
银屑病和指甲病变	无	有
脊柱和骶髂关节受累	少见	多见
X 线表现	近端指关节、掌指、腕关节受侵蚀	杯中铅笔征象
RF、抗 CCP 抗体	阳性	阴性

（三）骨关节炎

骨关节炎和银屑病关节炎都可侵犯远端指（趾）关节，早期 X 线都有增生样改变。而骨关节炎多见于老年人，伴有膝关节受累。X 线表现为骨质增生、关节间隙变窄而无骨质侵蚀，无银屑病。

（四）痛风性关节炎

痛风性关节炎与银屑病关节炎都可累及足趾关节，且银屑病患者也可能出现血尿酸升高，此时两者需进行鉴别。痛风性关节炎呈发作性，与饮食有关，且常累及第一跖趾关节，无银屑病皮肤及指甲病变。

六、治疗

（一）治疗原则

1.个体化治疗

银屑病关节炎是一种异质性疾病，其临床表现涉及许多方面，不同患者临床表现之间的差异性决定治疗方案应该个体化。在为每个患者制订治疗方案时，应结合具体患者的整体情况，评估每个治疗方案的有效性和潜在风险。PsA 评估组（GRAPPA）最近更新了 PsA 的治疗推荐意见，尤其强调了以下 7 个方面：外周关节炎、皮肤表现、指甲表现、肌腱端炎、指（趾）炎、中轴关节受累以及相关的合并症，并针对每个方面分别给出了具体治疗推荐。

2.多学科协作治疗

对于大部分患者来说，皮肤科医师和风湿科医师协作治疗 PsA 的有益之处已被多个国际治疗推荐意见所认可，包括欧洲抗风湿病联盟（EULAR）指南和 GRAPPA 治疗推荐意见。当为患者制订对其皮肤和关节都有治疗作用的方案时，皮肤科医师和风湿科医师互相之间需要积极的交流。如果风湿科医师和皮肤科医师能够建立联合门诊，患者能够通过一个预约接受两科专家的共同评估，这一方式便于两科的医师同时讨论检查结果和疾病治疗方案，优化治疗选择，通过最少的药物更加有效地治疗疾病的多种临床表现。文献报道，这种联合门诊具有很高的患者满意度。

3.早期干预

近年来，多个队列研究的观察性数据都发现 PsA 患者的诊断被延迟，进而导致治疗被延迟。瑞典的一个研究表明，患者在明确诊断为 PsA 之前的关节炎症状持续时间越短，患者的预后越好。在 Bath 队列研究中，Tillett 等（2013）发现诊断延迟超过 12 个月，是患者在第 10 年发生关节功能损伤的一个重要的预测因素。Haroon 等（2015）报道确诊 PsA 前关节症状持续超过 6 个月的患者更有可能出现侵蚀性外周关节炎、残毁性外周关节炎、关节畸形、功能损伤以及骶髂关节炎,经药物治疗实现病情缓解的可能性也降低。这些资料从正反两方面均表明,早期治疗可以改善 PsA 患者的远期预后。

4."上台阶"治疗

在类风湿关节炎(RA)的治疗策略中,"上台阶"治疗和"下台阶"治疗间的差异很明显。在"上台阶"治疗中,最先开始尝试一种治疗药物如甲氨蝶呤,如果最初的单一药物治疗失败,再转为联合药物治疗。相反,在"下台阶"治疗中,一开始就采用联合治疗,如果患者达到治疗目标,后续可以逐渐地减少治疗药物种类。对于 RA,以强化治疗开始的"下台阶"治疗策略已被证明是有益的,这种方法结合了标准的传统改善病情抗风湿药(DMARDs)以及早期使用生物制剂。然而,对于 PsA,还没有开展过这类研究。早期采用联合治疗或采用激进的治疗策略,是否具有潜在好处需要经过随机对照研究的检验,潜在风险是否增加也需要被阐明。

由于早期联合治疗的效果是否存在优势以及联合治疗的潜在风险有无增加,都缺乏循证医学证据支持,因此对大部分 PsA 患者来说,"上台阶"治疗方案仍然是最佳选择。EULAR 的PsA 治疗指南采用"上台阶"治疗方案,并得到了委员会专家的一致同意。根据是否存在不良预后指标,他们推荐初始使用 1 种 DMARD 治疗,随后序贯使用第 2 种 DMARD 单药治疗或联合治疗,或逐步升级到生物制剂治疗。对于有不良预后指标(多关节炎、关节功能损害、已出现关节结构损伤、曾经应用糖皮质激素)的患者,可以考虑早期升级治疗。然而没有循证医学证据表明治疗期间使用这些预后不良指标可提高疗效,但是就目前的现状而言,辨别预后不良的患者,早期升级治疗方案,似乎是可采用的最佳方案。

5.达标治疗

在 RA 领域,因为有多个研究肯定了炎症和结构损伤之间的联系,研究人员提出了严格控制或达标治疗的概念。并且有多个研究证明,采用积极治疗方案尽早达到病情缓解或低疾病活动度(即治疗达标)的患者,远期的关节结构损害明显轻于治疗未达标的患者。

随着达标治疗在 RA 领域的成功,在该理念的指导下,PsA 的达标治疗也被重视。然而,在2013 年前已发表的文献中没有任何一项研究比较了达标治疗和传统治疗方法的利弊。2015 年发表了"PsA 的严格控制研究(TICOPA)"的结果,该开放对照研究把 206 名新发的 PsA 患者(病程<24 个月)按照 1:1 随机分配到严格控制组和标准治疗组。严格控制组的患者由风湿科医师每 4 周评估 1 次,初始治疗药物为甲氨蝶呤 15 mg/7 d,渐增至 25 mg/7 d,如果患者没有达到最低疾病活动度,就需要依次升级治疗,即甲氨蝶呤联合柳氮磺吡啶、甲氨蝶呤联合环孢素 A或来氟米特、甲氨蝶呤联合 TNF 抑制剂。标准治疗组的患者由风湿科医师常规治疗,每 12 周评估一次。在 48 周时,严格控制组达到 ACR20 应答的比例明显高于对照组(OR 值为 1.91,$P = 0.0392$)。严格控制组达到 ACR50、ACR70 和 PASI75 的患者比例均明显高于对照组(OR 值分别为 2.36、2.64、2.92)。两组的影像学进展没有差异,这可能与观察时间不够长有关。严格控制组的严重不良事件发生率(10%)也高于标准治疗组(6%)。

EULAR 指南的最后一个关键点是,建议患者治疗应达标,这需要每 3~6 个月评估一次。治疗目标是达到疾病缓解或至少达到低疾病活动度,但是该指南并没有明确应该使用什么结局指标来进行评估,区分病情活动度的界值是多少。

令人遗憾的是,至今没有经过验证的 PsA 缓解标准,PsA 的最低疾病活动度(MDA)标准也仅得到初步验证,且这个标准没有提供疾病活动度的评分,仅定义了低疾病活动状态。观察性队列研究和随机对照试验的数据,初步表明该标准能较好地反映治疗应答,且与影像学结局相关。

(二)非甾体抗炎药(NSAIDs)

NSAIDs 是 PsA 治疗中最为常用的药物,但该类药物只有缓解症状的作用,并不能阻止疾病的进展。NSAIDs 主要通过抑制环氧化酶(COX)活性而抑制前列腺素的合成发挥消炎止痛作用。还可抑制细胞膜相关的酶活性、细胞膜离子转运、花生四烯酸前体的摄取、胶原酶释放和中性粒细胞的功能。不同 NSAIDs 的血浆半衰期及每天给药次数不同。在滑膜腔内 NSAIDs 的浓度较血浆浓度变化慢,滑液半衰期明显长于血浆半衰期,这可以解释不同 NSAIDs 的实际所需给药频率可少于按血浆半衰期推算出来的给药频率。在 DMARDs 起效后,NSAIDs 可减量或停用。

由于 NSAIDs 抑制了具有生理作用的前列腺素,而导致胃肠道损害、肾功能损害、抑制血小板聚集、抑制子宫收缩等副作用,其中以胃肠道反应最常见,包括腹部不适、恶心、呕吐、腹泻、出血、溃疡、甚至穿孔。H_2 受体拮抗剂不能预防 NSAIDs 相关的胃溃疡或出血,但可预防高危患者的十二指肠溃疡或出血。硫糖铝对预防 NSAIDs 诱发的溃疡几乎无效,但 H_2 受体拮抗剂和硫糖铝可以减轻 NSAIDs 相关的消化不良。选择性 COX-2 抑制剂的胃肠道损害风险有所减轻,但可能增加心血管事件的风险。

NSAIDs 禁用于活动性消化道溃疡和(或)出血或者既往曾复发溃疡和(或)出血的患者、脑血管出血或其他活动性出血或出血性疾病、严重凝血障碍、重度心衰、重度肾功能损害、肝功能损害患者。尼美舒利禁用于 12 岁以下儿童。

此外,有 NSAIDs(如布洛芬、吲哚美辛、罗非昔布、保泰松、羟基保泰松、甲氯芬那酸)加重银屑病皮损的报道,但并未导致严重后果。

(三)改变病情抗风湿药物

1.甲氨蝶呤(Methotrexate,MTX)

MTX 是现有的 DMARDs 中,应用最广泛的药物。MTX 的口服生物利用度为 70%,吸收后主要经肾脏排泄。MTX 的耐受性优于其他 DMARDs,可持续应用 5～6 年以上。其常见的副作用有恶心、呕吐、口炎、腹泻、肝转氨酶增高,还可导致可逆性骨髓抑制、肺炎、脱发、畸胎。偶致肝纤维化、硬化(约 0.1%),用药期间需定期检查血常规和肝肾功能。在服用 MTX 的第 2 天服用小剂量的叶酸或甲酰四氢叶酸可减少其常见的副作用而疗效不受影响。剂量与用法:10～25 mg,口服或肌注,每周 1 次。儿童剂量:10 mg/(m^2·7 d)。

美国 FDA 和欧洲一些国家均批准 MTX 可用于严重的、难治的银屑病,但 FDA 并未批准其用于 PsA。尽管缺少 MTX 治疗 PsA 的可靠证据,但它常用作 PsA 的一线药物,也常与生物制剂合用。

2.柳氮磺吡啶(SSZ 或 SASP)

口服 SASP 不易被吸收,大部分药物进入结肠被肠道细菌的偶氮还原酶裂解,释放出 5-氨基水杨酸和磺胺嘧啶,大部分 5-氨基水杨酸以原形随粪便排出,而大部分磺胺嘧啶被吸收,经肝脏代谢后主要经尿排出。有研究表明,SASP 本身似乎比磺胺嘧啶和 5-氨基水杨酸更具有生物活性。确切的作用机制尚不清楚,可能通过抑制前列腺素 E2 合成酶、5-脂氧合酶途径,增加腺苷,发挥抗炎作用。能减轻疼痛及关节局部炎症,改善晨僵,降低红细胞沉降率和 C-反应蛋白。

剂量与用法:第 1 周每天 0.5～1.0 g 分 2 次服,以后每周增加 500 mg,直至 2.0～3.0 g/d。维持剂量一般 2.0 g/d,低于 1.5 g/d 疗效难以维持。儿童剂量:40～60 mg/(kg·d)。用药 1～

2 个月即可起效,若连用 6 月仍无效,则应换药。虽然毒性较其他 DMARDs 稍小,但 SASP 不良反应仍较常见,约有 1/4 的患者因不良反应而停药,其中约 2/3 因胃肠道反应而停药。在治疗开始的 2～3 个月内,常见的副作用有胃肠道和中枢神经系统症状,如恶心、呕吐、腹泻、抑郁、头痛等。停药后症状即可消失。SASP 对造血系统的毒性虽然少见,但也可引起粒细胞总数减少、血小板计数减少、溶血再障等,故在开始治疗的前 3 个月应每 2 周监测 1 次血常规,以后每月复查血常规,如有异常,应立即停药。SASP 还可致皮疹、肝损害、偶致药物性狼疮、男性不育。妊娠期和哺乳期妇女可慎用 SASP。

3.来氟米特

在体内迅速转化为活性代谢物,通过抑制二氢乳清酸脱氢酶活性,抑制淋巴细胞的嘧啶从头合成,进而抑制 DNA 和 RNA 的合成和淋巴细胞增殖。对 PsA 患者的皮肤和关节表现均有效。治疗 PsA 的推荐剂量为 20 mg/d,4 周内起效,不良反应轻微,主要为腹泻、恶心、脱发和皮肤瘙痒,也可发生肝酶升高、白细胞减少、感染风险增高、血压升高、体质量减轻。

来氟米特对 PsA 的外周关节炎和皮疹均有效,对指(趾)炎和指甲损害方面也可能有效,对 PsA 的放射学损害进展尚缺乏研究。初步的观察性研究显示,联用甲氨蝶呤和来氟米特的疗效优于来氟米特单用。关于来氟米特的耐受性和安全性,一篇荟萃分析报道了来氟米特组因药物毒性而停药的发生率是安慰剂对照组的 4 倍。在一项欧洲研究中,13% 的患者出现了药物不良反应事件,其中最常见的有:腹泻(占所有不良反应事件的 16.3%),脱发(9.2%),高血压(8.2%),皮肤瘙痒(5.1%)。

4.环孢素 A(CsA)

CsA 是强效免疫抑制剂,选择性作用于 T 淋巴细胞。主要不良反应有胃肠道反应、牙龈增生、肾功能损害、高血压等。

美国 FDA 批准 CsA 可用于难治性银屑病皮疹的治疗,尚未批准用于 PsA。已有多个临床研究表明 CsA 能快速改善银屑病皮疹,但只有 2 个 RCT(171 例)和 3 个观察性研究,表明 CsA 对 PsA 有一定疗效,但对骨质破坏是否有抑制作用尚缺乏证据。关于 CsA 与 MTX 联用的研究,72 名对 MTX 应答不佳的患者被随机分配在安慰剂组和联用 CsA 组,第 48 周时联合用药组患者的压痛和肿胀关节数、C 反应蛋白、PASI 及滑膜超声评分都显著改善,但只有 PASI 和滑膜超声评分较单用 MTX 组有显著性差异。

因 CsA 具有肾毒性和升高血压的作用,一般推荐短期应用(12 个月内)。开始剂量为每天 2.5～3.5 mg/kg,分 1～2 次口服。一般于 4～8 周生效,平均 6 个月达坪值。如用药 4～8 周仍无效,CsA 的剂量可每隔 1～2 个月增加每天 0.5～1.0 mg/kg,直至每天 5 mg/kg。

5.雷公藤

雷公藤为卫矛科雷公藤属植物,能祛风除湿、舒经活络、消炎、杀虫、解毒。主要的活性成分为雷公藤甲素,现代药理试验证实其具有抗炎、抗免疫、抗肿瘤、抗生育、抗肾损害等作用。临床主要用雷公藤多苷片,一般成人用量为每天 60～80 mg,分 3～4 次口服。多用于治疗脓疱型、红皮病型银屑病和 PsA,也可用于寻常型银屑病的急性进行期。常见副作用有腹泻、皮疹、口炎、色素沉着、血白细胞和血小板降低等,减量或停药后一般可恢复。需要特别注意的是它对生殖系统的副作用,女性月经不调及闭经、男性精子数量减少甚至不育,且停药后不一定能恢复。故对年轻患者(尤其女性)不宜常规使用。

(四)糖皮质激素

全身应用糖皮质激素治疗 PsA 缺乏循证学证据,而且担心停用糖皮质激素后银屑病加重。虽然还没有针对 PsA 患者进行关节内或肌腱端附着点炎或指(趾)炎局部注射糖皮质激素的随机对照试验,但专家意见指出,关节腔内注射糖皮质激素非常有效,特别是对于单关节炎、寡关节炎型患者在充分的系统治疗后仍有一个或几个关节炎症控制不佳者;或者累及局部肌腱端,如足底筋膜炎,选择性注射糖皮质激素可改善附着点炎、肌腱炎。

七、预后

50%左右的银屑病关节炎患者出现关节畸形,约 20%有明显残疾。有以下情况者预后不良:发病年龄小于 20 岁、多关节起病、广泛皮损、阳性家族史、HLA-DR3 或 DR4 阳性、存在肝功能异常或用药后出现肝功能异常者。

(郜建新)

第五节 反应性关节炎

反应性关节炎(reactive arthritis,ReA)是指继发于身体其他部位感染的一种急性非化脓性关节炎。最早认识的一种反应性关节炎表现的是由 A 组溶血性链球菌感染后所致的风湿热。1916 年德国医师 Hans Reiter 描述了一个患者出现了关节炎、尿道炎和结膜炎三联征。1942 年 Bauer 和 Engleman 将此三联征命名为赖特综合征(Reiter's syndrome,RS),该综合征常继发于志贺痢疾杆菌感染后,是一种反应性关节炎。后来相继发现志贺菌、沙门菌、耶尔森菌、弯曲菌、链球菌、衣原体或病毒引起的流行性或散发的腹泻或泌尿生殖系感染均可诱发赖特综合征。目前,赖特综合征正在逐渐被反应性关节炎所替代。

反应性关节炎的报道早期多来自欧洲,我国近年来也不断发现这种病例,不同的病原微生物导致的反应性关节炎各地报道不一,如耶尔森菌诱发的关节炎主要见于斯堪的纳维亚半岛、北欧及加拿大。性获得反应性关节炎几乎见于男性,而肠道来源的反应性关节炎男女受累的机会相同。

中医无反应性关节炎病名,据其临床表现,属中医痹证范畴,在"热痹""肠痹""痢后风"中有描述。《素问·痹论》有"肠痹者,数饮而出不得,中气喘争,时发飧泄"。《类证治裁·痹证》有"诸痹……良由营气先虚,腠理不密,风寒湿乘虚内袭,正气为邪所阻,不能宣行,因而留滞,气血凝涩,久而成痹"的论述,明确提出了外感风寒湿邪是导致痹证发生的重要原因,这与反应性关节炎由感染而引发是相符合的。

一、病因与发病机制

反应性关节炎的发病与感染、遗传标记和免疫失调有关。

(一)感染因素

感染因素是该病的明确病因。引起反应性关节炎的常见病原微生物包括肠道、泌尿生殖道、咽部及呼吸道感染菌群,甚至病毒、衣原体及原虫等。这些微生物大多数为革兰染色阴性,具有

333

黏附黏膜表面侵入宿主细胞的特性。研究发现,许多反应性关节炎患者的滑膜和滑膜白细胞内可检测到沙眼衣原体的 DNA 和 RNA,以及志贺杆菌的抗原成分。而衣原体热休克蛋白(HSP)、耶尔森菌热休克蛋白-60 及其多肽片段均可诱导反应性关节炎患者 T 细胞增殖。这些发现提示,患者外周血中的 T 细胞可能受到上述细菌的抗原成分的诱导而导致发病。乙型溶血性链球菌感染是反应性关节炎的另一个常见原因。Kocak 等将乙型溶血性链球菌感染后关节炎或关节痛,但不符合修订的 Jones 风湿热诊断标准者诊断为链球菌感染后反应性关节炎。

(二)遗传因素

患者亲属中骶髂关节炎、强直性脊柱炎和银屑病的患病率均高于普通人群。反应性关节炎的发病与 HLA-B27 有密切的相关性,患者中 HLA-B27 的阳性率在 60%～80%。

HLA-B27 携带者发生反应性关节炎的机会增加 50 倍,临床症状明显重于该基因阴性者,而且容易发展成慢性反应性关节炎。但是,HLA-B27 基因不是反应性关节炎的必要条件,该基因阴性者同样可患反应性关节炎。对 HLA-B27 在反应性关节炎发病中作用的研究发现,该基因阳性患者的中性粒细胞活性增强,并可能因此导致对致病细菌的免疫反应增强。同时,HLA-B27 可延长细胞内病原菌的存活时间,从而增加 T 细胞对该病原菌及其抗原肽的反应性。

肠道及泌尿生殖道感染引起的反应性关节炎多与易感基因 HLA-B27 有关,而链球菌、病毒、螺旋体导致的反应性关节炎一般无 HLA-B27 因素参与。

二、临床表现

反应性关节炎是一种全身性疾病,临床表现轻重不一,关节炎一般发生在呼吸道、泌尿生殖系或肠道感染后 2～4 周,呈急性起病。

(一)一般症状

常见的全身症状有发热,甚至高热、疲乏、大汗、全身不适等。80%以上的患者呈中度至高度发热,每天 1～2 个高峰,多不受退热药物影响。

(二)关节肌肉表现

1.关节炎

全部患者有关节症状,关节炎的典型特征是非对称性的侵犯少数关节的下肢关节炎,以膝、踝和跖趾关节最为多见,肩、肘、腕及手足小关节也可受累。病变关节呈肿胀、发热、剧烈疼痛和触痛以及功能受限。许多关节仅有轻微肿胀而无压痛、晨僵和活动受限。病变早期膝关节可以明显肿胀及大量积液,通常一次穿刺可抽出液体 50～100 mL,甚至伴有腘窝囊肿(Baker 囊肿)。关节炎一般持续 1～3 个月痊愈,个别病例可长达半年以上,下腰背部和骶髂关节疼痛也常见。

2.肌腱端炎

肌腱端炎是反应性关节炎的常见表现之一。炎症通常发生在肌腱附着于骨的部位而不是滑膜,表现为肌腱在骨骼附着点局部的压痛和疼痛,以跟腱、足底肌腱、骶髂附着点及脊柱旁最易受累。炎症发生在跟腱和足底筋膜附着于跟骨的部位,可引起足后部疼痛肿胀,称为痛性足跟综合征,是本病最常见而突出的表现之一。其他常见的肌腱末端炎症部位还包括坐骨结节、髂骨嵴、胫骨结节和肋骨,因而引起非关节部位的肌肉骨骼疼痛,重症患者可因局部疼痛使活动受限或出现肌肉失用性萎缩。

(三)关节外表现

1.皮肤黏膜

溢脓性皮肤角化病是一种过度角化的皮损,为本病的特征性皮肤表现,主要分布于足底,也可发生在手掌、阴囊或其他部位,主要见于淋球菌感染等性交后反应性关节炎。其他类型的反应性关节炎则很少出现。部分患者可出现结节性红斑。

本病早期可出现一过性浅表口腔溃疡,呈无痛性,分布在硬腭、软腭、牙龈、舌和颊黏膜处,常被忽视。

2.胃肠道病变

胃肠道病变为本病的诱发因素之一,关节炎通常于感染症状出现后1~3周内发生。部分病例在出现关节炎时仍有肠道症状。肠镜检查可见肠黏膜充血、糜烂或克罗恩病外观。痢疾后反应性关节炎,其关节炎的严重程度及其病程常和痢疾的轻重及其病程相关。

3.泌尿系统表现

患者可有尿频、尿急、尿痛等泌尿系感染的症状,且多发生于关节炎之前。男性患者可出现漩涡状龟头炎、膀胱炎及前列腺炎,女性患者可以是不伴尿道炎的无症状性膀胱炎和宫颈炎。

4.眼部损害

眼损害在本病常见,可以是首发症状,表现为结膜炎、虹膜炎和角膜溃疡。结膜炎常发生在疾病早期,在关节炎发作前或同时出现,可见眼部无痛性发红,分泌物增加,单侧或双侧受累,2~7 d消退,出现眼损害者应常规行眼科检查,并予以相应的治疗,以免出现永久性眼损害。

5.心脏及其他

心脏受累见于10%的患者,表现为心包摩擦音、传导障碍、心包炎、心肌炎等,脑和外周神经病、继发性淀粉样变、紫癜、血栓性静脉炎、胸膜炎和严重胃肠道出血等并发症亦有报道。

三、实验室检查

实验室检查对于反应性关节炎的诊断并无特异性。临床上常用的检查方法有下列各项。血常规检查可见白细胞、淋巴细胞计数增高或出现贫血以及血小板增多。尿常规检查可见尿中白细胞增高或镜下血尿,但很少出现蛋白尿。

在急性期,几乎所有患者均出现红细胞沉降率和C反应蛋白明显增高,一旦病情控制或进入慢性期者,则可降至正常。类风湿因子和抗核抗体多为阴性,而血清免疫球蛋白IgG、IgA、IgM、补体C_3、C_4及免疫复合物常随着疾病的活动而有波动。关节滑液检查可见滑液培养阴性、黏蛋白阴性、白细胞及淋巴细胞数增高,HLA-B27阳性者常伴有慢性或复发病程,并易伴发骶髂关节炎、脊柱炎、葡萄膜炎或主动脉炎。

反应性关节炎的影像学表现较为复杂,主要包括软组织肿胀、骨质疏松、关节间隙变窄、骨质侵蚀、囊性变、骨坏死,影像学表现无特异性,其中以软组织肿胀和骨质疏松表现最为常见,其次是软骨和软骨下结构破坏,在肌腱附着点可有骨质增生表现。10%的患者在疾病早期出现骶髂关节炎,常为非对称性,病变主要位于骶髂关节炎的骶骨面,可以有关节间隙狭窄、关节面模糊、骨硬化及骨糜烂。少数病例可发展为强直性脊柱炎。

四、诊断

反应性关节炎的诊断主要依靠病史、临床表现和实验室检查。当患者以急性或亚急性起病,表现为下肢不对称,小关节受累的关节炎,尤其发生在年轻男性,应想到本病的可能性。前驱感染病史很重要,但因许多患者常遗漏前驱感染,故无感染病史提供者也不能排除。在临床上,除关节炎的特点外,需注意患者有无黏膜及皮肤损害、指甲病变、眼炎和内脏受累等。

1999年Sieper和Braum发表了第三届国际反应性关节炎专题学术会议提出的反应性关节炎的诊断标准。

(1)非对称性下肢为主的关节炎。

(2)前驱感染的证据。

但是诊断时需要注意以下两点:①除外其他风湿病。②感染证据包括:发病前4周内有腹泻或尿道炎史;便培养阳性;晨尿和泌尿生殖道拭子查沙眼衣原体阳性;抗耶尔森和抗志贺菌抗体阳性;抗沙眼衣原体阳性;PCR检查关节液衣原体DNA阳性。

反应性关节炎的诊断不需要HLA-B27阳性,或赖特综合征所具有的关节外特征(结膜炎、虹膜炎、皮疹、非感染性尿道炎、心脏及神经系统病变等),或典型的脊柱关节病特征(炎性脊痛、交替性臀痛、肌腱端炎及虹膜炎),但是如果发现这些应做记录。

五、鉴别诊断

反应性关节炎需与急性风湿热、痛风性关节炎和其他类型的脊柱关节炎(银屑病关节炎、强直性脊柱炎、肠病性关节炎)等多种风湿性疾病鉴别。尤其重要的是排除细菌性关节炎。

(一)细菌性关节炎

关节腔本身的细菌感染所致,多为单关节炎,急性发病,常伴高热和乏力等感染中毒症状。关节局部多有较明显的红、肿、热、痛,还可出现身体其他部位感染表现,甚至败血症表现,一般无眼炎、骶髂关节炎和皮肤黏膜损害等。关节滑液为重度炎性改变,白细胞计数常$>50\times10^9$/L,中性粒细胞比例多在75%以上。滑液培养可发现致病菌。

(二)风湿热

本病属于广义反应性关节炎的范畴,患者多为医疗条件较差地区的青少年,发病较急,起病前2~3周多有链球菌感染史,临床上常有咽痛、发热和四肢大关节为主的游走性关节炎,关节肿痛消退后不遗留骨侵蚀和关节畸形,患者还常同时伴皮肤环形红斑和心脏炎,外周血白细胞增高,抗链球菌溶血素"O"升高至2~3倍以上。

(三)痛风性关节炎

痛风性关节炎以单关节炎为常见,多发于中老年男性,最初表现为反复发作的急性关节炎,最常累及足第一跖趾关节和跗骨关节,表现为关节红、肿和剧烈疼痛。平时有血清尿酸水平升高。滑液中看到尿酸盐结晶可确诊。

(四)银屑病关节炎

反应性关节炎主要与银屑病关节炎的非对称性少关节炎型相鉴别。

(五)强直性脊柱炎

在病程的某一阶段甚至可出现类似反应性关节炎的急性非对称性少关节炎,但患者常同时有典型的炎性下腰痛和影像学证实的骶髂关节炎。

(六)肠病性关节炎

本病除可有类似反应性关节炎的急性非对称性少关节炎外,还可伴有明确的肠道症状如反复腹痛、脓血便和里急后重等,纤维结肠镜检查可明确克罗恩病或溃疡性结肠炎的诊断。

(七)结核反应性关节炎

结核反应性关节炎即蓬塞综合征或 Poncet 病,是结核菌在体内引起的变态反应引起的非特异性、非感染性多发性关节炎,临床表现为多发性、游走性关节疼痛,可伴不同程度发热(弛张热、不规则热),亦可有关节活动受限及关节腔积液。关节症状可反复发作,有自愈和再发倾向,但不留任何关节强直和肌肉萎缩,X 线片检查无关节骨质破坏。还常伴结节性红斑、皮下结节、口腔及生殖器黏膜溃疡和眼疱疹性结膜炎等皮肤黏膜表现,易与反应性关节炎相混淆。关节症状的轻重与结核灶的活动与否并非平行,多数患者缺少结核中毒症状,病情变化具有周期性好转与恶化的特点,且与天气变化有明显关系,每遇寒冷或阴雨天加重,故又称结核性风湿症。辅助检查可见红细胞沉降率增快、PPD 阳性及陈旧结核病灶,抗风湿治疗无效而抗结核治疗有效是鉴别要点。

(八)白塞病

该病的关节炎极易被误诊,主要表现为间歇性、不对称性、单关节炎或寡关节炎发作,但常较轻。该病的基本病变为血管炎,全身大小动静脉均可受累,有反复口腔黏膜、生殖器溃疡伴眼炎。有较为特异的皮肤损害,如假性毛囊炎、痤疮、针刺反应和结节红斑等。可有动脉栓塞和静脉血栓形成。

六、治疗

目前尚无特异性或根治性治疗方法。与其他炎性关节病一样,治疗目的在于控制和缓解疼痛,防止关节破坏,保护关节功能。

(一)一般治疗

口腔与生殖器黏膜溃疡多能自发缓解,无需治疗。急性关节炎可卧床休息,避免固定关节夹板以免引起纤维强直和肌肉萎缩。当急性炎症症状缓解后,应尽早开始关节功能锻炼。

(二)非甾体抗炎药(NSAIDs)

本类药物种类繁多,但疗效大致相当。具体选用因人而异,可减轻关节肿胀和疼痛及增加活动范围。是早期或晚期患者症状治疗的首选。

(三)抗生素

其应用仍有争议。对于获得性反应性关节炎,短期使用抗生素(氧氟沙星或大环内酯类抗生素)治疗并发的尿道感染可能减少有反应性关节炎病史患者的关节炎复发风险,但对于已有的关节炎本身是否有益尚缺乏证据,另外也不推荐长期抗生素治疗慢性反应性关节炎。而对于肠道型反应性关节炎,抗生素治疗常常无效,并不推荐于反应性关节炎发生之后使用。

(四)糖皮质激素

不推荐全身应用。关节腔内注射糖皮质激素可暂时缓解关节肿胀。对足底筋膜或跟腱滑囊引起的疼痛和压痛可局部注射糖皮质激素治疗,使踝关节早日活动以免跟腱变短和纤维强直。必须注意避免直接跟腱内注射,以免引起跟腱断裂。

(五)慢作用抗风湿药

当关节症状持续 3 个月以上或存在关节破坏的证据时,可加用慢作用抗风湿药,应用最广泛的是柳氮磺吡啶,对于重症不缓解者可试用甲氨蝶呤或来氟米特等免疫抑制剂。

(六)生物制剂

肿瘤坏死因子(TNF)抑制剂已成功地用于治疗其他类型的血清阴性脊柱关节炎,对反应性关节炎也有显著疗效。

七、预防与调护

(1)由于本病发病前后多有诱因,如感冒、腹泻、淋证等,在治疗过程中,应避风寒、节饮食、慎起居,避免相应诱因。

(2)关节肿胀疼痛发作期间,应卧床休息,避免肿胀关节负重及压迫,肿痛减轻后及时进行功能锻炼,防止关节周围软组织粘连引起关节活动障碍。

八、预后

部分反应性关节炎预后较好,经数月治疗可达临床治愈。但容易复发。反复发作或长期体内感染灶存在者,难以治愈。部分反应性关节炎数年后发展为类风湿关节炎或强直性脊柱炎。

(郜建新)

第八章

感染科疾病

第一节　流行性腮腺炎

流行性腮腺炎(简称腮腺炎)是由腮腺炎病毒引起的急性自限性呼吸道传染病。好发于儿童和青少年,临床以腮腺非化脓性肿胀疼痛为特征。病毒可侵犯神经系统及其他腺体组织,儿童可引起脑膜炎、脑膜脑炎,青春期后易引起睾丸炎、卵巢炎和胰腺炎等。

一、病原学

腮腺炎的病原体是腮腺炎病毒,属于副黏液病毒属的单股 RNA 病毒,状似球形,大小悬殊,直径为 85～300 nm。腮腺炎病毒的核壳蛋白为可溶性抗原(S 抗原),亦称补体结合性抗原,其相应 S 抗体在 1 周出现,似无保护性。病毒外层表面含有血凝素的神经氨酸酶(HN)糖蛋白,HN 蛋白具有病毒抗原(V 抗原),相应抗体出现晚,V 抗体属保护性抗体。该病毒抗原结构稳定,只有一个血清型,根据 S 抗原基因变异已经分离有 A～L 共 12 种基因型。

腮腺炎病毒对热及紫外线极其敏感,35 ℃下贮存的活病毒半衰期仅为数小时,加热至 55 ℃～60 ℃时10～20 min 即失去活力。暴露于紫外线下迅速死亡。对 1% 甲酚皂、70% 乙醇、0.2% 甲醛也非常敏感。但耐寒,在 4 ℃时活力可保持 2 个月,在 −70 ℃可存活数年。

二、流行病学

(一)传染源

人是腮腺炎病毒唯一的天然宿主,早期患者及隐性感染者均是本病的传染源,从腮腺肿大前 6 d 至发病后 9 d 都有传染性,但以发病前 1～2 d 至发病后 5 d 的传染性最强。

(二)传播途径

病原体主要通过飞沫经呼吸道传播,也可通过接触病毒污染的物品而传播,易在幼儿和小学生中流行。妊娠早期还可经胎盘传至胚胎导致胎儿发育畸形。

(三)流行特征

发病率为 21.88/10 万,人群普遍易感,1～15 岁儿童多见,占 90% 以上,尤其是 5～9 岁儿童。全年均有发病,但以 2～5 月较多见。腮腺炎病毒抗原稳定,尚未发现与免疫相关的明显变异。感染后可获得持久性免疫,甚至被认为是终身免疫,再次感染极罕见。

三、发病机制

腮腺炎病毒经上呼吸道或眼结膜侵入机体,在局部上皮细胞和淋巴结中繁殖后侵入血液循环形成第一次病毒血症并侵犯腺器官,在其中繁殖后再次入血形成第二次病毒血症并侵犯第一次病毒血症时未受累的腺器官,两次病毒血症几乎累及所有器官,致多脏器损伤并出现相应的症状。

腮腺炎病毒对神经系统有较高亲和性,儿童免疫系统发育尚未成熟,血-脑屏障功能差,病毒易侵犯中枢神经系统发生脑膜炎、脑膜脑炎等神经系统并发症。腮腺炎病毒对腺体组织也有较高亲和性,易并发睾丸炎、卵巢炎、胰腺炎等。本病毒易侵犯成熟睾丸,幼年患者很少发生睾丸炎。

腮腺炎的主要病理特征是非化脓性炎症改变,可见腺体充血、水肿,有渗出物,出血性病灶及白细胞浸润。腮腺导管壁细胞肿胀,导管周围及腺体壁有炎症细胞浸润,间质组织水肿造成腮腺导管的阻塞,其他器官受累时亦可见到炎细胞浸润和水肿。

四、临床表现

潜伏期 8～30 d,平均 18 d。大多数可无明显前驱期症状,少数有全身不适、肌肉酸痛、头痛、食欲缺乏、畏寒发热等。1～2 d 后出现腮腺肿痛,体温 38 ℃～40 ℃不等,症状轻重个体差异较大,成人症状比儿童重。

腮腺肿大多从一侧开始,1～4 d 波及对侧,以耳垂为中心向前、向后、向下发展,状如梨形,少数病例肿胀巨大可达颈及锁骨上,边缘不清,胀痛明显,质坚韧有弹性,局部灼热而不红。因唾液腺管阻塞,摄入酸性食物时唾液分泌增加,而唾液的排出受阻碍,唾液潴留致使腮腺胀痛加剧。早期位于第二、三臼齿相对颊黏膜的腮腺管口可见充血呈一红点,但挤压腮腺无脓性分泌物流出。病程 1～3 d 肿胀达高峰,4～5 d 后渐消退。

在流行期间亦单独出现颌下腺、舌下腺炎、脑膜脑炎而无腮腺肿痛,被认为是流行性腮腺炎的特殊表现形式。

五、辅助检查

(一)血常规

白细胞计数一般正常,有并发症时白细胞计数可升高。

(二)血清和尿淀粉酶测定

发病早期 90% 患者血清和尿淀粉酶均升高,增高的程度往往与腮腺肿胀程度成正比,有助诊断。如血脂肪酶也增高,则提示胰腺受累。

(三)脑脊液检测

并发有脑膜炎、脑炎、脑膜脑炎者脑脊液蛋白升高,白细胞计数轻度升高,与其他病毒性脑炎改变相似。

(四)血清学检测

用特异性抗体或单克隆抗体检测腮腺炎病毒抗原可作早期诊断。特异性抗体则一般要在病程第 2 周后方可检出。ELISA 法检测血清中特异 IgM 抗体可作近期感染的诊断。用放射免疫法测定唾液中腮腺炎病毒的 IgM 抗体,敏感性及特异性也高,且标本来源容易,可替代血清抗体的检测。应用 PCR 技术检测腮腺炎病毒 RNA,具有高度敏感性和特异性,可大大提高可疑患者的诊断率。

(五)病毒分离

早期从患者唾液、血、尿、脑脊液等标本均可分离出腮腺炎病毒,但操作较繁杂,尚不能在临床普遍开展。

(六)鉴别诊断

根据流行病学史,当地本病流行情况及病前患者接触史,有以耳垂为中心腮腺肿大伴发热的特征,一般不难诊断。不典型的散发病例,少数脑炎患者发病时腮腺不肿大或尚未肿大,有的病例仅出现颌下腺或舌下腺肿大而无腮腺肿大极易被误诊,需要血清学检查帮助诊断。

六、鉴别诊断

(一)化脓性腮腺炎

化脓性腮腺炎常为一侧腮腺肿大,局部红肿疼痛明显,后期有波动感,挤压时有脓液从腮腺管口流出,不伴有睾丸等腺体炎,外周血白细胞和中性粒细胞计数增高。

(二)其他原因所致腮腺肿大

慢性肝病、糖尿病、营养不良或某些药物如碘化物、保泰松等引起的腮腺肿大常为对称性,质地较软,无触痛感。

(三)局部淋巴结炎

下颌、耳前、耳后淋巴结炎,多伴有局部或口腔、咽部炎症,肿大淋巴结不以耳垂为中心,外周血白细胞及中性粒细胞增高。

(四)其他病毒性腮腺炎

已知甲型流感、副流感、A 型柯萨奇、单纯疱疹、巨细胞等病毒亦可引起腮腺炎,需行血清学及病毒学检测方能鉴别。

七、治疗

(一)一般治疗

患者卧床休息,隔离至腮腺肿胀消退;注意口腔卫生,给流质或半流质饮食,避免进食酸性食物;合并胰腺炎者应禁食,行静脉营养。

(二)病原治疗

干扰素每天 100 万~300 万单位,肌内注射,疗程 5~7 d;或利巴韦林每天 10~15 mg/kg 静脉滴注,疗程 5~7 d。早期应用可减轻症状、减少并发症。

(三)对症治疗

高热时可物理或药物降温;头痛、腮腺肿痛明显可用镇痛剂;对中毒症状严重,尤其合并睾丸炎、脑膜脑炎、心肌炎者短期应用肾上腺皮质激素能减轻症状,缩短病程。通常给予地塞米松每天 5~10 mg 静脉滴注,连用 3~5 d;睾丸炎胀痛者局部冷敷或用棉花垫和丁字带托起以减轻疼痛。亦可加用己烯雌酚每次 1 mg,每天 3 次口服,以促进炎症更快消失,减少睾丸萎缩等后遗症。合并脑炎、脑膜炎有颅内压增高者应及时脱水降低颅内压,预防脑病,减少病死率。

(四)中医中药

中医将腮腺炎分为风热型及痰毒型,给以疏风清热,解毒消肿,可内外兼治,以柴胡葛根汤、普济消毒饮加减,外用鲜仙人掌切片贴敷或青黛散外敷,可减轻局部胀痛。

八、预防

按呼吸道传染病隔离患者至腮腺消肿后 5 d。

国内外应用腮腺炎、麻疹、风疹三联减毒活疫苗皮下或皮内接种,亦可用气雾、喷鼻方法,其预防感染效果可达 95％以上,减少发病率。但活疫苗对胎儿有影响,可能有致畸作用,孕妇忌用。

人免疫球蛋白、胎盘球蛋白对本病无预防作用。特异性免疫球蛋白可能有用,但来源困难,临床少用,效果尚难确定。

(王文华)

第二节 手 足 口 病

手足口病(hand,foot and mouth disease,HFMD)是由肠道病毒引起的急性传染病,主要通过消化道、呼吸道和密切接触等途径传播,人群普遍易感,多见于学龄前儿童,尤以 5 岁以下儿童发病率最高。能引起手足口病的肠道病毒有许多种,其中以肠道病毒 71 型(enterovirus 71,EV71)和柯萨奇病毒 A 组 16 型(coxsackievirus,CVA16)感染最为重要和常见,近年以 EV71 为主要流行的病毒,引起并发症较多。一年四季均可发病,以夏、秋季节最多。临床表现以手、足、口腔等部位的斑丘疹、疱疹为特征,多数症状轻,病程自限,1 周左右自愈;但部分 EV71 感染者可出现无菌性脑膜炎、神经性肺水肿、心肌炎、循环障碍等危重并发症,是死亡的主要原因。目前缺乏有效治疗药物,以对症治疗为主。本病传染性强,易引起暴发或流行,我国于 2008 年 5 月 2 日起,将之列为丙类传染病管理。

一、病原学

(一)EV71 和 CVA16 的结构和功能

肠道病毒属的多种病毒可引起手足口病,其中 EV71 和柯萨奇病毒 A 组 16 型(CVA16)最重要和最常见,其他肠道病毒有柯萨奇病毒 A 组的 CVA2、CVA4、CVA5、CVA6、CVA10、CVA12,柯萨奇病毒B组的CVB2～CVB5、CVB13 等以及埃克病毒(ECHO)某些血清型也可引起手足口病。

这些肠道病毒呈球形,二十面体立体颗粒,无包膜,直径为 27～30 nm,其衣壳由 VP1、VP2、VP3 和 VP4 四种蛋白组成。其基因组为单股正链 RNA,长为 7.4～7.5 kb,两端为保守的非编码区,中间为连续的开放读码区,编码一条多聚蛋白,被病毒蛋白酶(2A、3C)经过若干次水解成为 11 个功能蛋白。5′端与病毒蛋白 VPg 结合,参与病毒 RNA 的合成、蛋白翻译和装配;3′端带有 polyA 尾,与病毒的感染性有关。编码多聚蛋白的基因组结构顺序为:结构蛋白(由 P4-P3-P2-P1 基因编码)和非结构蛋白(由 2A-2B-2C-3A-3B-3C 基因编码)。P1～P4 构成核衣壳颗粒,其中 P1,P2 和 P3 蛋白位于衣壳颗粒的表面,而 P4 位于衣壳内面,这 4 种衣壳蛋白均含有抗原决定簇,可诱导机体产生中和抗体。P1 蛋白的抗原性可区分血清型,是病毒与受体结合的主要蛋白。但 EV71 病毒易发生变异和重组,致世界各地流行的病毒株有型的差别,给疫苗研制带来挑战。

(二)EV71 的受体与病毒复制

肠道病毒侵入宿主细胞首先与特异性受体结合,在受体的参与下完成脱壳、内吞过程。目前研究已证实,EV71 的受体主要是清道夫受体 B 类成员 2(scavenger receptor class B member 2, SCARB2)和 P-选择素糖蛋白配体-1(P-selectin glycoprotein ligand-1,PSGL-1)。SCARB2 属 CD36 家族成员,在中枢神经系统的神经元细胞、心肌细胞、呼吸道上皮细胞、肠道黏膜细胞等多种细胞中表达,是溶酶体膜上最丰富的蛋白之一,参与膜转运和溶酶体的重组,在 EV71 的吸附、内吞和脱壳等感染和致病机制中起关键作用。此外,引起手足口病的其他肠道病毒如 CVA16、CVA14、CVA7 感染宿主也利用 SCARB2 受体感染宿主细胞。PSGL-1 即 CD166,主要在淋巴细胞上表达,介导 EV71 附着、进入及复制过程,特别是参与免疫细胞的早期炎性应答,与选择素的相互作用,在炎症反应中起关键作用。实验研究证明 EV71 的 P1 衣壳蛋白上的 145 位点是与 PSGL-1 结合的关键控制点。有的 EV71 病毒株并不利用 PSGL-1 作为受体,提示 EV71 感染免疫细胞有病毒株特异性。

EV71 在宿主细胞内复制需经历与受体结合、脱壳和内吞、转录和翻译、装配、释放等环节。P1 与宿主细胞 SCARB2 受体结合,借助网格蛋白依赖的内吞作用途径进入细胞溶酶体内。EV71 进入细胞后脱壳作用需要 SCARB2 和酸性环境,因而此受体是病毒结合、内吞和病毒脱壳等早期感染阶段中必不可少的介质。

EV71 感染诱导机体的免疫应答,其中细胞免疫应答是清除病毒的主要途径。EV71 侵入中枢神经系统,可能是透过血-脑屏障或经轴突转运,同时必须逃避宿主的免疫系统的监视和清除作用。研究表明 EV71 可抑制宿主的抗病毒 I 型干扰素的表达,尤其是病毒蛋白酶(C_3)可降解干扰素调节因子 7(interferon regulatory factor 7,IRF7),从而抑制宿主细胞抗病毒 I 型干扰素应答,促进病毒在神经细胞中复制。

(三)抵抗力

手足口病病毒对外界环境的抵抗力较强,室温下可存活数天,污水和粪便中可存活数月。在 pH 3~9 的环境中稳定,不易被胃酸和胆汁灭活。对乙醚、脱氧胆酸盐、去污剂、弱酸等有抵抗力,能抵抗 70% 乙醇和 5% 甲酚皂溶液。对紫外线及干燥敏感,对各种氧化剂如高锰酸钾、过氧化氢溶液、漂白粉等也很敏感。病毒在 50 ℃可迅速灭活,在 4 ℃时可存活 1 年,-20 ℃可长期保存。

二、流行病学

(一)传染源

本病的传染源是患者和隐性感染者。患者为流行期间主要传染源,以发病后 1 周内传染性最强,其传染性可持续至症状和体征消失后数周。隐性感染者是散发期间主要传染源。

(二)传播途径

手足口病主要通过密切接触方式传播,病毒主要经口或呼吸道进入体内引起感染。急性期患者的口腔分泌物、皮肤疱疹液中亦含大量病毒,以及肠道均排出病毒,接触这些分泌物、排泄物或由其污染的手及生活用品而传播本病。托幼机构因密切接触可引起暴发流行,其中手被污染是最重要的传播媒介。目前尚未证明是否可经水和食品传播本病。

(三)易感人群

人群对引起手足口病的肠道病毒普遍易感,感染后可获得长期而牢固的特异性免疫。但肠道病毒种类和型别较多,病毒感染后诱导的特异性免疫缺乏交叉保护力,因此,机体可受到反复感染或多种肠道病毒混合感染。手足口病可发生于任何年龄组,但主要为 10 岁以下儿童,其中 3 岁以下儿童发病率最高。青少年和成人多为隐性感染,婴幼儿因缺少特异性免疫力而多为显性感染。EV71 病毒隐性感染与显性感染之比约 100∶1。柯萨奇病毒感染普通型手足口病为多,而 EV71 病毒感染引起病情危重者多,易引起中枢神经系统并发症或神经性肺水肿。

(四)流行特征

手足口病在全球范围流行,热带地区全年发病,散发和暴发均无明显季节性;温带和亚热带地区四季均可发病,但有显著的夏秋季高峰。发病以儿童为多,托幼机构可出现聚集性暴发流行。

既往柯萨奇病毒 A16 型是手足口病流行的主要病原体。自 1969 年美国加州首先发现并分离 EV71 病毒,1973 年证实 EV71 也是引起手足口病的病原体,此后,在世界各地出现 CVA16 型和 EV71 型共同或交替流行,并确认 EV71 是引起婴幼儿手足口病及严重神经系统并发症的主要病原体。2000 年后,东南亚国家和地区手足口病流行的主要肠道病毒是 EV71,而且呈现每 2～3 年周期性流行的特点。我国自 1981 年首次报道手足口病以来,在许多地区小范围流行,以 CVA16 型病毒为主要病原体。1996 年我国首次从手足口病患者体内分离出 EV71 病毒,曾引起局部地区流行。2008 年后 EV71 成为主要流行病毒株,并遍及全国所有省市自治区。我国 CDC 对全国手足口病疫情回顾性分析显示,从 2008 年 1 月至 2012 年 12 月,我国报道手足口病疑似病例 720 万,发病率为每年 1.2‰),发生心脏或神经系统并发症有 82 486 例,其中 2 457 例死亡(病死率 3‰),12～23 月龄儿童病死率最高。从手足口病患儿分离出 EV71、CVA16 及其他型肠道病毒,其中 EV71 感染在轻型病例中占 45%,危重病例中占 80%,而在死亡病例中占 93%。每年 6 月是我国北方地区的发病高峰,而南方地区分别在 5 月和 10 月有两次发病高峰。发病年龄以 5 岁以下儿童为主。EV71 感染、发病年龄小和居住在农村未能得到及时诊治是危重病例的危险因素。

三、发病机制与病理

(一)发病机制

病毒从咽部或肠道侵入,在局部黏膜或淋巴组织中繁殖并排出,此时可引起局部症状。继而病毒侵入局部淋巴结,并由此进入血液循环形成第一次病毒血症。此时,可出现轻度不适或无症状。病毒经血液循环侵入网状内皮组织、深层淋巴结、肝、脾、骨髓等处大量增殖并再次进入血液循环,引起第二次病毒血症。病毒随血流进入全身各靶器官进一步增殖引起组织器官病变。在皮肤黏膜增殖引起疱疹或溃疡,在中枢神经系统引起无菌性脑膜炎,在心脏引起心肌炎等。

EV71 具有高度的嗜神经性,侵入中枢神经系统后常导致大脑、中脑、小脑及脑干损伤,引起无菌性脑膜炎、脑脊髓膜炎、急性弛缓性软瘫(acute flaccid paralysis,AFP)以及感染后神经系统综合征。其中脑干脑炎引起的临床症状较重,以肌阵挛、共济失调、眼球震颤、动眼神经麻痹和延髓性麻痹,伴有或无影像学改变为特征。根据病程进展可分为 3 个阶段:无并发症期、自主神经系统紊乱期和肺水肿期。自主神经紊乱以冷汗、皮肤发花、心悸、呼吸急促、高血压为特征。肺水肿期以呼吸窘迫伴心动过速、呼吸急促、水泡音、泡沫样痰,胸部影像显示双侧肺部渗出无心脏扩大等表现为特征。研究证实 EV71 感染导致的自主神经紊乱和肺水肿主要是脑干的血管舒缩功能及呼吸中枢受损所致,而肺组织中无 EV71 感染的证据。中枢神经系统感染引起交感神经亢进,大量儿茶酚胺释放和自主神经功能障碍。肺水肿是由脑干损伤或由细胞因子释放致全身炎症反应综合征而引起肺部血管通透性增强所致。研究显示前炎性因子(IL-6、TNF-α、IL-β)与肺水肿有关,血浆 IL-10、IL-13 和 IFN-γ 水平明显升高。PSGL-1 即 CD162,是 EV71 的受体,在淋巴细胞表达。EV71 与淋巴细胞的 PSGL-1 受体结合可激活多个炎性因子或免疫应答信号途径,诱导树突状细胞、淋巴细胞等释放炎性因子以及神经毒性介质的表达,促进 EV71 病毒复制,导致神经细胞损伤。EV71 亦可诱导受染神经细胞凋亡,而病毒蛋白 C_3 蛋白酶可水解宿主蛋白,损伤宿主 mRNA,参与神经细胞凋亡机制。

(二)病理

手、足部皮肤斑丘疹和口腔疱疹或溃疡为手足口病的特征性病变。口腔病变始为 2～8 mm 的红色斑丘疹,进展为短暂的疱疹,继而形成带有红色晕轮的黄灰色溃疡,最后溃疡愈合。皮肤斑丘疹以 2～3 mm 的红色斑疹或丘疹为特征,中心有一个灰色小疱。皮疹呈椭圆形,与皮纹纵轴相平行,皮疹消失前结硬皮,不留瘢痕。组织病理学显示皮肤棘细胞间及细胞内水肿,细胞肿胀,体积增大,胞质苍白呈气球样变,逐渐发展至细胞膜破碎,形成网状变性即表皮内水疱,逐渐发展形成表皮下水疱,内有中性粒细胞和嗜酸性粒细胞。水疱周围上皮有细胞间和细胞内水肿,水疱下真皮有多种白细胞的混合型浸润。电镜下可见上皮细胞内有嗜酸性包涵体。

脑膜脑炎、心肌炎和肺水肿是手足口病的严重并发症。少数危重患者有脑组织水肿或脑疝形成。组织学以中枢神经系统炎症为主,其中以脑干脑炎及脊髓灰质炎症最明显,神经元变性、坏死或消失,中性粒细胞浸润、脑及脊髓内小血管内皮细胞变性、坏死、血栓形成,血管周围可见单核淋巴细胞呈套袖样浸润。脑膜脑炎表现为淋巴细胞性软脑膜炎,脑灰质和白质血管周围淋巴细胞和浆细胞浸润、局灶性出血和局灶性神经细胞坏死以及胶质反应性增生。心脏受累表现为心肌肥大,局灶性心肌细胞坏死,偶见间质淋巴细胞和浆细胞浸润,无病毒包涵体。肺部受累表现为多灶性出血性水肿和局部透明膜形成,可见肺细胞脱落和增生及片状肺不张,一般无明显炎性细胞浸润及弥漫性肺泡损伤,无病毒包涵体。

四、临床表现

手足口病潜伏期多为 2～10 d,平均 3～5 d。

(一)轻症病例

急性起病,以手、足和臀部皮肤出现疱疹和口腔散在溃疡为特征。多有咽部或口痛,影响进食,婴儿可表现拒食。口腔黏膜出现散在粟粒样疱疹,或灰黄色溃疡,周围有炎性红晕。多见于舌面、硬腭、颊黏膜或口唇。手、足、臀部皮疹为斑丘疹或疱疹,无疼痛感或瘙痒感。斑丘疹多在 5 d 左右由红变暗,逐渐消退;疱疹呈圆形凸起,大小不等,内有浑浊液体,5～10 d 内结成硬皮逐渐消失,不留瘢痕。部分仅表现为皮疹或疱疹性咽峡炎,病程自限,多在 1 周内痊愈,预后良好。

(二)重症病例

起病后病情进展迅速,在发病 1～5 d 左右出现脑膜炎、脑炎、脑脊髓炎、神经性肺水肿、循环障碍等,病情危重,病死率高,存活病例可留有后遗症。

1.神经系统表现

出现在皮疹后 2～4 d,表现为精神差、嗜睡、易惊、头痛、呕吐、谵妄甚至昏迷。或出现肢体抖动,肌阵挛、眼球震颤、共济失调、眼球运动障碍等脑干脑炎表现。肢体无力或急性弛缓性麻痹、惊厥,可有脑膜刺激征,腱反射减弱或消失,病理征阳性。有颅内高压或脑疝则表现为剧烈头痛、脉搏缓慢、血压升高、前囟隆起、呼吸节律不规则或停止、球结膜水肿、瞳孔大小不等、对光反应迟钝或消失。

2.呼吸系统表现

呼吸浅促或节律改变、呼吸困难,口唇发绀,咳嗽,咳白色、粉红色或血性泡沫样痰,肺部可闻及湿啰音或痰鸣音。

3.循环系统表现

面色苍白、皮肤花纹、四肢发凉,指(趾)发绀,出冷汗,毛细血管再充盈时间延长。心率增快或减慢,脉搏浅快或减弱甚至消失,血压升高或下降。

五、实验室及辅助检查

(一)血常规

轻症病例一般无明显改变,或白细胞计数正常或轻度升高。病情危重者白细胞计数明显升高($>15 \times 10^9/L$)或显著降低($<2 \times 10^9/L$),恢复期逐渐下降至正常。

(二)血生化检查

部分病例可有轻度丙氨酸氨基转移酶(ALT)、天门冬氨酸氨基转移酶(AST)、肌酸激酶同工酶(CK-MB)升高,升高程度与疾病严重程度成正比,与预后密切相关。病情危重者可有肌钙蛋白(cTnI)、血糖升高。C反应蛋白(CRP)一般不升高。乳酸水平升高。并发多脏器功能损害者可出现血氨、血肌酐、尿素氮等升高。

(三)血气分析

出现肺水肿时,动脉血氧分压降低、血氧饱和度下降,二氧化碳分压升高,酸中毒。

(四)脑脊液检查

中枢神经系统受累时,脑脊液外观清亮,压力增高,白细胞计数增多,多以单核细胞为主,蛋白正常或轻度增多,糖和氯化物正常。

(五)病原学检查

1.病毒分离培养

用组织培养方法分离肠道病毒是目前病原学诊断的金标准,取咽拭子、气道分泌物、疱疹液、脑脊液、粪便等标本行病毒分离培养,其中以粪便标本阳性率最高,但需要细胞培养设备和技术。EV71病毒感染细胞谱广,非洲绿猴肾细胞(Vero细胞)、人结肠癌细胞(Caco-2)、人肺腺癌细胞(A594)、人横纹肌瘤细胞、Hela细胞、人神经母细胞瘤细胞等细胞系均可用于培养分离并鉴定其细胞毒性。

2.分子诊断技术

用PCR技术检测肠道病毒特异性核酸序列并可鉴定其基因型或亚型,是目前常用的诊断方法之一。用RT-PCR技术检测肠道病毒VP1基因序列,可以定性或定量鉴定肠道病毒种类、血清型或亚型,亦可利用多重PCR技术在一次反应体系中同时检测多种肠道病毒。PCR技术具有快速、灵敏、特异性好的优点。

(六)血清学检查

1.中和抗体检测

用型特异性方法检测血清、脑脊液中肠道病毒的中和抗体是最常用的方法,可鉴定是何种病毒血清型,尤其是急性期和恢复期血清,间隔约 2 周,CVA16、EV71 等肠道病毒中和抗体有 4 倍以上的升高,具有诊断意义。此方法也可用于流行病学调查。

2.酶联免疫吸附试验(ELISA)

用 ELISA 方法检测血清中肠道病毒的 IgM,在感染 1 周后即可检出,持续数周,具有早期诊断的意义。

(七)影像学检查

在疾病早期 X 线检查通常无异常,在中晚期出现双肺大片浸润影及胸腔积液,进一步发展为双侧对称性非心源性肺水肿。并发神经源性肺水肿时 CT 表现为弥漫而无规律的斑片状、团絮状或片状密度增高影。发生中枢神经系统症状时磁共振成像(MRI)可有异常改变,以脑干、脊髓灰质损害为主。

(八)其他检查

脑电图可表现为弥漫性慢波,少数可出现棘(尖)慢波。心电图,无特异性改变。少数病例可见窦性心动过速或过缓,Q-T 间期延长,ST-T 改变。

六、并发症及后遗症

最常见的并发症是脱水,吞咽疼痛致摄水困难是主要原因。少见而严重的并发症包括中枢神经系统、心脏和肺脏病变,主要见于 EV71 型感染。脑脊髓膜炎轻微且多数能够自愈,脑脊髓炎比较严重且可造成后遗症。急性弛缓性软瘫发生率为 2%～10%,治疗后多可逆转,严重者治愈后留有肢体无力。病毒性心包炎和(或)心肌炎常见,大多数预后良好,重型心肌炎可导致死亡。重型肺炎和肺水肿可导致呼吸衰竭而死亡。中国台湾对有中枢神经系统并发症和心肺衰竭救治存活者的随访显示,75%在 3 年后仍发育迟缓,肢体无力和萎缩等后遗症发生率较高。

七、诊断与鉴别诊断

(一)诊断

根据幼儿手、足、臀部皮疹及口腔疱疹或溃疡等临床表现应考虑本病,病原学检查发现 EV71、CVA16 及其他柯萨奇病毒或 ECHO 病毒可确诊,流行病学资料有助于诊断和鉴别。

1.临床诊断病例

(1)在流行季节发病,常见于学龄前儿童,婴幼儿多见。

(2)手、足、臀部和口腔典型皮疹,伴有或无发热。皮疹不典型时临床诊断困难,需结合病原学或血清学检查作出判断。

2.确诊病例

临床诊断病例具有下列之一者即可确诊:①肠道病毒(EV71、CVA16 等)特异性核酸检测阳性;②分离出肠道病毒并鉴定为 EV71、CVA16 或其他肠道病毒;③急性期与恢复期血清肠道病毒特异性中和抗体滴度 4 倍以上升高。

3.临床分类

根据临床表现可分为以下几种。

（1）普通病例：手、足、口、臀部皮疹，伴或无发热。

（2）重症病例。①重型：出现神经系统受累表现，如精神差、嗜睡、易惊、谵妄；头痛、呕吐；肌阵挛、眼球震颤、共济失调、眼球运动障碍；无力或急性弛缓性麻痹；惊厥，脑膜刺激征，腱反射减弱或消失。②危重型：出现下列情况之一者。频繁抽搐、昏迷、脑疝；呼吸困难、发绀、血性泡沫痰、肺部啰音等；休克等循环功能不全表现。

（二）鉴别诊断

1.其他儿童发疹性疾病

手足口病普通病例需要与丘疹性荨麻疹、水痘、不典型麻疹、幼儿急疹、带状疱疹以及风疹等鉴别。可根据流行病学特点、皮疹形态、部位、出疹时间、有无淋巴结肿大以及伴随症状等进行鉴别，以皮疹形态及部位最为重要。最终依据病原学和血清学检测进行鉴别。

2.其他病毒所致脑炎或脑膜炎

由其他病毒引起的脑炎或脑膜炎如 HSV、CMV、EBV 及呼吸道病毒等需要鉴别，临床表现与手足口病并发中枢神经系统损害的重症病例表现相似，对皮疹不典型者，应根据流行病学史尽快留取标本进行肠道病毒、尤其是 EV71 的病毒学检查，结合病原学或血清学检查作出诊断。

3.脊髓灰质炎

重症手足口病并发急性弛缓性瘫痪时需与脊髓灰质炎鉴别。后者主要表现为双峰热，病程第2周退热前或退热过程中出现弛缓性瘫痪，病情多在热退后到达顶点，无皮疹。

4.肺炎

重症手足口病可发生神经源性肺水肿，应与肺炎鉴别。肺炎主要表现为发热、咳嗽、呼吸急促等呼吸道症状，一般无皮疹，无粉红色或血性泡沫痰；胸片加重或减轻均呈逐渐演变，可见肺实变病灶、肺不张及胸腔积液等。

5.暴发性心肌炎

以循环障碍为主要表现的手足口病重症病例需与暴发性心肌炎鉴别。暴发性心肌炎无皮疹，有严重心律失常、心源性休克、阿斯综合征发作表现。心肌酶谱多有明显升高，胸片或心脏彩超示心脏扩大，心功能异常恢复较慢。最终须依据病原学和血清学检测进行鉴别。

八、预后

手足口病普通型病程自限，预后良好。合并发生有中枢神经系统和（或）心肺衰竭并发症的重型和危重型患儿预后较差。柯萨奇病毒感染引起的手足口病多为普通型，EV71 病毒感染引起的手足口病重型和危重型病例发生率较高。危重型脑炎、心肺功能衰竭、肺出血是主要死亡原因。

九、治疗

目前尚无特效药物治疗方法，以对症、支持治疗为主。按丙类传染病要求进行报告。

（一）普通病例

1.隔离消毒

注意隔离2周，避免交叉感染。轻症患儿可居家隔离，直至症状消退和皮疹结痂。症状较重或有重症倾向者应住院治疗。患儿玩具、餐具及用过的物品和排泄物应彻底消毒。

2.对症治疗

适当休息，清淡饮食，做好口腔和皮肤护理。有发热、消化道或呼吸道症状时采用中西医结合治疗。

(二)重症病例

1.神经系统受累治疗

(1)控制降低或颅内高压:限制入量,积极给予甘露醇降颅内压治疗,每次 0.5～1.0 g/kg,每 4～8 h一次,20～30 min快速静脉注射,根据病情调整给药间隔时间及剂量。必要时加用呋塞米。

(2)酌情应用糖皮质激素治疗:甲泼尼龙 1～2 mg/(kg·d);或氢化可的松 3～5 mg/(kg·d);或地塞米松 0.2～0.5 mg/(kg·d)。病情稳定后,尽早减量或停用。个别病例进展快、病情凶险可考虑加大剂量,如在 2～3 d 内给予甲泼尼龙 10～20 mg/(kg·d)(单次最大剂量不超过 1 g)或地塞米松 0.5～1.0 mg/(kg·d)。

(3)酌情应用静脉注射免疫球蛋白总量 2 g/kg,分 2～5 d 给予。

(4)其他对症治疗:降温、镇静、止惊。

(5)严密观察病情变化,密切监护。

2.呼吸、循环衰竭治疗

(1)保持呼吸道通畅,吸氧。

(2)确保两条静脉通道通畅,监测呼吸、心率、血压和血氧饱和度。

(3)呼吸功能障碍时,及时气管插管使用正压机械通气。

(4)在维持血压稳定的情况下,限制液体入量(可根据中心静脉压、心功能、有创动脉压监测调整液量)。

(5)头肩抬高 15°～30°,保持中立位;留置胃管、导尿管。

(6)药物应用:根据血压、循环的变化酌情用血管活性药物和利尿剂。

(7)保护重要脏器功能,维持内环境的稳定。

(8)监测血糖变化,严重高血糖时可应用胰岛素。

(9)抑制胃酸分泌,可应用胃黏膜保护剂及抑酸剂等。

(10)继发感染时给予抗生素治疗。

3.恢复期治疗

(1)促进各脏器功能恢复。

(2)功能康复治疗。

(3)中西医结合治疗。

十、预防

(一)控制传染源

加强监测,做好疫情报告。及时发现患者,并积极采取隔离预防措施,防止疾病蔓延扩散。流行期间托幼机构和学校做好晨间体检,发现疑似患者,及时隔离治疗。医院加强预诊,设立专门诊室,严防交叉感染。

(二)切断传播途径

做好环境卫生、食品卫生和个人卫生。强调饭前便后洗手,预防病从口入。流行期间不去拥挤公共场所,减少被感染机会。被污染的日用品及食具等应消毒,粪便及分泌物用 3% 含氯石灰(漂白粉)液浸泡,衣物置阳光下暴晒,室内保持通风换气。

(三)提高免疫力

注意婴幼儿的营养、休息，防止过度疲劳降低机体抵抗力。目前尚无可用的疫苗，但近期我国 3 个科研机构已研制出 EV71 病毒基因 C_4 型灭活病毒疫苗，Ⅲ期临床试验显示其保护性高达 90% 以上。

（王文华）

第三节　水痘和带状疱疹

水痘-带状疱疹病毒（varicella-zoster virus，VZV）感染可引起临床上两种表现不同的疾病：水痘和带状疱疹。初次感染 VZV 表现为水痘，是小儿常见的急性呼吸道传染病，患儿皮肤黏膜分批出现斑疹、丘疹、疱疹及结痂，全身症状轻微。水痘痊愈后，VZV 病毒可潜伏在感觉神经节内，中老年期激活引起带状疱疹，其特征是沿身体单侧感觉神经分布的相应皮肤节段出现成簇的斑疹和疱疹，常伴较严重的疼痛。

一、病原学

VZV 为 DNA 病毒，属疱疹病毒科（Herpesvirus）α 疱疹病毒亚科（Alpha-herpesviridae）。病毒呈球形，直径 180～200 nm。核心为线形双链 DNA（125 kb），由 162 个壳粒组成的立体对称 20 面体核衣壳包裹，外层为针状脂蛋白囊膜。

VZV 为单一血清型。病毒基因组由长片段（L）和短片段（S）组成，编码多种结构和非结构蛋白。人是已知的该病毒唯一自然宿主，病毒只能在人胚成纤维细胞和上皮细胞中增殖，并产生局灶性细胞病变，其特征性改变为核内嗜酸性包涵体及多核巨细胞形成。VZV 在体外抵抗力弱，不耐酸和热，室温下 60 min、pH＜6.2 或＞7.8 条件下即可灭活，对乙醚敏感。但在疱疹液中 -65 ℃ 可长期存活。

二、流行病学

水痘多呈散发性，冬春季节可有小流行，5～9 岁儿童占发病总数的 50%。带状疱疹多见于成人，90% 病例为 50 岁以上或有慢性疾病及免疫缺陷者。

(一)传染源

患者是唯一传染源。病毒存在于患者疱疹液、血液及鼻咽分泌物中，出疹前 48 h 至疱疹完全结痂均有传染性。水痘传染性极强，带状疱疹患者传染性相对较小。

(二)传播途径

主要通过空气飞沫传播，直接接触水痘疱疹液或其污染的用具也可传播。处于潜伏期的供血者可通过输血传播，孕妇分娩前 6 d 患水痘可感染胎儿。

(三)易感人群

人类对 VZV 普遍易感，VZV-IgG 抗体阳性率在 3～7 岁儿童近 50%、40～50 岁为 100%。水痘主要在儿童，20 岁以后发病者＜2%。病后免疫力持久，一般不再发生水痘，但体内高效价抗体不能清除潜伏的病毒或阻止 VZV 激活，故患水痘后仍可发生带状疱疹。随着年龄增长，带状疱疹发病率也随之增长。免疫低下或缺陷者,如肿瘤化疗患者、艾滋病患者带状疱疹发生率为35％～50％。

三、发病机制与病理

(一)发病机制

病毒经上呼吸道、口腔、结膜侵入人体,病毒颗粒在扁桃体或其他局部淋巴组织的 T 细胞中复制。被感染的 T 细胞随后将病毒转运至皮肤组织、内脏器官及神经系统,形成病毒血症,引起皮肤及全身组织器官病变。发病后 2～5 d 特异性抗体出现,病毒血症消失,症状随之好转。水痘的皮肤病变为棘细胞层细胞水肿变性,细胞液化后形成单房性水疱,内含大量病毒,随后由于疱疹内炎症细胞和组织残片增多,疱内液体变浊,病毒数量减少,最后结痂,下层表皮细胞再生。因病变表浅,愈合后不留瘢痕。病灶周边和基底部血管扩张,单核细胞及多核巨细胞浸润形成红晕,浸润的多核巨细胞核内有嗜酸性病毒包涵体。由于特异性抗体存在,受染细胞表面靶抗原消失,逃避致敏 T 细胞免疫识别,病毒可隐伏于脊髓后根神经节或脑神经的感觉神经节内,在机体受到某些刺激,如发热、疲劳、创伤等,或免疫力降低情况下,潜伏状态的病毒被激活而复制,病毒沿感觉神经向远端传播至所支配的皮区增殖引起带状疱疹。

(二)病理

机体免疫缺陷者发生播散性水痘时,病理检查发现食管、肺、肝、心、肠、胰、肾上腺和肾脏有局灶性坏死和细胞核内含嗜酸性包涵体的多核巨细胞。并发脑炎者有脑水肿、点状出血、脑血管有淋巴细胞套状浸润,神经细胞有变性坏死。并发肺炎者,肺部呈广泛间质性炎症,散在灶性坏死实变区,肺泡可出血及纤维蛋白性渗出物,并可见含包涵体的多核巨细胞。

四、临床表现

(一)典型水痘

潜伏期为 10～21 d,多为 14～17 d。前驱期可无症状或仅有轻微症状,也可有低或中等度发热及头痛、全身不适、乏力、食欲缺乏、咽痛、咳嗽等,发热第 1～2 d 即迅速出疹。水痘皮疹具特征性,其特点可概括为:向心分布,分批出现,斑丘疱(疹)痂"四代"同堂。初为红斑疹,数小时后变为深红色丘疹,再经数小时发展为疱疹。位置表浅,形似露珠水滴,椭圆形,3～5 mm 大小,壁薄易破,周围有红晕。疱液初透明,数小时后变为混浊,若继发化脓性感染则成脓疱,水痘皮疹有瘙痒感,常使患者烦躁不安。1～2 d 后疱疹从中心开始干枯结痂,周围皮肤红晕消失,再经数天痂皮脱落,一般不留瘢痕,若继发感染则脱痂时间延长,甚至可能留有瘢痕。皮疹呈向心分布,先出现于躯干和四肢近端,躯干皮疹最多,次为头面部,四肢远端较少,手掌、足底更少。部分患者鼻、咽、口腔、结膜和外阴等处黏膜可发疹,黏膜疹易破,形成溃疡,常有疼痛。水痘皮疹分批出现,每批历时 1～6 d,皮疹数目为数个至数百个不等,皮疹数目愈多,则全身症状亦愈重。一般水痘皮疹经过斑疹、丘疹、疱疹、结痂各阶段,但最后一批皮疹可在斑丘疹期停止发展而隐退,发疹 2～3 d 后,同一部位常可见斑、丘、疱疹和结痂同时存在。

水痘为自限性疾病,10 d 左右自愈,儿童患者全身症状及皮疹均较轻,成人及婴儿病情较重,皮疹多而密集,病程可长达数周,易并发水痘肺炎。免疫功能低下者易形成播散性水痘,病情重,高热及全身中毒症状重,皮疹多而密集,易融合成大疱型或呈出血性,继发感染者呈坏疽型,若多脏器受病毒侵犯,病死率极高。妊娠早期感染水痘可能引起胎儿畸形,孕期水痘较非妊娠妇女重,若发生水痘后数天分娩亦可发生新生儿水痘。此外,重症水痘可发生水痘肺炎、水痘脑炎、水痘肝炎、间质性心肌炎及肾炎等。

(二)带状疱疹

发疹前 2～5 d 局部皮肤常有瘙痒、感觉过敏、针刺感或灼痛,触摸皮肤时疼痛尤为明显,局部淋巴结可有肿痛,部分患者有低热和全身不适。皮疹先为红斑,数小时发展为丘疹、水疱,数个或更多成集簇状,数簇连接成片,水疱成批发生,簇间皮肤正常。带状疱疹沿周围神经相应皮区分布,多限于身体一侧,皮损很少超过躯干中线,5～8 d 后水疱内容浑浊或部分破溃、糜烂、渗液,最后干燥结痂。第二周痂皮脱落,遗留渐进性淡红色斑或色素沉着,一般不留瘢痕,病程为2～4 周。

带状疱疹可发生于任何感觉神经分布区,但以脊神经胸段最常见。三叉神经第一支亦常受侵犯,可能会发生眼带状疱疹,常累及角膜及虹膜睫状体,若发生角膜瘢痕,可导致失明。当累及三叉神经其他支或面神经时,可出现口腔内小囊泡等不典型表现。偶可侵入第 V、VII、IX 和 X 对脑神经而出现面瘫、听力丧失、眩晕、咽部皮疹或咽喉麻痹等。外耳道疱疹、味觉丧失及面瘫三联症称为 Ramsey-Hunt 综合征。黏膜带状疱疹可侵犯眼、口腔、阴道和膀胱黏膜。免疫缺陷时,病毒可侵袭脊髓而出现肢体瘫痪、膀胱功能障碍、排泄困难,偶可引起脑炎和脑脉管炎。皮损轻重随个体而异,有的仅在某一感觉区内出现疼痛而不发疹;有的只有斑疹而无疱疹;有的局部疱疹融合而形成大疱,或出血性疱疹;有的出现水疱基底组织坏死,形成紫黑结痂;50 岁以上患者15%～75% 可见带状疱疹后神经痛(PHN),持续 1 年以上。大量研究表明,急性期皮疹越严重或皮疹愈合的时间越长,越有可能发生 PHN。皮疹的受累面积越大,发生 PHN 的风险越大。重者可发生播散性带状疱疹,局部皮疹后 1～2 周全身出现水痘样皮疹,伴高热、毒血症明显,甚至病毒播散至全身脏器,发生带状疱疹肺炎和脑膜脑炎,病死率高,此类患者多有免疫功能缺陷或免疫抑制。

五、实验室及辅助检查

(一)血常规

大多正常,偶见白细胞计数轻度增高。

(二)病原学检查

1.疱疹刮片

刮取新鲜疱疹基底组织涂片,瑞氏染色见多核巨细胞,苏木素伊红染色可常见细胞核内包涵体。

2.病毒分离

将疱疹液直接接种入人胚成纤维细胞,分离出病毒再作鉴定,仅用于非典型病例。

3.病毒 DNA 检测

用聚合酶链反应(PCR)检测患者呼吸道上皮细胞和外周血白细胞中 VZV-DNA,比病毒分离简便。

(三)免疫学检测

补体结合抗体高滴度或双份血清抗体滴度升高 4 倍以上可确诊为近期感染。患者出疹后1～4 d 即可检出补体结合抗体,2～6 周达到高峰,6～12 个月后逐渐下降。血清学抗体检查有可能发生与单纯疱疹病毒抗体的交叉反应。取疱疹基底刮片或疱疹液,病毒膜抗原荧光抗体检查

(FAMA 试验)简捷有效。

六、并发症

(一)VZV 脑炎

65％发生在出疹后的第 3～8 d,发生率为 1‰～2‰。临床表现为发热,剧烈头痛及呕吐,颈部抵抗,脑膜刺激征阳性,深反射亢进等急性脑膜脑炎表现。部分患者渐进性加重,出现兴奋、昏睡、共济失调、惊厥等,根据神经受损部位不同而出现相应表现。部分可出现吉兰-巴雷综合征和Reye 综合征。脑脊液常规检查淋巴细胞及蛋白质含量升高,糖和氯化物正常。脑炎程度与水痘轻重似无相关性。多数患者7～10 d体温恢复正常,1～2 月神经功能障碍逐渐恢复。10％患者有神经系统后遗症,病死率约为 5％。

(二)进行性播散性水痘

进行性播散性水痘又称重型水痘。见于免疫抑制或缺陷者。表现为高热、全身皮疹多而密集,出疹期长,疱疹可融合成大疱或呈出血性疹,常为离心分布,四肢多,出疹 1 周后仍可持续高热,约 1/3 病例出现多脏器损害,如水痘性肺炎、肝炎、脑炎等。病死率为 7％。

(三)水痘肺炎

水痘肺炎是水痘最严重的并发症。发生率约为 4％,多见于成年人(占 20％)。表现为咳嗽、呼吸困难和发热,常出现发绀、咯血、胸痛。胸部 X 线片示两肺点片状阴影,主要分布于支气管周围,也可出现胸腔积液和肺门淋巴结肿大。随着皮疹的恢复,肺炎减轻,但肺功能恢复需数周时间。

七、诊断与鉴别诊断

水痘与带状疱疹依临床表现,尤其皮疹形态、分布,典型病例不难诊断,非典型病例需靠实验室检测作出病原学诊断。

水痘需与丘疹样荨麻疹鉴别,后者多见于婴幼儿,系皮肤过敏性疾病,皮疹多见于四肢,可分批出现为红色丘疹,顶端有小水痘,壁较坚实,痒感显著,周围无红晕,不结痂。带状疱疹出疹前应注意与胸膜炎、胆囊炎、肋软骨炎、流行性肌痛等鉴别。

八、预后

水痘只要不继发严重的细菌感染,其预后良好,不会留下瘢痕。但免疫功能低下,继发严重细菌感染的水痘患者,新生儿水痘或播散性水痘肺炎、水痘脑炎等严重病例,病死率可高达5％～25％。水痘脑炎幸存者还可能会留下精神异常、智力迟钝、癫痫发作等后遗症。

皮肤带状疱疹呈自限性,预后一般良好,一般可获得终身免疫,仅偶有复发,不过,若疱疹病损发生于某些特殊部位(如角膜),则可能导致严重的后果。

九、治疗

一般治疗和对症治疗为主,可加用抗病毒药,注意防治并发症。

(一)一般治疗与对症治疗

水痘急性期应卧床休息,注意水分和营养补充,避免因抓伤而继发细菌感染。皮肤瘙痒可用含 0.25％冰片的炉甘石洗剂或 5％碳酸氢钠溶液局部涂擦,疱疹破裂可涂甲紫或抗生素软膏防继发感染。维生素 B_{12} 500～1 000 mg 肌内注射，每天一次，连用 3 d 可促进皮疹干燥结痂。全身紫外线照射治疗，有止痒、防继发感染，加速疱疹干涸、结痂、脱落的效果。发现水痘播散应重视综合措施，积极支持治疗甚为重要。

带状疱疹局部治疗可用 5％碘去氧脲嘧啶溶液溶于 50％二甲基亚砜制成的溶液外涂，或阿昔洛韦溶液外敷，每天数次，同时可适当用镇静剂(如地西泮等)、镇痛剂(如阿米替林)止痛，且阿司匹林因与 Reye 综合征相关，应尽量避免应用。高频电疗法对消炎止痛、缓解症状、缩短病程疗效较佳。氦-氖激光照射与皮疹相关脊髓后根、神经节或疼痛区，有显著镇痛作用。

(二)抗病毒治疗

年龄＞50 岁的带状疱疹患者，有免疫缺陷或应用免疫抑制剂的水痘和带状疱疹患者，侵犯三叉神经第一支有可能播散至眼的带状疱疹，以及新生儿水痘或播散性水痘肺炎、脑炎等严重患者应及早(发病24 h内)使用抗病毒药。首选阿昔洛韦(无环鸟苷 Acyclovir，ACV)每次 200 mg (带状疱疹 800 mg)，每天 5 次口服或 10～12.5 mg/kg 静脉滴注，每 8 h 一次，疗程 7 d。免疫抑制患者需静脉给药。其他核苷类似物如泛昔洛韦(Famciclovir，FAV)、伐昔洛韦(Valaciclovir，VCV)作用与阿昔洛韦相同，且半衰期长，不良反应少。伐昔洛韦是阿昔洛韦的前体药物，只能口服给药，生物利用度是阿昔洛韦的 3～5 倍，并且药代动力学比阿昔洛韦更好，给药方法简单：300 mg，每天 2 次，连用 7 d。泛昔洛韦是喷昔洛韦前体，也是口服给药，250 mg 每天 3 次，疗程 7 d。现已证实口服泛昔洛韦、伐昔洛韦治疗皮肤带状疱疹比阿昔洛韦更为便捷，用药次数少，能明显减少带状疱疹急性疼痛的持续时间。但阿昔洛韦因其价格优势，仍是目前带状疱疹抗病毒治疗的一线首选用药，特别是对于经济落后的国家地区。病情极严重者，早期加用 α-干扰素 100 万单位，皮下注射，能较快抑制皮疹发展，加速病情恢复。对于阿昔洛韦耐药者，可给膦甲酸钠120～200 mg/(kg·d)，分三次静脉注射。抗病毒治疗有助于减少带状疱疹患者急性神经炎症的发生，加速皮损修复；对免疫缺陷患者及早使用抗病毒药物可防治病毒扩散。但抗病毒治疗能否减少皮肤带状疱疹后神经痛的发生率及缩短神经痛时间，目前尚无定论。

(三)防治并发症

皮肤继发感染时可加用抗菌药物，因脑炎出现脑水肿颅内高压者应脱水治疗。肾上腺皮质激素对水痘病程有不利影响，可导致病毒播散，一般不宜应用。但病程后期水痘已结痂，若并发重症肺炎或脑炎，中毒症状重，病情危重者可酌情使用。关于皮质激素治疗带状疱疹后神经痛仍有争议，一些研究表明抗病毒治疗联合激素可提高患者生活质量，目前带状疱疹后神经痛治疗很困难，重在预防。除口服药物外，还可试用神经阻滞疗法。眼部带状疱疹，除应用抗病毒治疗外，亦可用阿昔洛韦眼药水滴眼，并用阿托品扩瞳，以防虹膜粘连。

十、预防

(一)管理传染源

一般水痘患者应在家隔离治疗至疱疹全部结痂或出疹后 7 d。带状疱疹患者不必隔离，但应避免与易感儿及孕妇接触。

(二)切断传播途径

应重视通风换气，避免与急性期患者接触。消毒患者呼吸道分泌物和污染用品。托儿机构宜用紫外线消毒或用非臭氧型空气净化机净化空气。

(三)保护易感者

(1)被动免疫:用水痘带状疱疹免疫球蛋白(VZIG)5 mL肌内注射,最好在接触后72 h内使用。主要用于有细胞免疫缺陷者、免疫抑制剂治疗者、患有严重疾病者(如白血病、淋巴瘤及其他恶性肿瘤等)或易感染孕妇及体弱者,亦可用于控制、预防医院内水痘暴发流行。

(2)主动免疫:近年国外试用减毒活疫苗,对自然感染的预防效果为68%～100%,并可持续10年以上。对于12月龄以上易感人群都推荐使用,建议所有儿童12～15月时进行第一次接种,4～6岁追加第二次。未曾感染的成人也应接种,孕妇应避免使用。

(王文华)

第四节 猩 红 热

猩红热是由A组β型溶血性链球菌引起的急性呼吸道传染病。临床主要特征为发热、咽部红肿、疼痛、皮肤出现弥漫性红色皮疹和疹退后脱屑等。少数患者恢复期可出现变态反应引起的肾炎,风湿热等非化脓性并发症。

一、病原学

A组链球菌呈β型溶血反应,有70多个血清型,β型溶血性链球菌致病力强。A组溶血性链球菌占人类链球菌感染的90%。该组菌的抗原分为3种:①核蛋白(P抗原),各型都有,无特异性。②多糖抗原(C抗原),是细胞壁成分,有"组"特异性。③表面蛋白质抗原,位于细胞壁外层,具有型特异性。其中又分为耐热的M抗原(毒力抗原)和不耐热的T抗原。M抗原有抵抗机体白细胞吞噬的作用,与细菌的致病性密切相关。T蛋白抗原的分布与M蛋白的分布没有直接联系,某一M型的不同菌株可以有相同或者不同的T抗原。近30年来全世界较为流行的是M1T1血清型的菌株,该类菌株的基因组上整合了能编码链道酶(Sdal)和外毒素(SpeA)等毒力因子的噬菌体基因。

A组链球菌生长繁殖中,可产生多种毒素和酶类,都与致病力有关。红疹毒素能致发热和猩红热皮疹,可抑制粒细胞吞噬功能,影响T细胞功能及触发内毒素引起出血性坏死;链激酶(溶纤维蛋白酶),可溶解血块或阻止血浆凝固;透明质酸酶扩散因子,能溶解组织中的透明质酸,对细菌在组织中的扩散具有一定的意义;溶血素分O和S两种,可溶解红细胞,杀伤白细胞和血小板,溶血素有抗原性,感染后可产生抗体。

链球菌为球形或卵圆形,直径为0.5～1 μm,革兰氏染色阳性,常成对或成链排列。该菌对热及干燥的抵抗力较弱,加热至56 ℃ 30 min及一般消毒剂均可将其杀死。但在痰及脓液中可生存数周。若冷冻干燥保存,致病力可保存数月,数年之久。

二、流行病学

(一)传染源

本病的传染源为患者和带菌者。人群的带菌率与季节、流行强度及与患者接触的程度等有关。A组β型溶血性链球菌引起咽喉炎,因排菌量大且不被隔离,是重要的传染源。咽炎的潜伏期为 2～5 d。一般在使用适当的抗生素治疗后的 24 h 内,儿童患者已经没有传染性。这个临床观察结果对儿童返回到幼儿园或学校环境具有重要的指导意义。链球菌携带者(如慢性无症状的咽部或者鼻咽部带菌者)通常没有传染的风险,因为这种情况下,他们一般携带少量的低毒力菌株。

(二)传播途径

主要经空气飞沫传播。偶尔可经被污染的玩具、生活用具、饮料及食物而传播。亦可经破损皮肤或产道而传播,被称为"外科型猩红热"或"产科型猩红热"。也有因肛门、阴道等途径带菌而引起暴发流行的相关报道。

(三)人群易感性

人群普遍易感。儿童为主要易感人群。感染后可获得较持久的抗菌和抗红疹毒素免疫力。抗菌免疫力主要为抗 M 蛋白抗体,故具有型特异性,型间多无交叉免疫,再感染 A 组链球菌可不发疹,但仍可引起咽喉炎。抗红疹毒素抗体可抵抗同种红疹毒素的侵袭,目前已知有 A、B、C 3 种不同的红疹毒素,故可见到 2 次或 3 次患猩红热者。

(四)流行特点

本病全年可发病,但冬春季较多,5～15 岁为好发年龄。事实上,猩红热已被认为是威胁学龄儿童健康的一个危害,该病也有可能在托儿所的年幼孩子中引起暴发流行。但其导致的新生儿疾病是比较罕见的,部分原因可能是由于从胎盘获得的抗体起到的保护效果。我国 20 世纪 20 年代流行时多为严重病例,病死率为 15%～20%,近年来明显下降,不过由于疫情的周期性特点,2011 年又处于高发年份。近 40 年来,猩红热临床表现渐趋向轻型化,脓毒型和中毒型者明显减少。轻型化的原因可能与以下因素有关:①敏感抗生素的广泛应用,引起链球菌的变异;②病程早期应用抗生素致使链球菌很快被抑制或杀灭,病原得到早期控制;③机体抵抗力增强。

三、发病机制与病理

(一)发病机制

在感染过程中,A 群链球菌首先通过磷壁酸和菌毛黏附定植在皮肤或者咽喉的鳞状上皮细胞上,再通过凝集素-碳水化合物/蛋白质-蛋白质等亲和力较强的相互作用决定组织特异性,目前多个毒力相关因子已被证实参与该过程,如菌毛、M 蛋白、透明质酸和多种细胞外基质(ECM)黏附蛋白。在突破皮肤或者黏膜等第一道屏障后,往深层组织和全身性扩散的过程中,A 群链球菌利用已有的因子抵抗并逃避固有免疫系统的攻击:包括借助位于细胞壁上的白介素-8 蛋白酶(SpyCEP)降解 IL-8 或者其他 CXC 趋化因子;利用菌体表面的 C5a 肽酶(ScpA)特异水解趋化因子 C5a;分泌链球菌分泌性酯酶(SsE)水解血小板活化因子(PAF),PAF 受体被认为在 A 群链球菌的感染过程中对中性粒细胞募集起重要作用。通过这些从而抑制中性粒细胞向感染部位募集并逃避中性粒细胞对 A 群链球菌的杀伤作用,这是 A 群链球菌在体内建立感染并减少其被宿主清除所必须具有的特性。此外,链球菌溶血素 S、链球菌溶血素 O 可直接损伤宿主上皮细胞、中性粒细胞和巨噬细胞。荚膜多糖透明质酸、M 蛋白、细胞外链道酶 D、链球菌补体抑制因子、免疫球蛋白 G 内肽酶则有助于抵抗中性粒细胞的吞噬和杀伤。

(二)病理

主要病理变化为皮肤真皮层毛细血管充血、水肿,表皮有炎性渗出,毛囊周围皮肤水肿、上皮细胞增生及炎性细胞浸润,表现为丘疹样皮疹,恢复期表皮角化、坏死、大片脱落。少数可见中毒性心肌炎,肝、脾、淋巴结有充血等变化。主要产生 3 种病变。

1.感染化脓性病变

A 组 β 型链球菌侵入咽喉部或其他部位,M 蛋白抗原抵抗机体白细胞的吞噬,黏附于黏膜上皮细胞,侵入组织,致局部化脓性炎症反应,出现咽部及扁桃体充血、水肿、炎症细胞浸润及纤维蛋白渗出形成脓性分泌物。细菌亦可经淋巴直接侵犯附近组织而引起炎症或脓肿,如扁桃体周围脓肿、中耳炎、乳头炎、颈淋巴结炎、蜂窝织炎等。细菌如进入血流可引起败血症。

2.中毒性病变

病原菌所产生的红疹毒素及其他产物经咽部丰富的血管进入血流,引起发热、头痛、食欲缺乏、呕吐、中毒性休克等症状。可使皮肤充血、水肿,上皮细胞增生,白细胞浸润,以毛囊周围最为明显,形成典型的猩红热皮疹,黏膜亦可出现充血及出血点,称为"内疹"。肝、脾、淋巴结等间质血管周围单核细胞浸润,肝大、脾大,心肌可出现肿胀、变性甚至坏死,肾脏亦可出现间质炎症。

3.变态反应病变

仅发生于个别病例。少数患者在病程的 2～3 周可出现急性肾小球肾炎或风湿性全心炎,风湿性关节炎等表现。其发生可能与免疫复合物在组织间隙沉积有关。

四、临床表现

猩红热患者病情的轻重可因机体反应性的差异而有所不同,但大部分表现为轻症患者。典型患者起病急骤,主要有发热、咽痛和全身弥漫性红疹三大临床特征性表现。主要分为以下四期。

(一)普通型猩红热

1.潜伏期

最短 1 d,最长 12 d,一般为 2～5 d,此期细菌在鼻咽部繁殖。

2.前驱期

发热多为持续性,体温可达 39 ℃左右,伴寒战、头痛、全身不适、食欲缺乏等中毒症状,发热的高低、热程长短与皮疹的多少密切相关,自然病程约 1 周。咽喉炎可与发热同时,表现有咽痛,吞咽时咽部疼痛加重,检查时可见咽部及扁桃体明显充血、水肿,扁桃体隐窝处可见点片状脓性分泌物,重者可形成大片状假膜,俗称"火焰咽"。软腭黏膜亦可见充血和出血性黏膜疹(内疹)。

3.出疹期

发热的第 2 d 开始出疹,最先见于耳后、颈及上胸部,24 h 内迅速蔓延至全身。典型皮疹是在弥漫性充血的皮肤上出现均匀的针尖大小的丘疹,压之退色,伴有痒感。少数呈黄白色脓头不易破溃的皮疹,这称为"粟粒疹",严重者呈出血性皮疹。在皮肤皱褶处,皮疹密集或因摩擦出血而呈紫红色线状,称为"线状疹"(Pastia 线)。颜面部仅有充血而无皮疹。口鼻周围充血不明显,与面部充血相比而发白,称为"口周苍白圈"。皮疹多与毛囊一致,且碍手感,又称"鸡皮疹"。皮疹多于 48 h 达高峰。

病程早期与发疹的同时即可出现舌乳头肿胀,初期舌覆以白苔,肿胀的舌乳头凸出于白苔之外,此称为草莓舌,2～3 d 后白苔开始脱落,舌面光滑呈肉红色,舌乳头凸起,此称为杨梅舌,该表现可作为猩红热的辅助诊断。

4.恢复期

皮疹依出疹顺序于 3～4 d 内消退。消退 1 周后开始脱皮,脱皮程度与皮疹轻重一致,皮疹越多越密脱屑越明显。颜面及躯干常为糠屑状,手、足掌、指(趾)处由于角化层厚,片状脱屑常完整,呈手足套状。

(二)脓毒型猩红热

较罕见,一般见于营养不良,免疫功能低下及卫生习惯较差的儿童。发热达 40 ℃ 以上,有头痛、咽痛、腹痛、呕吐等症状,咽部及扁桃体可有明显充血水肿,溃疡形成及大量脓性分泌物而形成大片假膜,引起邻近组织炎症反应,出现化脓性中耳炎、乳突炎、鼻窦炎、颈淋巴结炎等。如果治疗不及时可发展为败血症,出现弛张热,皮疹增多,出血,可出现带脓头的粟粒疹,引起败血症性休克。

(三)中毒型猩红热

本型患者毒血症状明显,体温达 40 ℃ 以上,头痛、恶心严重,可出现不同程度的意识障碍,病情进展迅速,可出现低血压、休克及中毒性心肌炎、中毒性肝炎等,该型近年少见。

(四)外科型或产科型猩红热

病原经伤口或产道侵入人体而致病。咽部常无炎症表现,皮疹首先出现在伤口或产道周围,然后蔓及全身,中毒症状大多较轻。

五、实验室及辅助检查

(一)血常规

白细胞总数升高,多为$(10\sim20)\times10^9/L$,中性粒细胞常在 80％ 以上,严重者白细胞中可出现中毒颗粒。

(二)尿常规

通常无明显异常。若发生肾脏变态反应并发症时,可出现尿蛋白,红、白细胞及管型。

(三)细菌学检查

咽拭子或其他病灶分泌物培养可有 β 型溶血性链球菌生长。亦可用免疫荧光作咽拭子病原菌的快速诊断。

六、并发症

病后可发生化脓或中毒性并发症,如化脓性中耳炎、乳突炎、鼻窦炎、淋巴结炎及非化脓性的关节炎、中毒性心肌炎、中毒性肝炎等,一般持续时间较短。病程 2～3 周,部分患者可出现风湿性关节炎、风湿性全心炎及肾小球肾炎等,但由于近年来早期应用抗生素病情得以及时控制,故并发症少见。

七、诊断与鉴别诊断

(一)诊断依据

流行病学资料,当地是否有本病流行及有无接触史。临床表现骤起发热,咽峡炎,病程 2 d 内出现典型的猩红热样皮疹,口周苍白圈,帕氏线,疹退后可见皮肤脱屑。实验室资料咽拭子或其他病灶分泌物,培养分离出 A 组溶血型链球菌,急性期血白细胞总数多在$(10\sim20)\times10^9/L$,中性粒细胞增多 80％ 以上,均有助于诊断。

(二)鉴别诊断

猩红热患者咽喉部脓性分泌物成片时,应与白喉形成的假膜相鉴别。出疹后应与金黄色葡萄球菌感染、药疹及其他出疹性疾病如麻疹、风疹等相鉴别。

八、治疗

(一)一般治疗

急性期应卧床休息,呼吸道隔离。中毒症状严重者,可补液对症治疗。加强护理,保持皮肤与口腔卫生。

(二)病原治疗

早期病原治疗可缩短病程,减少并发症。药物首选青霉素,成人患者每次 80 万单位,每次 6～8 h,儿童每天 $(2～4)×10^4$ U/kg,分 2～4 次肌内或静脉注射,疗程为 7～10 d。中毒型或脓毒型患者剂量要加大。通常用药后 80% 患者于 24 h 左右热退。对青霉素过敏者可选用红霉素、螺旋霉素或头孢类抗生素,疗程同青霉素。

(三)并发症的治疗

除加强抗生素治疗外,对风湿病、关节炎、肾小球肾炎等应给予相应治疗。

九、预防

应对患者隔离治疗 6 d,有化脓性并发症隔离至痊愈为止。对接触者医学观察 7 d。儿童机构内有本病流行时,对有咽峡炎或扁桃体炎者,应按猩红热治疗,对其工作人员,应暂时调离工作。该病流行期间应避免到人群密集的公共场所,接触患者应戴口罩。

(王文华)

第五节　百　日　咳

百日咳是由百日咳鲍德特菌感染引起的急性呼吸道传染病。临床表现以阵发性痉挛性咳嗽为特征,咳嗽末伴有特殊的深长的"鸡鸣"样吸气吼声,病程较长,可达数周甚至 3 个月左右。

一、病原学

(一)细菌学检查

1.细菌培养

采集鼻咽部分泌物或用咳碟法取样培养,在发病第 1 周阳性率可达 90%。抗菌治疗、疾病后期和接种过疫苗者阳性率降低。

2.特异性基因检测

PCR 法检测鼻咽分泌物中细菌特异性基因片段。轻症或接受抗菌治疗者 PCR 阳性率高于细菌培养,具有快速、敏感、特异的诊断价值。

(二)血清抗体检测

主要检测百日咳杆菌 PT、FHA、PRN 和菌毛蛋白(FIM)的 IgG、IgM 和 IgA 抗体,多采用 ELISA 法。急性期血清特异性 IgM 阳性或者急性期和恢复期双份血清特异性 IgG 抗体滴度 ≥4 倍升高表明近期感染。有报道,2 年内未接种疫苗者,抗 PT 特异性 IgG 抗体升高提示近期感染。但近期接种过百日咳疫苗的疑似病例应比较双份血清特异性 IgG 滴度变化。12 岁以下儿童 IgA 反应较差,诊断价值有限。

二、流行病学

百日咳鲍德特菌,又称百日咳杆菌,为革兰性阴性杆菌,百日咳的生物活性分子包括百日咳毒素(PT)、腺苷环化酶毒素(ACT)、气管细胞毒素(TCT)、凝集原(AGG)、丝状血凝素(FHA)及 69 kD 蛋白(PRN)等主要的致病因子。年长儿童和成年患者是主要传染源,尤其是轻型患者,通过飞沫传播。潜伏期末 1～2 d 至发病后 6 周内都有传染性,以病初 1～3 周最强。人群对百日咳普遍易感。新生儿自母体获得的抗百日咳抗体为非保护性抗体,因而不受保护。无论菌苗全程免疫者或自然感染者,均不能获得终生免疫,可再次感染。本病多见于寒带及温带,全年均可发病,以冬、春季高发。我国实施计划免疫后,其发病率和病死率已大幅下降。但近十几年来,全球发病率呈明显上升趋势,局部地区还有暴发流行,称之为"百日咳再现",且发病高峰年龄从婴幼儿转移至青少年及成年人。

三、发病机制

百日咳杆菌侵入呼吸道后,通过其分泌的丝状血凝集(FHA)、FIM^2 及 FIM^3 凝聚原、非菌毛表面蛋白等作用黏附于上皮细胞,在黏膜的上皮细胞上繁殖,并产生许多生物活性因子。

(一)百日咳毒素(PT)

百日咳毒素亦称淋巴细胞增多促进因子(LPF),PT 由 5 种多肽组成,百日咳临床征象、保护性免疫均由 PT 介导。LPF 还使淋巴细胞增多,损伤淋巴细胞功能。

(二)FHA 及非菌毛表面蛋白

FHA 及非菌毛表面蛋白参与白喉杆菌的定植。

(三)腺苷酸环化酶毒素(ACT)与气管细胞毒素(TCT)及表皮坏死因子

ACT 与 TCT 导致黏膜纤毛上皮细胞变性、纤毛麻痹、蛋白合成减少、亚细胞器破坏。

(四)组胺致敏因子(HSF)

HSF 增加气管对组胺的反应性。

(五)胰岛活性蛋白(IAP)

IAP 使胰岛素分泌增多,可产生低血糖。

由于纤毛运动障碍,使炎症产生的黏稠分泌物排出障碍,并不断刺激末梢神经,反射性地通过咳嗽中枢引起痉挛性咳嗽。由于长期咳嗽刺激,咳嗽中枢形成持久的兴奋灶。在其他刺激下(如冷空气、进食、情绪波动、检查咽喉部等)均可反射性引起痉挛性咳嗽发作。当分泌物排除不净,可导致呼吸道不同程度阻塞,以致引起肺不张、肺气肿、支气管扩张及感染。长期剧咳,还可使肺泡破裂,形成纵隔气肿和皮下气肿,面部水肿,眼结膜和颅内出血,严重者并发百日咳脑病产生惊厥。

病理改变主要在气管、支气管黏膜,上皮细胞坏死,胞浆出现空泡,胞核碎裂溶解、死亡、脱落。上皮中层和基底层有多核和单核细胞浸润,支气管及肺泡周围粒细胞和淋巴细胞聚集,形成间质炎症。并发脑病时,脑组织充血水肿,神经细胞变性,并有多处小出血灶。

四、临床表现

潜伏期 5～21 d,通常为 7～14 d。前驱期表现有阵发性咳嗽,日渐加重,一般为 7～10 d。痉咳期出现明显阵发性痉挛性咳嗽,一般持续 2～6 周,亦可长达 2 个月以上,若无并发症,体温多正常。痉咳特点为成串的、接连不断的痉挛性咳嗽后,有一次深长吸气,因较大量空气急促通过痉挛的声门发出一种特殊的高调鸡鸣样吸气性吼声。痉咳次数随病情发展而增多。痉咳严重时可导致舌系带溃疡,面部、眼睑水肿,眼结膜出血、鼻出血,重者颅内出血。新生儿和 3 个月以下婴儿常不出现典型痉咳,多见咳嗽数声后即发生屏气、发绀,以至窒息、惊厥或心脏停搏。婴幼儿可并发细菌性肺炎及百日咳脑病。恢复期痉咳逐渐缓解,持续 2～3 周。

五、辅助检查

外周血白细胞计数升高,可高达$(20～50)\times10^9/L$,以淋巴细胞为主,一般＞60%,亦有高达90%以上。该特征常见于婴幼儿而非青少年。

六、鉴别诊断

(一)百日咳样综合征

腺病毒、呼吸道合胞病毒、其他呼吸道病毒、肺炎支原体、衣原体和副百日咳杆菌等引起的呼吸道感染,部分患者临床表现、肺部 X 线表现和外周血象与典型百日咳有相似之处,需依靠病原学检查鉴别。

(二)支气管淋巴结结核

肿大的肺门淋巴结压迫气管、支气管,或侵蚀支气管壁,可引起痉挛性咳嗽,但无鸡鸣样回声。可根据结核病接触史、结核中毒症状、结核菌素试验以及肺部 X 线改变等进行鉴别。

(三)气管支气管异物

气管支气管异物可突然发生阵发性痉咳,但有异物吸入史,血白细胞计数不增高,X 线可见节段性肺不张,做支气管镜检查可发现异物。

(四)其他

年长儿持续咳嗽不愈,需注意与其他病因所致的慢性咳嗽鉴别;新生儿及小婴儿以惊厥及反复抽搐发作为主要表现者,需与中枢神经系统感染、其他原因所致的颅内出血等进行鉴别。

七、治疗

(一)治疗目标

减少痉咳次数、观察严重程度、支持治疗、合理喂养、预防和治疗并发症。临床高度疑似百日咳患者(婴儿咳嗽超过 6 周,＞1 岁儿童咳嗽超过 3 周)可以经验性抗菌治疗。

(二)抗菌药物治疗

首选大环内酯类抗菌药物。

1.阿奇霉素

(1)≤5 个月婴儿:10 mg/(kg·d),顿服,疗程 5 d,新生儿优先推荐。

(2)≥6 个月儿童:第 1 d 10 mg/(kg·d),最大剂量 500 mg,第 2～5 d 5 mg/(kg·d),最大剂量 250 mg,顿服,疗程 5 d。

2.红霉素

40～50 mg/(kg·d),最大剂量 2 g/d,分 4 次口服,疗程 14 d。有报道新生儿口服红霉素可引起肥厚性幽门狭窄,不推荐首选。

3.克拉霉素

15 mg/(kg·d),最大剂量 1 g/d,分 2 次口服,疗程 7 d。新生儿不推荐使用。

4.罗红霉素

5～10 mg/(kg·d),分 2 次口服,疗程 14 d。

5.复方磺胺甲噁唑(磺胺甲唑-甲氧苄啶)

甲氧苄啶 8 mg/(kg·d),磺胺甲噁唑 40 mg/(kg·d),分 2 次口服,疗程 14 d,2 个月以下婴儿禁用。

(三)对症治疗

(1)吸氧。

(2)气道护理:吸痰清除气道分泌物,酌情超声雾化吸入,湿化气道,防止窒息。

(3)百日咳脑病者,酌情应用止痉剂和脱水剂,治疗同脑炎。

(四)婴幼儿

需监测心电、呼吸和氧饱和度,记录痉咳情况。

八、预防

(一)隔离患者

呼吸道隔离至少到有效抗生素治疗后 5 d,对于未给予及时有效抗生素治疗的患者,隔离期为痉咳后 3 周。

(二)保护易感人群

目前我国使用的疫苗是白喉类毒素、百日咳菌苗、破伤风类毒素(DPT)三联疫苗,百日咳菌苗有全细胞菌苗和无细胞菌苗,后者局部及全身反应均轻,而抗体产生较高。基础接种程序为 3 剂,接种时间为 3 月龄、4 月龄、5 月龄,18～24 月龄时加强 1 剂。一般疫苗接种 3～5 年后保护性抗体水平下降,12 年后抗体水平不能检测到。若有流行时易感人群仍需加强接种。

(王文华)

第六节 布 鲁 菌 病

布鲁菌病又称波状热,是布鲁菌所引起的人兽共患性传染病,属自然疫源性疾病。临床上以长期发热、多汗、乏力、肌肉关节疼痛、肝脾及淋巴结肿大为特点。

一、病原学

布鲁菌是一组球杆状的革兰阴性菌,无鞭毛,不形成芽孢或荚膜。本菌生长对营养要求高,但即使在良好培养条件下生长仍较缓慢,因此培养至少 4 周仍无菌生长才能判为阴性。根据寄存宿主、生化、代谢和免疫学的差异分类,布鲁菌属分为 6 个种 19 个生物型,牛种(流产布鲁菌,B.abortus)、猪种(B. suis)、羊种(马耳他布鲁菌,B. melitensis)、犬种(B. canis)、绵羊附睾种(B.ovis)及沙林鼠种(B.neotomae)。本菌生物型较多,可能是由于同一个种可在不同种类宿主体内繁殖,从而发生遗传变异较多的缘故。各种的毒力、生物学形状、人畜感染后的临床表现等都有较大差别。其中前四种对人类致病,羊种布鲁菌致病力最强,可致严重的急性病理过程和致残性并发症;猪种布鲁菌次之,感染时常伴化脓性损害,病程较长;牛种布鲁菌常与轻型和散发病例有关,化脓性和致残性并发症少见;犬种布鲁菌感染多呈隐匿性发病,常复发,呈慢性过程,与牛种布鲁菌相似。

布鲁菌含 20 余种蛋白抗原和脂多糖,其中脂多糖在致病过程中起重要作用。本菌各种之间有共同抗原,故一种有效菌苗对各种均有预防作用,可用毒力较弱的牛种布鲁菌制成活疫苗,预防毒力较强的羊种和猪种布鲁菌感染。在抗生素等的作用下本菌可变成 L 型,此型可在体内长期存在并可逆转为普通型,这可能和复发有关。

该菌在自然环境中生命力较强,故可通过多种途径传播。在乳及乳制品、皮毛中能长时间存活。在病畜的分泌物、排泄物及死畜的脏器中能生存 4 个月左右,但对常用的物理消毒方法和化学消毒剂敏感,加热 60 ℃或日光下暴晒 10～20 min,或 3%含氯石灰(漂白粉)澄清液数分钟均可被杀死。

二、流行病学

(一)传染源

目前已知有 60 多种家畜、家禽、野生动物是布鲁菌的宿主。与人类有关的传染源主要是羊、牛及猪,其次是犬、鹿、马、骆驼等。染菌动物首先在同种动物间传播,造成带菌或发病,然后波及人类。应当注意的是,各种布鲁菌在不同种动物之间可有转移现象,羊、牛、猪是重要的经济动物,与人类接触较多,从而增加了人类感染的机会。病畜可出现流产或死胎,其阴道分泌物传染性较大,并且皮毛、脏器、胎盘、羊水、乳汁、尿液也常染菌,其中乳汁中含菌量较多,排菌可达数月至数年之久。患者也可从粪、尿、乳汁中排菌,也有人传人的报道(夫妻间),但作为传染源的意义很小。

(二)传播途径

1.经皮肤及黏膜接触传染

直接接触病畜或其排泄物、阴道分泌物、娩出物;在饲养、挤奶、剪毛、屠宰以及加工皮、毛、肉等过程中没有注意防护,可经受损的皮肤或眼结膜感染;也可间接接触病畜污染的环境及物品而感染。

2.经消化道传染

食用染菌的生乳、乳制品和未煮熟的病畜肉类等,病菌可通过消化道进入体内而感染。

3.经呼吸道传染

病菌污染环境后形成气溶胶,可发生呼吸道感染。

4.其他

如苍蝇携带、蜱虫叮咬也可传播本病。人与人之间传播极为罕见。

(三)人群易感性

人群普遍易感,病后可获较强免疫力,疫区居民也可因隐性感染而获免疫。因不同种布鲁菌之间存在交叉免疫,因此再次感染者很少。其高危人群主要包括兽医、畜牧者、屠宰工人、皮毛工和进食被污染的动物产品或制品者。在流行区小儿布鲁菌病很为常见,占当地发病数的 1/5～1/4。

(四)流行特征

本病感染率的高低主要取决于与病畜接触机会的多少,因此地区分布以牧区最高,半农半牧区次之,农业区又次之,城市最低;职业以兽医、畜牧工作者、屠宰工人为多;年龄以青壮年为多;性别以男性为多;季节以春末夏初(在家畜流产高峰后 1~2 个月)为多。

该病为全球性疾病,来自 100 多个国家每年上报 WHO 的布鲁菌病超过 50 万例,但疫情分布不均。我国于 20 世纪 60 年代到 70 年代曾进行大规模的动物布鲁菌感染防治,使发病率显著降低,但近年来有增高趋势。目前,主要流行于西北、东北、青藏高原及内蒙古等牧区,其分布逐渐从牧区向半农半牧、农区及城市蔓延;流行的形势也以多发的、散在的点状流行代替了大规模暴发流行。我国主要为羊种流行,其次为牛种,猪种仅存在于少数地区。

三、发病机制与病理

(一)发病机制

本病的发病机制较为复杂,细菌、毒素以及变态反应均不同程度地参与疾病的发生和发展过程。

病菌自皮肤或黏膜侵入人体,随淋巴液到达淋巴结,被吞噬细胞吞噬。如吞噬细胞未能将其杀灭,则细菌在胞内生长繁殖,形成局部原发病灶。细菌在吞噬细胞内大量繁殖导致吞噬细胞破裂,随之大量细菌进入淋巴液和血液循环形成菌血症。在血液里细菌又被血流中的单核细胞吞噬,并随血流带至全身,在肝、脾、淋巴结、骨髓等处的单核-巨噬细胞系统内繁殖,形成多发性病灶。在机体各因素的作用下,病原菌释放出内毒素及菌体其他成分,可造成临床上的菌血症、毒血症和败血症。内毒素在病理损伤、临床症状方面起着重要作用。机体免疫功能正常,通过细胞免疫及体液免疫清除病菌而获痊愈。如果免疫功能不健全,或感染的菌量大、毒力强,则部分细菌被吞噬细胞吞噬带入各组织器官形成新感染灶。经一定时期后,感染灶的细菌生长繁殖再次入血,导致疾病复发,如此反复成为慢性感染。至慢性期细菌主要局限于各器官组织,形成局部病变。也可出现细菌已被清除,而由变态反应引起病理损伤。

(二)病理解剖

本病的病理变化极为广泛,几乎所有器官组织均可被侵犯,其中以单核-巨噬细胞系统最为常见。本病病理改变初期为炎性细胞渗出,组织细胞变性、坏死。亚急性和慢性期以组织细胞增生和肉芽肿形成为特点。此肉芽肿主要由上皮细胞、巨噬细胞、浆细胞及淋巴细胞组成,主要为变态反应所致,乃本病的典型病变。部分慢性期患者肉芽组织发生纤维硬化性改变,是患者产生后遗症的基础。变态反应还可导致血管的增生破坏性病变,主要累及肝、脾、脑、肾等小血管及毛细血管,导致血管内膜炎、血栓性脉管炎、脏器的浆液性炎症和坏死等。骨、关节和神经系统的变态反应性炎症主要表现为关节炎、关节强直、脊椎炎、骨髓炎、神经炎、神经根炎等。心脏病变较血管病变少见,有心内膜炎、心肌炎等。肾浑浊肿胀,偶见弥漫性肾炎和肾盂肾炎。此外,尚有睾丸炎、附睾炎和子宫内膜炎等。

四、临床表现

本病临床表现各异,轻重不一。潜伏期一般 1~3 周,平均 2 周,也可长至数月甚至 1 年以上。临床上可分为亚临床感染、急性感染、亚急性感染、慢性感染、局灶性感染和复发。急性感染,指患病 3 个月以内;亚急性感染,3 个月到 1 年;慢性感染,1 年以上。

（一）亚临床感染

常发生于高危人群,血清学检测 30％以上有高水平的抗布鲁菌抗体,不能追溯明确的临床感染史。

（二）急性和亚急性感染

病多缓起,主要症状为发热、多汗、乏力、肌肉关节痛、睾丸肿痛等。发热多为不规则热,仅 5％～20％表现为典型的波浪形,其特点为:发热 2～3 周后,间歇数天至 2 周,发热再起,反复多次,故本病又曾被称为波状热。多汗亦为本病突出的症状之一,较其他发热性疾病为著,常于夜间或凌晨热退时大汗淋漓,大多患者感乏力、软弱。关节痛主要累及骶髂、髋、膝、肩、腕等大关节,呈游走性,锥刺样疼痛,常较剧烈,一般镇痛药物无效。可有局部肿胀,如滑膜炎、腱鞘炎、关节周围炎等。肌肉痛多见于大腿及臀部,后者有时可出现痉挛性疼痛。睾丸肿痛最具特征性,占男性患者的 20％～40％,乃睾丸炎及附睾炎所致,多为单侧,可大如鹅卵。女性可出现卵巢炎、输卵管炎、子宫内膜炎等。肝、脾、淋巴结肿大常见。其他尚可有头痛、神经痛、皮疹等。

（三）慢性感染

可由急性期发展而来,也可无急性期病史而直接表现为慢性。凡慢性炎症表现明显者如低热、症状体征反复出现或加重者为活动型,凡无明显慢性炎症表现者如体温正常、症状体征或功能障碍较固定,仅于气候变化、劳累过度时才加重,则为相对稳定型。

本期表现更是多种多样,基本上可分两类:一是全身性非特异性症状,类似神经症和慢性疲劳综合征;另一类是器质性损害,可累及全身器官,其中以骨骼-肌肉系统最为常见,如大关节损害、肌腱挛缩等,神经系统病变也较常见,如周围神经炎、脑膜炎等。泌尿生殖系统病变也可见到,如睾丸炎、附睾炎、卵巢炎等。

（四）局灶性感染

布鲁菌病可以局限在几乎所有的器官,最常局限在骨、关节、中枢神经系统,表现为相应临床症状和体征。

（五）复发

经抗菌治疗后约 10％患者出现复发。复发往往发生在初次治疗结束后 3～6 个月。复发与细菌的耐药性、细菌在细胞内的定位以及不规范治疗有关。

五、实验室及辅助检查

（一）血常规

白细胞计数正常或偏低。淋巴细胞相对或绝对增加,可出现少数异型淋巴细胞。红细胞沉降率在急性期加快,慢性期则正常或偏高,持续增速提示有活动性。

（二）病原学检查

可取血液、骨髓、脑脊液、乳汁、子宫分泌物和尿液等进行细菌培养,一般认为血培养阳性率急性期高、慢性期低。骨髓培养的阳性率较血培养高。牛种布鲁菌初分离时不易生长,需有适当的二氧化碳环境。近年开展的 PCR 检测布鲁菌 DNA,速度快,与临床符合率高,但尚未推广应用。

（三）免疫学检查

1.血清凝集试验

试管法较灵敏,特异性高,故一般实验室常用。平板法操作更为简单,灵敏性也比较高,但可有假阳性,适用于筛查,其中以虎红缓冲玻片凝集试验(RBPT)效果最佳。凝集试验于病程第1周即可出现,第2～3周常呈强阳性。在急性期时阳性率可达 80％～90％,慢性期为30％～60％。

试管法滴度为 1∶100 以上或病程中效价有 4 倍以上升高者,提示近期感染。但接种过霍乱菌苗、兔热病菌苗、布鲁菌菌苗或做过布鲁菌素皮内试验者均可使凝集效价增高。另外,凝集反应可有钩状效应(即指免疫检测中由于抗原、抗体浓度比例不合适而致检测结果呈假阴性的现象),本检测多为抗体浓度相对较高,沉淀反应不明显,即前带现象,故稀释度至少应在 1∶100以上。

2.酶联免疫吸附试验(enzyme-linked immunosorbent assay,ELISA)

灵敏度高于凝集试验,且可分别测定 IgM、IgG 和 IgA 抗体。其中 IgM 抗体出现早,感染后1 个月左右达高峰。IgG 抗体产生较晚,至 6 个月达高峰,10 个月后开始下降。IgA 抗体的消长规律与 IgG 相似。因此,本法可有助于区分急、慢性患者,并且可用于复发的判断(复发时 IgG抗体重新升高,而 IgM 和 IgA 抗体常继续下降)。

3.补体结合试验

补体结合抗体主要为 IgG 抗体,出现阳性时间较晚,多于病程第 3 周才开始阳性,持续较久。急性期及慢性期的阳性率均较高,特异性强。

4.抗人球蛋白试验

用于测定不完全抗体。不完全抗体可阻断完全抗体与抗原的凝集反应,使凝集试验呈假阴性。此检测使不完全抗体与不可见抗原结合的复合物通过抗人球蛋白血清结合成块,直接可见。比凝集试验和补体结合试验更敏感,急性期和慢性期阳性率均较高,特异性也较强。鉴于本法操作复杂,只适用凝集试验阴性的可疑患者。

5.皮内试验

为迟发型超敏反应,发病后 2～3 周开始阳性,痊愈后仍能持续数年。皮试在病程 6 个月内的阳性率很低,慢性期患者几近 100％呈阳性或强阳性反应。因此,阴性有助于除外布鲁菌感染,阳性时不能鉴别是现症感染还是既往感染,接种疫苗也可呈阳性。一般用于流行病学调查。

6.2-巯基乙醇(2-mercaptoethanol,2-ME)试验

可检测 IgG 抗体,用于鉴别自然感染与菌苗免疫。自然感染达 1 个月后,体内凝集素即以IgG 型为主,该 IgG 对 2-ME 有耐受;而菌苗免疫后 3 个月内的凝集素均以 IgM 为主,可被2-ME破坏。

(四)特殊检查

并发骨关节损害者可行 X 线检查。有心脏损害可做心电图。有肝损伤做肝功能检查。对于肿大的淋巴结必要时可做淋巴结活检。有脑膜或脑实质病变者可做脑脊液及脑电图检查,脑脊液变化类似结核性脑膜炎。

六、并发症和后遗症

(一)血液系统

可见贫血,白细胞和血小板减少。血小板减少性紫癜的发生率为 1％～4％,有时非常严重且持续时间很长,需要应用激素或切脾治疗。

(二)眼睛

可见葡萄膜炎、视神经炎、视盘水肿及角膜损害,多见于慢性布鲁菌病。

(三)神经系统

发生率为3%~5%。可见脑膜炎、脑膜脑炎、脊髓炎、多发性神经根神经病等。脑膜炎时脑脊液的变化类似结核性脑膜炎:脑脊液中淋巴细胞增多,蛋白质增多,葡萄糖轻度减少。细菌培养及抗体检测均可出现阳性。

(四)心血管系统

主要为心内膜炎,多侵犯主动脉瓣,病死率较高。此外,偶可见心肌炎、心包炎、主动脉炎等。

(五)其他

妊娠妇女罹患布鲁菌病如不进行抗菌治疗,流产、早产、死产均可发生。此外,肝脓肿、脾脓肿、肺炎、肾小球肾炎、胸膜炎等均有人报道。胸腔积液的改变类似结核性胸膜炎。

七、诊断

急性、亚急性感染通过流行病学史,临床表现和实验室检查作出诊断。①流行病学接触史:有传染源密切接触史或疫区生活接触史;②具有该病临床症状和体征并排除其他疑似疾病;③实验室检查:病原分离、试管凝集试验、补体结合试验、抗人免疫球蛋白试验等检查阳性。凡具备①、②项和第③项中的任何一项检查阳性即可诊断为布鲁菌病。慢性感染者和局灶性感染者诊断有时相当困难,获得细菌培养结果最为可靠。

八、鉴别诊断

本病急性和亚急性感染应与长期发热性疾病进行鉴别,特别是同时有多汗、关节疼痛、肝脾肿大者,如伤寒、结核、类风湿关节炎、淋巴瘤、结缔组织病等。慢性感染则需与慢性骨关节病、神经症、慢性疲劳综合征等进行鉴别。

九、治疗

(一)急性和亚急性感染

1.对症和一般治疗

注意休息,在补充营养的基础上,给予对症治疗。

2.病原治疗

应选择能进入细胞内的抗菌药物,且应采用联合治疗。

(1)成人及8岁以上儿童:WHO推荐一线治疗方案为多西环素(每次100 mg,每天2次,口服,6周)联合利福平(每次600~900 mg,每天1次,口服,6周)或多西环素(每次100 mg,每天2次,口服,6周)联合链霉素(每次1 000 mg,每天1次,肌内注射,2~3周)。如果不能使用上述药物或效果不佳,可采用二线药物治疗,即多西环素联合复方磺胺甲噁唑或利福平联合氟喹诺酮类药物。难治性病例可应用一线药物联合氟喹诺酮类或三代头孢菌素类药物。

(2)8岁以下儿童:可采用利福平联合复方磺胺甲噁唑治疗,也可采用利福平联合氨基糖苷类药物治疗。

(3)孕妇:可采用利福平联合复方磺胺甲噁唑治疗。如果在妊娠12周内发生布鲁菌病,可选用三代头孢菌素类药物联合复方磺胺甲噁唑治疗,可减少妊娠中断的发生;药物治疗对孕妇存有潜在的危险,应权衡利弊使用。

(4)并发症:合并睾丸炎,除采用多西环素联合利福平外,可短期加用小剂量糖皮质激素;合并脑膜炎、心内膜炎、血管炎和脊柱炎等,可在上述抗菌治疗基础上联合三代头孢菌素,必要时适当延长疗程,并分别对症治疗。合并心内膜炎,常需同时采取瓣膜置换术;合并脊柱炎,必要时需外科手术治疗。

(二)慢性感染

治疗较为复杂,包括病原治疗、脱敏治疗及对症治疗。慢性活动型患者一般采用病原治疗合并用脱敏治疗,而相对静止型患者一般多不采用抗菌治疗,而以脱敏治疗和对症治疗为主。

(三)病原治疗

与急性和亚急性感染者治疗相同,必要时需要重复治疗几个疗程。

(四)脱敏治疗

采用少量多次注射布鲁菌抗原避免引起剧烈的组织损伤,又起到一定的脱敏作用。

(五)对症治疗

根据患者的具体情况采取相应的治疗方法。由于慢性病例常有局限性器质性病变,为消除或减轻病变、减少痛苦、恢复功能,常采用理疗、针灸和外科治疗。

十、预防

应采取以家畜预防接种为中心的综合措施进行预防。

(一)控制传染源

对家畜进行定期检疫、治疗或屠宰病畜、病健畜分群放牧和菌苗免疫。患者虽然作为传染源意义不大,仍需隔离治疗,患者的排泄物(主要是尿)应予消毒,直至症状消失且血、尿培养均阴性。

(二)切断传播途径

加强畜产品的消毒和卫生监督。加强粪、水管理,防止病畜、患者的排泄物污染水源。病畜流产物应深埋,污染场地应严格消毒。乳类及乳制品采用巴斯德消毒或煮沸。来自疫区的毛皮需放置4个月,达到自然灭菌目的。家畜粪便要经过无害化处理后才能用做肥料及燃料。

(三)保护易感人群

健康牲畜的预防接种应做到连续性(连续免疫3~5年)和连片性,采用减毒活疫苗,做皮下注射或气溶胶吸入。

疫区人群应加强个人防护,尤其是高危人群接触病畜时应着防护装备,工作后应用消毒水或肥皂水洗手。牧民、兽医、实验室工作人员等均应预防接种,采用减毒活疫苗皮上划痕法。需注意的是菌苗接种后预防有效期一般为1年,每年应加强复种1次,且疫区人群应在产羔羊前2~4个月接种。

(王文华)

第七节　乙型病毒性肝炎

一、乙型肝炎病毒(hepatitis B virus,HBV)的分子生物学

(一)HBV病毒颗粒及其基因组结构

HBV代表一组嗜肝DNA病毒的原型。从HBV受染者血清中纯化的HBV组分,电镜检查呈现3种颗粒:①直径约为42 nm并由双层外壳包裹的完整HBV颗粒,即Dane颗粒;②直径约为22 nm的圆形颗粒,血清含量约为Dane颗粒的$10^3 \sim 10^6$倍;③直径约为22 nm,但长度不等的管形颗粒。Dane颗粒由HBV表面蛋白(HBs)构成的外壳包裹内层核衣壳,后者含有HBV基因组及DNA多聚酶(deoxyribonucleic acid polymerase,DNAP)等与病毒复制有关的组分。Dane颗粒是具有感染性的HBV颗粒。圆形颗粒和管形颗粒主要由HBs及受染者体内相关的脂质构成,这些亚病毒颗粒因为不含有病毒核酸组分而不具感染性。

HBV基因组由一松弛环状、部分呈双链结构、长度约为3 200碱基对(bp)的小DNA分子构成。长链又称负链,代表完整的核苷酸序列,其长度恒定。短链又称正链,其5′端起始序列固定,3′端核酸序列长度可变。正链约为负链全长的$50\% \sim 80\%$。基因组的环状结构由两条链5′端的碱基配对来维持。不同来源的HBV基因组其核苷酸序列长度有所变异。

HBV核苷酸序列分析提示该基因组含有4个主要的基因编码区(open reading frame,ORF),即外壳蛋白(Pre S/S)基因、核心蛋白(前C/C)基因、DNA多聚酶(DNAP)基因以及X蛋白(X)基因。

以HBV adw亚型为例,Pre S/S基因起始于第2 856位核苷酸(nt),止于835nt,全长约1 179 nt。该基因5′端含有彼此间隔不等的3个起始密码子,借此编码3种具有相同羧基端和不同氨基端,且分子量各异的HBV外壳蛋白多肽,亦即通常所称的PreS$_1$、PreS$_2$及HBs。大HBs(LHBs)由SORF5′端第一个起始密码子翻译而成,为含PreS$_1$、PreS$_2$区及HBs的多肽。中HBs(MHBs)由SORF第二个起始密码子翻译而成,为含PreS$_2$及HBs的多肽。小HBs(SHBs)由SORF第3个起始密码子翻译而成,因而仅含HBs多肽。

前C/C基因起于1818nt,止于2458nt,为一全长642nt的ORF,主要编码HBV核心蛋白。该基因的5′端含有彼此相间约28个氨基酸残基的两个起始密码子。这一段相间的核苷酸序列亦称之为Pre C区。从C ORF5′端第一个起始密码子编译的多肽含前C区序列,相对分子质量约为25 000,故称之为P25。由第二个起始密码子编译的多肽不含前C序列,相对分子质量约21 000,故称之为P21。

P基因起于2309nt,止于1623nt,全长2514nt,为HBV基因组中最大的ORF。P基因与其他3个基因相互重叠。这种重叠不仅提高了HBV基因组内有限的核苷酸序列的利用效率,同时也显示该基因组结构的复杂性。P基因主要编码病毒的DNAP,并参与病毒的复制、装配与成熟过程。

X基因起于1376nt,止于1838nt,全长462nt,为HBV基因组中最小的ORF。X基因编码一相对分子质量约为165 000的X蛋白。近年的研究提示,X蛋白对HBV的生命周期并非必

不可少,但其对许多病毒基因和细胞基因的表达有着重要的调控作用。

(二)HBV 病毒蛋白的分子结构与功能

1.HBV Pre S/S 基因产物

HBV 受染者血中的各种 HBs 均由受染的肝细胞产生和分泌。一般而言,HBV 受染者体内的病毒外壳蛋白 98%～99%存在于圆形颗粒中,1%～2%存在于管形颗粒,仅不足 0.2%存在于 Dane 颗粒,低滴度的 HBV 携带者病毒外壳蛋白通常形成圆形颗粒而非管形颗粒。下面分别将这 3 种 SORF 产物进行更详细的讨论。

(1)SHBs:SHBs 即通常所称的 HBsAg,共含有 226 个氨基酸残基,SHBs 系制备乙肝疫苗的主要成分,疫苗的免疫效果可由抗 HBs 的滴度判断。

(2)MHBs:业已证实,MHBs 的 $PreS_2$ 区可与人或黑猩猩的聚合清蛋白(polymerized human serum albumin,PHSA)结合。由于 PHSA 也可与人肝细胞结合,提示 HBV 可通过其 $PreS_2$ 区与 PHSA 的结合而产生与肝细胞的黏附。基于这些结果,有学者曾提出 MHBs 的 $PreS_2$ 区可能介导 HBV 的感染。

(3)LHBs:LHBs 主要存在于 Dane 颗粒及管形颗粒表面,其 $PreS_1$ 区可覆盖 $PreS_2$ 区而位于这些颗粒的表面。位于 LHBs 分子内的 $PreS_2$ 区不含糖基分子。

2.HBV 前 C/C 基因产物

如前所述,C ORF 含有两个起始密码子,位于 PreC 的起始密码子可编码长约 167 个氨基酸残基的多肽,称为 P25。位于 C 区的第 2 个起始密码子可编码含 138 个氨基酸残基的多肽称为 P21。这两种多肽携带有不同的抗原决定簇,血清学可加以区别。P21 存在于 HBV 核心颗粒,亦即通常所称的核心抗原(HBcAg);P25 经加工、修饰后被分泌至患者血中,此即通常所称的 e 抗原(HBeAg)。

(1)Pre C 区与 HBeAg:临床研究证实,HBeAg 阴性、抗-HBe 阳性的慢性乙型肝炎以及急性重型乙型肝炎患者,其体内 HBV 的 Pre C 区常发生伴有终止密码子产生的突变。接受干扰素治疗的患者也可发生上述突变。这类患者体内病毒复制活跃,肝穿标本可见 HBV/cAg 呈胞核型及胞膜型表达,临床过程呈慢性活动性或重症型经过,但常因 HBeAg 阴性而被忽视,因而临床医师必须予以注意。

(2)核心蛋白的免疫原性:机体对 HBcAg 的免疫应答对决定 HBV 感染的预后起着重要作用,HBcAg 的 T 细胞免疫应答似乎取决于抗原分子上许多散在的决定簇及宿主肝细胞的主要组织相容性复合体。HBcAg 和 HBeAg 的 T 细胞应答具有很强的交叉反应。有效的抗 HBc 应答有赖于辅助性 T 细胞(Th)的功能。如前所述,Pre C 区突变可改变宿主的免疫应答,从而影响 HBV 感染的临床过程。

3.HBV P 基因产物

P 基因为 HBV 基因组中最大的 ORF,且与其他基因相互重叠。P 基因产物即 DNAP,实际上是一具有多种功能的酶分子。DNAP 羧基端区域含有多聚酶及 RNase H 活性,因而代表 HBV 的反转录酶。DNAP 的氨基端区域含有一 DNA 末端蛋白,推测其以共价键形式结合于 HBV-DNA 负链的 5' 端,启动转录过程。目前认为,DNAP 分子内高度保留的 YMDD 氨基酸基本序列为 HBV-DNAP 的反转录酶活性必不可少的区域。

4.HBV X 基因产物

电子计算机序列分析显示,HBV X 基因编码的 X 蛋白为一细胞内可溶性蛋白,相对分子质量约为 165 000。

(1)Px 的基因调控功能:近几年对 X 蛋白研究的最大进展是发现其对许多病毒基因与细胞基因表达的调控作用。X 蛋白对 HBV 自身的增强子成分也呈现正相调控作用,提示 X 蛋白为 HBV 基因表达所必需,但并非为 HBV 生命周期所必不可少的。X 蛋白基因调控发生在转录水平,这种由蛋白质控制基因转录的过程被称之为反式激活作用。目前已知,X 蛋白的靶序列主要包括增强子和启动子序列。X 蛋白可与多种转录调节蛋白,如 AP-1、AP-2、AP-3、CRE 及 Oct-1 等结合,但其作用机制尚不十分清楚。

(2)X 蛋白与肝细胞癌:X 蛋白广泛的基因调控作用引起许多学者对 X 蛋白与肝细胞癌之间的关系的兴趣。事实上,X 基因常常存在于肿瘤细胞内整合的 HBV 序列中。而且这种整合的 X 基因仍保留有调节基因的反式激活功能。将表达 X 蛋白的细胞接种于小鼠可诱发肿瘤的形成。虽然有理由推测 X 蛋白可能通过刺激控制细胞生长的基因的表达而诱发生长和癌变,其致癌性及其机制尚有待更多的实验资料加以验证。

(三)HBV 的复制周期

HBV 通过自身有效的繁殖来对抗机体的免疫应答,维持慢性感染。HBV 的生命周期可人为地分为如下 4 个环节:HBV 黏附、入侵肝细胞、病毒的转录及复制、新生的 HBV 完整颗粒的装配与释放。

步骤①:HBV 病毒颗粒经受体黏附至肝细胞膜,脱去外壳蛋白,进入胞质;步骤②:HBV 基因组进入胞核,首先自行修复其部分双链部分,形成 HBV ccc DNA;步骤③:病毒以 HBV ccc DNA 为模板进行转录,形成各种转录体,包括前基因组转录体;步骤④:病毒的转录体移出胞核,并翻译病毒蛋白;步骤⑤、⑥:与此同时 HBV 前基因组 RNA 被包裹至核心颗粒,在 DNA 的作用下经逆转录过程合成负链 HBV-DNA,继而合成正链 DNA;步骤⑦:含 HBV-DNA 的病毒核衣壳经外壳蛋白包装成完整的新的 HBV 颗粒;步骤⑧:新生的 HBV 颗粒从肝细胞膜表面芽生而出,释放入血中,然后感染另外的肝细胞

1.HBV 黏附以及入侵肝细胞

由于缺乏能被 HBV 自然感染的人肝细胞系,目前对 HBV 感染的起始过程所知甚少。HBV 与肝细胞膜表面的受体结合后,通过去外壳蛋白过程将其基因组及有关组分转入细胞质。HBV 进入肝细胞后,释放其核衣壳。病毒的 DNA 聚合酶可能进一步将 HBV 基因组引入肝细胞核内,为病毒的复制做好准备。

2.HBV 的转录与调控

随着分子生物学技术的广泛应用,目前对 HBV 的转录及其调控机制有了深入的了解。

(1)HBV 转录体:HBV 感染肝细胞后可产生 4 种不同的基因或亚基因组转录体。它们是以负链 DNA 为模板,经宿主的 RNA 多聚酶转录以及转录后修饰而成。

从乙肝患者肝组织和体外转染细胞分离的 RNA 可检出两种主要的 HBV 转录体,即 3.5 kb 和2.1/2.4 kb RNA。3.5 kb RNA 包括一组 5′端起始部位各异的混合的转录体,即核心蛋白、DNAP 和作为前基因组的 mRNA。前基因组 RNA 可作为 HBV 反转录的模板参与 HBV-DNA 的复制过程。2.4 kb 转录体载有 LHBs 的编码信息,其含量较少,有时不易检出。2.1 kb mRNA 编码 MHBs 和 SHBs,S_1 图谱分析显示其含有 2~3 种 5′端起始部位不同的转录体。

除上述两种主要的转录体外,体外转染细胞系尚可检出一种为 0.7~0.8 kb 的 HBV mRNA。依其相对分子质量的特点,这种 mRNA 被认为是 X 基因的转录体。有报道,在 HBV

感染的肝组织证实存在有拼接型 HBV 转录体,其在 HBV 转录和蛋白编码中的作用尚不清楚。

(2)HBV 启动子序列:迄今 HBV 基因组中已发现 5 个启动子序列,即 PreS₁、PreS₂、Pre-core、core 以及 X 启动子。前 S₁ 启动子位于 SORF 第一个起始密码子的上游,HBV 基因组第 2 826~2 306 位核苷酸之间的序列。前 S₂ 启动子序列位于 HBV 基因组第 3 194~3 173 位核苷酸序列,亦即 SORF 第二个起始密码子的上游。前 S₁ 启动子控制 LHBs(即 2.4 kb mRNA)的转录;前 S₂ 启动子则控制 MHBs(即 2.1 kb mRNA)的转录。前 S₂ 启动子具有很高的活性,并决定病毒蛋白在受染肝细胞中的特异性表达。

CORF 5′端上游的前 C 基因启动子与 C 基因启动子序列有部分重叠,控制核心蛋白和前基因组 RNA 的转录,后者为 HBV 反转录的模板,是病毒复制的关键产物。

X 基因启动子(Xp)位于 X ORF 5′端上游,推测其控制 0.8 kb X mRNA 的合成。Xp 与增强子因子Ⅰ呈部分重叠,后者可能参与 Xp 的调控。在增强子Ⅱ的影响下,Xp 的活性主要在肝细胞中才能有效表达。

(3)HBV 增强子序列:EnhⅠ位于 SORF 3′端和 X ORF 5′端之间,Xp 稍上游处与 Xp 部分重叠。有报道认为 EnhⅠ可能特异地增强 HBV 基因在肝细胞的表达,因而与 HBV 的嗜肝特性有关。另有报道的结果似乎不支持上述设想。

继 EnhⅠ后又有学者发现了 EnhⅡ,其位于 C 启动子附近。EnhⅡ除了可增强与其毗邻的 CORF 转录外,它也可通过作用于 SORF 启动子调节 SORF 的转录。不过,研究表明 EnhⅡ的主要功能是调节 HBV 前基因组在肝脏中的特异表达。

3.HBV 的复制

HBV 的复制包括如下 4 个主要步骤:共价闭合环状 DNA(cccDNA)分子形成、前基因组 RNA 的合成与装配、HBV-DNA 负链形成及 HBV-DNA 正链合成。

(1)cccDNA 形成:不对称的 HBV-DNA 双链在受染肝细胞核内转变成 cccDNA。cccDNA 是目前可以检出的唯一的 HBV 复制中间体,cccDNA 可作为模板合成前基因组 RNA 和 mRNA。

cccDNA 的形成过程包括将残缺的正链延长为与负链等长的链;从正链和负链的 5′端去掉 RNA 引物和末端蛋白以及两条链 5′端和 3′端的连接。体外培养的肝细胞内蓄积的 cccDNA 系以 RNA 为模板而合成,而且主要由细胞内不断产生而不是由于重复感染。

(2)前基因组合成:HBV 感染时正链与负链 DNA 在体内的蓄积量并非相等,提示病毒 DNA 的复制不可能遵循双链 DNA 的半保留复制机制,而且负链的合成并非依赖于正链 DNA。

HBV 感染发生后,松弛的环状 DNA 转变为 cccDNA,后者指导病毒 mRNA 及前基因组 RNA 的合成。前基因组随后被组装至核心颗粒,并在此以反转录的方式合成负链 DNA,然后是正链 DNA。这一过程的最终产物是松弛环状的病毒体 DNA。如前面讨论的,HBV-DNAP 可能是指导上述反转录过程的多聚酶。HBV 基因组的合成标志为直接重复体,即 DR₁ 和 DR₂,正链和负链的合成均起始于该部位。

(3)负链 DNA 合成:业已证实前基因组 RNA 3′端靠近 DR₁ 的部位为负链 DNA 合成的起始部位,因而负链 DNA 的合成以 RNA 模板 3′端为其起点,并持续至其 5′端(注意:负链 DNA 自身合成过程则是沿 5′→3′方向)。随着负链 DNA 合成进行,RNA 模板被与病毒反转录过程有关的 RNase H 样活性物质所降解。

(4)正链 DNA 合成:目前已知正链的合成以负链为模板,正链的合成以一长为 17~18 个核苷酸的 RNA 寡聚体为引物。RNA 引物来自前基因组 5′端,包括 DR_1 区。DR_1 与 DR_2 区的同源性促成 RNA 引物与正链合成的起始部位结合。前基因组 RNA5′端部位决定了 RNA 引物 5′端黏附于正链 DNA 的位置。由上面的讨论可知,前基因组具有作为负链 DNA 合成模板及正链 DNA 合成引物双重功能。嗜肝 DNA 病毒正链的合成于负链的 30％～50％处终止,形成 HBV 特殊的部分双链结构。

DR_1 区构成病毒复制的中心部位,其为前基因组 RNA 及负链 DNA 合成的起始部位。DR_1 区编码合成正链的 RNA 引物,同时也作为前 C 区基因产物的编码区。此外,DR_1 区可能还参与调节前基因组 RNA 装配。

4.病毒的装配与释放

含新合成的 HBV 基因组的病毒核衣壳必须经病毒外壳蛋白包装完整的病毒颗粒后才能从感染的肝细胞中释放。研究表明,亚病毒颗粒的装配发生在胞质内高尔基体及内质网之间的区域。此过程包括一系列复杂的蛋白翻译后的修饰及构型改变。最终成熟而完整的 HBV 颗粒以囊泡转输的方式从肝细胞中释出,从而完成一个完整的 HBV 生命周期。

受染肝细胞胞质内病毒复制复合体的成熟过程可能遵循两条不同的途径。其一是成熟病毒颗粒的分泌;其二是 cccDNA 在受染肝细胞中的自我放大。这种方式使得病毒能在受染肝细胞中以 cccDNA 形式长期、稳定地存在。

(四)HBV 核苷酸序列的变异、HBV 基因组分型及其临床意义

1.HBV 变异

HBV 的反转录酶和其他转录酶一样缺乏校正阅读功能。因此,HBV 的变异率较其他 DNA 病毒高十倍以上。预估的 HBV 突变率为每个循环 1 个核苷酸/1 万个碱基对。许多核苷酸序列的突变不导致病毒蛋白功能的改变,故称为无意义突变。另一方面,由于 HBV 的 4 个亚基因相互重叠,所以某位核苷酸序列的突变可以影响两种以上病毒蛋白的功能。

HBV 基因突变可涉及任何一个功能基因,多数的突变其临床意义尚待证实。这里仅列举几种具有肯定临床意义的 HBV 基因突变作进一步的讨论。

前 S 的变异:前 S_1 变异可改变病毒颗粒及其编码蛋白的形态大小,但只要前 S1/AA21～47 区段完好(此段含与肝细胞膜结合位点),变异病毒仍能侵入肝细胞。前 S_2 启动子区与 T 细胞、B 细胞识别位点丧失可影响宿主对病毒的清除。前 S_2 缺失使 ATG 起始密码子变异,这类变异使大、中、小蛋白之间比例不平衡,导致大蛋白在肝细胞内滞留,从而使病变进展。

S 区变异:此种变异可导致:①隐匿性 HBV 感染(occult HBV infection),表现为血清 HBsAg 阴性,但仍有低水平 HBV 复制,血清 HBV-DNA 常$<10^4$/mL。②乙肝免疫失败,在乙肝疫苗受者或免疫球蛋白(hepatitis B immunoglobulin,HBIG)治疗的肝移植病例中发现免疫逃逸变异株,多显示"a"决定簇的变异,致使发生 HBV 再感染;感染"a"决定簇免疫逃逸病毒的婴儿常有较重的临床过程。③HBsAg 与抗-HBs 共存,一旦"a"决定簇变异,变异株可逃避未变异株诱生的抗-HBs 的中和作用,而与抗-HBs 共存。④HBV 亚型的转换,S 区第 122 位如果是赖氨酸则为 d 亚型,如为精氨酸则为 y 亚型;第 160 位如果是赖氨酸则为 w 亚型,如为精氨酸则为 r 亚型。编码赖氨酸和精氨酸的密码子分别为 AAA 和 AGA,仅一个碱基的改变即可引起亚型的改变。

前 C/C 区变异:前 C 区最常见的变异为 G1896A 点突变,使 TGG 变成终止密码 TAG,因而不能形成 P25 蛋白,不表达 HBeAg。在临床上表现为 HBeAg 阴性慢性乙型肝炎。此类肝炎患者临床经过较重,但也有学者认为病变未加重。

基本核心启动子(basic core promoter,BCP)区最常见的变异是 A1762T/G1764A 联合点变异,这种突变选择性地抑制了前 CmRNA 的转录,从而降低了 HBeAg 的合成。

C 基因区相当保守。在病变活动的慢性乙型肝炎时也可发生变异,此区变异可影响核壳的稳定性、患者的抗病毒免疫应答减弱,从而使感染持续。

X 区变异:有人发现此区点突变可抑制 X 蛋白的转录和增强子Ⅱ的作用使 HBV-DNA 复制下降,从而使血清中 HBV 标志物全部阴性,但如果以 X 区引物作 PCR 仍阳性。此类患者易误诊为其他病因的肝炎。

P 区变异:P 基因变异主要见于 POL/RT(反转录酶)基因片段。目前已上市的口服核苷(酸)类似物的抗病毒作用靶点均位于 P 基因的反转录酶区,因此该基因区的变异与耐药变异株的形成,及 HBV 药物的长期有效性有关。为方便读者,我们将有关的讨论集中在慢性乙型肝炎治疗部分。

2.HBV 基因分型

(1)血清亚型:HBV 的血清亚型由外膜主蛋白上的一些残基决定。"a"是 HBV 的一个共同抗原决定簇,另外根据 S 区 122 位氨基酸不同分为 d 和 y 亚型;又根据 S 区 160 位氨基酸不同分为 w 和 r 亚型。由此组成 HBsAg 的 4 个主要亚型:adw,adr,ayw 和 ayr。然后又可根据 w 的不同及 q 的有无细分为 9 个亚型:ayw1,ayw2,ayw3,ayw4,adw2,adw4,ayr,adrq＋和 adrq－。各亚型的地理分布不同,在我国长江以北以 adr 占优势,长江以南 adr、adw 混存。在新疆、西藏自治区本地民族中 ayw 占优势。不同亚型的临床意义尚不很清楚。

(2)基因型:根据 HBV 全基因序列差异≥8％或 S 区基因序列差异≥4％,目前 HBV 分为 A～H 8 个基因型。各基因型又可分为不同基因亚型。A 基因型可进一步分为 A_1(Aa)、A_2(Ae)、A_3(Ac)亚型;B 基因型分为 B_1(Bj)、B_2(Ba)、B_3、B_4 和 B_5 亚型;C 基因分为 C_1(Cs)、C_2(Ce)、C_3、C_4 和 C_5 型;D 基因型分为 D_1、D_2、D_3 和 D_4 亚型;F 基因型分为 F_1 和 F_2 亚型等。关于 HBV 基因型的临床意义,从近年文献报道可归纳如下:①不同基因型的 HBV 感染者免疫应答不一致。②对干扰素的治疗应答不一致,如A 基因型患者对干扰素治疗的应答率优于 D 基因型,B 基因型优于 C 基因型,A 和 D 基因型又高于 B 和 C 基因型;基因型是否影响核苷(酸)类似物的疗效尚未确定。③感染不同基因型的患者的疾病进展不同,大量研究资料表明,C 基因型 HBV 感染者的 HBV-DNA 滴度和 HBeAg 阳性率均显著高于 B 基因型;C 基因型与疾病的进展、肝硬化和肝癌的发生关系更为密切。

二、乙型病毒性肝炎的流行病学

乙型病毒性肝炎是威胁人类健康的重大疾病之一。乙肝病毒感染在世界范围内很广泛。全世界 HBV 感染者约有 3.5 亿人,亚洲、非洲等有色人种感染率高。我国 HBV 感染者高达0.93 亿,占人口的 7％左右。其中部分患者发展成慢性肝炎。亦有少部分可发展成肝硬化或肝癌,成为致死的原因。

(一)传染源

主要是 HBV 无症状携带者(asymptomatic carriers,AsC)和急、慢性乙型肝炎患者。AsC因其数量多、分布广、携带时间长、病毒载量高,是重要的传染源。其传染性的强弱主要与血清病毒复制水平有关。急性乙型肝炎患者在潜伏后期即有传染性。慢性乙型肝炎患者病情反复发作或迁延不愈,传染性与病变的活动性无关,而与血清病毒水平相关。

(二)传播途径

HBV 主要经血和血制品、母婴、破损的皮肤和黏膜及性接触传播。

1.母婴传播

HBsAg(＋)母亲的子女出生后若未经乙肝免疫接种,则 30％～40％将表现 HBsAg(＋)。HBeAg(＋)母亲的婴儿 70％以上将在 1 年内 HBsAg 转阳,其中 80％将成为 AsC。

母婴传播最重要的是发生在围生期。HBsAg(＋)母亲的新生儿,按要求出生后接受乙型肝炎免疫球蛋白(hepatitis B immunoglobulin,HBIG)及乙肝疫苗的预防后,可有 90％～95％的保护率;新生儿在分娩过程中接触大量的母血和羊水,新生儿胃液中绝大多数 HBsAg 阳性,可能与 HBV 感染密切相关。宫内传播的发生率和传播机制尚不一致,估计其发生率为 5％～10％。水平传播指未经系统乙肝免疫接种的围生期后小儿发生 HBV 感染。主要来自母亲或家人的亲密接触,也可来自社会。

2.医源性传播

(1)经血传播:输入 HBsAg 阳性血液可使 50％受血者发生输血后乙型肝炎。对供血员进行 HBsAg 及 ALT 的筛查已经大大减少了输血后乙型肝炎的发生,但筛查的方法必须灵敏。供血员中可能有 2％的 HBsAg 阴性的隐匿性 AsC,受血者可能引起 HBV 感染。接受抗 HBc 阳性的血液,也可发生 HBV 感染,而目前我国尚不可能将抗 HBc 列入筛查项目。输入被 HBV 污染的凝血Ⅷ因子、Ⅸ因子、凝血酶原复合物等可以传染 HBV。成分输血如血小板、白细胞、压积红细胞也可传播。由于对献血员实施严格筛查,经输血及血制品而引起的 HBV 感染已较少发生。

(2)经污染的医疗器械传播:不遵循消毒要求的操作、使用未经严格消毒的医疗器械、注射器、侵入性诊疗操作和手术,均是感染 HBV 的重要途径。静脉内滥用毒品是当前急需防范的传播途径。

(3)其他如修足、文身、扎耳环孔,共用剃须刀、牙刷和餐具等也可以经破损的皮肤黏膜感染 HBV。医务人员特别是经常接触血液者,HBV 感染率高于一般人群。血液透析患者的 HBV 感染率高于一般人群。对于高危人群应加强乙肝免疫接种。

3.性接触传播

HBV 可经性接触传播,西方国家将慢性乙型肝炎列入性接触传播疾病。精液和阴道分泌物中含有 HBsAg 和 HBV-DNA。性滥交者感染 HBV 的机会较正常人明显升高,相对危险度(RR)为 3.7。观察一组性滥交女性 HBsAg 携带率为 10.40％,正常对照组为 2.8％。性病史者、多性伴、肛交等人群是 HBV 感染的重要危险人群。应重视防范性接触传播。

日常工作或生活接触,如同一办公室工作、共用办公用品、握手、拥抱、同住一宿舍,同一餐厅用餐和共用厕所等无血液唾液暴露的接触,一般不会传染 HBV。经吸血昆虫(蚊、臭虫等)传播未被证实。

总之,由于对新生儿乙肝疫苗计划免疫的实施,母婴传播率已明显下降,医源性传播、性接触传播及静脉毒瘾者中的传播明显上升,这些方面需加强防范。

(三)人群易感性

凡未感染过乙型肝炎、也未进行过乙肝免疫接种者对 HBV 均易感。吸毒者、性传播疾病患者、性滥交者为高危人群。免疫功能低下者、血液透析患者、部分医护人员感染 HBV 的机会和可能性亦较大。

(四)流行特征

1.地区分布

乙肝呈世界性分布,按照流行率不同大致可分为高、中、低度 3 类流行区。西欧、北美和澳大利亚为低流行区(人群 HBsAg 阳性率为 0.2%~0.5%);东欧、日本、独联体地区、南美和地中海国家为中流行区(HBsAg 阳性率为 2%~7%);东南亚和热带非洲为高流行区(HBsAg 阳性率为8%~20%)。

据 2008 年卫生部(现卫健委)公布的 2006 年全国流行病调查结果,我国人群乙肝表面抗原携带率从 1992 年的9.75%降至 7.18%。1~4 岁人群乙肝表面抗原携带率最低为 0.96%;5~14 岁人群为 2.42%;15~59 岁人群达 8.57%。抗-HBs 阳性率为50.09%。1~4 岁人群抗-HBs阳性率最高,为71.24%;5~14 岁人群为 56.58%;15~59 岁人群为 47.38%。按此次调查乙肝表面抗原携带率 7.18%推算,我国仍有乙肝表面抗原携带者约 9 300 万人。目前我国已实现了世界卫生组织亚太地区提出的 5 岁以下儿童乙肝表面抗原携带率小于 2%的目标,实现了国家2006~2010 年乙肝防治规划提出的 5 岁以下儿童乙肝表面抗原携带率小于 1%的目标。

2.季节性

无一定的流行周期和明显的季节性。

3.性别与年龄分布

乙肝的感染率、发病率和 HBsAg 阳性率均显示出男性高于女性。我国在 1992 年把乙肝疫苗纳入儿童免疫规划管理,2002 年乙肝疫苗纳入儿童免疫规划,因此既往 10 岁以前呈现的乙肝感染率、发病率和 HBsAg 阳性率的高峰现已不再存在。

三、乙型病毒性肝炎的发病机制

HBV 进入人体造成组织损害的机制尚未完全阐明。HBV 出皮肤、黏膜进入人体内,可到达肝、胆、胰、肾、骨髓等脏器,主要在肝内繁殖复制,但对肝细胞无明显的损伤作用。这从一些HBV 携带者的肝脏病理学检查无病理改变可以得到证明。只有人体对侵入的 HBV 发生免疫反应才出现肝脏病变。细胞免疫、体液免疫及可能出现的自身免疫相互关联参与才能引起疾病。不同的临床疾病类型以不同的免疫反应为主。

(一)急性肝炎

HBV 在体内引起病变的类型取决于宿主的免疫应答,急性肝炎的免疫功能正常,HBV 在肝细胞内复制,在肝细胞膜上表现为特异性抗原。HBsAg 与 HBcAg 可能是主要的靶抗原。靶抗原与致敏的 T 细胞结合,通过淋巴细胞活素杀死肝细胞。同时,特异性体液免疫应答产生抗体(如抗-HBs)释放入血中和病毒,将病毒清除,感染停止,疾病痊愈。

(二)慢性肝炎

慢性肝炎的病变主要由细胞免疫异常所致。细胞免疫的效应是 3 种淋巴细胞,即自然杀伤细胞(NK)、细胞毒性 T 细胞(TC)及抗体依赖淋巴细胞。免疫效应所攻击的靶抗原为肝细胞膜上的抗原,如 HBsAg、HBcAg、肝特异性脂蛋白(LSP)及肝细胞膜抗原(LMAg)等。

(1)NK 细胞为不经致敏具有杀伤能力的细胞。NK 细胞的活性在慢性活动性肝炎及HBsAg 携带者中均有增加。故认为其为肝损伤的发病机制中的重要细胞。

(2)TC 细胞致敏后对有抗原表达的肝细胞具有细胞毒性作用而致肝细胞溶解破坏。肝细胞膜表面有 HBcAg 表达时可为 TC 细胞损伤,如无 HBcAg 靶抗原表达则不能被 TC 细胞损伤。

如 HBcAg 只在细胞核内,则不受 T 细胞的攻击,病变轻微。肝细胞损伤还有其他的因素,如靶细胞的特征、免疫调控功能改变等。

(3)抗体依赖细胞介导的细胞毒性作用(ADCC):肝细胞膜上有两种抗原,一为肝特异性脂蛋白(LSP),目前在血清中已可测出。抗 LSP 在 HBsAg 阳性及阴性的肝炎患者血清中均可测到。肝细胞膜上另一种抗原为肝膜抗原(LMAg)在患者血清中可以测定抗肝膜抗体(LMA)。主要见于自身免疫性慢性活动性肝炎,但亦可见于 HBV 所致慢性活动性肝炎。抗 LSP 等自身抗体可以介导抗体依赖性细胞毒作用(ADCC)成为肝细胞损伤的原因。

免疫调控细胞即辅助性 T 细胞(Th)与抑制性 T 细胞(Ts),其功能是调控免疫反应,其功能低下或亢进均引起免疫紊乱。根据多数学者检测的结果,在肝炎急性期及慢性肝炎活动期存在着抑制性 T 细胞功能低下或缺陷。慢性肝炎稳定期多无变化。

慢性 HBV 感染患者血清免疫球蛋白水平多为正常,说明 B 细胞功能正常。HBV 在体内激发多种抗体,抗原抗体发生免疫反应形成免疫复合物引起肝细胞损伤,清除病毒。抗原抗体的量不平衡决定病变程度。免疫反应低下者所产生的抗-HBs 不足以清除体内的 HBV,病毒大量复制,持续不断地导致肝细胞病变,即形成慢性肝炎。如宿主为免疫耐受状态,大量病毒复制,主要表达为 HBsAg,不引起宿主的免疫反应,肝细胞不受累,即为慢性 HBsAg 携带状态。

有学者提出病毒通过 3 方面的机制得以在宿主体内持续存在:①通过逃避宿主的免疫监视,细胞表面 HLA-ABC 表达少或抗-HBc 滴度高掩盖了 HBcAg 在肝细胞膜上的表达,T 细胞不能识别并接触病毒抗原;②淋巴细胞或巨噬细胞本身感染了病毒,产生了可溶性抑制因子,不能发挥免疫反应去清除病毒,同时也抑制了干扰素的产生;③病毒自身在复制过程中发生突变,产生有缺陷的变异株不被通常的免疫机制清除。

(三)重型肝炎

宿主的免疫反应亢进,产生抗-HBs 过早过多,与 HBsAg 形成过多的复合物,导致局部过敏坏死反应(Arthus 反应),肝细胞大块或亚大块坏死。或过多的 HBsAg-抗-HBs 复合物在肝窦内沉积,造成微循环障碍,导致缺血坏死,波及全肝。除强烈的体液免疫反应外也发生相应强烈的细胞免疫反应。T 细胞介导细胞毒作用也发挥效应,促进肝细胞坏死,引起急性或亚急性重型肝炎。

内毒素的作用在重型肝炎的发展上也起一定作用。正常情况下肠道细菌所产生的内毒素运送至肝脏后由肝脏清除。肝受损时不能有效清除内毒素,内毒素进入体循环,引起血管通透性增加,血小板激活因子(platelet activating factor,PAF)增加,能促进 DIC 形成。同时,内毒素刺激单核/巨噬细胞系统,使后者分泌两种因子。一为 PAF,一为肿瘤坏死因子(tumor necrosis factor,TNF),TNF 又引起一系列介质如白细胞介素 1、白细胞介素 6,白三烯及 PAF 的分泌。白三烯收缩平滑肌和增加血管通透性的作用比组胺强 100 倍,从而引起各器官强烈的血管反应,可导致多器官衰竭。

近年来发现丁型肝炎病毒感染与乙型重型肝炎的发病也有密切关系。重型肝炎血清中丁型肝炎病毒标志物>30%阳性,而普通型肝炎则<5%阳性。

四、乙型肝炎的病理学特征及临床表现

病毒性肝炎的病变主要在肝脏,累及全肝。肝细胞的变性坏死为原发性病变。

(一)急性乙型病毒性肝炎(acute hepatitis B)

临床上分黄疸型及无黄疸型。基本病变相同,病变程度有轻重不同,85%可恢复正常,10%~15%可转变为慢性肝炎,1%可转变为急性重型肝炎。

病变高峰时肝细胞的形态变化为肝细胞水肿变性、点状坏死、嗜酸性变性、嗜酸性小体形成、气球样细胞变性,肝小叶内和汇管区出现以淋巴细胞为主的炎性细胞浸润。库普弗细胞增生活跃并游离成巨噬细胞。汇管区的炎性细胞浸润可伸向邻近肝小叶,有碎片坏死但不破坏肝小叶界板,故小叶轮廓清楚。肝内淤胆,毛细胆管扩张并可含小胆栓,肝细胞亦可有胆色素颗粒沉着。急性病毒性肝炎后期肝细胞肿胀,肝索排列紊乱,含有胆色素颗粒的库普弗细胞以及汇管区的淋巴细胞浸润等可继续存在达数月之久。

临床上,急性黄疸型肝炎总病程2~4个月,可分为3期。

黄疸前期持续5~7 d,大多数患者起病缓慢,可有发热、乏力、食欲缺乏或恶心、呕吐等消化道症状。有些患者出现荨麻疹、关节痛或上呼吸道症状。尿色发黄。肝区胀痛,肝轻度肿大。肝功能检查谷丙转氨酶(ALT)升高。

黄疸期持续2~6周,1~3周内黄疸达到高峰。患者巩膜皮肤黄染,尿色更深。此时发热消退,乏力、胃肠道症状逐渐好转。肝大有压痛及叩击痛,少数患者脾轻度肿大。肝功能检查血清胆红素含量升高,ALT显著升高。

恢复期持续1~2个月,黄疸渐退,食欲恢复,体力逐渐恢复,肝功能恢复正常。

急性无黄疸型肝炎病程多在3个月内,除无黄疸外,其他临床表现与黄疸型相似。无黄疸型发病率远高于黄疸型,通常起病较缓慢,症状较轻,主要表现为全身乏力、食欲缺乏、恶心、腹胀、肝区痛,肝大、有轻压痛及叩痛等。恢复较快,有些病例无明显症状,易被忽视。

(二)慢性乙型病毒性肝炎(chronic hepatitis B,CHB)

病程超过半年,由急性乙型肝炎迁延不愈而发展成慢性肝炎,或因乙型肝炎起病隐袭,待临床发现疾病时已成慢性。

病理变化轻重多样化,慢性肝炎多非全小叶性病变,小叶内有不同程度的肝细胞变性、坏死、汇管区及汇管区周围炎症较明显,主要病变除炎症坏死外还有不同程度的纤维化。

1.轻度慢性肝炎

肝细胞气球样变性,有点状坏死、灶状坏死或出现凋亡小体,汇管区有炎性细胞浸润或可见碎屑坏死。肝小叶结构完整,轮廓清楚,不见肝细胞结节形成,不发展成肝硬化。

临床上症状、体征轻微或缺如,肝功能正常或轻度异常,ALT和天门冬氨酸氨基转移酶(AST)轻度升高,蛋白质代谢正常,血清胆红素可有轻度升高(≤34.2 μmol/L)。

2.中度慢性肝炎

肝细胞有中度碎屑坏死,汇管区炎症明显,小叶内炎症明显,肝内坏死灶融合或伴有少数桥接坏死,有纤维间隔形成,小叶结构大部分保存完整。

临床上症状体征都比轻度慢性肝炎重,有较明显的乏力、厌食、腹胀,中等度黄疸,肝脾大,肝区触痛。实验室检查ALT及AST明显升高(>正常3倍),血胆红素定量34.4~85.5 μmol/L,蛋白质代谢不正常,白/球比例降低(<1.0),凝血酶原活动度降低(<60%)。

3.重度慢性肝炎

汇管区严重炎症性变化,桥接坏死累及多个小叶,小叶结构紊乱,小叶间的界板呈锯齿状,肝小叶被瓜分成假小叶,形成早期肝硬化的病理特征。

临床上有明显的肝炎症状。乏力、纳差、腹胀、黄疸更明显。有肝病面容、蜘蛛痣、肝掌、脾大。实验室检查 ALT 及 AST 持续或明显升高（>正常 3 倍），血胆红素升高（>85.5 $\mu mol/L$），蛋白质代谢异常，白/球比例降低（≤1.0），凝血酶原活动度降低（60%～40%）。B 型超声波检查可发现门静脉增宽（≥14 mm），脾静脉增宽（>8 mm）及脾大等门静脉高压现象。

(三)重症乙型病毒性型肝炎

分急性、亚急性及慢性重型 3 类。

1.急性重型肝炎

急性重型肝炎又称暴发型病毒性肝炎，病死率极高。致病原因多为 HBV 感染。由于强烈的免疫反应，导致肝细胞广泛坏死，肝脏萎缩，表面光滑。早期死亡者的肝脏未见明显的胆色素积聚。切面见各个肝小叶中央区塌陷，色深红，称为红色肝萎缩。大多数重型肝炎尸检时呈所谓急性黄色肝萎缩，肝显著缩小，胆色素沉积呈黄色，重量可减到 600～800 g，异常柔软，被膜皱缩，边薄。显微镜下见肝小叶内肝实质细胞大都溶解坏死，病灶内肝细胞消失，可见到一些核已消失的肝细胞质或残屑，在这些碎屑之间散布着较多的炎性细胞，包括组织细胞、淋巴细胞及少数中性粒细胞。肝窦充血，库普弗细胞增生肿大，游离并吞噬破碎物质和色素颗粒，遗留有网状纤维支架。黄疸超过 10 d 者小叶周边的细胆管往往增生，且有淤胆。

急性重型肝炎的临床特点是在起病 2 周以内出现肝性脑病，且凝血酶原活动度低于 40%。昏迷往往与黄疸同时发生，极少数病例可先于黄疸发生。有许多致昏迷因素（如氨、短链脂肪酸等）及促进昏迷的因素（如低血糖、缺氧等）导致昏迷、脑水肿、脑疝而死亡。全病程不超过 3 周。

2.亚急性重型肝炎

亚急性重型肝炎亦称亚急性肝坏死。起病类似急性黄疸型肝炎，病情经过较急性重型肝炎缓慢，此型病理改变肝实质坏死范围较小（亚广泛坏死），坏死区有单核细胞浸润，炎症病变弥散。除肝小叶有较广泛的坏死外，同时兼有明显的肝细胞再生现象，这是与急性重型肝炎病变的主要区别点。肉眼观察肝体积普遍缩小。表面皱缩塌陷，部分隆起较硬，粗大结节状即肝细胞再生区域。显微镜下在塌陷区多数肝细胞坏死，网状纤维支架萎缩，肝小叶轮廓缩小，汇管区炎性细胞浸润，新生的小胆管内淤胆。此型肝炎病变多样化（坏死、萎缩、再生、早期肝硬化等），主要是病变不同期发展所致。

临床上多于起病 15 d 至 24 周出现病情逐渐加重，黄疸迅速加深，血清胆红素每天上升 ≥17.1 $\mu mol/L$ 或大于正常值 10 倍，极度疲乏、恶心、呕吐、不能进食，腹胀，可出现腹水，同时凝血酶原时间明显延长，凝血酶原活动度低于 40%。易并发自发性腹膜炎、肝性脑病、肝肾综合征或大出血而致死亡。部分患者经积极治疗可好转，但以后易发展为坏死后性肝硬化。

3.慢性重型肝炎

慢性重型肝炎亦称慢性肝炎亚急性肝坏死，是在慢性肝炎或肝硬化的基础上发生的亚急性肝坏死。病理改变除亚急性重型肝炎的变化外尚有慢性肝炎或肝硬化的典型表现。本型患者临床表现与亚急性重型肝炎相似，预后更差，病死率极高。

(四)淤胆型肝炎(胆汁淤积型乙型病毒性肝炎)

即以往称的毛细胆管炎型肝炎，主要表现为肝内"阻塞性"黄疸。病变主要位于小叶中心部，毛细胆管内有胆栓。肝细胞病变较轻，可见肝细胞大小不等，呈多染性，很少看到肝细胞坏死及嗜酸性小体。汇管区有炎性细胞浸润。其病变程度与黄疸的深度不平行。临床上黄疸持续时间较长，为胆汁淤积性黄疸，皮肤瘙痒，大便颜色变浅或灰白。中毒病状较轻。实验室检查血胆固醇升高,血胆红素升高以结合胆红素为主要成分。蛋白质代谢基本正常,碱性磷酸酶升高,ALT轻到中度升高,病程虽长,预后良好。

五、乙型病毒性肝炎的自然病程

(一)乙型病毒性肝炎的4个时期

根据临床病程、乙肝病毒的血清学、病毒复制及血清转氨酶的水平,慢性 HBV 感染的自然病程一般可人为地划分为 4 个阶段,即免疫耐受期、免疫清除期、非活动或低(非)复制期和再活动期。

1.免疫耐受期

其特点是 HBV 复制活跃,血清 HBsAg 和 HBeAg 阳性,HBV-DNA 载量高(常常$>2\times10^6$ U/mL,相当于 10^7/mL),但血清 ALT 水平正常或轻度升高,肝组织学无明显异常并可维持数年甚至数十年,或轻度炎症坏死、无或仅有缓慢肝纤维化的进展。

2.免疫清除期(HBeAg 阳性慢性乙型肝炎)

患者免疫耐受消失进入免疫活跃阶段,表现为血清 HBV-DNA 下降(常常$>2\ 000$ U/mL,相当于10^4/mL),伴有 ALT 持续或间歇升高,肝组织学中度或严重炎症坏死、肝纤维化可快速进展,部分患者可发展为肝硬化和肝衰竭。

3.非活动或低(非)复制期

表现为 HBeAg 阴性、抗-HBe 阳性,HBV-DNA 持续低于最低检测限,ALT/AST 水平正常,肝组织学无炎症或仅有轻度炎症,这一阶段也称为非活动性 HBsAg 携带状态,是 HBV 感染获得免疫控制的结果。大部分此期患者发生肝硬化和 HCC 的风险大大减少,在一些持续 HBV-DNA 转阴数年的患者,自发性 HBsAg 血清学转换率为每年 $1\%\sim3\%$。

4.再活动期(HBeAg 阴性慢性乙型肝炎)

部分处于非活动期的患者可能出现 1 次或数次的肝炎发作,多数表现为 HBeAg 阴性,抗-HBe 阳性[部分是由于前 C 区和(或)C 基因基本核心区启动子变异导致 HBeAg 表达水平低下或不表达],HBV-DNA 活动性复制、ALT 持续或反复异常,成为 HBeAg 阴性慢性乙型肝炎,这些患者可进展为肝纤维化、肝硬化、失代偿期肝硬化和 HCC。也有部分患者可出现自发性 HBsAg 消失(伴或不伴抗-HBs)和 HBV-DNA 降低或检测不到,因而预后常良好。少部分此期患者可恢复到 HBeAg 阳性状态(特别是在免疫抑制状态如接受化学治疗时)。

(二)与慢性乙型病毒性肝炎进展相关的因素

HBV 感染期的自然病程是复杂和多变的,同时受到很多因素的影响,包括感染的年龄、病毒因素(HBV 基因型、病毒变异和病毒复制的水平)、宿主因素(性别、年龄和免疫状态)和其他外源性因素,如同时感染其他嗜肝病毒和嗜酒等。临床上,HBV 感染包括从症状不明显的肝炎到急性有症状的肝炎,甚至急性重症肝炎,从非活动性 HBsAg 携带状态到慢性肝炎、肝硬化等各种状况,$15\%\sim40\%$的慢性 HBV 感染者会发展为肝硬化和晚期肝病。

HBV 感染时的年龄是影响慢性化的最主要因素。感染的年龄越轻,慢性化的可能性越高。在围生期和婴幼儿时期感染 HBV 者中,分别有 90% 和 $25\%\sim30\%$将发展成慢性感染,而 5 岁以后感染者仅有$5\%\sim10\%$发展为慢性,一般无免疫耐受期。在 6 岁以前感染 HBV 的人群,约25%在成年时发展成肝硬化和 HCC,但有少部分与 HBV 感染相关的 HCC 患者无肝硬化证据。病死率与肝硬化和肝细胞癌的发生发展有关。慢性乙型肝炎、代偿期和失代偿期肝硬化的 5 年病死率分别为 0～2%、14%～20%和70%～86%。

肝细胞病变主要取决于机体的免疫应答,尤其是细胞免疫应答。免疫应答既可清除病毒,亦可导致肝细胞损伤,甚至诱导病毒变异。机体免疫反应不同,导致临床表现各异。当机体处于免疫耐受状态,不发生免疫应答,多成为无症状携带者;当机体免疫功能正常时,多表现为急性肝炎,成年感染 HBV 者常属于这种情况,大部分患者可彻底清除病毒;在机体免疫功能低下、不完全免疫耐受、自身免疫反应产生、HBV 基因突变逃避免疫清除等情况下,可导致慢性肝炎;当机体处于超敏反应,大量抗原-抗体复合物产生并激活补体系统,以及在 TNF、白细胞介素-1(inter-leukin-1,IL-1)、IL-6、内毒素等参与下,导致大片肝细胞坏死,发生重型肝炎。

血清 HBV-DNA 含量的变化与大部分慢性乙型肝炎的急性发作有着密切的关系,乙型肝炎病毒的复制启动和激发的机体免疫反应,导致肝细胞损伤。

乙型肝炎慢性化的发生机制尚未充分明了,有证据表明,免疫耐受是关键因素之一。由于 HBeAg 是一种可溶性抗原,HBeAg 的大量产生可能导致免疫耐受。免疫抑制亦与慢性化有明显关系。慢性化还可能与遗传因素有关。

(三)慢性乙型病毒性肝炎与肝硬化及肝癌

慢性乙型肝炎患者中,肝硬化失代偿的年发生率约为 3%,5 年累计发生率约为 16%。发展为肝硬化的患者一般大于 30 岁,通常伴有炎症活动和病毒再激活,往往有早期肝功能失代偿的表现,乙肝病毒前 C 区和 C 区变异相当常见,其特点尚待进一步认识。

慢性 HBV 感染者的肝硬化发生率与感染状态有关。免疫耐受期患者只有很轻或无肝纤维化进展,而免疫清除期是肝硬化的高发时期。肝硬化的累计发生率与持续高病毒载量呈正相关,HBV-DNA 是独立于 HBeAg 和 ALT 以外能够独立预测肝硬化发生的危险因素。发生肝硬化的高危因素还包括嗜酒、合并丙型肝炎病毒(HCV)、丁型肝炎病毒(HDV)或人类免疫缺陷病毒(HIV)感染等。

HBV 与原发性肝细胞癌(hepatic cell carcinoma,HCC)的关系密切。其发生机制现在认为首先由于 HBV 在肝细胞内与人体染色体整合,这是癌变的启动因素。整合后的肝细胞易于受到一系列的刺激而发生转化。HBV 的 X 蛋白和截断的前 S_2/S 多肽作为增强子可反式激活各种细胞促进因子,后者在各种生长因子的共同作用下,促进已整合的肝细胞转化。此外,某些原癌基因如 N-ras 基因可被激活,某些抑癌基因如 P53 基因可能产生突变,均可促进癌变的发生。

非肝硬化患者较少发生 HCC。肝硬化患者中 HCC 的年发生率为 3%～6%。HBeAg 阳性和(或)HBV-DNA>2 000 U/mL(相当于 10^4/mL)是肝硬化和 HCC 发生的显著危险因素。大样本研究结果显示,年龄大、男性、ALT 水平高也是肝硬化和 HCC 发生的危险因素,HCC 家族史也是相关因素,但在同样的遗传背景下,HBV 病毒载量更为重要。

六、HBV 标志物的检测及其意义

(一)乙型肝炎表面抗原(HBsAg)

HBV 感染后 2～6 个月出现,相当于临床潜伏期,ALT 升高前 2～8 周。出现于肝细胞质、血液及其他体液(胆汁、唾液、乳汁、汗液、鼻涕、泪水、精液、阴道分泌物)。急性自限性肝炎 6 个月内可消失。慢性肝炎或慢性携带者可持续存在。HBsAg 有抗原性无传染性。HBsAg 是病毒的外壳物质(表面蛋白)并不是完整的病毒颗粒,血清 HBsAg 阴性而 HBV-DNA 阳性可能有

3 种情况:①HBsAg 滴度低或正在消失,用现行通用的 ELISA 方法测不出;②可能为不同亚型感染;③S 基因变异,以致血中出现有缺陷的 HBsAg,用常规方法测不出。故检查乙肝病毒感染时,只测 HBsAg 是不够的。

(二)抗-HBs

出现在血清中,在急性 HBV 感染后期或 HBsAg 消失之后,经过一段时间的窗口期出现抗-HBs,表示为 HBV 感染的恢复期。一般而言,抗-HBs 可数年保留在血中。正常情况 HBsAg 与抗-HBs 不同时在血中出现。人体在感染期虽持续产生抗-HBs,因有过多的 HBsAg 与之形成 HBsAg-抗-HBs 复合物,抗 HBs 不易被测出来,只有 HBsAg 消失后才能测出。抗-HBs 为保护性抗体,能抵抗同型病毒的侵入,但如抗-HBs 滴度低,侵入病毒的量过大时,仍可发生感染。不同亚型病毒亦可感染。乙肝疫苗注射后血中可出现抗-HBs。

(三)HBeAg

HBeAg 的出现迟于 HBsAg,消失早于 HBsAg,急性自限性感染在血中存在的时间不超过 10 周。在慢性感染及病毒携带者可持续存在。HBeAg 阳性多与病毒高复制相关,但 HBV 前 C 区基因突变时,可发生 HBeAg 阴性的慢性乙型肝炎,病毒感染可能更重。单独 HBeAg 阳性时必须除外类风湿因子所致的假阳性。

(四)抗-HBe

抗-HBe 出现在 HBeAg 消失的血清,此时血 HBV-DNA 及 DNA 多聚酶多数已转阴性。HBsAg 未消失就出现抗-HBe,也早于抗-HBs。HBeAg 消失而抗-HBe 产生称为血清转换。抗-HBe 转阳后,病毒复制多处于静止状态,传染性降低。长期抗-HBe 阳性者并不代表病毒复制停止或无传染性,研究显示 20%～50%仍可检测到 HBV-DNA。少数病例抗-HBe 阳性,始终未出现过 HBeAg,是因 HBV 基因存在变异,无法分泌 HBeAg。虽然血清无 HBeAg,但病毒仍在复制,可出现疾病加剧现象。有人观察到从 HBeAg 向抗-HBe 转换过程中,临床上有两种不同的过程,一种为隐性转换。一种为急性发作伴有 ALT 升高,肝组织坏死甚至有桥接坏死。后者属 HBV 清除的免疫反应。

HBeAg 转换为抗-HBe 的时间长短不一,急性自限性感染一般在 10 周内转换。慢性感染者可多年不变,少数抗-HBe 阳性 HBV-DNA 也阳性的患者,HBeAg 又可能重新阳性。

(五)抗-HBc IgM

IgM 出现在 HBV 感染早期的血清中,稍后于 HBsAg,为急性感染期指标,在发病第 1 周即可出现,持续时间差异较大,多数在 6 个月内消失。慢性活动性肝炎患者可多年持续存在,但滴度低。

(六)抗-HBc IgG

IgG 于 HBsAg 与 HBeAg 出现后才在血清中出现。抗-HBc IgG 在血清中可长期存在,高滴度的抗-HBc IgG 表示现症感染,常与 HBsAg 并存;低滴度的抗-HBc IgG 表示过去感染,常与抗-HBs 并存。

(七)HBcAg

Dane 颗粒的核心结构存在于细胞核。通常在血中不易检测,要用去垢剂处理才能分离出 HBcAg,然后用放免法测定在血清中的含量。HBcAg 阳性表示 HBV 处于复制状态,有传染性。

(八)乙肝病毒脱氧核糖核酸(HBV-DNA)

血清 HBV-DNA 阳性及含量反映病毒复制,代表传染性的强弱,是 HBV 感染最直接、特异且灵敏的指标。急性 HBV 感染时,潜伏期即可阳性,于感染后第 8 周达高峰,至血清转氨酶升高时,90% 以上已被清除。慢性 HBV 感染者,HBV-DNA 可长期阳性,斑点杂交法检测 HBV-DNA 特异性高但灵敏度较低,PCR 法的应用大大提高了灵敏度,现广泛用于治疗过程中疗效评估。

七、预防

(一)保护易感人群

接种乙型肝炎疫苗是预防 HBV 感染最有效的方法。乙型肝炎疫苗的接种对象主要是新生儿,其次为婴幼儿,15 岁以下未免疫人群和高危人群。

乙型肝炎疫苗全程需接种 3 针,按照 0、1 和 6 个月的程序,即接种第 1 针疫苗后,在 1 个月和 6 个月时注射第 2 针和第 3 针。接种乙型肝炎疫苗越早越好。新生儿接种部位为上臂外侧三角肌或大腿前外侧中部肌内注射;儿童和成人为上臂三角肌中部肌内注射。患重症疾病的新生儿,如极低出生体质量儿、严重出生缺陷、重度窒息、呼吸窘迫综合征等,应在生命体征平稳后,尽早接种第1针乙型肝炎疫苗。

新生儿乙型肝炎疫苗的接种剂量:①重组酵母乙型肝炎疫苗每针次 10 μg,不论母亲 HBsAg 阳性与否;②重组中国仓鼠卵巢(Chinese hamster ovary,CHO)细胞乙型肝炎疫苗,每针次10 μg 或 20 μg,HBsAg 阴性母亲的新生儿接种 10 μg;HBsAg 阳性母亲的新生儿接种 20 μg。

对成人建议接种 3 针 20 μg 重组酵母乙型肝炎疫苗或 20 μg 重组 CHO 细胞乙型肝炎疫苗。对免疫功能低下或无应答者,应增加疫苗的接种剂量(如 60 μg)和针次;对 0、1 和 6 个月程序无应答者可再接种 1 针 60 μg 或 3 针 20 μg 乙型肝炎疫苗,并于第 2 次接种乙型肝炎疫苗后 1~2 个月时检测血清抗-HBs,如仍无应答,可再接种 1 针 60 μg 重组酵母乙型肝炎疫苗。接种乙型肝炎疫苗后有抗体应答者的保护效果一般至少可持续 30 年,因此,一般人群不需要进行抗-HBs 监测或加强免疫,但对高危人群或免疫功能低下者等可监测抗-HBs,如抗-HBs<10 mIU/mL,可再次接种 1 针乙型肝炎疫苗。

未感染过 HBV 的妇女在妊娠期间接种乙型肝炎疫苗是安全的;除按常规程序接种外,加速疫苗接种程序(0、1 和 2 个月程序)已被证明是可行和有效的。

意外暴露者是指其皮肤或黏膜接触 HBsAg 阳性或 HBsAg 不详患者的血液或体液,或被其污染的针头刺伤者。

(二)管理传染源

对首次确定的 HBsAg 阳性者,如符合传染病报告标准的,应按规定向当地 CDC 报告,并建议对其家庭成员进行血清 HBsAg、抗-HBs 和抗-HBc 检测,对易感者接种乙型肝炎疫苗。

HBV 感染者的传染性高低主要取决于血液中 HBV-DNA 水平,与血清 ALT、AST 和胆红素水平无关。建议在不涉及入托、入学、入职的健康体格检查和医疗活动中,积极检测 HBV 感染标志物,以达到早期诊断、早期治疗、降低疾病危害的目的。慢性 HBV 感染者应避免与他人共用牙具、剃须刀、注射器及取血针等,禁止献血、捐献器官和捐献精子等,并定期接受医学随访。其家庭成员或性伴侣应尽早接种乙型肝炎疫苗。

(三)切断传播途径

大力推广安全注射(包括取血针和针灸针等针具),并严格遵循医院感染管理中的标准预防原则。服务行业所用的理发、刮脸、修脚、穿刺和纹身等器具应严格消毒。若性伴侣为 HBsAg 阳性者,应接种乙型肝炎疫苗或采用安全套;在性伴侣的健康状况不明时,应使用安全套,以预防 HBV 和其他血源性或性传播疾病。对 HBsAg 阳性的孕妇,应尽量避免羊膜腔穿刺,保证胎盘的完整性,减少新生儿暴露于母血的机会。

八、影像学诊断

影像学检查的主要目的是监测慢性 HBV 感染的临床疾病进展,包括了解有无肝硬化及门静脉高压征象,发现占位性病变并鉴别其性质,通过动态监测及时发现和诊断原发性肝癌(hepatic cell carcinoma,HCC)。

(一)腹部超声检查

腹部超声检查无创、价廉、实时显像,便于反复进行,为最常用的肝脏影像学检查方法。可以观察肝脏和脾脏的大小、外形、实质回声,并能测定门静脉、脾静脉和肝静脉内径及血流情况,以及有无腹水及其严重程度,从而判断有无肝硬化及门静脉高压;能有效发现肝内占位性病变,对于监测和发现早期 HCC 至关重要。超声造影能更好地鉴别占位病变的性质。其局限性是图像质量和检查结果易受设备性能、患者胃肠道内气体和操作者技术水平等因素影响。

(二)计算机断层扫描(CT)检查

CT 检查主要用于观察肝脏形态,了解有无肝硬化,发现占位性病变并鉴别其性质;动态增强多期 CT 扫描对于 HCC 的诊断具有较高的灵敏度和特异度。

(三)磁共振成像(MRI)检查

MRI 无放射性辐射,组织分辨率高,多方位、多序列成像,是非常有效的肝脏影像学检查。一般认为,动态增强多期 MRI 扫描及肝脏细胞特异性增强剂显像对鉴别良、恶性肝内占位性病变的能力优于增强 CT。

九、病理学诊断

慢性 HBV 感染者肝组织检查的主要目的是评价肝脏炎症坏死及纤维化程度、明确有无肝硬化并排除其他肝脏疾病,从而为确定诊断、判断预后、启动治疗和监测疗效提供客观依据。

CHB 的主要病理学特点是肝脏汇管区及其周围不同程度的炎症坏死和纤维化。汇管区浸润的炎症细胞以淋巴细胞为主,也可有少数浆细胞和巨噬细胞;炎症细胞聚集常引起界板破坏而形成界面炎(旧称碎屑样坏死)。小叶内有肝细胞变性、坏死(包括点灶、桥接、融合性坏死)和凋亡,并可见磨玻璃样肝细胞及凋亡肝细胞形成的凋亡小体,且随炎症病变活动而愈加显著。慢性肝脏炎症坏死可引起细胞外基质特别是胶原的过度沉积即纤维化,表现为不同程度的汇管区纤维性扩大、纤维间隔形成,Masson 三色染色及网状纤维染色有助于判断肝纤维化程度及肝小叶结构。在弥漫性肝纤维化的基础上,一旦肝细胞结节性再生形成假小叶,即称为肝硬化。另外,免疫组织化学染色可检测肝组织内 HBsAg 和 HBcAg 的表达;核酸原位杂交法或 PCR 法可检测组织内 HBV-DNA 或 cccDNA。

对于慢性 HBV 感染的肝组织炎症坏死分级和纤维化分期,国际文献中常采用 Knodell、Scheuer,Metavir 或 Ishak 评分系统。Laennec 肝硬化分级根据再生结节大小和纤维间隔宽度,将肝硬化(Metavir 4)细分为 4A、4B 和 4C 三级。

十、临床诊断

根据慢性 HBV 感染者的血清学、病毒学、生物化学、影像学、病理学和其他辅助检查结果，在临床上可分为以下几种诊断。

(一)慢性 HBV 携带状态

慢性 HBV 携带状态又称 HBeAg 阳性慢性 HBV 感染。本期患者处于免疫耐受期，患者年龄较轻，HBV-DNA 定量水平(通常>2×10^7 U/mL)较高，血清 HBsAg(通常>1×10^4 U/mL)较高、HBeAg 阳性，但血清 ALT 和 AST 持续正常(1 年内连续随访 3 次，每次至少间隔 3 个月)，肝脏组织病理学检查无明显炎症坏死或纤维化。在未行组织病理学检查的情况下，应结合年龄、病毒水平、HBsAg 水平、肝纤维化无创检查和影像学检查等综合判定。

(二)HBeAg 阳性 CHB

本期患者处于免疫清除期，其血清 HBsAg 阳性、HBeAg 阳性，HBV-DNA 定量水平(通常>2×10^4 U/mL)较高，ALT 持续或反复异常或肝组织学检查有明显炎症坏死和(或)纤维化(≥G2/S2)。

(三)非活动性 HBsAg 携带状态

非活动性 HBsAg 携带状态又称 HBeAg 阴性慢性 HBV 感染。本期患者处于免疫控制期，表现为血清 HBsAg 阳性、HBeAg 阴性、抗-HBe 阳性，HBV-DNA<2×10^3 U/mL，HBsAg<1×10^3 U/mL，ALT 和 AST 持续正常(1 年内连续随访 3 次以上，每次至少间隔 3 个月)，影像学检查无肝硬化征象，肝组织检查显示组织活动指数(histological activity index，HAI)评分<4 或根据其他半定量计分系统判定病变轻微。

(四)HBeAg 阴性 CHB

此期为再活动期，其血清 HBsAg 阳性、HBeAg 持续阴性，多同时伴有抗-HBe 阳性，HBV-DNA 定量水平通常≥2×10^3 IU/mL，ALT 持续或反复异常，或肝组织学有明显炎症坏死和(或)纤维化(≥G2/S2)。

(五)隐匿性 HBV 感染

隐匿性 HBV 感染的患者表现为血清 HBsAg 阴性，但血清和(或)肝组织中 HBV-DNA 阳性。在隐匿性 HBV(OBI)患者中，80% 可有血清抗-HBs、抗-HBe 和(或)抗-HBc 阳性，称为血清阳性 OBI；但有 1%～20% 的 OBI 患者所有血清学指标均为阴性，故称为血清阴性 OBI。其发生机制尚未完全阐明，一种可能是显性(急性或慢性)HBV 感染后 HBsAg 消失，通常其血清或肝组织 HBV-DNA 水平很低，无明显肝组织损伤；另一种是 HBV S 区基因变异，导致 HBsAg 不能被现有商品化试剂盒检测到，其血清 HBV-DNA 水平通常较高，可能伴有明显肝脏组织病理学改变。此类患者可通过输血或器官移植将 HBV 传播给受者，其自身在免疫抑制状态下可发生 HBV 再激活。

(六)乙型肝炎肝硬化

1.诊断

乙型肝炎肝硬化的诊断应符合下列(1)和(2)(病理学诊断)，或(1)和(3)(临床诊断)。

(1)目前 HBsAg 阳性，或 HBsAg 阴性、抗-HBc 阳性且有明确的慢性 HBV 感染史(既往 HBsAg 阳性>6 个月)，并除外其他病因者。

（2）肝脏活组织检查病理学符合肝硬化表现者。

（3）符合以下5项中的2项及以上，并除外非肝硬化性门静脉高压者：①影像学检查显示肝硬化和（或）门静脉高压征象；②内镜检查显示食管胃底静脉曲张；③肝脏硬度值测定符合肝硬化；④血生物化学检查显示白蛋白水平降低（＜35 g/L）和（或）PT 延长（较对照延长＞3 s）；⑤血常规检查显示血小板计数＜100×10^9/L 等。

2.分类

临床上常根据是否曾出现腹水、食管胃底静脉曲张破裂出血和肝性脑病等严重并发症，将肝硬化分为代偿期及失代偿期。

（1）代偿期肝硬化：病理学或临床诊断为肝硬化，但从未出现腹水、食管胃底静脉曲张破裂出血或肝性脑病等严重并发症者，可诊断为代偿期肝硬化；其肝功能多为 Child-PughA 级。

（2）失代偿期肝硬化：肝硬化患者一旦出现腹水、食管胃底曲张静脉破裂出血或肝性脑病等严重并发症者，即诊断为失代偿期肝硬化；其肝功能多属于 Child-PughB 级或 C 级。

近年，为更准确地预测肝硬化患者的疾病进展、死亡风险或治疗效果，有学者建议将肝硬化分为5期，其中1、2期为代偿期肝硬化，3期至5期为失代偿期肝硬化。1期为无静脉曲张，无腹水；2期为有静脉曲张，无出血或腹水；3期为有腹水，无血，伴或不伴静脉曲张；4期为有出血，伴或不伴腹水；5期为出现脓毒症。

随着抗病毒药物的进步，许多失代偿期肝硬化患者经过治疗可以逆转为代偿期肝硬化。表现为肝细胞功能改善，如白蛋白水平较前升高，PT 较前缩短，不再出现腹水、肝性脑病等严重并发症，不需要肝移植也可长期存活。这些现象被称为肝硬化再代偿期，但目前尚无准确定义和统一的诊断标准。

十一、治疗目的

（1）最大限度地长期抑制 HBV 复制，减轻肝细胞炎症坏死及肝脏纤维组织增生，延缓和减少肝功能衰竭、肝硬化失代偿、HCC 和其他并发症的发生，改善患者生命质量，延长其生存时间。

（2）对于部分适合条件的患者，应追求临床治愈。

（3）临床治愈（或功能性治愈）：停止治疗后仍保持 HBsAg 阴性（伴或不伴抗-HBs 出现）、HBV-DNA 检测不到、肝脏生物化学指标正常、肝脏组织病变改善。但因患者肝细胞核内 cccDNA 未被清除，因此存在 HBV 再激活和发生 HCC 的风险。

十二、NAs 治疗

（一）NAs 药物的疗效和安全性

1.恩替卡韦（Entecavir,ETV）

大量研究数据显示，采用 ETV 治疗可强效抑制病毒复制，改善肝脏炎症，安全性较好，长期治疗可改善乙型肝炎肝硬化患者的组织学病变，显著降低肝硬化并发症和 HCC 的发生率，降低肝脏相关和全因病死率。

在初治 CHB 患者中，ETV 治疗5年的累计耐药发生率为1.2%；在拉米夫定（Lamivudine,LAM）耐药的 CHB 患者中，ETV 治疗5年的累积耐药发生率升至51%。

2.富马酸替诺福韦酯(Tenofovir disoproxil fumarate,TDF)

应用 TDF 治疗 CHB 患者的多中心临床研究结果显示,可强效抑制病毒复制,耐药发生率低。采用 TDF 治疗 8 年的研究数据显示,共有 41 例次病毒学突破,其中 29 例次(70%)的原因是依从性问题,59% 发生病毒学突破的患者继续 TDF 治疗仍然获得病毒学应答,进一步的核酸序列测定未发现 TDF 相关的耐药。TDF 长期治疗显著改善肝脏组织学,降低 HCC 发生率。

ETV 耐药且血清中 HBV-DNA>60 U/mL 的 90 例 CHB 患者,按照 1∶1 比例随机接受 TDF 单独或联合 ETV 治疗 48 周,TDF 单独或联合 ETV 治疗组的 HBV-DNA 阴转(<15 U/mL)率分别为 73% 和 71%,HBV-DNA 较基线分别下降 3.66 lg U/mL 和 3.74 lg U/mL,分别有 6 例和 3 例患者仍保持了基线的耐药,2 组安全性良好。多项 TDF 治疗 NAs 经治患者的 48~168 周的研究显示,TDF 用于 LAM 耐药、阿德福韦酯(Adefovir dipiv-oxil,ADV)耐药、ETV 耐药或多药耐药患者的治疗,均可获得 70%~98% 的病毒学应答,且随着治疗时间的延长,病毒学应答率逐渐升高。

3.富马酸丙酚替诺福韦片(Tenofovir alafenamide fumaratetablets,TAF)

全球Ⅱ期临床试验中,581 例 HBeAg 阳性 CHB(不包括失代偿期肝硬化)患者接受 TAF 治疗 48 周,64% 的患者 HBV-DNA<29 U/mL,ALT 复常率为 72%;10% 发生 HBeAg 血清学转换,HBsAg 消失率为 1%;继续治疗至 96 周,73% 的患者 HBV-DNA<29 U/mL,ALT 复常率为 75%;HBeAg 血清学转换率增至 18%,HBsAg 消失率为 1%。285 例 HBeAg 阴性 CHB(不包括失代偿期肝硬化)患者接受 TAF 治疗 48 周,94% 的患者 HBV-DNA<29 U/mL,ALT 复常率为 83%,HBsAg 血清消失率为 0;继续治疗至 96 周,90% 患者 HBV-DNA<29 U/mL,ALT 复常率为 81%,HBsAg 血清消失率<1%。96 周治疗期间,头痛(12%)、恶心(6%)和疲劳(6%)是最常见的不良事件。TAF 治疗 96 周后髋关节、腰椎的骨密度下降值(−0.33%、−0.75%)低于 TDF(−2.51%、−2.57%),两者间差异有统计学意义(P 值<0.001);TAF 治疗后估算的肾小球滤过率(estimated glomerular filtrationrate,eGFR)下降的中位值也低于 TDF(−1.2 mg/dL vs −4.8 mg/dL,P<0.001)。

4.其他药物

替比夫定(Telbivudine,LdT)可改善 eGFR,但总体耐药率仍偏高。LdT 在阻断母婴传播中具有良好的效果和安全性。

(二)NAs 的选择

初治患者应首选强效低耐药药物(ETV、TDF、TAF)治疗。不建议阿德福韦酯(ADV)和拉米夫定(LAM)用于 HBV 感染者的抗病毒治疗。正在应用非首选药物治疗的患者,建议换用强效低耐药药物,以进一步降低耐药风险。应用 ADV 者,建议换用 ETV、TDF 或 TAF;应用 LAM 或 LdT 者,建议换用 TDF、TAF 或 ETV;曾有 LAM 或 LdT 耐药者,换用 TDF 或 TAF;曾有 ADV 耐药者换用 ETV、TDF 或 TAF;联合 ADV 和 LAM/LdT 治疗者,换用 TDF 或 TAF。

(三)NAs 耐药的预防和处理

1.初始治疗患者

强调选择强效低耐药药物,推荐 ETV、TDF、TAF。

2.治疗中

定期检测 HBV-DNA 定量,以便及时发现病毒学突破,并尽早给予挽救治疗(表 8-1)。对于 NAs 发生耐药者,改用干扰素-α 类联合治疗的应答率较低。

表 8-1　核苷(酸)类似物耐药挽救治疗推荐

耐药种类	推荐药物
LAM 或 LdT 耐药	换用 TDF 或 TAF
ADV 耐药,之前未使用 LAM 或 LdT	换用 ETV、TDF 或 TAF
ADV 耐药,且对 LAM/LdT 耐药	换用 TDF 或 TAF
ETV 耐药	换用 TDF 或 TAF
ETV 和 ADV 耐药	ETV 联合 TDF,或 ETV 联合 TAF

注:LAM 为拉米夫定;LdT 为替比夫定;ADV 为阿德福韦酯;ETV 为恩替卡韦;TDF 为富马酸替诺福韦酯;TAF 为富马酸丙酚替诺福韦。

(四)NAs 治疗的监测

1.治疗前相关指标基线检测

(1)生物化学指标主要有 ALT、AST、胆红素、白蛋白等。

(2)病毒学和血清学标志物主要有 HBV-DNA 定量和 HBsAg、HBeAg 抗-HBe。

(3)根据病情需要,检测血常规、血清肌酐水平、血磷水平、肾小管功能等。

(4)肝脏无创纤维化检测如肝脏硬度值测定。

(5)当 ETV 和 TDF 用于肌酐清除率<50 mL/min 患者时均需调整剂量;TAF 用于肌酐清除率<15 mL/min 且未接受透析的患者时,无推荐剂量;其余情况均无需调整剂量。

2.密切关注患者治疗依从性问题

密切关注患者治疗依从性问题包括用药剂量、使用方法、是否有漏用药物或自行停药等情况,确保患者已经了解随意停药可能导致的风险,提高患者依从性。

3.少见或罕见不良反应的预防和处理

NAs 总体安全性和耐受性良好,但在临床应用中确有少见、罕见严重不良反应的发生,如肾功能不全(服用 TDF、ADV)、低磷性骨病(服用 TDF、ADV)、肌炎/横纹肌溶解(服用 LdT)、乳酸酸中毒等(服用 ETV、LdT),应引起关注。建议治疗前仔细询问相关病史,以降低风险。对治疗中出现血肌酐、肌酸激酶或乳酸脱氢酶水平明显升高,并伴相应临床表现如全身情况变差、肌痛、肌无力、骨痛等症状的患者,应密切观察。一旦确诊为肾功能不全、肌炎、横纹肌溶解、乳酸酸中毒等,应及时停药或改用其他药物,同时给予积极的相应治疗干预。

4.耐药监测及处理

随着强效低耐药药物的应用,NAs 长期治疗出现耐药发生率大幅降低。如果在治疗过程中出现 HBV-DNA 定量较治疗中最低值升高>2 lg U/mL,排除依从性问题后,需及时给予挽救治疗,并进行耐药检测。

十三、干扰素-α 治疗

我国已批准 Peg-IFN-α 和干扰素-α 用于治疗。

(一)Peg-IFN-α 治疗的方案及疗效

1.Peg-IFN-α 初治单药治疗

多项多中心随机对照临床试验显示,HBeAg 阳性 CHB 患者采用 Peg-IFN-α-2a 或国产 Peg-IFN-α-2b 治疗 48 周(180 μg/w),停药随访 24 周,HBV-DNA<$2×10^3$ U/mL 的发生率为

30%，HBeAg 血清学转换率为 30.8%～36.3%（其中基线 ALT＞2×ULN 且治疗 12 周时 HBsAg＜1 500 U/mL 者可高达68.4%），HBsAg 转换率为 2.3%～3%，停药 3 年 HBsAg 清除率为 11%。Peg-IFN-α-2a 治疗 HBeAg 阴性慢性 HBV 感染者（60% 为亚洲人）48 周，停药随访 24 周，HBV-DNA＜2×10³ U/mL 的发生率为 43%，停药后随访 48 周时为 42%；HBsAg 消失率在停药随访 24 周、3 年、5 年时分别为 3%、8.7% 和 12%。

Peg-IFN-α 治疗 24 周时，HBV-DNA 下降＜2 lg U/mL 且 HBsAg 定量＞2×10⁴ U/mL（HBeAg 阳性者）或下降＜1 lg U/mL（HBeAg 阴性者），建议停用 Peg-IFN-α 治疗，改为 NAs 治疗。

2.Peg-IFN-α 与 NAs 联合治疗

对 NAs 经治 CHB 患者中符合条件的优势人群联合 Peg-IFN-α 可使部分患者获得临床治愈。治疗前 HBsAg 低水平（＜1 500 U/mL）及治疗中 HBsAg 快速下降（12 周或 24 周时 HBsAg＜200 U/mL 或下降＞1 lg U/mL）的患者，联合治疗后 HBsAg 阴转的发生率较高。但联合治疗的基线条件最佳疗程和持久应答率等，尚需进一步研究。

3.Peg-IFN-α 进一步降低 HBV 相关 HCC 的发生率

对 119 例单独应用 Peg-IFN-α 或 ETV 治疗的 CHB 患者，随访 5 年发现，采用 Peg-IFN-α 治疗的患者 5 年内均未发生 HCC；而采用 ETV 治疗者在随访第 4、5 年时分别有 2 例、1 例发生 HCC，与模型预测发生率间差异无统计学意义（P＝0.36）。另一项包括 682 例采用 NAs，430 例应用 Peg-IFN-α 单独或联合 NAs 治疗的回顾性研究显示，在中位随访时间 5.41 年时共 31 例发生 HCC，接受 Peg-IFN-α 治疗患者的 10 年累计 HCC 发生率明显低于 NAs 治疗患者（2.7%∶8.0%，P＜0.001）。Peg-IFN-α 在降低 HBV 相关 HCC 发生率方面的作用值得进一步深入研究。

（二）Peg-IFN-α 抗病毒疗效的预测因素

治疗前的预测因素：HBV-DNA＜2×10⁸ U/mL，ALT 高水平[（2～10）×ULN]或肝组织炎症坏死 G2 以上，A 或 B 基因型，基线低 HBsAg 水平（＜25 000 U/mL），基线核心抗体定量检测（qAnti-HBc）定量高水平，基线信号转导及转录激活蛋白 4（signal transducer and activator of transcription，STAT4）为 rs7574865，是提示干扰素疗效较好的预测指标。Peg-IFN-α 治疗12 周时的 HBV-DNA 水平、HBsAg 定量及其动态变化，可用于预测干扰素疗效。

（三）Peg-IFN-α 的不良反应及其处理

（1）流感样综合征：发热、头痛、肌痛和乏力等，可在睡前注射干扰素-α 或用药时服用非甾体抗炎药。

（2）骨髓抑制：中性粒细胞计数≤0.75×10⁹/L 和（或）血小板计数＜50×10⁹/L，应降低干扰素剂量；1～2 周后复查，如恢复，则增加至原量。中性粒细胞计数≤0.5×10⁹/L 和（或）血小板计数＜25×10⁹/L，则应暂停使用干扰素。对中性粒细胞计数明显降低者，可试用粒细胞集落刺激因子（granulocyte colony stimulatingfactor，G-CSF）或粒细胞巨噬细胞集落刺激因子（granulocyte macrophage colony stimulating factor，GM-CSF）治疗。

（3）精神异常：抑郁、妄想、重度焦虑等，应及时停用干扰素，必要时会同精神心理方面的专科医师进一步诊治。

（4）自身免疫病：部分患者可出现自身抗体，仅少部分患者出现甲状腺疾病、糖尿病、血小板计数减少、银屑病、白斑病、类风湿关节炎和系统性红斑狼疮样综合征等，应请相关科室医师会诊共同诊治,严重者应停药。

(5)其他:视网膜病变、间质性肺炎、听力下降、肾脏损伤、心血管并发症等,应停止干扰素治疗。

(四)干扰素治疗的禁忌证

(1)绝对禁忌证:妊娠或短期内有妊娠计划、精神病史(具有精神分裂症或严重抑郁症等病史)、未能控制的癫痫、失代偿期肝硬化、未控制的自身免疫病,严重感染、视网膜疾病、心力衰竭、慢性阻塞性肺病等基础疾病。

(2)相对禁忌证:甲状腺疾病,既往抑郁症史,未控制的糖尿病、高血压、心脏病。

十四、其他治疗

抗 HBV 治疗可降低 HBV 相关并发症的发生率,降低 HBV 相关 HCC 的发生率,提高患者生存率,是慢性 HBV 感染者最重要的治疗措施。此外,还有抗炎、抗氧化、保肝、抗纤维化、调节免疫等治疗。

(一)抗炎、抗氧化、保肝治疗

HBV 感染后导致肝细胞炎症坏死是疾病进展的重要病理生理过程。甘草酸制剂、水飞蓟宾制剂、多不饱和卵磷脂制剂和双环醇等具有抗炎、抗氧化和保护肝细胞等作用,有望减轻肝脏炎症损伤。对肝组织炎症明显或 ALT 水平明显升高的患者,可以酌情使用,但不宜多种联合。

(二)抗纤维化治疗

多个抗纤维化中药方剂如安络化纤丸、复方鳖甲软肝片、扶正化瘀片等,在动物实验和临床研究中均显示一定的抗纤维化作用,对明显纤维化或肝硬化患者可以酌情选用。但尚需多中心随机对照研究进一步明确其疗程及长期疗效等。

（王文华）

第八节　新型冠状病毒肺炎

对于新冠肺炎病例的诊断和医疗救治工作,全国的医疗专家在诊疗过程中不断认识和总结,并不断更新发布权威的新型冠状病毒肺炎治疗方案。本节内容就新冠肺炎临床工作总结和发布的最新诊疗方案进行全面的介绍和解读,以便普通人群加强对疾病的认识,提高个人防护;对于医疗工作者同样可以提高对疾病的认识,增强防护意识,提高医疗诊治水平。

一、临床表现

基于目前的流行病学调查,潜伏期多为 1~14 d,中位潜伏期为 3 d,个别患者最长可达 24 d。潜伏期虽无明显症状,但具有传染性,因此在接触传染源 14 d 以内需要医学观察和相对隔离。

新冠肺炎的临床症候群缺乏特异性,发热(87.9%)、乏力(69.6%)和咳嗽(67.7%)是最常见的症状,大约 1/3 的患者有呼吸困难。部分患者伴有鼻塞、流涕、咽痛、头痛和肌痛等症状,腹痛、腹泻和呕吐等消化道症状很少见。但有报道指出,部分患者在发热和呼吸困难前 1~2 d 以恶心和腹泻为首发症状。轻症患者仅表现为低热、轻微乏力等,无肺炎表现。重症患者病情进展迅速,多在发病1周后出现呼吸困难和(或)低氧血症,严重者快速进展为急性呼吸窘迫综合征(ARDS)、脓毒症休克、难以纠正的代谢性酸中毒、出凝血功能障碍和多脏器功能不全等,需要入住ICU治疗。与轻症患者相比,入住ICU的重症患者更容易出现呼吸困难、腹痛和厌食。需要注意的是发热程度与病情严重程度并无相关性,重症、危重症患者病程进度中可为中低热,甚至无明显发热。

年龄和合并疾病是新冠肺炎预后不佳的独立危险因素。尽管各年龄段普遍易感,但总体来讲40岁以上人群是发病的高峰群体。与不需要入住ICU的患者(中位年龄51岁)相比,这些需要入住ICU治疗的重症患者年龄更大(中位年龄66岁),更容易出现合并疾病,如糖尿病、高血压、心脑血管疾病和恶性肿瘤等,与成人相比,儿童患病后的症状相对较轻。男性和女性均为易感人群,但对多项描述性研究的汇总分析发现,男性的发病率略高于女性。患有新冠肺炎的孕产妇其临床表现及病程经过与同龄人无明显差异。

二、影像学特征

细菌性肺炎以实质损伤为主,影像学以叶段分布的实变为主要表现(图8-1)。而病毒性肺炎以间质损伤为主,其影像学以磨玻璃加网格的间质样改变为主要特征(图8-2)。

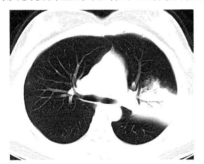

图8-1 细菌性肺炎

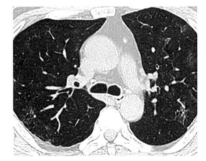

图8-2 病毒性肺炎

由于新冠肺炎是以肺间质改变为主,因此高分辨率CT的诊断价值远高于胸片。尤其对于早期轻症患者,胸片检查的漏诊率达到54.5%,而CT诊断的准确率可达到92.4%,因此胸部CT检查是新冠肺炎的主要诊断手段。早期CT呈现多发小斑片影即间质改变,以肺外带明显。进而发展为双肺多发磨玻璃影、浸润影,严重者可出现肺实变,胸腔积液少见。

新冠肺炎的病灶分布特点:单肺和(或)双肺,单发和(或)多发病灶,以多发病灶为主,病变主要分布于肺外周带胸膜下区和肺内深部肺小叶区。

新冠肺炎的病灶形态特点:病灶呈小斑片状、大片状磨玻璃密度影(GGO),其内可见增粗肺血管影、微血管增多;斑片状混合密度影,可见支气管气像结节影;随着疾病进展,病灶中的实性成分增多,呈现磨玻璃结节或混合密度结节,周围可有"晕征";双肺弥漫性实变影(白肺),胸腔积液少见;病程后期病灶可出现肺纤维化。需要指出的是影像学表现典型但多次核酸检测阴性的仍然不能排除新冠肺炎;影像表现正常仍不能排除新冠肺炎;病灶吸收或病灶不变化不能除外新冠肺炎。进展期病变影像学,短期(2~3 d)复查影像学检查对于病情的评估及指导治疗有一定的帮助。肺内病变在短期内迅速进展被认为是重型和危重型的临床预警指标。

三、实验室检查

(一)血液学检查

外周血白细胞总数正常或降低,淋巴细胞计数减少,淋巴细胞降低程度和病情严重程度相关。淋巴细胞绝对值如果小于 0.8×10^9/L,或出现 CD4 及 CD8 T 细胞计数明显下降者需要高度关注,一般建议 3 d 后复查血常规。

(二)病原学检查

采用实时荧光 RT-PCR 方法进行新型冠状病毒的核酸检测具有重要诊断意义,尽管有假阴性出现,核酸检测仍然是新冠肺炎的诊断金标准。排除样本质量、样本收集时机、污染和技术问题的情况下,从咽拭子、痰、肺泡灌洗液等呼吸道样本中检测出新型冠状病毒的 RNA,对病原学诊断有重要支持意义。此外,血液、粪便等多种标本中也可检测出新型冠状病毒核酸,与其他部位的标本相比,下呼吸道标本的检测结果更加准确。为提高核酸检测阳性率,建议尽可能留取痰液,实施气管插管者留取下呼吸道标本,标本采集后尽快送检。除核酸检测之外,还可通过二代测序技术对呼吸道标本或血液标本进行病毒基因测序,若与已知的新型冠状病毒高度同源,视为病原学检测阳性。与核酸检测相比,二代测序技术费用较高,耗时较长。

(三)其他实验室检查

新型冠状病毒特异性 IgM 抗体多在发病 3~5 d 后开始出现阳性,IgG 抗体滴度恢复期较急性期有 4 倍及以上增高。多数患者 CRP 和红细胞沉降率升高,部分患者出现肝酶、肌酶、乳酸脱氢酶(LDH)和肌红蛋白含量升高。部分危重者可见肌钙蛋白增高。血气分析有助于判断中、重症患者的氧合情况,结合其中乳酸的升高可以筛查高危的氧合障碍患者。炎症因子如 IL-6、IL-10 和 TNF-a 等检查可以初步评估患者的免疫功能状态。降钙素原(PCT)的检测对鉴别是否合并肺部的细菌感染有一定价值。大部分重症患者 D-二聚体明显升高,同时出现凝血功能的障碍。对实验室检测指标的动态观察有助于对患者的临床进程及转归做出判断。以下指标可用于重型及危重型临床预警:①外周淋巴细胞数进行性下降;②外周血炎症因子如 IL-6、CRP 进行性上升;③乳酸进行性身高。

以往在严重急性呼吸综合征(SARS)和中东呼吸综合征(MERS)病例中发现了与其他呼吸道病毒的双重感染。因此除新型冠状病毒之外,一方面,我们需要对所有可疑病例进行更为详细的微生物学研究,另一方面,即便已经检出其他呼吸道病原体,我们依然需要筛查新型冠状病毒。上呼吸道和下呼吸道标本均可测试其他呼吸道病毒,例如,甲型和乙型流感(包括人畜共患的甲型流感),呼吸道合胞病毒,副流感病毒,鼻病毒,腺病毒,肠病毒(例如 EVD68),人间质肺病毒和地方性人类冠状病毒(例如 HKU1,OC43,NL63 和 229E)。下呼吸道标本还可以检测包括军团菌等细菌病原体。

三、诊断

病原学检测:对于疑似病例,具备以下病原学证据之一者,即可确诊新冠肺炎。①呼吸道标本或血液标本实时荧光 RT-PCR 检测新型冠状病毒核酸阳性。②呼吸道标本或血液标本病毒基因测序,与已知的新型冠状病毒高度同源。对于临床高度怀疑患有新冠肺炎的患者,单个上呼吸道样本不能排除诊断的,建议增加下呼吸道样本。下呼吸道样本相对于上呼吸道样本更可能呈阳性,在下呼吸道样本易于获得的情况下(如机械通气的患者),临床医师可以选择仅收集下呼吸道样本。③血清新型冠状病毒特异性 IgM 抗体和 IgG 抗体阳性；血清新型冠状病毒特异性 IgG 抗体由阴性转为阳性或恢复期较急性期 4 倍及以上升高。

四、鉴别诊断

症状轻微，影像学未见异常的轻症患者需要与其他病原体引起的上呼吸道感染相鉴别。新冠肺炎主要需与流感病毒、腺病毒、呼吸道合胞病毒等其他已知病毒性肺炎鉴别，以及与肺炎支原体、衣原体肺炎及细菌性肺炎等鉴别。目前在 SARS 和 MERS 病例中发现了与其他呼吸道病毒感染的双重感染，因此需要对所有可疑病例进行详细的微生物学研究，排除双重感染。

此外，还要与非感染性疾病，如血管炎、皮肌炎和机化性肺炎等鉴别。医师将从多个方面进行详细检查并判断。此次新冠肺炎最主要特点是起病不典型，高热较少，多数 38 ℃左右，部分可不发热，干咳为主，与流感相比，重症进展略慢，潜伏期一般为 3～7 d，最终确诊需要依赖病原学检测结果。

五、治疗

为避免疫情扩散，治疗前需要根据病情确定治疗场所，疑似和确诊病例均应在具备有效隔离防护条件的定点医院隔离治疗，疑似病例应单人单间隔离治疗，确诊病例可多人收治在同一病室。危重症患者应当尽早收入 ICU 治疗。

（一）支持对症治疗

（1）卧床休息，加强支持治疗，保证热量充分。注意水电解质平衡，维持内环境稳定。密切监测生命体征、指氧饱和度等。

（2）及时有效的氧疗措施，给氧方式包括鼻导管、面罩和经鼻高流量氧疗。有条件可采用氢氧混合吸入气（H/O_2:66.6%/33.3%）治疗。

（3）根据病情监测血常规、尿常规、CRP、生化指标、凝血功能、动脉血气、肺部影像等。有条件可进行细胞因子检测。

（二）抗病毒治疗

目前尚无针对新型冠状病毒的确切有效的抗病毒药物。根据 RNA 病毒特性以及既往在 SARS 和 MERS 中的治疗经验，推荐如下抗病毒治疗。

（1）α-干扰素雾化吸入（成人 500 万单位或剂量，加入灭菌治疗用水 2 mL，每天两次雾化吸入）：α-干扰素属于广谱抗病毒药物，雾化时可采用射流式雾化器（空气压缩雾化器）、振动筛孔雾化器雾化或氧气驱动雾化法。INF-a 为基因重组蛋白，遇热可能发生变性，不建议采用超声雾化。

（2）洛匹那韦/利托那韦（成人 200 mg，每粒 50 mg，每次 2 粒，每天 2 次，疗程不超过 10 d）：目前的体外研究表明，洛匹那韦/利托那韦能够抑制中东呼吸综合征冠状病毒（MERS-CoV）以及重症急性呼吸综合征冠状病毒（SARS-CoV）的复制，发挥抗病毒作用。有研究表明，若错过了早期治疗窗，晚期应用则无显著疗效，目前的研究并不支持针对普通人群用于预防冠状病毒感染。

（3）利巴韦林（建议与干扰素或洛匹那韦/利托那韦联合应用，成人每次 500 mg，每天 2 至 3 次静脉注射，疗程不超过 10 d）：为广谱抗病毒药，能抑制肌苷酸-5-磷酸脱氢酶，阻断肌苷酸转化为鸟苷酸，从而抑制病毒的 RNA 和 DNA 合成，对 DNA 病毒和 RNA 病毒均有抑制复制作用。常见的不良反应有贫血、乏力等,停药后即消失。

(4)磷酸氯喹(成人 500 mg,每天 2 次,疗程不超过 10 d):氯喹是潜在广谱抗病毒药物,并具有免疫调节功能。口服一般可能出现的反应有头晕、头痛、眼花、食欲减退、恶心、呕吐、腹痛、腹泻、皮肤瘙痒、皮疹,甚至剥脱性皮炎、耳鸣、烦躁等。

(5)阿比多尔(成人 200 mg,每天 3 次,疗程不超过 10 d):主要是通过激活体内 2′-5′-寡聚腺苷酸合成酶(抗病毒蛋白),特异性抑制病毒脂质囊膜与宿主细胞膜的接触、黏附及融合,并阻断病毒基因穿入细胞核,从而抑制病毒 DNA 和 RNA 合成。主要不良反应有恶心、腹泻、头晕和血清转氨酶增高。

需要强调的是,目前仍然没有经过严格的随机对照临床试验(RCT)证实确切有效的抗病毒药物,临床工作中应防止抗病毒药物的滥用,不建议同时应用 3 种及以上抗病毒药物。

(三)抗菌药物治疗

考虑合并细菌感染时,可以给予经验性抗菌药物,但应避免盲目或不恰当使用抗菌药物,尤其是广谱抗菌药物。对于脓毒症患者,应在初次患者评估后 1 h 内给予抗感染治疗。对孕产妇患者的抗病毒治疗应考虑妊娠周数,尽可能选择对胎儿影响较小的药物,必要时考虑终止妊娠后再进行治疗。

(王文华)

第九章　内科常见疾病的中西医结合治疗

第一节　肺　炎

一、概述

肺炎系细菌、病毒、支原体、衣原体、立克次体以及真菌等致病微生物的原发性或继发性感染引起的呼吸系统疾病。其临床主要特征为畏寒、高热、咳嗽、胸痛、气急或咳铁锈色痰,甚至出现发绀或休克,多发于冬春两季。

本病属中医"温病"范畴。一般多见于"风温""冬温""春温",也可见于"厥脱"。

二、病因病理

本病的病因,一为风温之邪,或风寒外束,郁肺化热;二是正气虚弱、卫外不固或素有肺热,一旦感受外邪,则内外相合而发病。

其病理变化,起始阶段邪热尚浅,病在卫分,主要表现为一系列肺卫症状,此时若邪势不甚,且能及时得到清解,则邪从表散,病情转安。如果正虚邪盛或由于失治、误治,肺卫之邪热不解而内传入里,一是顺传于气分,若气分不解则传入营血;一是逆传心包,扰乱心神、蒙蔽清窍。同时,如热毒亢炽,劫阴伤气,还可以发生亡阴厥脱之变,致使病情更趋严重。

三、诊断

(一)临床表现

1.病史

肺炎球菌性肺炎常有受凉、劳累、雨淋等致病因素。金黄色葡萄球菌性肺炎多见于老人与小儿,常继发于流感、麻疹等呼吸道病毒感染或皮肤疮疖等感染。支原体肺炎以儿童及青年人居多。肺炎衣原体肺炎常在聚居场所的人群中流行,如军队、学校、家庭,通常感染所有的家庭成员,但3岁以下的儿童患病较少。病毒性肺炎多发生于婴幼儿及老年体弱者,常有病毒感染病史。军团菌肺炎主要发生于细胞免疫功能低下,如糖尿病、恶性肿瘤、器官移植、肝肾衰竭者。传染性非典型肺炎人群普遍易感,呈家庭和医院聚集性发病,多见于青壮年,儿童感染率较低。

2.症状

主要表现为畏寒、发热、咳嗽、咳痰、胸痛、气急等。中毒性或休克型肺炎患者可出现烦躁、嗜睡、意识模糊、面色苍白、发绀、四肢厥冷、少尿、无尿及脉速而细弱等神经系统症状及周围循环衰竭危象。典型的肺炎球菌性肺炎痰呈铁锈色;金黄色葡萄球菌性肺炎痰呈脓性或脓血性;肺炎克雷伯杆菌性肺炎痰呈脓性或棕红色胶冻状;铜绿假单胞菌性肺炎痰呈绿色脓痰;支原体性肺炎可有少量黏痰或血痰;病毒性肺炎咯少量黏痰;军团杆菌性肺炎则咯少量黏液痰或有时有血丝。

3.体征

早期肺部体征无明显异常,重症者可有呼吸频率增快,鼻翼翕动,发绀。肺实变时有典型的体征,如叩诊浊音、语颤增强和支气管呼吸音等,也可闻及湿性啰音。并发胸腔积液者,患侧胸部叩诊浊音,语颤减弱,呼吸音减弱。

(二)实验室检查

肺炎球菌性肺炎、金黄色葡萄球菌性肺炎、肺炎杆菌性肺炎等细菌性肺炎血常规检查白细胞总数增加,中性粒细胞比例显著升高,伴核左移或有中毒颗粒。支原体肺炎和病毒性肺炎血检白细胞数正常或略增多。

痰涂片,肺炎球菌革兰氏染色为阳性双球菌;金黄色葡萄球菌亦为革兰氏染色阳性球菌;肺炎克雷伯杆菌及铜绿假单胞菌为革兰氏染色阴性杆菌。痰培养可确定致病菌。支原体肺炎痰培养分离出肺炎支原体则可确诊。病毒性肺炎痰细胞检查胞浆内可出现包涵体,病毒分离有助于明确诊断。

(三)特殊检查

1.X线检查

肺炎球菌性肺炎早期X线胸片可见均匀的淡影,大叶实变为大片均匀致密阴影,多呈叶、段分布。金黄色葡萄球菌性肺炎早期呈大片絮状,密度不均的阴影,呈支气管播散;在短期内变化很快,迅速扩大,呈蜂窝状改变伴空洞,常伴脓胸或气胸。肺炎克雷伯杆菌性肺炎呈大叶性肺炎样实变,以上叶多见,水平叶间隙下坠,有不规则透亮坏死区。铜绿假单胞菌性肺炎病变较多呈两侧中、下肺野散在性结节状阴影。支原体性肺炎多数呈片絮状肺段性浸润,密度淡而均匀,边缘模糊的阴影,往往由肺门向外延伸,以肺下野为多见。病毒性肺炎X线胸片呈斑点状、片状或密度均匀的阴影,也可见有弥漫性结节状浸润,多见于两肺下野。

2.冷凝集试验

约半数支原体性肺炎患者在第1周末或第2周初开始出现冷凝集试验阳性,至第4周达最高峰,滴定效价在1∶32以上,有助于诊断,但特异性不强。

3.补体结合试验

70%~80%的支原体性肺炎患者可出现阳性结果(1∶40~1∶80),第3、4周达高峰,对诊断具有重要价值。

4.酶联免疫吸附法(ELISA夹心法)

支气管肺泡冲洗液或尿液检出军团菌可溶性抗原者,有助于军团杆菌性肺炎的诊断。

四、鉴别诊断

(一)肺结核

肺结核多有全身中毒症状,如午后低热、盗汗、疲乏无力、体质量减轻、失眠、心悸,女性患者可有月经失调或闭经等。X线胸片见病变多在肺尖或锁骨上下,密度不匀,消散缓慢,且可形成空洞或肺内播散。痰中可找到结核分枝杆菌。一般抗菌治疗无效。

(二)肺癌

多无急性感染中毒症状,有时痰中带血丝。血白细胞计数不高,若痰中发现癌细胞可以确诊。肺癌可伴发阻塞性肺炎,经抗菌药物治疗后炎症消退,肿瘤阴影渐趋明显,或可见肺门淋巴结肿大,有时出现肺不张。若经过抗菌药物治疗后肺部炎症不消散,或暂时消散后于同一部位再出现肺炎,应密切随访,对有吸烟史及年龄较大的患者,必要时进一步作 CT、MRI、纤维支气管镜和痰脱落细胞等检查,以免贻误诊断。

(三)急性肺脓肿

早期临床表现与肺炎链球菌肺炎相似。但随病程进展,咳出大量脓臭痰为肺脓肿的特征。X线显示脓腔及气液平,易与肺炎鉴别。

(四)肺血栓栓塞症

多有静脉血栓的危险因素,如血栓性静脉炎、心肺疾病、创伤、手术和肿瘤等病史,可发生咯血、晕厥,呼吸困难较明显,颈静脉充盈。X线胸片示区域性肺血管纹理减少,有时可见尖端指向肺门的楔形阴影,动脉血气分析常见低氧血症及低碳酸血症。D-二聚体、CT 肺动脉造影(CT-PA)、放射性核素肺通气/灌注扫描和 MRI 等检查可帮助鉴别。

(五)非感染性肺部浸润

还需排除非感染性肺部疾病,如肺间质纤维化、肺水肿、肺不张、肺嗜酸性粒细胞增多症和肺血管炎等。

五、并发症

严重败血症或毒血症患者易发生感染性休克,胸膜炎、脓胸、心包炎、脑膜炎和关节炎等。肺脓肿、肺气囊肿和脓胸。心力衰竭、呼吸衰竭、中毒性脑病、感染性休克、败血症、水电解质紊乱等。肺脓肿最常见,其次为脓胸、胸膜肥厚。严重病例可伴发感染性休克,甚至有因脑水肿而发生脑疝者。

六、中医诊治概要

肺炎系因温热之邪袭肺所致,故其治本以清邪热为主,治标以化痰瘀为主,标本必须兼顾。邪在卫气者,宜以清热解毒、透表散邪为法;邪毒入营血或上扰神明者,应以解毒凉血、清营开窍为要;如正不胜邪,致使热毒内陷,阴竭阳脱,肺气欲绝时,亟当回阳救阴,益气固脱以解其急;如邪热炽盛,热结于肠胃,以致腑气不通,大便秘结者,则及早予以通腑泄热,急于存阴为治。

七、辨证施治

(一)邪犯肺卫

主症:恶寒,发热,咳嗽,口渴,头痛或头胀,胸痛,倦怠。舌苔薄白或微黄,舌边红,脉浮数。

治法:疏风散热,宣肺化痰。

处方:桑菊饮加减。桑叶 9 g,菊花 9 g,甘草 6 g,薄荷(后下)6 g,芦根 30 g,杏仁 9 g,浙贝母 15 g,前胡 12 g,桔梗 9 g,瓜蒌皮 15 g,牛蒡子 9 g,竹叶 9 g,防风 6 g。

阐述:肺炎为风温之邪致病,初起邪在肌表,可以本方疏风散热。但若病势较重,服之发热不退,可用银花30 g、连翘15 g、黄芩12 g、鱼腥草30 g、金荞麦30 g;如反增烦渴、高热,则酌加生石膏30 g、知母9 g,以阻断邪热进退,防其传里生变。温邪致病,传变最快,往往还来不及治疗,就已出现卫气证候并见,因此临床上决不可拘泥于"到气才可清气"之说,早期就须在疏风解表的同时,酌加清热解毒类药,方能两全。此外,还需注意,凡治风温之证,应以清宣肺气为宜,有咳嗽自不必说,即使没有咳嗽症状,也不能离开清宣肺气之药,因肺气宣通,咯痰易出,治节百脉循行,温热之邪容易外达,此乃避免逆传心包的重要方法之一。所谓未雨绸缪,弭祸于先机。

(二)肺胃热盛

主症:高热不退,剧烈咳嗽,汗出烦渴,呼吸气粗,胸痛便结,咳吐黄痰或铁锈色痰,尿黄赤。舌红,苔黄燥,脉滑数或洪大。

治法:清热解毒,泻肺化痰。

处方:麻杏石甘汤合清肺饮加减。生石膏30～45 g,知母12 g,甘草6 g,桑白皮12 g,杏仁9 g,桔梗9 g,鲜芦根30～45 g,枇杷叶12 g,连翘15 g,黄芩12 g,川连3～4.5 g,山栀9 g,竹叶9 g,金荞麦30 g。

阐述:本型临床表现属肺炎进展期阶段,此时往往高热不退,全身中毒症状较为严重,根据温病"热由毒生,毒寓于邪"的观点,若不速除其毒,则热象难退,势必热势愈炽,以致耗伤津液愈甚,尤其是胃津亏耗或肾液劫灼发展到一定限度,则会演变为诸多急候和变证。由此可见,治热治变之要旨在于解毒清热,生津保液。方中石膏、知母、竹叶、甘草为肺胃实热治疗主药。黄连、黄芩、山栀为苦寒泻火、解毒祛邪要药。历来认为温病最易化火伤阴,故在温病尚未化火之前,主张慎用苦寒之品,因苦具燥意,早用有助火劫液之虑。但表现为热毒亢奋者,选用苦寒,同时配合咸寒、甘寒以泻火解毒,实为必要,所谓"有故无殒亦无殒也",适时用苦寒,有利无弊。如腑有结热,大便秘结者,则可酌加生大黄9～12 g,枳实9～12 g,瓜蒌仁12～15 g等以清里通下,使热毒从下出,从而可收"急下存阴"的效果。此外,由于邪热伤肺,清肃失司,故咳嗽、咯痰、胸痛等肺系症状进一步加重,方中之桑白皮、杏仁、枇杷叶、桔梗、芦根、金荞麦等则具有清肺化痰、生津止咳的功效,特别是金荞麦一药,不仅能菌毒并治,而且可散结化瘀,对改善全身中毒症状及防止其炎症扩展有较好的作用;如果痰中带血,可加藕节15 g、仙鹤草30 g等止血之品。

(三)热毒内陷

主症:高热不退,烦躁不安,咳嗽鼻煽,痰中带血,口渴引饮,神昏谵语,惊厥抽搐,呼吸急促。舌红绛无苔或苔黄黑干燥,脉细数或弦数。

治法:清营开窍,凉血解毒。

处方:清营汤或清瘟败毒饮加减。水牛角30～50 g,生地30 g,丹皮12 g,赤芍12 g,银花30 g,连翘15～30 g,川连5 g,竹叶12 g,生石膏30～45 g,知母12 g,广郁金9 g,石菖蒲9 g,羚羊角片3～5 g(另炖冲入),金荞麦30 g。

阐述:本型证候多见于重症肺炎或并发脑膜炎的患者。凡温毒内陷、逆传心包之时,常出现高热、昏谵、痉厥等中毒症状及神经系统症状,此时的辨治重点除凉血解毒、清热存阴,采用大剂量生地、生石膏、知母、竹叶、黄连、丹皮、金荞麦等药物外,还须注意因"热极生风"及"风痰相煽"而导致扰乱神明的严重局面,如方中之水牛角、羚羊角、广郁金、石菖蒲等尚不足以息风开窍者,则可适当选服安宫牛黄丸、局方至宝丹、紫雪丹等,或用清开灵注射液肌内注射。同时,应予指出的是,肺炎发展至营血分,往往是"热毒"或"火毒"对人体影响的后果,此时人体阴血津液明显耗伤,脏腑的实质损害和功能障碍进一步加重,由于邪热煎熬,阴液亏损,气机阻滞等原因而导致瘀血内生,甚则动血,如方中之赤芍、丹皮等凉血、活血类药仍不足以消弭瘀血时,可酌加丹参15~30 g、桃仁9 g,也可用丹参注射液加入葡萄糖注射液进行静脉滴注。

(四)正虚欲脱

主症:高热突降,冷汗频作,面色苍白,唇青肢冷,呼吸急促,鼻煽神疲,甚则烦躁昏谵。舌质青紫,脉微细欲绝。

治法:益气固脱,回阳救逆。

处方:参附汤加减。别直参9 g,炮附子15 g,麦冬12 g,五味子6 g,龙骨、牡蛎各30 g(先煎),甘草6 g。

阐述:在急性肺炎的病程中,如出现上述临床症状者,为合并中毒性休克之危症。此时需根据中医"急则治标"的原则,及早选用益气养阴固脱、回阳救逆之参附汤及生脉散等方药投治,或选用已经临床与实验研究证明确有快速、明显抗休克作用的中药注射剂,如参附、参麦、参附青等注射液进行静脉滴注。另外,必须强调的是,正虚邪盛往往是肺炎较易发生厥脱变证的重要因素,特别是年老体弱者或原有慢性呼吸系疾病的患者,一旦感受温邪则变化最快。因此,在重视扶正的同时,决不可忽视解毒、祛邪、清热的重要作用。不管有无厥脱、昏谵,均需适当应用鱼腥草、银花、金荞麦等药,予以解毒清热,使之邪去正安。

(五)气阴俱伤

主症:咳嗽,低热,自汗,乏力,动则气短,手足心热,食欲欠佳。舌质淡红,苔薄,脉细数或细软。

治法:益气养阴,清热止咳。

处方:竹叶石膏汤合黄芪生脉饮加减。竹叶9 g,生石膏30 g,炙甘草6 g,怀山药15 g,麦冬12 g,党参15 g,杏仁9 g,黄芪15~30 g,五味子5 g,沙参30 g,金荞麦30 g,虎杖30 g,石斛30 g,丹参15 g。

阐述:肺炎恢复阶段,临床表现多属邪去正虚,气阴待复,余热未清状态。此时,应用竹叶石膏汤以清热养阴、益气生津,对促进病情的康复很有裨益。但也不可一味纯补,以致温热之邪死灰复燃,因而宜扶正与祛邪清热兼顾。为此,在竹叶石膏汤的基础上,增加金荞麦、虎杖、杏仁、丹参等药以解毒祛瘀、清宣肺气,加强祛邪作用,有助于提高其治疗效果。

八、特色经验探要

(一)解毒清热方药治疗肺炎的临床意义

"毒"是温病重要的致病因素之一。肺炎属于中医温病范畴,因此肺炎的发生、发展、转归,与"毒"无不相关。根据"毒寓于邪,毒随邪入,热由毒生,变由毒起"的温热病发病学的新观点,治疗肺炎的首要措施是祛邪解毒。近年大量的实验与临床研究证明,中医解毒方药在肺炎等温热病中主要是通过以下三个方面的作用而发挥其治疗效果的。

1.抗菌消炎作用

细菌和病毒感染是肺炎发病的主要原因。目前不少学者认为,解毒清热方药多数具有广谱抗病原微生物活性的作用,而且不同的解毒清热方药合用,还可出现抗菌的协同增效以及延缓耐药性产生等多种药理效果。据多年的临床实践和实验结果显示,解毒清热方药鱼腥草、银花、板蓝根、大青叶、七叶一枝花、穿心莲、虎杖、黄芩、黄连、败酱草、大黄、蒲公英、白花蛇舌草、野菊花以及清肺汤、清瘟败毒饮对肺部感染性疾病,特别是轻、中度感染的患者,具有较好的抗菌消炎作用。但是,解毒清热方药的缺点是大多数体外抗病原体的有效浓度极高,即使服用较大剂量,在体内也难达到此有效浓度,因此临床应用于治疗重症肺部感染患者,往往不易获得预期的抗菌效果。

2.增强机体免疫功能

免疫是机体非常重要的抗感染防御机制,对感染的发生、发展、恢复及预后具有显著的影响。肺炎热象的临床表现,既可由于微生物病原的毒害所产生,也可源于感染的变态反应而来。现已清楚,解毒清热方药无论对增强非特异性免疫功能,抑或特异性体液或细胞免疫功能,均有广泛的激活作用,因而既能有效地提高机体的抗感染免疫能力,又能明显提高抑制其变态反应。对此,重庆市中医研究所著名中医急症专家黄星垣研究员认为,这种扶正以祛邪的整体解毒清热功能,较之现代抗生素类药物作用的原理,更具有潜在的开拓意义。

3.对抗细菌毒素的毒害作用

肺炎等温病的热象病理表现,都是病原微生物毒素的毒害反应。这些毒素一方面直接造成机体功能紊乱和组织损害,产生中毒症状;另一方面又能损害机体抗感染防御机制,从而加重感染的严重程度。长期以来,人们一直致力于寻找一种治疗细菌毒素血症的有效方法。开始时都把希望寄托于种类众多的抗生素上,但实验研究表明,目前几乎所有的抗生素不仅没有抗细菌毒素作用,反而因杀灭大量细菌,特别是革兰氏阴性菌,致使菌体崩解而释放出更多的毒素,引起更严重的临床症状。近年来,在开展中医急症防治的研究中,发现解毒清热方药的解毒药效,不但能有效地解除病原微生物毒素的毒害作用,而且能减轻其对机体组织的损伤及改善感染中毒症状,同时还能保护机体正常的抗感染防御机制,从而阻止感染的扩展。据一些报道认为,解毒清热方药对抗病原微生物毒素的毒害药效,推测其作用机制,可能与抑制毒素的产生,使毒素减毒灭活;对抗毒素所致机体的功能障碍和组织损害;加速机体对毒素的中和及消除等三因素有关。

总之,解毒清热方药除具有明显改善感染引起的毒血症症状外,还能起到稳定线粒体膜、溶酶体膜、保护细胞器官以及对抗内毒素所致脂质过氧化损害等良好作用。此外,最近的进一步研究表明,解毒清热方药并有明显抗内毒素所致的休克和弥漫性血管内凝血的效果。目前比较肯定具有抑菌抗毒双重作用的解毒清热中药有:穿心莲、蒲公英、玄参、板蓝根、鱼腥草、黄连、败酱草等。因此在临床治疗有明显毒素血症表现的重症肺炎时,这些解毒清热药物应属首选。

(二)关于保阴存津的临床意义

伤阴耗液是肺炎等温热病最常见的病理特征。由于伤阴的结果往往会导致各种变证的发生,同时,阴液的耗损程度直接影响到疾病的预后,故前人特别重视阴液的存亡问题,明确指出:"存得一分津液,便有一分生机",因此保阴存津应一直贯穿于温热病治疗的全过程。根据历来各家的临床治疗经验,存阴保津一般采用以下几种治法。

1.清热护阴

温热病的发热高低久暂,直接影响阴液耗伤的轻重程度。现代研究认为,热生于毒,毒生于邪,故清除热毒的关键则在于及时驱邪。在临床上,肺炎初期,邪在于表,治以解表透热,多以银翘散或桑菊饮等辛凉之剂祛除表邪,并重用鲜芦根以养阴清热;如渴甚者,加花粉;热渐入里,可加细生地、麦冬保津存阴;小便短赤者,则加知母、黄芩、栀子之苦寒与麦冬之甘寒合化阴液以治其热。肺炎至进展期,邪在气分,热势炽盛,但伤阴不重者,仍宜祛邪为主,可用白虎汤等方药以清热保津;如见"脉浮大而芤,汗大出,微喘,甚至鼻孔煽者",则加人参以益气生津。

2.通下存阴

热结肠胃,伤阴耗液日重,此时宜采用通腑泄热,使邪热直接排出体外而达到保存津液的目的。前人对温热病早就总结了一条极有成效的治疗经验,就是"下不宜迟""急下存阴",其常用的方剂多以大黄为主药的大承气汤、增液承气汤和宣白承气汤等。但在临床应用清下方治疗肺炎表现为腑实证候时,必须注意患者体质的强弱,正邪虚实状况以及病情的轻重程度,掌握好早期应用指征和急下指征则至关重要。

3.扶正救阴

热毒不燥胃津,必耗肾液,这是温热病邪伤阴的两个主要方面。救胃津肾液则应分别从甘寒生津、咸寒滋阴立法。甘寒生津有五汁饮、沙参麦冬汤、雪梨浆频频饮之;咸寒滋阴可用加减复脉汤、大小定风珠等以复其津液,阴复则阳留,疾病向愈有望。至于"阴既亏而实邪正盛"者,宜祛邪养阴并重,可选用青蒿鳖甲汤、黄连阿胶汤或玉女煎加减投治较为适宜。

与此同时,热盛伤阴之后,在治疗过程中,要注意的问题是:一忌发汗,因汗之必重伤其阴,病不但不解,反张其焰而加重病情,且误汗伤阴,必扰乱神明导致内闭外脱之变。二禁渗利,因热盛伤阴所致小便不利者,若强用五苓、八正之属利尿,势必更耗其阴,火上加油,则致变证丛生。三是不可纯用苦寒,因苦能化燥伤阴,用于治疗温热病无异于炉火添薪,使灼液伤津更为严重,故历来主张用于治疗热证,应与甘寒并进,方不致偾事。四则不可妄用攻下,温病治疗虽认为"下不宜迟",但并非无所禁忌,攻下不当反徒伤正气,甚至引邪深入,发生亡阴之变证。一般而言,凡温病下后脉静,身不热,舌上津回,十数天不大便者。不可再用攻下,这是下后阴液已虚之表现。如果邪气复聚,必须用之,则宜攻补兼施,以防阴竭阳脱的发生。

(三)凉肝息风法的抗痉厥作用

在肺炎发展过程中,由于邪热内入营血,扰乱心神,内动肝风,往往引起神志昏迷、四肢抽搐,甚至肢体厥冷的严重症状而造成不良后果。因此,掌握好痉厥的辨证,及时用药治疗,将有助于临床疗效的提高。在临床上,肺炎发痉大多数见于高热阶段,毒血症状明显或肺炎并发脑膜炎时,此即所谓"热极生风"。但也有时见于肺炎后期,由于精血内损,肝肾阴亏,水不涵木,虚风内动引起。此时,治疗大法非凉肝息风不可,一般可选用羚角钩藤汤,若效果不明显,则宜清营透热、凉肝息风并施,在应用清营汤的基础上加用羚羊角 3~5 g、钩藤 12~15 g,并服紫雪丹,对抗痉厥有较好作用。

九、西医治疗

(一)抗生素治疗

1.肺炎球菌肺炎

首选青霉素 G,用药途径及剂量视病情轻重及有无并发症而定:对于成年轻症患者,可用 $(2.4\sim4.8)\times10^5$ U/d,分 3~4 次肌内注射或静脉滴注;对青霉素过敏者,或耐青霉素或多重耐药菌株感染者,可用头孢噻肟 2~4 g/d,每天 2~3 次,或头孢曲松钠 2 g/d;氟喹诺酮类药物亦可选用,如左氧氟沙星 0.4~0.5 g/d,或莫西沙星 0.4 g/d。

2.金黄色葡萄球菌肺炎

院外感染轻症患者可以选用青霉素 G,$(2.4\sim4.8)\times10^5$ U/d,分 3~4 次肌内注射或静脉滴注,病情较重或院内感染者宜选用耐青霉素酶的半合成青霉素或头孢菌素,如苯唑西林钠 6~12 g/d,分次静脉滴注,或 4~8 g/d,分次静脉滴注等,联合氨基糖苷类如阿米卡星 0.4 g/d 等亦有较好疗效。阿莫西林、氨苄西林与酶抑制剂组成的复方制剂对产酶金黄色葡萄球菌有效,亦可选用。对于耐甲氧西林金黄色葡萄球菌(MRSA)感染者,则应选用万古霉素 1～2 g/d 分次静脉滴注,或替考拉宁首日 0.4 g 静脉滴注,以后 0.2 g/d,或利奈唑胺 0.6 g 每 12 h 1 次静脉滴注或口服。

3.肺炎克雷伯杆菌性肺炎

常选用第 2、第 3 代头孢菌素,如头孢呋辛 3～6 g/d,或头孢哌酮 2～4 g/d,分次静脉滴注或肌内注射,病情较重者可联合氨基糖苷类或氟喹诺酮类。但目前随着 3 代头孢的广泛使用,部分地区肺炎克雷伯杆菌产超广谱 β-内酰胺酶(ESBLs)多见,常呈多重耐药,故选择时常选用含 β-内酰胺酶的复合制剂,如头孢哌酮舒巴坦钠 4～6 g/d,分 2～3 次静脉滴注,对于危重症患者可选用碳青霉烯类药物,如亚胺培南西司他丁 1.0～1.5 g/d,分 2～3 次静脉滴注。

4.铜绿假单胞菌性肺炎

哌拉西林 2～3 g,每天 2～3 次肌内注射或静脉滴注,或头孢他啶 1～2 g/d,每天 2～3 次,或庆大霉素(1.6～4)×10^5 U/d,分次肌内注射,或环丙沙星 0.4～0.8 g/d,分 2 次静脉滴注。对于顽固或重症病例,可用哌拉西林舒巴坦钠 9～13.5 g/d,分 2～3 次静脉滴注,或头孢哌酮舒巴坦钠 6～9 g/d,分 2～3 次静脉滴注。必要时多种抗生素联合应用以增加疗效。

5.军团菌肺炎

阿奇霉素或克拉霉素 500 mg 静脉滴注或口服,或左氧氟沙星 0.5 g 静脉滴注或口服,或莫西沙星 0.4 g 静脉滴注或口服。

6.肺炎衣原体肺炎

首选红霉素,1.0～2.0 g/d,分次口服,亦可选用多西环素或克拉霉素,疗程均为 14～21 d;或阿奇霉素 0.5 g/d,连用 5 d。氟喹诺酮类也可选用。

7.肺炎支原体肺炎

大环内酯类抗菌药物为首选,如红霉素 1.0～2.0 g/d,分次口服;或罗红霉素 0.15 g,每天 2 次;或阿奇霉素 0.5 g/d。氟喹诺酮类以及四环素类也用于肺炎支原体肺炎的治疗。疗程一般 2～3 周。

8.病毒性肺炎

(1)利巴韦林:0.8～1.0 g/d,分 3～4 次服用;静脉滴注或肌内注射每天 10～15 mg/kg,分 2 次。连续 5～7 d。

(2)阿昔洛韦:每次 5 mg/kg,静脉滴注,一日 3 次,连续给药 7 d。

(3)更昔洛韦:7.5～15 mg/(kg·d),连用 10～15 d。

(4)奥司他韦:75 mg,每天 2 次,连用 5 d。

(5)阿糖腺苷:5～15 mg/(kg·d),静脉滴注,每 10～14 d 为 1 个疗程。

9.传染性非典型肺炎

一般性治疗和抗病毒治疗同病毒性肺炎。重症患者可酌情使用糖皮质激素,具体剂量及疗程应根据病情而定,甲泼尼龙一般剂量为 2～4 mg/(kg·d),连用 2～3 周。

(二)抗休克治疗

重症肺炎可以并发感染性休克,此时在应用强有力的抗生素同时还需要尽快进行抗休克治疗,使生命体征恢复正常。

1.液体复苏

补充血容量是抗休克的重要抢救措施,一旦临床诊断感染性休克,应尽快积极液体复苏,可先给予低分子右旋糖酐 500～1 000 mL,继而补充各种浓度的葡萄糖注射液、林格液或平衡盐液等。最好监测中心静脉压以指导输液,尽快使中心静脉压达到 1.1～1.6 kPa(8～12 mmHg);尿量>0.5 mL/(kg·h)。

2.纠正酸中毒

动脉血 pH<7.25 者,可适当应用 5% 碳酸氢钠溶液静脉滴注处理。所需补碱剂量(mmol)=目标 CO_2 结合力-实测 CO_2 结合力(mmol/L)×0.3×体质量(kg)。

3.糖皮质激素应用

严重感染和感染性休克患者往往存在有相对肾上腺皮质功能不足,应用肾上腺糖皮质激素,可稳定机体受累部分的细胞膜,保护细胞内的线粒体和溶酶体,防止溶酶体破裂等。对于经足够的液体复苏仍需升压药来维持血压的感染性休克患者,推荐静脉使用糖皮质激素,氢化可的松 200～300 mg/d,分 3～4 次或持续给药。因使用大剂量肾上腺皮质激素,常能引起体内感染的扩散以及水与电解质的紊乱,故休克一经改善,则应尽快撤除。

4.应用血管活性药物

在补足血容量及纠正酸中毒的基础上,若血压仍不能恢复正常范围,休克症状仍未改善者可以给予血管活性药物。多巴胺作为感染性休克治疗的一线血管活性药物,兼具多巴胺能与肾上腺素能 α 和 β 受体的兴奋效应,在不同的剂量下表现出不同的受体效应。一般先用多巴胺 10～20 μg/(kg·min),静脉滴注;如无效可改用去甲肾上腺素 0.03～1.5 μg/(kg·min),静脉滴注;如果仍无效则可以考虑加用小剂量血管升压素(0.01～0.04 U/min),无需根据血压调整剂量。必要时,可选用山莨菪碱 10～20 mg,每 15～30 min 1 次,静脉注射;待面色转红,眼底血管痉挛和毛细血管充盈好转,微循环改善,脉压加大,血压回升后,逐渐延长给药间期。但要注意,血管活性药用药时间不宜超过 10 h,休克控制后,应逐渐减缓滴速,乃至撤除。同时,补液应控制速度,不宜过速,以免引起肺水肿。

5.防治心肺功能不全

心力衰竭者,可用毛花苷 C 0.2～0.4 mg 或毒毛花苷 K 0.125～0.25 mg 加 50% 葡萄糖注射液 20～40 mL,缓慢静脉注射,若应用后症状不能改善,可以考虑应用多巴酚丁胺 2～20 μg/(kg·min)增加心排血量;同时应用祛痰剂以保持呼吸道通畅,呼吸困难及发绀明显者应予吸氧,若吸氧后仍不能纠正低氧血症者应当使用呼吸兴奋剂或者机械通气治疗。

十、中西医优化选择

近年来的临床观察表明,一般轻中度肺炎等急性感染性疾病,中医药的疗效尚属满意。对重症肺炎,因中医药的有效剂型单调,急救手段不多,故临床疗效起伏,不够稳定,这显然与具有速效、高效及敏感性强的抗生素相比,难以匹敌。但是,抗生素也有其不足之处,除有过敏、长期应用易引起耐药外,不但无抗细菌毒素作用,而且反因杀灭大量细菌使菌体破裂释放出更多的毒素,引起更加严重的临床症状,甚至增加休克的发生率。解毒清热药虽在抑菌抗感染症方面不及抗生素,然抗细菌毒素作用则独占鳌头。因此,集中中西医两法的治疗特长,相互取长补短,发挥"菌毒并治"的良好作用,无疑有助于提高急性肺炎的临床疗效。

值得指出的是,对于严重的细菌性肺炎,特别是高年体虚或原有宿疾的患者,常常伴有机体免疫功能、非特异抵抗力及适应、代偿和修复能力的低下,此时即使施用高敏感、大剂量的抗生素,也往往难以奏效,但倘能及早合用中医益气养阴方药,则常能取得意料不到的效果。

在休克型肺炎的治疗中,经过补充血容量、纠正酸中毒、重用激素及应用血管活性药物等措施之后,能有效地纠正休克状态;近年虽也有参附注射液、参麦注射液、参附青注射液等抗休克的中药新剂型问世,但效果不如西药治疗来得迅速有力。尽管如此,若在抗休克过程中,配合中医回阳救逆药治疗,也已证明有助于低血压休克的逆转和稳定;同时,对使用西药升压药物而不易撤除者,加用中药后,西药升压药物则较易于减量和撤除,且又无西药的不良反应,这显然是中医药抗休克作用的一大优势和特色。

总而言之,从当前重症肺炎的治疗发展前景和趋势分析,必须把更新急救手段与研制速效、高效的新型制剂结合起来,这样才有可能提高其临床治疗水平。在这方面西医显然居于优势地位,但是由于这些新型抗感染的新制剂,多具有严重的医源性并发症,而且这个问题在短期内还不可能得到有效的解决,所以其优势也会变为劣势。目前已有多种中成药注射剂应用于肺炎,如双黄连注射液、痰热清注射液、炎琥宁注射液等。双黄连注射液药物组成为金银花、黄芩和连翘等,用于外感风热引起的发热、咳嗽、咽痛。适用于细菌及病毒感染的上呼吸道感染、肺炎等。药理作用显示对金黄色葡萄球菌、肺炎球菌、溶血性链球菌、痢疾杆菌等有一定的抑制作用。痰热清注射液的主要成分是黄芩、胆粉、山羊角、金银花和连翘,与头孢曲松钠治疗急性肺炎相比较,痰热清与头孢曲松钠疗效相当,充分说明痰热清注射液具有很好的消炎、抗病毒作用,且用药安全,不良反应小,不易产生抗药性。炎琥宁注射液临床治疗小儿肺炎过程中无论在退热、止咳、促进肺部啰音吸收及 X 线、血象恢复等方面都有较好的效果,而且炎琥宁注射液安全、有效,无明显毒副作用,无耐药性。

十一、饮食调护

肺炎初起,病在肺卫者,可用菊花 10 g 开水冲泡,饮用;高热期间,患者宜素净、水分多、易吸收的食物,如绿豆汤、焦米汤、花露、果汁、蔗浆;热初退,宜低脂、富有营养之软食;由于肺炎后期津液亏耗者,可用甜水梨大者 1 枚,切薄,新汲凉水内浸半日,制成雪梨浆,时时服用,颇有裨益。

肺炎发病过程中,宜忌葱、韭、大蒜、辛辣油腻、油炸、生冷、硬食;同时,应戒烟忌酒,因酒能助热,促使炎症病灶的扩散而致病情加重。

(间建华)

第二节 肺 脓 肿

一、概述

肺脓肿是由多种病因所引起的肺化脓性感染,伴有肺组织炎性坏死、脓腔形成。临床表现为高热、咳嗽和咳大量脓臭痰。其致病菌多为金黄色葡萄球菌、化脓性链球菌、革兰氏阴性杆菌和厌氧菌等。因感染途径不同,可分为吸入型、血源性和继发性三种。病程在 3 个月以内者为急性肺脓肿;若病情未能控制,病程迁延至 3 个月以上者则为慢性肺脓肿。

本病多发生于青壮年,男多于女。临床主要表现为高热、咳嗽、胸痛及咯大量脓臭痰。根据其证候特征,系属于中医"肺痈"范畴。

二、病因病理

外邪犯肺是肺脓肿形成的主要原因;而正气虚弱,或痰热素盛、嗜酒不节、恣食辛热厚味等,致使湿热内蕴,则是易使机体感邪发病的内在因素。

由于风热之邪袭肺,或风寒郁而化热,蕴结于肺,肺受邪热熏灼,清肃失司,气机壅滞,阻滞肺络,致使热结血瘀不化而成痈;继而热毒亢盛,血败肉腐而成脓;脓溃之后,则咳吐大量脓臭痰。若热毒之邪逐渐消退,则病情渐趋改善而愈;但若误治或治疗措施不力,迁延日久,热毒留恋不去,则必伤及气阴,形成正虚邪实的病理状态。

三、诊断

(一)临床表现

1.病史

往往有肺部感染或异物吸入病史。

2.症状

常骤起畏寒、发热等急性感染症状。初多干咳或有少量黏液痰,约1周后出现大量脓性痰,留置后可分为三层,下层为脓块,中层为黏液,上层为泡沫,多有腥臭味;炎症累及壁层胸膜可引起胸痛,且与呼吸有关。病变范围大时可出现气促。有时还可见有不同程度的咯血。

3.体征

肺部体征与肺脓肿的大小和部位有关。初起时肺部可无阳性体征,或患侧可闻及湿啰音;病变继续发展,可出现肺实变体征,可闻及支气管呼吸音;肺脓腔增大时,可出现空瓮音;病变累及胸膜可闻及胸膜摩擦音或呈现胸腔积液体征。血源性肺脓肿大多无阳性体征。慢性肺脓肿常有杵状指(趾)。

(二)实验室检查

急性肺脓肿血白细胞总数达$(20\sim30)\times10^9/L$,中性粒细胞百分率在90%以上,核明显左移,常有中毒颗粒。慢性患者血白细胞可稍升高或正常,红细胞和血红蛋白减少。血源性肺脓肿时,血培养可检出致病菌。

(三)特殊检查

1.X线检查

早期多呈大片浓密模糊浸润阴影,边缘不清,或为团片状浓密阴影,分布在一个或数个肺段。当肺组织坏死、肺脓肿形成后,脓液经支气管排出,则脓腔病灶内可出现空洞及液平,脓腔内壁光整或略有不规则。恢复期脓腔逐渐缩小、消失,最后仅残留纤维条索阴影。慢性肺脓肿脓腔壁增厚,内壁不规则,有时呈多发性,周围有纤维组织增生及邻近胸膜增厚,肺叶收缩,纵隔可向患侧移位。血源性肺脓肿,病灶分布在一侧或两侧,呈散在局限炎症,或边缘整齐的球形病灶,中央有小脓腔和气液平。炎症吸收后,亦可能有局灶性纤维化或小气囊后遗阴影。肺部CT则能更准确定位及区别肺脓肿和有气液平的局限性脓胸,发现体积较小的脓肿和葡萄球菌肺炎引起的肺气囊,并有助于作体位引流和外科手术治疗。

2.细菌学检查

痰涂片革兰氏染色,痰、胸腔积液和血培养,以及抗菌药物的药敏试验,有助于确定病原体和指导选择抗菌药物。

3.气管镜检查

有助于明确病因和病原学诊断,并可用于治疗。如有气道内异物,可取出异物使气道引流通畅。还可取痰液标本进行需氧和厌氧菌培养。经支气管镜对脓腔进行冲洗、吸引脓液、注入抗菌药物等,可以提高疗效与缩短病程。

四、鉴别诊断

(一)细菌性肺炎

早期肺脓肿与细菌性肺炎在症状和 X 线改变往往相似,有时甚难鉴别。一般而言,细菌性肺炎高热持续时间短,起病后 2～3 d,多数患者咯铁锈色痰,痰量不多,且无臭味,经充分和有效的治疗后体温可于 5～7 d 内下降,病灶吸收也较迅速。

(二)空洞性肺结核

本病常有肺结核史,全身中毒症状不如肺脓肿严重,痰量也不如肺脓肿多,一般无臭味,且不分层。X 线显示空洞周围炎症反应不明显,常有新旧病灶并存,同侧或对侧可有播散性病灶,痰检查可找到结核菌,抗结核药物治疗有效。

(三)支气管肺癌

本病多见于 40 岁以上,可出现刺激性咳嗽及痰血,多无高热,痰量较少、无臭味,病情经过缓慢;X 线表现为空洞周围极少炎症,可呈分叶状,有细毛刺,洞壁厚薄不均,凹凸不平,少见液平,肺门淋巴结可肿大;血检白细胞总数正常,痰中可找到癌细胞。

五、并发症

本病的并发症有支气管扩张、支气管胸膜瘘、脓气胸、大咯血及脑脓肿等。

六、中医诊治概要

肺脓肿系邪热郁肺,肺气壅滞,痰热瘀阻所致。初期为表邪不解,热毒渐盛,治疗宜在辛凉解表的基础上,酌情配合清热解毒类药以冀截断邪热传里。若热毒炽盛,痰瘀互结不化,酿成脓肿,甚而脓肿溃破,咳吐大量脓臭痰时,则须采用苦寒清解之品,佐以化痰祛瘀利络,以直折壅结肺经热瘀之邪;如肺移热于大肠,出现腑气不通,大便秘结,但正气未虚者,可予通腑泄热治之。至于肺脓肿后期或转变为慢性者,往往存在正气虚弱而余热未清的病理状况,此时应注意扶正,宜益气养阴以复其元,清热化痰以清余邪,切不可纯用补剂,以免助邪资寇,使之死灰复燃。

七、辨证施治

(一)邪热郁肺

主症:畏寒发热,咳嗽胸痛,咳而痛甚,咳痰黏稠,由少渐多,呼吸不利,口鼻干燥。舌苔薄黄,脉浮滑而数。

治法:疏风散热,清肺化痰。

处方:银翘散加减。银花 30 g,连翘 30 g,淡豆豉 9 g,薄荷 6 g(后下),甘草 6 g,桔梗 12 g,牛蒡子 9 g,芦根 30 g,荆芥穗 6 g,竹叶 9 g,败酱草 30 g,鱼腥草 30 g,黄芩 12 g。

阐述:肺脓肿病初多表现为表热实证,与上呼吸道感染以及肺炎早期的症状颇相类似,往往甚难鉴别。在临床上,此时采用银翘散或桑菊饮以清热散邪至为合拍。但要注意,本病乃属大热大毒之证,不能按一般常法治疗。因此,在应用银翘散时,宜适当加入败酱草、鱼腥草、黄芩等清热解毒药物以增强消炎防痈的作用。邪热亢盛,极易伤阴耗液,方中芦根具有清热生津之功,用量宜重,以新鲜多汁者为佳,干者则少效;淡竹叶能清心除烦,也属必不可少之品。此外,如咳嗽较剧者,可加桑白皮、杏仁、枇杷叶、浙贝;胸痛明显者酌加广郁金、瓜蒌皮、丝瓜络;食欲较差者,加鸡内金、谷麦芽、神曲等以醒脾开胃。根据有学者的经验,若痰量由少而转多,发热持续不退者,有形成脓肿之可能,应重用鱼腥草,以鲜者为佳,剂量可加至45~60 g;也可酌加丹皮、红藤,此乃治疗肠痈之要药,移用于治疗肺脓肿,颇有异曲同工之妙。

(二)热毒血瘀

主症:壮热不退,汗出烦躁,时有寒战,咳嗽气急,咳吐脓痰,气味腥臭,甚则吐大量脓痰如沫粥,或痰血相杂,胸胁作痛,转侧不利,口干舌燥。舌质红绛,舌苔黄腻,脉滑数。

治法:清热解毒,豁痰散结,化瘀排脓。

处方:千金苇茎汤合桔梗汤加减。鲜芦根30~45 g,冬瓜仁15~30 g,鱼腥草30 g,桔梗15 g,甘草5 g,生薏苡仁30 g,桃仁10 g,黄芩15 g,黄连5 g,银花30 g,金荞麦30 g,败酱草30 g,桑白皮12 g。

阐述:肺脓肿发展至成脓破溃阶段,其实质乃为邪热鸱张、血败瘀阻所致。因而必须重用清热解毒药物,若热势燎原,病情重笃者,可每天用2剂,日服6次,待病情基本控制,肺部炎性病变明显消散,空洞内液平消失,才可减轻药量,否则病情易于反复。同时,为促使脓痰能尽快排出,桔梗一药非但必不可少,而且剂量宜大,可用至15~30 g,即使药后略有恶心等不良反应也无妨。此药开肺排脓化痰之力较强,为历代医家屡用屡验的治疗肺痈要药。但用时要注意的是,对于脓血相兼者,其用量以9~12 g为宜;脓少血多者,6 g已足矣;纯血无脓者则慎用或禁用,以免徒伤血络。此外,对因热结腑实,大便秘结者,可加大黄、枳实以通里泄热;咳剧及胸痛难忍者,酌加杏仁、浙贝、前胡、广郁金、延胡索、川楝子以理气镇痛、化痰止咳;呼吸急促、喘不得卧者则加甜葶苈、红枣以泻肺平喘;高热神昏谵语者,加服安宫牛黄丸以开窍醒神;血量较多时常加三七及白及研末冲服。

值得一提的是,本方中所用的金荞麦一药,即蓼科植物之野荞麦,具有清热解毒、润肺补肾、活血化瘀、软坚散结、健脾止泻、收敛消食、祛风化湿等多种功效。据中国医科院药物研究所等单位的研究结果,认为本品系一种新抗感染药,有抗感染、解热、抑制血小板聚集以及增强巨噬细胞吞噬功能等作用。它虽然不能直接杀菌,但可通过调节机体功能,提高免疫力,降低毛细血管通透性,减少炎性渗出,改善局部血液循环,加速组织再生和修复过程,从而达到良好的治疗效果。南通市中医院以该药制成液体剂型,先后经临床验证达千余例,疗效满意;近年并提取其有效成分——黄烷醇,制成片剂应用于临床,也同样有效。有学者的实践结果表明,以本药配合败酱草、鱼腥草、黄芩、黄连等药组方,对增强解毒排脓及促进炎性病灶的吸收,比单用金荞麦则更胜一筹。

(三)正虚邪恋

主症:身热渐退,咳嗽减轻,脓痰日少,神疲乏力,声怯气短,自汗盗汗,口渴咽干,胸闷心烦。舌质红,苔薄黄,脉细数无力。

治法:益气养阴,扶正祛邪。

处方:养阴清肺汤合黄芪生脉饮、桔梗杏仁煎加减。黄芪15~30 g,麦冬12 g,太子参15~30 g,大生地15~30 g,玄参12 g,甘草6 g,浙贝9 g,丹皮12 g,杏仁9 g,桔梗9 g,百合12 g,银花 30 g,金荞麦 30 g,薏苡仁 30 g。

阐述:肺脓肿在发展过程中最易耗气伤阴,尤其在大量脓痰排出之后,此时邪势虽衰,但正虚渐明,亟须采用益气养阴之剂,临床常常选用养阴清肺汤合黄芪生脉饮等。以扶其正气,清其余热。用药时宜注意的是,补肺气不可过用甘温,以防助热伤阴;养肺阴则不可过用滋腻,以防碍胃困脾。益气生津选用太子参或绞股蓝为宜,养阴则以玉竹、麦冬、百合、沙参为妥。但需指出,本病不宜补之过早,只有在热退、咳轻、痰少的情况下,且有明显虚象时,方可适当进补。同时,在扶正之时,不可忘却酌用祛邪药物,故方中合用桔梗杏仁煎以及适当选用金荞麦、银花等清热解毒、宣肺化痰、利气止咳之品。只有这样,才能达到既防余热留恋,又可振奋正气的作用。另外,对于病后自汗、盗汗过多者,可加用炒白术、防风、浮小麦、稽豆衣以固表敛汗;如低热不退者,可加青蒿、地骨皮、炙鳖甲、银柴胡等以清虚热;脾虚纳呆、便溏、腹胀者,酌加炒白术、茯苓、扁豆、鸡内金、神曲、谷麦芽等开胃运脾类药,以生金保肺。

八、特色经验探要

肺脓肿临床表现以邪热亢盛的证候为主,一旦脓肿破溃,或病情迁延,又可出现气阴俱伤或正虚邪恋的征象,故临床治疗要特别重视清热、排脓、化瘀、扶正等治法的重要作用,而清热法是核心,始终贯穿于治疗的全程。由于肺脓肿初期(表证期)、中期(成脓期)、后期(溃脓期)及恢复期表现各不相同,故治法也各有所侧重。现扼要分述于下,以供选择。

(一)清热

清热为肺脓肿的基本治疗,可分为清宣和清泄两种。所谓清宣,即清热宣肺之意,此法主要应用于肺脓肿初期阶段。此期选方用药不宜过于寒凉,以防肺气郁遏,邪热伏闭,表散不易而迁延不解,以往多数医家都以银翘散投治。采用辛凉解表的同时,必须酌情加用清热解毒以散邪防痈,尽早促使邪热从表而解,不致郁结成脓。因此,在临诊时常选用银翘散或桑菊饮为基本方,并重用鱼腥草、败酱草、丹皮、红藤、桔梗、黄芩等药,对治疗肺脓肿初期患者多能获效。有人主张应用宣肺解表的麻黄和清热药配伍,可起到防止寒凉药物阻郁肺气之弊,有利于邪热的消散,认为是本病初期的关键性药物之一。冬春期间治疗本病初期可用麻黄,夏暑之日应慎用为宜;但若见喘息兼有者,当可选用炙麻黄以降气平喘。

至于所谓泄热,则是指清泄肺热而言,主要用于肺脓肿成脓期和溃脓期的热毒壅盛阶段。在择药上要选用效大力专的泄热降火、消痈散邪之品,以有利于炎症的控制和痈脓的消散。一般常以千金苇茎汤合黄连解毒汤为主,同时需再用金荞麦、红藤、败酱草、银花、石膏、知母、竹叶等以清泄邪热;或用增液承气汤加减,大胆选用生大黄,予以清里攻下,釜底抽薪,使之能火降热消。由于本法量大药凉,易伤脾胃,对素有脾胃虚弱病者,必要时可酌减用量,并加和胃之品,以保中气。

(二)排脓

实践证明,排脓不畅是影响肺脓肿疗效的主要原因,故"有脓必排"是本病的重要治则。排脓方法有三:一为透脓,用于脓毒壅盛,而排脓效果不理想者。往往选用皂角刺、桔梗、穿山甲、金荞麦、地鳖虫等,其中桔梗需重用,但溃脓期血量多者,则不宜应用透脓药物。二为清脓,即清除脓液之意,为肺脓肿排脓的常规治法,目的在于加速本病患者脓液的清除,从而起到缩短疗程和促进病灶吸收愈合的作用。此法多选用生薏苡仁、冬瓜仁、桔梗、桃仁、瓜蒌、丹皮、赤芍、鱼腥草等。三为托脓,主要用于肺脓肿的溃脓期阶段。临床表现气虚而无力排脓外出者,此时可配合托脓法,常选用生黄芪、绞股蓝、西党参、太子参等。但在邪热亢盛而正气未虚之时,不可滥用托脓法,否则有弊无利,徒长毒邪,加剧病势,而犯"实实"之戒,切应注意。

(三)化瘀

瘀热郁阻是肺脓肿,特别是成脓期及溃脓期的主要病理特点,除清热外,化瘀也是治疗肺脓肿一种较为常用的方法,本法往往与前述的清热、排脓两法并用。现代研究已证明,应用化瘀药物对改善肺的微循环,增加肺毛细血管血流量,加强脓液的排出,促进组织氧供和使病情能尽快康复等方面,均不无裨益。在临床上常多选用桃仁、广郁金、乳香、没药、白茅根、红藤、丹参、三七、当归等化瘀生新或养血活血之品;但对咯血量较多者,则不宜使用。此时可改投花蕊石、生蒲黄、云南白药、藕节、茜草等既能化瘀,又兼有止血作用的双向性药物。

(四)扶正

肺脓肿恢复期阶段,多以气阴两虚为主,在个别情况下,也可表现为阴阳两虚;也有一些患者,由于误治或失治而往往导致病程迁延,常可见低热不退、咳嗽时作、少量脓痰、胸中隐痛、面色苍白、消瘦乏力等邪恋正虚状况,此时的治疗重点务必扶正或扶正祛邪兼顾、扶正之法重在养阴益肺,更不可忽视补脾,因脾为后天之本,生化之源,肺金之母,补脾既旺生化,又能益气助肺,有助于促进病后体虚状态的尽快恢复。一般临床多选用养阴清肺汤合黄芪生脉饮或玉屏风散,也可采用十全大补汤合沙参麦冬汤加减治疗。根据有学者多年的实践经验,这些方药对益肺固表、昌盛气血以增强肺的呼吸功能及其防御能力,无疑具有较好的作用。但对于脓毒未净、邪热未清的患者,虽然正虚明显,仍不宜一味单纯进补,必须配合清热化痰、祛瘀排脓之类方药并用,以防邪留难去,而使病情缠绵反复。此外,在应用扶正祛邪法时,要注意的是,所用扶正药物以甘淡实脾,诸如参苓白术散等为宜,不可过用温燥之品,以免伤津损肺。至于祛邪药物,不可过于峻猛,特别是易于伤正的通腑攻逐类药,更需慎用;即使是清热、排脓方药,也要视患者体质的强弱,病情的轻重程度,用之适量,方能切中病机,做到有利无弊。

九、西医治疗

(一)控制感染

急性肺脓肿大多数为厌氧菌感染,因此,早期的一线治疗首选青霉素 G,一般可用(2.4～10)×10⁶ U/d,对于轻症患者,静脉青霉素,甚至口服青霉素或头孢菌素常可获痊愈。但随着细菌耐药的出现,尤其是产生 β-内酰胺酶的革兰阴性厌氧杆菌的增多,青霉素 G 的治疗效果欠佳,甚至治疗失败。而用甲硝唑(0.4 g,每天 3 次口服或静脉滴注)辅以青霉素 G,对严重厌氧菌肺炎是一种有效选择。甲硝唑对所有革兰阴性厌氧菌有很好的抗菌效果,包括脆弱杆菌和一些产β-内酰胺酶的细菌。甲硝唑治疗厌氧菌性肺脓肿或坏死性肺炎时,则常需与青霉素 G(或红霉素)连用。青霉素 G 对某些厌氧菌性球菌的抑菌浓度需达8 μg/mL,故所需治疗量非常大(成人需(1～2)×10⁷ U/d),因此目前青霉素 G、氨苄西林、阿莫西林不再推荐单独用于中重度厌氧菌性肺脓肿或坏死性肺炎的治疗。同时即作痰菌培养以及药物敏感试验,然后根据细菌对药物的敏感情况应用相应的抗生素。头孢西丁、羧基青霉素(羧苄西林、替卡西林)和哌拉西林对脆弱菌属、一些产 β-内酰胺酶的拟杆菌、大多数厌氧菌及肠杆菌科细菌有效。头孢西丁对金黄色葡萄球菌有效,而哌拉西林对铜绿假单胞菌有很好抗菌活性,亚胺培南、美罗培南对所有厌氧菌都有较好抗菌活性,β-内酰胺/β-内酰胺酶抑制剂,如替卡西林/克拉维酸、氨苄西林/舒巴坦对厌氧菌、金黄色葡萄球菌和很多革兰氏阴性杆菌有效,氯霉素对大多数厌氧菌包括产 β-内酰胺酶的厌氧菌有效,新一代喹诺酮类药物对厌氧菌具有较好抗菌活性。疗程基本为 2～4 个月,需待临床症状及 X 线胸片检查炎症病变完全消失后才能停药。

血源性肺脓肿多为葡萄球菌和链球菌感染,可选用耐 β-内酰胺酶的青霉素或头孢菌素,如氨苄西林舒巴坦、哌拉西林舒巴坦、头孢哌酮舒巴坦钠等。若为耐甲氧西林的葡萄球菌,应选用万古霉素 1～2 g/d 分次静脉滴注,或替考拉宁首日 0.4 g 静脉滴注,以后 0.2 g/d,或利奈唑胺 0.6 g 每 12 h 1 次静脉滴注或口服。对于肺炎克雷伯杆菌或其他一些兼性或需氧革兰阴性杆菌,氨基糖苷类抗生素治疗效果肯定。因庆大霉素耐药率的升高,目前较推荐使用阿米卡星,半合成青霉素、氨曲南、β-内酰胺/β-内酰胺酶抑制剂亦有较好抗菌疗效。复方磺胺甲噁唑和新一代喹诺酮对很多非厌氧革兰阴性杆菌有效,常用于联合治疗。在重症患者,特别是免疫抑制患者,β-内酰胺类抗生素和氨基糖苷类抗生素组合,也是一种不错的选择。亚胺培南、美洛培南基本能覆盖除耐甲氧西林金黄色葡萄球菌以外的大部分细菌,故亦可选择。

(二)痰液引流

1.祛痰剂

化痰片 500 mg,每天 3 次口服;或氨溴索片 30 mg,每天 3 次口服;或吉诺通胶囊 300 mg,每天 3 次餐前口服;必要时应用氨溴索注射液静脉注射。

2.支气管扩张剂

对于痰液较浓稠者,可用雾化吸入生理盐水以湿化气道帮助排痰,也可以采用雾化吸入氨溴索、异丙托溴铵、特布他林等化痰及支气管舒张剂,以达到抗感染化痰的目的,每天 2～3 次。

3.体位引流

按脓肿在肺内的不同部位以及与此相关的支气管开口的方向,采用相应的体位引流。每天 2～3 次,每次 10～15 min。同时,可嘱患者做深呼吸及咳嗽,并帮助拍背,以促使痰液之流出。但对于体质十分虚弱及伴有严重心肺功能不全或大咯血的患者则应慎用。

4.支气管镜

经支气管镜冲洗及吸引也是引流的有效方法。

5.经皮肺穿刺引流

主要适用于肺脓肿药物治疗失败,患者本身条件不能耐受外科手术、肺脓肿直径>4 cm,患者不能咳嗽或咳痰障碍不能充分地自我引流,均质的没有痰气平面的肺脓肿,CT 引导下行经皮肺穿刺引流可增加成功率,减少其不良反应。

(三)其他

1.增强机体抗病能力

加强营养,如果长期咯血,出现严重贫血时可少量间断输注同型红细胞。

2.手术治疗

肺脓肿病程在 3 个月以上,经内科治疗病变无明显好转或反复发作者;合并大咯血有危及生命之可能者;伴有支气管胸膜瘘或脓胸经抽吸、引流和冲洗疗效不佳者;支气管高度阻塞使感染难以控制或不能与肺癌、肺结核相鉴别者,均需外科手术治疗。对病情重不能耐受手术者,可经胸壁插入导管到脓腔进行引流。术前应评价患者一般情况和肺功能。

十、中西医优化选择

中医对肺脓肿的发生与发展及其治疗早就有深刻的认识。远在东汉时代,著名医学专家张仲景在所著的《金匮要略》里,对本病的临床表现特点、演变过程、治疗方药以及预后等均有较为详细的记载。直至现在,中医虽对肺脓肿的防治积有较为丰富的临床经验,但病变发展至成脓期及溃脓期时,仍然缺乏速效、高效的治疗手段。

众所周知,细菌感染是肺脓肿重要的致病因素;控制炎症则是治疗肺脓肿必不可少的措施之一。不可否认,西药抗生素不仅品种较多,且可多途径给药。经细菌药敏试验后,能选出针对性较强的有效药物,因而在抗感染方面显然比中医清热解毒类药远为优越。此外,肺脓肿并发脓胸时,可采取胸腔穿刺术进行抽液排脓;出现水、电解质紊乱时,可补液予以纠正;对经内科治疗无明显改善或反复发作的慢性肺脓肿以及伴有支气管胸膜瘘等情况时,则可通过手术治疗,这些疗法也都是西医之所长。但要指出的是,肺脓肿的致病细菌所产生的毒素,一方面能直接造成机体功能紊乱和组织损害而产生中毒症状;另一方面又能损害机体抗感染防御机制,从而加重感染的严重程度。现代的实验研究表明,西药抗生素虽然具有较强的杀菌、抑菌作用,但绝大多数却非但没有对抗毒素的作用,反而因杀灭大量细菌,引起菌体自身的裂解而产生更多的毒素,甚至因而使病情更趋于复杂化。现已清楚,中医清热解毒方药虽然在抑菌、杀菌方面较逊于西药抗生素,然而对细菌毒素的毒害则确能有效地起到清除的作用。这显然有助于减少其对机体的损伤,改善感染所致的中毒症状;同时还有稳定线粒体膜和溶酶体膜的功能以及保护机体正常的抗感染防御机制,从而起到遏止感染的发展。有鉴于此,近年国内不少学者对肺脓肿的治疗,极力主张采用西药抗生素与中医清热解毒方药相结合的治法以发挥各自的优势。这种疗法在以往的临床实践中已证明确能有利于促进炎症病变的消散和吸收,并能起到缩短疗程以及防止病变迁延的作用。有人报道应用鱼腥草、芦根、红藤、黄芩、黄连、冬瓜仁、桃仁、桔梗、米仁、蒲公英等组成复方清热解毒汤配合西药抗生素治疗急性肺脓肿,并以纯西药治疗者作对照,结果中西医结合治疗组不论在退热、止咳、祛痰、排脓及 X 线炎性病灶吸收等方面,其治愈时间均明显短于单纯西医对照组。

免疫功能是机体最为重要的抗感染防御机制,对感染的发生、发展、恢复和预后,有较为重要的影响。当肺脓肿至后期及恢复期阶段,由于机体免疫功能的降低,往往表现为正虚邪恋或正虚的病理状态,此时投以中医益气养阴方药,如八珍汤、十全大补汤、沙参麦冬汤等均有提高免疫功能及促进细菌毒素灭活的作用。这是中医扶正方药所独有的明显优势,可供治疗肺脓肿时适当选用。

另外,中医化瘀、祛痰方药具有改善微循环及强大的排痰、排脓作用。在肺脓肿溃脓期进行痰液引流时,如能结合使用,将能有力地发挥其应有的功效。因此,合理地采取中西医结合方法治疗肺脓肿,无疑是一种明智的选择。

十一、饮食调护

(1)进食前宜以淡盐水漱口,清洁口腔。

(2)宜食清淡蔬菜、豆类和新鲜水果,如菊花脑、茼蒿菜、鲜萝卜、黄豆、豆腐、橘子、枇杷、梨、核桃等;多吃薏苡仁粥,常饮芦根或茅根汤以助排脓;禁食一切辛辣刺激物品,如葱、胡椒、韭菜、大蒜及烟、酒;忌油腻荤腥食物,如黄鱼、虾子、螃蟹等。

(3)宜少吃多餐,可用下列食谱。

早餐:赤小豆粥、酱豆腐、煎鸡蛋。

加餐:牛奶、南瓜子。

午餐:米饭、猪肺萝卜汤、菊花脑炒鸡蛋。

加餐:薏苡仁粥、梨子。

晚餐:汤面(肉丝、青菜)。

（闫建华）

第三节 肺 癌

肺癌,见于中医古代文献中"肺岩-息贲-咳嗽-咯血-肺痈"等疾病。在历代中医古籍虽未明确提出肺癌病名,但对类似肺癌病因病机及临床表现等的描述早在《内经》时期就已经大量出现,后世更有大量的研究。中医认为"癌瘤者,非阴阳正气所结肿,乃五脏瘀血浊气痰滞而成"。《中医大辞典》中解释"癌"为"肿块凹凸不平,边缘不齐,坚硬难移,状如岩石。溃后血水淋漓,臭秽难闻,不易收敛,甚至危及生命。"无论对肺癌病因病机、临床表现,还是对本病治疗、预后的认识,古代医家都进行了大量深入的研究。

现代医学认为,肺癌为起源于支气管黏膜或腺体的恶性肿瘤。肺癌发病率为男性肿瘤的首位,并由于早期诊断不足,致使预后差。目前随着诊断方法进步、新药以及靶向治疗药物出现,规范有序的诊断、分期以及根据肺癌临床行为进行多学科治疗的进步,生存期已经有所延长。然而,要想大幅度地延长生存期,仍有赖于早期诊断和早期规范治疗。现代医学可根据每个患者具体情况选择手术、放化疗、分子靶向治疗等不同治疗方案。而中医药具有多途径、多靶点的协同作用,在肿瘤的减毒增效方面有独特优势。虽然中、西医治疗都取得了一定的疗效,但也有各自的局限性。大量的临床与实验研究证明,中西医结合治疗肺癌是一条重要的途径。

一、病因和发病机制

中医学在整体观念和辨证论治的基础上,认为肺部肿瘤不仅是局部的病变,而且是包括生理、心理、社会生活等多方面影响因素的复杂的全身性疾病,古代医家认为"邪积胸中,阻塞气道,气不得通,为痰为血,皆邪正相搏,邪既胜,正不得制之,遂结成形而有块",体现了中医对肺癌病因病机的认识,古代医家对此进行了大量的有价值的研究。总体上来说,中医认为肺癌的基础是以正虚为主,虚实夹杂,《内经》云"邪之所凑,其气必虚。"正气虚损,脏腑功能失调,阴阳失和,邪气乘虚而入,正虚也是肺癌复发转移的关键,郁闭肺气,阻滞气机,肺失宣肃,津液失于输布,津聚为痰,痰阻血瘀,瘀久化热,痰湿、瘀血、热毒相互搏结于肺,久而形成肺部积块。总体来说,肺癌的病因不外乎内因和外因两方面,正气虚损为根本,外感邪毒、七情内伤、饮食劳逸等为致病关键。

(一)正气虚损

肺癌的发病基础主要就是脏腑功能受损,气血阴阳失调,正气虚撮。《素问·刺法论》云:"正气存内,邪不可干。"《素问·评热病论》云:"邪之所凑,其气必虚。"《医宗必读积聚》云:"积之成也,正气不足,而后邪气踞之。"中医认为,肺为娇脏,其为华盖,正虚则外邪乘虚而入,首先犯肺,邪正相搏,正不胜邪,终致邪聚成块。

(二)外受邪毒

肺主气,司呼吸,喜润恶燥,随着空气污染问题日益凸显,且吸烟人数的不断增加,有害废气、矿石粉尘、烟毒等各种有毒邪气通过呼吸道或其他途径侵袭肺脏,可致肺气郁闭,失于宣肃,毒袭肺络,耗气伤阴,血滞不行,毒瘀互结,日久形成肺部肿块。

(三)七情失调

情志因素在癌症的发病原因中占有重要地位,"七情和合"则气血调和,脏腑功能正常,七情失调,则气血失调,脏腑功能失常,引起各种疾病。而肺癌的发病也与此有很大关联。

(四)偏嗜饮食

"百病皆由脾胃衰而生也",平素若嗜食膏粱厚味,损伤脾胃,脾胃失于运化,则水湿内停,津液不化,积聚成痰,痰聚而发为积块。若嗜食辛香温燥之品,损伤阳气"阳气者,若天与日,失其所则折寿而不彰",寒痰凝滞,日久积而成块。

(五)痰瘀内停

《丹溪心法》云"凡人身上、中、下有块者,多是痰。"王清任认为"气无形不能结块,结块者,必有形之血也。血受寒则凝结成块,血受热则煎熬成块。"古代医家很早就认识到,癌肿的形成与痰、瘀密切相关,痰、瘀不仅是邪气侵袭肺脏的病理产物,又会进一步加重正气内虚,促进癌肿形成。

气阴两虚作为肺癌发病的基本病机,贯穿肺癌发病的始终。当外感六淫,饮食劳倦,七情内伤等因素长期作用于机体,或长期接触烟毒、大气污染等环境,日久伤及五脏,可化火伤阴,而致出现气阴不足的症状。肺气阴两虚,则外在邪毒乘虚而入,正邪交争,阻滞气机,气不行则血停,导致血行瘀滞,同时津液失于输布,津聚为痰,气血痰瘀毒交阻,阻滞脉络,日久形成肺部癌肿。可见气阴两虚,邪毒侵袭,痰浊气滞血瘀,痰瘀毒搏结胸中是肺癌发病的关键。西医通常认为肺癌的发病与下列因素有关。

1.吸烟

大量研究表明,吸烟是肺癌死亡率进行性增加的首要原因。烟雾中的苯并芘、尼古丁、亚硝胺和少量放射性元素钋等均有致癌作用,尤其易致鳞状上皮细胞癌和未分化小细胞癌。与不吸烟者比较,吸烟者发生肺癌的危险性平均高4～10倍,重度吸烟者可达10～25倍。吸烟量与肺癌之间存在着明显的量-效关系,开始吸烟的年龄越小,吸烟时间越长,吸烟量越大,肺癌的发病率越高。一支烟的致癌危险性相当于0.01～0.04 mGy 的放射线,每天吸 30 支烟,相当于1.2 mGy的放射线剂量。

被动吸烟或环境吸烟也是肺癌的病因之一。丈夫吸烟的非吸烟妻子中,发生肺癌的危险性为夫妻均不吸烟家庭中妻子的 2 倍,而且其危险性随丈夫的吸烟量而升高。令人鼓舞的是戒烟后肺癌发病危险性逐年减少,戒烟1～5年后可减半。美国的研究结果表明,戒烟后2～15年期间肺癌发生的危险性进行性减少,此后的发病率相当于终生不吸烟者。

2.职业致癌因子

已被确认的致人类肺癌的职业因素包括石棉、砷、铬、镍、铍、煤焦油、芥子气、三氯甲醚、氯甲甲醚、烟草的加热产物以及铀、镭等放射性物质衰变时产生氡和氡子气,电离辐射和微波辐射等。这些因素可使肺癌发生危险性增加3～30倍。其中石棉是公认的致癌物质,接触者肺癌、胸膜和腹膜间皮瘤的发病率明显增高,潜伏期可达 20 年或更久。接触石棉的吸烟者的肺癌死亡率为非接触吸烟者的 8 倍。此外,铀暴露和肺癌发生之间也有很密切的关系,特别是小细胞肺癌,吸烟可明显加重这一危险。

3.空气污染

空气污染包括室内小环境和室外大环境污染,室内被动吸烟、燃料燃烧和烹调过程中均可能产生致癌物。有资料表明,室内用煤、接触煤烟或其不完全燃烧物为肺癌的危险因素,特别是对女性腺癌的影响较大。烹调时加热所释放出的油烟雾也是不可忽视的致癌因素。在重工业城市大气中,存在着3,4-苯并芘、氧化亚砷、放射性物质、镍、铬化合物以及不燃的脂肪族碳氢化合物等致癌物质。污染严重的大城市居民每天吸入空气含有的苯并芘量可超过20支烟的含量,并增加烟的致癌作用。大气中苯并芘含量每增加1 $\mu g/m^3$,肺癌的死亡率可增加10%～15%。

4.电离辐射

大剂量电离辐射可引起肺癌,不同射线产生的效应也不同,如在日本广岛原子弹释放的是中子和α射线,长崎则仅有α射线,前者患肺癌的危险性高于后者。美国1978年报告显示一般人群中电离辐射的来源约49.6%来自自然界,44.6%为医疗照射,来自X线诊断的电离辐射可占36.7%。

5.饮食与营养

一些研究已表明较少食用含β胡萝卜素的蔬菜和水果,肺癌发生的危险性升高。血清中β胡萝卜素水平低的人,肺癌发生的危险性也高。流行病学调查资料也表明,较多地食用含β胡萝卜素的绿色、黄色和橘黄色的蔬菜和水果及含维生素A的食物,可减少肺癌发生的危险性,这一保护作用对于正在吸烟的人或既往吸烟者特别明显。

6.其他诱发因素

美国癌症学会将结核列为肺癌的发病因素之一。有结核病者患肺癌的危险性是正常人群的10倍。其主要组织学类型是腺癌。此外,病毒感染、真菌毒素(黄曲霉)等,对肺癌的发生可能也起一定作用。

7.遗传和基因改变

经过长期探索和研究,现在已经逐步认识到肺癌可能是一种外因通过内因发病的疾病。上述的外因可诱发细胞的恶性转化和不可逆的基因改变,包括原癌基因的活化、抑癌基因的失活、自反馈分泌环的活化和细胞凋亡的抑制,从而导致细胞生长的失控。这些基因改变是长时间内多步骤、随机地产生的。许多基因发生癌变的机制还不清楚,但这些改变最终涉及细胞关键性生理功能的失控,包括增殖、凋亡、分化、信号传递与运动等。与肺癌关系密切的癌基因主要有ras和myc基因家族、c-erbB-2、Bcl-2、c-fos以及c-jun基因等。相关的抑癌基因包括p53、Rb、CDKN2、FHIT基因等。与肺癌发生、发展相关的分子改变还包括错配修复基因如hMSH2及hPMSl的异常、端粒酶的表达。

二、分类

(一)中医证候分类

1.脾虚痰湿型

咳嗽痰多,胸闷,神疲乏力,少气懒言,纳呆,大便溏薄。舌质淡胖、苔白腻,脉濡缓或濡滑。

2.阴虚内热型

咳嗽无痰或痰少而黏,不易咳出,甚则痰中带血,心烦失眠,口燥咽干,潮热盗汗。舌质红、少苔或无苔,脉细数。

3.气阴两虚型

咳嗽痰少,甚或痰中带血,神疲乏力,少气懒言,面色苍白,恶风,自汗或盗汗,口干不欲多饮。舌质红,苔薄,脉细弱。

4.气滞血瘀型

咳嗽痰中带血,气促,胸胁胀痛或刺痛,大便干结。舌质紫暗或有瘀斑、瘀点,舌苔薄白,脉细弦或细涩。

5.热毒炽盛型

高热,咳嗽,痰黄稠或咳血痰,气促,胸痛,口干口苦,渴欲饮水,大便秘结,小便短赤。舌质红,脉洪大而数。

(二)西医分类方法

1.按解剖学部位分类

(1)中央型肺癌:发生在段支气管至主支气管的肺癌称为中央型肺癌,约占3/4,鳞状上皮细胞癌和小细胞肺癌较多见。

(2)周围型肺癌发生在段支气管以下的肺癌称为周围型肺癌,约占1/4,腺癌多见。

2.按组织病理学分类

肺癌的组织病理学分类现分为以下两大类。

(1)非小细胞肺癌。鳞状上皮细胞癌(简称鳞癌):包括乳头状型、透明细胞型、小细胞型和基底细胞样型。典型的鳞癌细胞大,呈多形性,胞浆丰富,有角化倾向,核畸形,染色深,细胞间桥多见,常呈鳞状上皮样排列。电镜检查癌细胞间有大量桥粒和张力纤维束相连接。以中央型肺癌多见,并有向管腔内生长的倾向,早期常引起支气管狭窄导致肺不张或阻塞性肺炎。癌组织易变性、坏死,形成空洞或癌性肺脓肿。鳞癌最易发生于主支气管腔,发展成息肉或无蒂肿块,阻塞管腔引起阻塞性肺炎。有时也可发展成周围型,倾向于形成中央性坏死和空洞。

腺癌:包括腺泡状腺癌、乳头状腺癌、细支气管-肺泡细胞癌、实体癌黏液形成。典型的腺癌呈腺管或乳头状结构,细胞大小比较一致,圆形或椭圆形,胞浆丰富,常含有黏液,核大,染色深,常有核仁,核膜比较清楚。腺癌倾向于管外生长,但也可循泡壁蔓延,常在肺边缘部形成直径为2~4 cm的肿块。腺癌早期即可侵犯血管、淋巴管,常在原发瘤引起症状前已转移。肺泡细胞癌或称细支气管肺泡癌,有人认为它是分化好的腺癌之一,发生在细支气管或肺泡壁。显微镜下通常为单一的、分化好、带基底核的柱状细胞覆盖着细支气管和肺泡,可压迫形成乳头皱褶充满肺泡。这一类型的肺癌可发生于肺外周,保持在原位很长时间。或呈弥漫型,侵犯肺叶的大部分,甚至波及一侧或两侧肺。

大细胞癌:包括大细胞神经内分泌癌、复合性大细胞神经内分泌癌、基底细胞样癌、淋巴上皮瘤样癌、透明细胞癌、伴横纹肌样表型的大细胞癌。可发生在肺门附近或肺边缘的支气管。细胞较大,但大小不一,常呈多角形或不规则形,呈实性巢状排列,常见大片出血性坏死;癌细胞核大,核仁明显,核分裂象常见,胞浆丰富,可分为巨细胞型和透明细胞型,透明细胞型易被误诊为转移性肾腺癌。其诊断准确率与送检标本是否得当和病理学检查是否全面有关,电镜研究常会提供帮助。大细胞癌的转移较小细胞未分化癌晚,手术切除机会较大。

其他:腺鳞癌、类癌、肉瘤样癌、唾液腺型癌(腺样囊性癌、黏液表皮样癌)等。

(2)小细胞肺癌。包括燕麦细胞型、中间细胞型、复合燕麦细胞型。癌细胞多为类圆形或菱形,胞浆少,类似淋巴细胞。燕麦细胞型和中间型可能起源于神经外胚层的 Kulchitsky 细胞或嗜银细胞。细胞浆内含有神经内分泌颗粒,具有内分泌和化学受体功能,能分泌 5-羟色胺、儿茶酚胺、组胺、激肽等肽类物质,可引起类癌综合征。在其发生发展的早期多已转移到肺门和纵隔淋巴结,并由于其易侵犯血管,在诊断时大多已有肺外转移。

三、临床表现

中医古代文献里对于肺癌的症状有众多描述,《素问·奇病论》云:"病胁下满气上逆,名曰息积。"《难经·论五脏积病》中云:"肺之积日息贲,在右胁下,覆大如杯,久不已,令人洒淅寒热。"《杂病源流犀烛·积聚癥瘕痃癖痞源流》云:"邪积胸中,阻塞气道,气不宣通,为痰,为食,为血,皆得与正相搏,邪既胜,正不得而制之。"《素问·咳论》有云:"肺咳之状,咳而喘息,甚至唾血。"《素问·玉机真藏论》中记载"大骨枯槁,大肉陷下,胸中气满,喘息不便,其气动形,期六月死。"《金匮要略》中云:"咳吐痰血,上气喘满,舌干口燥,形体瘦削,咽喉嘶哑,心烦胸痛,皮毛枯悴。"《济生方》中论述的"息贲之状,在右胁下,覆大如杯,喘息奔溢是为肺积"。

西医认为肺癌的症状与肿瘤大小、类型、发展阶段、所在部位、有无并发症或转移有密切关系。5%～15%的患者无症状,仅在常规体检、胸部影像学检查时发现。其余的患者可表现或多或少与肺癌有关的症状与体征,按部位可分为原发肿瘤、肺外胸内扩展、胸外转移和胸外表现四类。

(一)原发肿瘤引起的症状和体征

(1)咳嗽:为早期症状,常为无痰或少痰的刺激性干咳,当肿瘤引起支气管狭窄后可加重咳嗽,多为持续性,呈高调金属音性咳嗽或刺激性呛咳。细支气管－肺泡细胞癌可有大量黏液痰。伴有继发感染时,痰量增加,且呈黏液脓性。

(2)血痰或咯血:多见于中央型肺癌。肿瘤向管腔内生长者可有间歇或持续性痰中带血,如果表面糜烂严重侵蚀大血管,则可引起大咯血。

(3)气短或喘鸣:肿瘤向支气管内生长,或转移到肺门淋巴结致使肿大的淋巴结压迫主支气管或隆突,或引起部分气道阻塞时,可有呼吸困难、气短、喘息,偶尔表现为喘鸣,听诊时可发现局限或单侧哮鸣音。

(4)发热:肿瘤组织坏死可引起发热,多数发热的原因是由于肿瘤引起的阻塞性肺炎,抗生素治疗效果不佳。

(5)体质量下降:消瘦为恶性肿瘤的常见症状之一。肿瘤发展到晚期,由于肿瘤毒素和消耗的原因,并有感染、疼痛所致的食欲减退,可表现为消瘦或恶病质。

(二)肺外胸内扩展引起的症状和体征

1.胸痛

近半数患者可有模糊或难以描述的胸痛或钝痛,可由于肿瘤细胞侵犯所致,也可由于阻塞性炎症波及部分胸膜或胸壁引起。若肿瘤位于胸膜附近,则产生不规则的钝痛或隐痛,疼痛于呼吸、咳嗽时加重。肋骨、脊柱受侵犯时可有压痛点,而与呼吸、咳嗽无关。肿瘤压迫肋间神经,胸痛可累及其分布区。

2.声音嘶哑

癌肿直接压迫或转移致纵隔淋巴结压迫喉返神经(多见左侧),可发生声音嘶哑。

3.咽下困难

癌肿侵犯或压迫食管,可引起咽下困难,尚可引起气管-食管瘘,导致肺部感染。

4.胸腔积液

约 10%的患者有不同程度的胸腔积液,通常提示肿瘤转移累及胸膜或肺淋巴回流受阻。

5.上腔静脉阻塞综合征

由于上腔静脉被附近肿大的转移性淋巴结压迫或右上肺的原发性肺癌侵犯,以及腔静脉内癌栓阻塞静脉回流引起。表现为头面部和上半身瘀血水肿,颈部肿胀,颈静脉扩张,患者常主诉领口进行性变紧,可在前胸壁见到扩张的静脉侧支循环。

6.Horner 综合征

肺尖部肺癌又称肺上沟瘤(Pancoast 瘤),易压迫颈部交感神经,引起病侧眼睑下垂、瞳孔缩小、眼球内陷,同侧额部与胸壁少汗或无汗。也常有肿瘤压迫臂丛神经造成以腋下为主,向上肢内侧放射的火灼样疼痛,在夜间尤甚。

(三)胸外转移引起的症状和体征

胸腔外转移的症状、体征可见于 3%～10%的患者。以小细胞肺癌居多,其次为未分化大细胞肺癌、腺癌、鳞癌。

1.转移至中枢神经系统

可引起颅内压增高,如头痛、恶心、呕吐、精神状态异常。少见的症状为癫痫发作,偏瘫,小脑功能障碍,定向力和语言障碍。此外,还可有脑病,小脑皮质变性,外周神经病变,肌无力及精神症状。

2.转移至骨骼

可引起骨痛和病理性骨折。大多为溶骨性病变,少数为成骨性。肿瘤转移至脊柱后可压迫椎管引起局部压迫和受阻症状。此外,也常见股骨和关节转移,甚至引起关节腔积液。

3.转移至腹部

部分小细胞肺癌可转移到胰腺,表现为胰腺炎症状或阻塞性黄疸。其他细胞类型的肺癌也可转移到胃肠道、肾上腺和腹膜后淋巴结,多无临床症状,依靠 CT、MRI 或 PET 做出诊断。

4.转移至淋巴结

锁骨上淋巴结是肺癌转移的常见部位,可毫无症状。典型者多位于前斜角肌区,固定且坚硬,逐渐增大、增多,可以融合,多无痛感。

(四)胸外表现

指肺癌非转移性胸外表现或称之为副癌综合征。

1.肥大性肺性骨关节病

常见于肺癌,也见于局限性胸膜间皮瘤和肺转移癌(胸腺、子宫、前列腺转移)。多侵犯上、下肢长骨远端,发生杵状指(趾)和肥大性骨关节病。

2.异位促性腺激素

合并异位促性腺激素的肺癌不多,大部分是大细胞肺癌,主要为男性轻度乳房发育和增生性骨关节病。

3.分泌促肾上腺皮质激素样物

小细胞肺癌或支气管类癌是引起库欣综合征的最常见细胞类型,很多患者在瘤组织中甚至血中可测到促肾上腺皮质激素(ACTH)增高。

4.分泌抗利尿激素

适当的抗利尿激素分泌可引起厌食、恶心、呕吐等水中毒症状,还可伴有逐渐加重的神经并发症。其特征是低钠(血清钠<135 mmol/L),低渗(血浆渗透压<280 mOsm/L)。

5.神经肌肉综合征

包括小脑皮质变性、脊髓小脑变性、周围神经病变、重症肌无力和肌病等。发生原因不明确。这些症状与肿瘤的部位和有无转移无关。它可以发生于肿瘤出现前数年,也可与肿瘤同时发生;在手术切除后尚可发生,或原有的症状无改变。可发生于各型肺癌,但多见于小细胞未分化癌。

6.高钙血症

可由骨转移或肿瘤分泌过多甲状旁腺素相关蛋白引起,常见于鳞癌。患者表现为嗜睡,厌食,恶心,呕吐和体质量减轻及精神变化。切除肿瘤后血钙水平可恢复正常。

7.类癌综合征

类癌综合征的典型特征是皮肤、心血管、胃肠道和呼吸功能异常。主要表现为面部、上肢躯干的潮红或水肿,胃肠蠕动增强,腹泻,心动过速,喘息,瘙痒和感觉异常。这些阵发性症状和体征与肿瘤释放不同的血管活性物质有关,除了 5-羟色胺外,还包括缓激肽、血管舒缓素和儿茶酚胺。

此外,还可有黑色棘皮症及皮肌炎、掌跖皮肤过度角化症、硬皮症,以及栓塞性静脉炎、非细菌性栓塞性心内膜炎、血小板减少性紫癜、毛细血管病性渗血性贫血等肺外表现。

四、诊断

肺癌的治疗效果与肺癌的早期诊断密切相关。因此,应该大力提倡早期诊断,及早治疗以提高生存率甚至治愈率。这需要临床医师具有高度警惕性,详细采集病史,根据临床经验和肺癌的症状、体征、影像学检查,及时进行细胞学及纤维支气管镜等检查,可使 80%～90% 的肺癌患者得到确诊。

肺癌的早期诊断有赖于多方面的努力。①普及肺癌的防治知识,患者有任何可疑肺癌症状时能及时就诊,对 40 岁以上长期重度吸烟者或有危险因素接触史者应该每年体检,进行防癌或排除肺癌的有关检查。②医务人员应对肺癌的早期征象提高警惕,避免漏诊、误诊。应重点排查有高危险因素的人群或有下列可疑征象者:无明显诱因的刺激性咳嗽持续 2～3 周,治疗无效;原有慢性呼吸道疾病,咳嗽性质改变;短期内持续或反复痰中带血或咯血,且无其他原因可解释;反复发作的同一部位肺炎,特别是肺段性肺炎;原因不明的肺脓肿,无中毒症状,无大量脓痰,无异物吸入史,抗炎治疗效果不显著;原因不明的四肢关节疼痛及杵状指(趾);影像学提示局限性肺气肿或段、叶性肺不张;孤立性圆形病灶和单侧性肺门阴影增大;原有肺结核病灶已稳定,而形态或性质发生改变;无中毒症状的胸腔积液,尤其是呈血性、进行性加重者。有上述表现之一,即值得怀疑,需进行必要的辅助检查,包括影像学检查,尤其是低剂量 CT 扫描是目前普查性发现肺癌有价值的方法。③发展新的早期诊断方法,如有助于早期诊断的标志物等,但是细胞学和病理学检查仍是确诊肺癌的必要手段。

五、鉴别诊断

肺癌常与某些肺部疾病共存,或其影像学形态表现与某些疾病相类似,故常易误诊或漏诊,必须及时进行鉴别,以利早期诊断。痰脱落细胞检查、纤支镜或其他组织病理学检查有助于鉴别诊断,但应与下列疾病鉴别。

(一)中医鉴别诊断

1.肺痨

肺痨即肺结核,与肺癌均有咳嗽、咯血、胸痛、发热、消瘦等症状,两者很容易混淆,应注意鉴别。肺痨多发生于青壮年,而肺癌好发于 40 岁以上的中老年男性。部分肺痨患者已愈合的结核病灶所引起的肺部瘢痕可恶变为肺癌。肺痨经抗结核治疗有效,肺癌经抗结核治疗则病情无好转。此外,借助现代诊断方法,如肺部X线检查、痰结核菌检查、痰脱落细胞学检查、纤维支气管镜检查等,有助于两者的鉴别。

2.肺痈

肺痈(肺脓肿)患者也可有发热、咳嗽、咳痰的临床表现,应注意鉴别。典型的肺痈是急性发病,高热、寒战、咳嗽、咳吐大量脓臭痰,痰中可带血,可伴有胸痛;肺癌发病较缓,热势一般不高,呛咳,咳痰不爽或痰中带血,伴见神疲乏力、消瘦等全身症状。肺癌患者在外感寒邪时,也可出现高热、咳嗽加剧等症,此时更应详细询问病史,四诊合参,并借助肺部 X 线检查、痰和血的病原体检查、痰脱落细胞学检查等实验室检查加以鉴别。

3.肺胀

肺胀是多种慢性肺系疾病反复发作、迁延不愈所致的慢性肺部疾病。病程长达数年,反复发作,多发生于 40 岁以上人群,以咳嗽、咳痰、喘息、胸部膨满为主症;肺癌则起病较为隐匿,以咳嗽、咯血、胸痛、发热、气急为主要临床表现,伴见消瘦乏力等全身症状,借助肺部 X 线检查、痰脱落细胞学检查等不难鉴别。

六、治疗

肺癌的发病以正虚为主,痰瘀毒邪交结胸中为主要病机特点,因此,治疗应以扶正祛邪为原则。扶助正气,正气才能御邪外出,邪气得祛,正气才能更好地发挥作用。扶正,即用培植本元的方法调节人体的脏腑、阴阳、气血、经络,增强人体的免疫功能,以抑制邪毒之气;同时,中医理论也认为"坚者削之""留者攻之",癌毒积块等邪气作为肺癌发病的直接原因,治疗应以峻猛之品以攻毒散结。肺癌的治疗上,宋代陈无择创治疗肺之积的"咳嗽方",金元时期李东垣创立了治疗肺积的"息贲丸"。历代医家多认为本病以正虚为本,邪实为标。因此扶正祛邪、攻补兼施、标本兼治是肺癌的基本治则。肺癌早期,以邪实为主;肺癌晚期,以正虚为要。临床治疗时应根据患者的具体情况,明辨虚实,选择适合的处理手段。针对肺癌的病机特点,常见的治法有以下几种。

(一)益气养阴法

气阴两虚作为肺癌发病的基本病机,自肺癌发病即在病机中占有重要地位,据此,益气养阴法应作为肺癌治疗的根本大法。癌肿积之日久,耗气伤津散血,五脏之气,尤其是肺脾之气日益虚损,形成气阴两虚病机。有研究认为,益气养阴法既可以增强机体抵抗能力,提高患者生活质量,延长患者生存期,又可以降低放化疗的毒副反应,预防肿瘤复发和转移。

(二)化痰祛瘀法

肺癌的形成与痰、瘀等病理因素密切相关,《杂病源流犀烛·积聚症瘕痃癖痞源流》云:"邪积胸中,阻塞气道,气不宣通,为痰,为食,为血,皆得与正相搏,邪既胜,正不得而制之。"痰瘀互结,内伏于肺,则发为癌肿及出现咳嗽、咳痰,甚或咳血等临床表现。因此,化痰祛瘀是肺癌治疗的重要方法之一,治疗早期以化痰为主,佐以活血化瘀之品,中期化痰、祛瘀方法并重,晚期在化痰祛瘀基础上配合扶正疗法。

(三)温阳益气法

阳气不足,寒凝血瘀是肺癌发病的重要机制之一,《灵枢·百病始生》云:"积之始生,得寒乃生,厥乃成积矣。"有观点认为,"岩之坚硬如石,阴也",其形成是由于阴极而阳衰,从而导致阴虚积聚,血无阳不能敛聚而成岩。寒主收引,主凝滞,因此,温阳益气法在肺癌的治疗中占有重要地位。

(四)活血化瘀法

血瘀与肺癌的发病密切相关《圣济总录》云:"瘤之为义,留滞而不去也。"患者常表现为舌质紫暗,或有瘀斑、瘀点,舌下脉络迂曲扩张,故活血化瘀法是治疗肺癌的主要法则之一。

(五)清热解毒法

高热不退,口干欲饮,大便秘结,舌红苔黄腻,脉弦数或滑数等症状是肺癌热毒壅盛患者常见表现,因此,清热解毒法是肺癌治疗的重要方法之一,但由于患者本有正气虚损,临证治疗时应当辨清患者邪正盛衰及标本缓急,以防攻伐太过进一步耗伤正气。

有人在多年临床工作中,发现肺癌患者多以气阴两虚为本,痰、瘀、毒邪为标,其中气阴两虚是肺癌最基本的病机特征。治疗应以益气养阴为本,同时配以化痰软坚、活血祛瘀和解毒散结的方法,使攻补融为一体,临床疗效显著。在此原则基础上,经过十余年的理论及临床探索,制定出肺康方。

组成:党参24 g,黄芪18 g,炒白术12 g,云苓15 g,麦冬20 g,白花蛇舌草24 g,半枝莲24 g,薏苡仁30 g,浙贝15 g,贯众15 g,夏枯草18 g,女贞子21 g,山慈姑21 g,莪术18 g,蜂房15 g,甘草6 g。

君:党参、黄芪。

臣:白术、麦冬、云苓、女贞子。

佐:浙贝、薏苡仁、白花蛇舌草、半枝莲、夏枯草、山慈姑、莪术、贯众、蜂房。

使:甘草。

七、预防措施

避免接触与肺癌发病有关的因素,如吸烟和大气污染,加强职业接触中的劳动保护,应有助于减少肺癌发病危险。由于目前尚无有效的肺癌化学预防措施,不吸烟和及早戒烟可能是预防肺癌最有效的方法。

八、预后

关于肺癌的预后,明代张景岳就曾指出晚期肺癌的预后不良:"劳嗽,声哑,声不能出或喘息气促者,此肺脏败也,必死。"现代医学认为肺癌的预后取决于早发现、早诊断、早治疗。由于早期诊断不足致使肺癌预后差,86%的患者在确诊后5年内死亡。只有15%的患者在确诊时病变局限,5年生存率可达50%。规范有序的诊断、分期以及根据肺癌临床行为制定多学科治疗(综合治疗)方案,可为患者提供可能治愈或有效缓解的最好的治疗方法。随着以手术、化疗和放疗为基础的综合治疗进展,近30年肺癌总体5年生存率几乎翻了一倍。

九、健康指导

现代人越来越重视养生,养生之道,古已有之。《内经·上古天真论》云:"法于阴阳,和于术数,饮食有节,起居有常,不妄作劳,故能形与神俱,而尽终其天年,度百岁乃去"。肿瘤患者亦然。此外,在日常生活中还应注意选择富含各种蔬菜和水果、豆类的植物性膳食,并选用粗粮为主;坚持适当的体力活动,避免体质量过低或过重,整个成人期的体质量增加或减少限制在 5 kg 以内;限制脂肪含量高、特别是动物性脂肪含量高的食物,选择植物油;限制腌制食物和食盐摄入量;避免食用被霉菌毒素污染而在室温长期储藏的食物;建议不饮酒、不吸烟。

(间建华)

第四节 急性肾小球肾炎

一、概说

急性肾小球肾炎(简称急性肾炎)是肾小球疾病中常见的一种类型,为原发性肾小球肾炎,多起病较急,临床以血尿、蛋白尿、水肿、高血压为主要表现。病程大多为 4~6 周,少数成人患者可长达半年至1年。发病前 1~4 周多有上呼吸道感染、皮肤感染等病史,基本病理变化为肾小球弥漫性增生性改变,与免疫复合物的沉积关系最为密切。预后大多良好,约有 30% 的成年人患者迁延不愈,转为慢性肾炎,极少部分重症患者可导致急性心力衰竭、高血压脑病、尿毒症而危及生命。本病属于中医的"水肿""尿血"范畴。

二、病因病理

本病多由感受风、湿、毒邪,而致肺脾肾功能失司。风邪外袭,内会于肺,若为风寒,则肺气郁闭;若为风热,则肺失清肃。均使水之上源受阻,肺失宣降,上不能宣发水津,下不能通调水道,疏于膀胱,以致风遏水阻,风水相搏,风鼓水溢,内犯脏腑经络,外浸肌肤四肢,出现水肿等症。水湿内侵致脾为湿困;肾为湿遏,失其温煦、开合、固摄之能,水湿之邪泛溢肌肤,水谷精微暗渗于下,而致四肢浮肿,尿液混浊。肌肤疮疡,湿毒浸淫,未能及时清解消散,由皮毛内归脾肺,水液代谢受阻,亦可发生上述病理变化。风湿毒邪内郁,皆可酿热化火,若损伤肾之脉络,致使血溢,沿尿路下渗而见尿血;若夹湿毒上攻凌心、潴留脾肾、耗气伤阴,乃至枯竭,则可呈现神昏衰竭等危重状态。

总之,诸多病因虽可单独致病,但大多兼夹为患,且相互转化,使其病机复杂化。证情虽有轻重的不同表现,但终不越风、湿、毒三因和肺、脾、肾三脏,临床诸证皆缘于此。

三、诊断

(一)临床表现

初起少尿多见,多有程度不等的水肿,轻者仅面部、下肢水肿,或仅在早晨起床时见到眼睑水肿,重者可为全身明显水肿,甚至出现腹水和胸腔积液。初起血压呈轻度或中度升高,大部分收缩压在24 kPa(180 mmHg)以下,且波动性大,持续时间较短,常有全身不适、乏力、腰酸、头痛、恶心、呕吐等症状,重者可有剧烈头痛、视力障碍、喘促气急等表现。

421

(二)实验室检查

1.尿常规

多数为镜下血尿,亦有肉眼血尿者。蛋白尿程度不等,多数为＋～＋＋＋之间,亦有微量者。多数有红细胞、白细胞和颗粒、上皮等各种管型。

2.肾功能检查

少尿超过1周,即可出现肾功能不全表现,但多不严重,随尿量增加,程度可逐渐减轻。

3.血常规

轻度血红蛋白降低,为水钠潴留、血液稀释的结果。白细胞一般不增多,或仅轻微增高,嗜酸性粒细胞有时稍增多,红细胞沉降率常增快。

4.其他

血清总补体 CH_{50}、C_3、C_4 呈一过性下降,抗"O"滴定度升高,脱氧核糖核酸酶 B 常增加,血浆白蛋白降低而 α_2 球蛋白升高。

四、鉴别诊断

(一)与发热性蛋白尿鉴别

在急性感染发热期间,出现蛋白尿、管型尿,有时为镜下血尿,易与不典型急性肾炎相混,但前者无水肿及高血压,热退后尿异常消失。

(二)与急性肾盂肾炎鉴别

急性肾盂肾炎常有腰部不适、血尿、蛋白尿等类似肾炎的表现,而急性肾炎的少尿期亦常有排尿不适感,但前者一般无少尿表现,而发热、尿频、尿急明显,尿中白细胞增多,有时可见白细胞管型,尿细菌培养阳性,多数无水肿及高血压,抗感染治疗有效。

(三)与慢性肾炎急性发作鉴别

慢性肾炎急性发作多有肾炎史,每于上呼吸道感染后 3～5 d 内出现症状,潜伏期短,贫血、低蛋白血症及高脂血症往往较明显,尿少而比重低,肾功能呈持续性损害等。

五、并发症

在治疗不当或病后不注意休息的儿童,有时可发生急性充血性心力衰竭,少数发生高血压脑病、急性肾衰竭。

六、中医证治概要

(一)祛邪利水是基本法则

本病是一种以标实为主的疾病,故疏散外邪,恢复失调的脏腑功能,是本病治疗的主要原则。针对病因多为风湿毒,常用疏风宣肺,清热利湿等法。即《黄帝内经》指出的"去菀陈莝……开鬼门,洁净府"。

(二)掌握病机转归及治疗重点

初起邪气壅盛,肺卫失宣,水湿潴留,治肺为主,肺为水上之源,上源清则下流洁。嗣后水渐消而湿未净,困阻中焦,治当运脾为主,脾旺则能胜湿。后期湿邪渐化而肾气已虚,以治肾为主,肾气复则病向愈。这些分段治疗方法,是指突出重点,把握某一阶段的主要病机而言。正如《医宗金鉴》所载:"治水肿症宜先导其水以杀其势,后补其火以壮其肾;清肺以利气机,和肠胃以畅消化,通膀胱以行水泉。真气既知,机关自顺。"可见调理肺、脾、肾三脏功能,实为治疗本病的关键。但临证使用时并非截然分开,有时尚须相互配合,数法同用,但需主次有序。

(三)参合诸多因素,务求辨证为主

本病部分患者向中医求治前,已使用过利尿剂,以致浮肿不著,症状隐匿,甚至无证可辨,在这种情况下,当参考实验室检查的异常变化,结合个人的临床经验,采用相应的方药予以治疗。一般从病史、病程、初起症状、治疗经过及就诊时的舌苔、脉象等大多可以判断相应证候类型,决定从肺脾肾何脏入手或采用针对异常检查指标的效方验方。如能在长期的临床实践中,逐步积累经验,探索出用药规律,对辨证论治将大有裨益。

七、辨证施治

(一)风寒束肺

主症:起病急骤,眼睑先肿,继则四肢及全身皆肿,微恶风寒,咳喘,骨节酸痛,溲少便溏。舌质淡,苔薄白,脉浮滑或紧。

治法:疏风散寒,宣肺利水。

处方:麻黄汤合五皮饮加减。麻黄 10 g,杏仁 10 g,桂枝 10 g,甘草 6 g,生姜皮 15 g,桑白皮 15 g,陈皮 10 g,大腹皮 30 g,茯苓皮 15 g。

阐述:方用麻黄汤解表散寒,开利肺之郁闭;五皮饮利水消肿,二者相合,可奏祛风寒,利肺气,行水湿之效。兼呕恶欲吐者,加苏叶、藿香;尿中有白细胞者,加白花蛇舌草、半枝莲;红细胞较多甚至肉眼血尿者,加小蓟、三七。若恶风有汗者,加白芍,酌减麻黄之量。本证发于起病之初,临床并不少见,只是由于一般多运用西药利尿等法,而为医者所忽视。临床运用时,可于本方加入石膏,取越婢汤意,用麻黄、石膏相伍,一宣一清,使肺布散有度,水气自消。麻黄、石膏用量比以 1:(3~5)最佳。

(二)风热犯肺

主症:突然眼睑和面部浮肿,血尿明显,发热恶风,咽喉肿痛,口干而渴,小便短赤。舌边尖微红,苔薄而黄,脉浮数或沉数。

治法:疏风清热,宣肺利水。

处方:桑菊饮加味。桑叶 12 g,菊花 9 g,桔梗 6 g,连翘 12 g,杏仁 9 g,甘草 3 g,薄荷 6 g,蒲公英 15 g,紫花地丁 15 g,银花 12 g,益母草 15 g,桑白皮 30 g,茯苓皮 30 g。

阐述:方以桑菊饮辛凉疏表,宣散肺热;又以蒲公英、紫花地丁清热解毒;银花合连翘透邪清热,发表肃肺;桑白皮肃肺走表,散表湿;茯苓皮淡渗行水湿。佐以益母草活血利水,取血行气畅而水去之义。诸药合用,共奏宣肺清热利水之效。肺热甚,咳嗽重者,可加黄芩;咽喉痛甚者,加僵蚕、射干;尿痛者,加生地、瞿麦;血尿者,加鲜茅根、地榆。

上述风邪外袭两个证候,均见于急性肾炎初起,风水搏击,起病急骤,病情变化迅速,治疗用药同中有异,宜细审之。

(三)湿毒浸淫

主症:眼睑浮肿,延及全身,小便不利,身发疮痍,甚则溃烂。舌质红,苔薄黄腻,脉濡数或滑数。

治法:祛湿消肿,清热解毒。

处方:麻黄连翘赤小豆汤合五味消毒饮加减。麻黄 12 g,连翘 15 g,赤小豆 15 g,桑白皮 15 g,杏仁10 g,生姜皮 12 g,金银花 15 g,菊花 12 g,蒲公英 15 g,紫花地丁 15 g,紫背天葵 15 g。

阐述:此证气候炎热地区多见。多由于皮肤湿疹疮毒或外感表证已解,湿郁化热而引起。方中麻黄、杏仁、生姜皮发表逐邪,宣降肺气,调畅水道;连翘、赤小豆、桑白皮苦寒性善下行,清利肺热,又能清热解毒,行血排脓;金银花、蒲公英、菊花味苦性寒,与紫花地丁、紫背天葵共为疗疮肿脓毒之良品;甘草、大枣和胃缓中。此方可发表利水,消肿解毒。若湿热壅盛,皮肤糜烂者,加苦参、土茯苓;风盛夹湿而瘙痒者,加白鲜皮、地肤子疏风利湿止痒;血热红肿甚者,加丹皮、赤芍;肿势重者,加大腹皮、茯苓皮。

(四)水湿浸渍

主症:肢体浮肿,延及全身,按之没指,小便短少混浊,身重困倦,胸闷纳呆,泛恶。苔白腻,脉沉缓。

治法:行气利水,渗湿消肿。

处方:中满分消丸加减。厚朴 12 g,枳实 10 g,黄连 6 g,黄芩 9 g,知母 12 g,半夏 12 g,陈皮 9 g,茯苓 12 g,泽泻 12 g,猪苓12 g,砂仁 6 g,干姜 6 g,党参 12 g,白术 9 g。

阐述:本型出现于急性肾炎以肾病综合征表现为主的患者。水势弥漫,内外交困,外肿肌肤,内肿脏腑,极易出现多种并发症。故当以利水为第一要务。方用李东垣的中满分消丸,集行气燥湿利水于一体,使脾气振奋,水湿得除。若上半身肿甚者,加麻黄、杏仁;下半身肿甚者,加防己、薏苡仁;若身寒肢冷、脉沉迟者,加附子、干姜。

(五)肾虚湿热

主症:血尿、蛋白尿迁延不愈,水肿时起时消,全身疲乏,口干口苦口腻,纳食不佳,夜有盗汗,五心烦热。舌质红,苔腻或厚,脉细弱或滑数。

治法:清利湿热,和阴益肾。

处方:八正散合二至丸加减。车前子 12 g(包煎),黄柏 12 g,萹蓄 15 g,瞿麦 15 g,茯苓 12 g,蒲公英 15 g,紫花地丁 15 g,银花 15 g,连翘 15 g,白花蛇舌草 15 g,旱莲草 12 g,女贞子 12 g。

阐述:此型为急性肾炎急性期过后,主症已不显著,但尿液检查仍未转阴,临床似乎是无证可辨。此时不可早进温补,免致滋腻生湿留热之弊。方用车前子、茯苓利湿于下窍,配以萹蓄、瞿麦泄热利湿,蒲公英、紫花地丁、白花蛇舌草苦寒,清热解毒,以肃清残余之热。用二至丸益肾阴,扶助被邪耗伤之阴。此型属正虚邪恋,治宜标本兼顾。

(六)肾络瘀阻

主症:血尿、蛋白尿持续不愈,水肿大部消退,腰膝酸痛,或有肢体麻木。舌质紫黯,脉细涩。

治法:活血化瘀,利水泄浊。

处方:益肾汤加减。当归 12 g,川芎 9 g,白芍 12 g,生地 12 g,益母草 30 g,白茅根 15 g,丹参 12 g,泽兰 12 g,红花 6 g。

阐述:本型常见于本病的后期,有转化成慢性肾炎之趋势,为水湿潴留,三焦气滞,血行不畅与水湿相合而致,病难速愈。方以四物汤养血和血,益母草、丹参、泽兰活血利水,红花活血化瘀,白茅根凉血止血,共成祛瘀活络之效。

八、西医治疗

采取对症和支持疗法,主要环节为预防和治疗水钠潴留,控制循环血容量,从而达到减轻症状(水肿、高血压)、预防致死性并发症(心力衰竭、脑病)及防止各种加重肾脏病变因素、促进病肾组织学和功能修复的目的。

(一)消除感染病灶

对尚留存体内的前驱感染灶及隐蔽病灶,均主张用青霉素(过敏者用红霉素)常规治疗2周。

(二)对症治疗

1.利尿

控制水、盐摄入量后,水肿仍明显者,应加利尿剂,常用噻嗪类利尿剂,必要时可用强利尿剂,如呋塞米等。襻利尿剂于肾小球滤过功能严重受损,内生肌酐清除率(Ccr)<5%时仍有利尿作用。还可应用各种解除血管痉挛的药物以达到利尿的目的,常用利尿合剂(20%~25%葡萄糖注射液200 mL,普鲁卡因0.5 g,咖啡因0.25 g,氨茶碱0.25 g)静脉滴注。利尿治疗中应注意维持水、电解质及酸碱平衡。

2.降压

积极控制血压,预防心脑血管并发症,常用药有肼屈嗪等血管扩张药与利血平综合使用,必要时可用甲基多巴,如需快速降压者可用硝普钠等。合并惊厥者,降压治疗同时可加用10%水合氯醛灌肠,或异戊巴比妥肌内注射或静脉注射。

3.控制心衰

主要措施为利尿、降压、减轻心脏前后负荷,可用α受体阻滞剂如酚妥拉明、襻利尿剂如呋塞米。洋地黄类不作常规使用。仍不能控制可应用血液滤过脱水治疗。

4.其他

如肾上腺皮质激素及免疫抑制剂一般无需使用。

5.具有下列情形之一者,应及时行肾活检以助确诊

急性期出现大量蛋白尿;少尿持续1周以上或进行性尿量减少,血清肌酐水平持续增高,要警惕急进性肾炎的可能;持续性低补体血症超过1个月。

九、中西医优化选择

中医治疗本病有一定的优势,除非有较严重的并发症,一般均可通过常规服中药而获愈。中药主要是通过疏风宣肺、清热解毒、活血化瘀、利水消肿等法,达到祛邪扶正、调节脏腑失司、促进病肾早日修复的目的。

在如下情况下可考虑用西药配合。

(1)水肿在用中药后效果不显,或出现心衰征象。

(2)局部感染严重,病灶明显者,可早期足量用抗生素。

(3)出现严重并发症如左心衰、高血压脑病、急性肾衰竭等。

(闫建华)

第五节　慢性肾小球肾炎

一、概说

慢性肾小球肾炎是指由多种原发性肾小球疾病所导致的较长病程的疾病,临床以蛋白尿、水肿、血尿、高血压或伴肾功能减退为特征,成年人常见,除小部分有急性肾炎史外,多数起病缓慢,呈隐匿性经过。根据其临床表现,本病可归于中医的"水肿""虚劳""尿血"等范畴。

二、病因病理

慢性肾炎主要是由于外邪入侵,饮食不节,劳倦内伤,调摄失宜及禀赋不足诸因素致脏腑内虚后,复受邪袭,迁延日久而成。其病位主要与肺、脾、肾有关,亦可累及心、肝,致病之邪主要是外感六淫,也包括由于脏腑失调而产生的病理产物,如瘀血、湿浊、湿热等。其中正虚是发病的基础,邪实是发病的条件。

肺失通调,脾失健运,肾失开合,可致三焦水道失畅,水液停聚,泛滥肌肤而成水肿;脾肾不固或邪浊停蓄,迫精外泄均可致精微不摄,而成蛋白尿;脾失统摄,肾络受损可出现血尿;水不涵木,肝肾不足,湿浊瘀血阻络均可致阳亢无制,而出现高血压。本病早期多出现水湿潴留之证,渐至脾肾渐亏,湿化为热,湿热耗伤气阴,使正气更虚,日久必致阴阳气血俱亏,邪浊更甚,终于脾肾愈衰,邪浊愈重,而归于脾肾衰败,浊邪壅闭的重症。正气不复,易使邪气留恋,而邪气留恋,导致正气更难恢复,此为本病邪正消长,标实本虚的病理特点,亦构成其迁延不愈和逐渐进展的病理基础。

三、诊断

(一)临床表现

1.水肿

患者均有不同程度的水肿,轻者仅面部、眼睑和组织松弛部水肿,甚至可间歇出现,重者则全身普遍性水肿,并可有腹(胸)水。

2.高血压

一部分患者有高血压症状,血压升高可为持续性,亦可呈间歇性,以舒张压升高[高于12 kPa(90 mmHg)]为特点。

3.尿异常表现

此为必有症状,尿量变化与水肿及肾功能情况有关,水肿期尿量减少,无水肿者尿量多正常,肾功能明显减退;浓缩功能障碍者常有夜尿,多尿,尿比重偏低(<1.020),尿蛋白含量不等,多在1~3 g/24 h,亦可呈大量蛋白尿(>3.5 g/24 h),尿沉渣中可见颗粒管型、透明管型,伴有轻中度血尿,偶可见肉眼血尿(为肾小球源血尿)。

4.肾功能不全

主要指肾小球滤过率(GFR)降低,就诊时多数患者内生肌酐清除率(Ccr)尚未降到正常值

50％以下。

5.贫血

有轻至中度以上正常细胞正色素性贫血。水肿明显者可轻度贫血,可能与血液稀释有关。

(二)实验室检查

除上述尿常规及肾功能检查外,还有其他检查有助于诊断及预后判断。

1.尿液检查

尿 C_3 测定、尿纤维蛋白降解产物(FDP)测定、尿圆盘电泳、尿蛋白选择指数,有助于分析其原发病的病理类型。

2.血液检查

血清补体测定、免疫球蛋白测定、β 微球蛋白,对分析病理类型及预后有参考价值。

3.超声检查

观察肾脏形态学改变,以供诊断参考。

4.肾脏活体组织检查

直接观察慢性肾炎之原发疾病病理类型,对其诊断、治疗和预后都有很重要的意义。

四、鉴别诊断

(一)本病普通型和慢性肾盂肾炎鉴别

泌尿系感染史,尿沉渣中白细胞经常反复出现,甚至有白细胞管型,尿细菌学检查阳性,均可提示慢性肾盂肾炎。其晚期亦有大量蛋白尿和高血压及肾功损害,但肾小管功能损害先于氮质血症,且具有肾小管性蛋白尿的特征,一般无低蛋白血症,肾图示双侧肾损害差异较大。多见于女性。有时慢性肾炎合并尿路感染,用抗生素治疗,其尿改变、氮质血症或可好转,但肾炎综合征仍会存在。

(二)本病高血压与原发性高血压继发肾脏损害的鉴别

后者多发生于 40 岁以后,常先有多年的高血压史,有全身各器官动脉硬化表现,尿蛋白多不严重,无低蛋白血症,无贫血,肾小管损害较肾小球损害明显。

(三)本病急性发作而既往史不明显者需要与急性肾炎鉴别

较短的潜伏期,伴明显的贫血,低蛋白血症,眼底及心脏改变和 B 超检查双肾不增大,均可与急性肾炎鉴别。

(四)与继发于全身疾病的肾损害鉴别

全身性疾病出现肾损害的有过敏性紫癜、糖尿病、结缔组织病、高尿酸血症等。各系统的详细检查可助确诊。

(五)本病肾病型与类脂性肾病鉴别

均可有肾病综合征的表现,有时类脂性肾病虽一过性出现高血压、肾功能不全,但经利尿及消肿治疗会很快恢复,一般镜下血尿很少,且尿蛋白高度选择性,尿 C_3、FDP 无,对激素敏感,而肾病型与之相反。

五、并发症

(一)心功能不全

由于高血压、贫血、水肿等,表现为心脏扩大、心律失常及心力衰竭。

（二）多种感染

因低蛋白血症,抗感染能力低,易发生呼吸道、泌尿道、皮肤等感染。

六、中医证治概要

（一）权衡邪正主次、把握治法侧重

本病以脾肾损伤为根本,但急性发作时常可表现出标实为主的症状,如热毒、湿热、瘀血、外感,可在邪气壅盛之时,主以祛邪之法;在邪气较缓,正虚较著时,以扶正为法,兼以祛邪。

（二）治标治本灵活使用

扶正之法包括培补脾肾、滋补肝肾、补脾益气;祛邪之法包括清利湿热、活血化瘀、清热解毒、祛风胜湿等,在辨证基础上可灵活配合施用。

（三）水肿与蛋白尿孰主孰从,掌握辨证重点

水肿和蛋白尿是慢性肾炎的难治点,水肿不去,蛋白尿难解。治水肿重在宣肺、健脾、温肾,以恢复失调的脏腑功能,可根据临床表现辨证运用。蛋白尿为脾肾不固或邪实迫精外泄,因此可有益脾肾与祛浊邪单用或合用的不同。临床应注意水肿与蛋白尿孰主孰从,以此制订合理的治疗方案。

（四）重视湿热与瘀血病理产物的作用

本病迁延过程中,均可不同程度表现出湿热瘀血的证候,它是病变不愈的重要环节。如常法疗效不著时,应多加考虑。

（五）重视恢复脾胃功能

脾胃为后天之本,精微漏失,机体营养不良,抵抗力下降,都有赖脾胃健运而恢复。在用药上及治疗中都要时时顾护脾胃的健运功能。

七、辨证施治

（一）风邪外束,三焦不利

主症:全身浮肿,来势迅速,多有恶寒、发热、肢节酸楚、小便不利等症,或伴咽喉红肿疼痛。舌苔薄白,脉浮数。

治法:疏风清热,宣肺利水。

处方:越婢汤加味。麻黄 10 g,生石膏 30 g(先煎),甘草 6 g,车前子 15 g(包煎),冬瓜皮 15 g,白术15 g,杏仁 10 g,生姜9 g,大枣 3 枚。

阐述:本型多见于慢性肾炎急性发作者。在呼吸道感染、皮肤感染等之后 3～4 d 出现。方中麻黄辛温,散邪宣肺,以复通调水道之功;石膏辛寒,直清肺之郁热。麻石相伍,一宣一清,使邪去肺之宣降自复。杏仁止咳,车前子、冬瓜皮利水,白术利水祛湿,共成宣肺清热利水之功。本病急性发作期,配合清热解毒法治疗,比单纯地从风水论治,疗效更为显著。尤其对一些持续性水肿、蛋白尿不易消除的治疗,酌情加入清热解毒之品,如金银花、连翘、蒲公英、板蓝根、鱼腥草等可提高疗效,减少疾病反复。

本型有时可出现一过性的肾功能不全加重,此时应采取综合疗法,可配合西药的降压、利尿、强心等法以加强效果。

（二）脾虚气滞,水湿内停

主症:下肢浮肿或全身浮肿,面色少华,神疲乏力,四肢倦怠,食欲下降,大便不实或溏泄,脘

腹痞满。舌淡,苔白腻,脉沉。

治法:健脾行气,化湿利水。

处方:香砂六君子汤加味。党参 15 g,白术 12 g,茯苓 15 g,木香 10 g,砂仁 6 g(后下),半夏 12 g,陈皮 9 g,冬瓜皮 30 g,大腹皮 15 g。

阐述:本型多见于慢性肾炎肾病型,水肿较著,持续难消。方用香砂六君子汤健脾行气,加冬瓜皮、大腹皮祛湿行水,共奏实脾利水之功。水肿甚者,加泽泻、猪苓;腹胀甚者,加枳壳、槟榔;呕吐者,加藿香、生姜;面色㿠白,纳呆便溏,水肿相对较轻者,可去冬瓜皮、大腹皮,加扁豆、山药、莲子;如水湿化热,可合用疏凿饮子。

慢性肾炎治疗过程中,经常出现脾胃不和的症状,如纳食不馨,脘痞腹满。调理脾胃,是治疗疾病重要的一环。临证时,一定要详审病情,酌情运用健脾和胃之法。此正体现了中医的崇土制水、脾为后天的思想。

(三)肾阴不足,热毒内蕴

主症:腰痛,身热口渴,咽干,小便黄赤,稍有不慎即可引起血尿加重,甚则蛋白尿,眼睑浮肿或有或无。舌红,苔微黄或净,脉细数。

治法:益肾滋阴,清热解毒。

处方:知柏地黄丸合二至丸加减。生地 15 g,玄参 15 g,白芍 12 g,竹叶 6 g,丹皮 10 g,黄柏 10 g,知母 10 g,茯苓 15 g,双花 15 g,连翘 10 g,旱莲草 15 g,女贞子 15 g,益母草 20 g。

阐述:此型多发生于慢性肾炎而兼有扁桃体炎、咽炎的患者。足少阴肾经循喉挟舌本,而外感热毒,迁延不愈,循经入肾,耗灼肾阴,标本同病,故用上方标本同治。如尿热不适,加半枝莲、白花蛇舌草;血尿明显者,可加大小蓟、地榆;舌苔腻者,加苍术、薏苡仁;潮热盗汗者,加青蒿、鳖甲。如扁桃体红肿日久,反复发作,可考虑行扁桃体摘除术。

(四)肝肾阴虚,血瘀络阻

主症:头昏目眩,甚则视物不清,耳鸣,腰背酸痛,午后颧红。舌质黯红,脉弦细。

治法:滋养肝肾,活血化瘀。

处方:杞菊地黄汤合桃红四物汤加减。红花 6 g,当归 12 g,生地 15 g,白芍 12 g,川芎 10 g,茯苓 15 g,益母草 15 g,女贞子 15 g,枸杞 15 g,杭菊花 15 g,山萸肉 10 g,丹参 15 g,钩藤 15~30 g(后下),灵磁石 30 g(先煎)。

阐述:慢性肾炎高血压患者多见此型。当阴亏日久,肾络失和,渐积血滞成瘀所致。属本虚标实之证。若神疲乏力,面浮肢肿者,加黄芪;小便短涩不适,加半枝莲、白花蛇舌草;腰酸膝软甚者,加桑葚、山萸肉。方用杞菊地黄汤调益肝肾之阴,并加川芎、红花、当归、丹参、益母草等活血祛瘀,钩藤、灵磁石等潜镇降压,余如臭梧桐、珍珠母、罗布麻等亦可酌情选用。

(五)脾肾两虚

主症:形寒怕冷,面浮肢肿,面色淡白,少气乏力,腰膝酸软,足跟痛,口淡纳差,大便溏薄,尿多色清或微混。舌胖嫩,脉沉细。

治法:温补脾肾。

处方:济生肾气汤加减。党参 15 g,黄芪 30 g,熟地 30 g,山药 15 g,山萸肉 10 g,茯苓 15 g,泽泻 10 g,丹皮 10 g,肉桂 3~6 g,熟附片 6~10 g,车前子 10 g,牛膝 10 g。

阐述:本型多见于慢性肾炎后期,血浆蛋白持续不升,病情处于相对的稳定期。故用济生肾气汤加减,脾肾双补,阴阳并调,振奋阳气,并能利湿。方中加入党参、黄芪益气固脾,兼有脾胃湿浊者,症见恶心呕吐,腹胀有水鸣,大便溏薄,可加苍术、厚朴、藿香;兼有湿热者,症见尿频或混浊不清,可加萹蓄、瞿麦、白花蛇舌草;兼有热毒者,症见咽红不适,血白细胞总数高或淋巴细胞增高者,可加银花、蒲公英、紫花地丁;兼有瘀血者,症见舌质黯红,肢体麻木,可加丹参、赤芍、川芎。

(六)气阴两虚,湿热蕴蓄

主症:晨起眼睑浮肿,面㿠神疲,五心烦热,时有自汗,咽部黯红。舌质淡尖红,苔白略腻,脉沉。

治法:益气养阴,清热利湿。

处方:清心莲子饮加味。党参15 g,生黄芪30 g,车前子15 g(包煎),茯苓15 g,黄芩15 g,地骨皮15 g,麦冬15 g,莲子20 g。

阐述:此型最常见,亦为决定慢性肾炎转归的重要阶段。因慢性肾炎气化失司,水湿潴留,渐而化热,可形成湿热邪,且湿伤气,热耗阴,久之气阴暗耗;气阴一耗,则水湿无以化,虚热更甚,致成气阴两虚,湿热蕴蓄之证。如任其发展,气损及阳,阴伤及血,湿热蔓延衍生瘀血、水湿浊邪等,势必形成脾肾衰败,浊邪内闭的危证,故应积极治疗,阻止其进一步发展。方中以党参、生黄芪益气;地骨皮、黄芩、麦冬、莲子滋阴清热,茯苓、车前子利湿。如尿涩热,口腻者,可加瞿麦、白花蛇舌草;咽痛者,可加僵蚕、牛蒡子。

八、西医治疗

(一)控制感染

常选用青霉素类或大环内酯类抗生素或林可霉素等药。

(二)对症处理

水肿、尿少者可选用噻嗪类利尿剂,常同时配用保钾利尿药,以增强利尿效果。常用氢氯噻嗪合氨苯蝶啶。如上药无效时,可用呋塞米、依他尼酸等强利尿剂,特别是呋塞米在肾功能严重受损时仍有效果。若血浆蛋白过低(小于25 g/L),利尿剂往往达不到消肿目的,应适当补充白蛋白或血浆,以提高血液胶体渗透压,促进利尿、消肿。

高血压患者可适当选用利尿剂或降压药。在利尿消肿之后,血压仍不降者,可加用血管紧张素转化酶抑制剂(ACEI)、钙离子通道阻滞剂,还可配合周围血管扩张药,中枢降压药亦可选用。少数顽固患者,可用血管紧张素Ⅱ受体拮抗剂。但切记血压不宜下降得过快、过低。

(三)糖皮质激素和细胞毒药物的运用

常用药物为泼尼松,剂量0.5～1 mg/(kg·d),对其反应好的病例,服药后约1周,开始利尿消肿,尿蛋白逐渐减少,直到消失,以后逐渐减量,每周减少5 mg,当减至10～15 mg时,作为维持量不再减少,并改为隔天服药1次,将2 d药量于早餐前1次服下,维持量应服半年或1年,激素撤退不宜过快,否则症状易复发。若服泼尼松3～4周后,仍无利尿效果,尿蛋白亦不减轻,则表明疗效差,可改用地塞米松或泼尼松龙或加用细胞毒药物,若再用2～3周仍无疗效,则表明对激素反应差,宜停药。细胞毒药可用环磷酰胺、氮芥之类。

九、中西医优化选择

目前中西医对慢性肾炎均无公认的特效药,中药通过其调整机体免疫状态,改善肾脏病理变化,从而缓解慢性肾炎的病理变化,对促进病情好转有益,一般对症治疗;病情较重者,如水肿、高血压甚者,可先用西药予以控制,然后再用中药辨证治疗。各症状表现较缓者,通过中医辨证论治多可收到效果。中医药配合激素乃至细胞毒药物,既减轻了后者的不良反应,又起到协同作用,降低了激素依赖型的依赖程度,还可以使部分激素无效型转为有效型。而对难治性病例,还应中西医结合治疗为好,如激素加中医辨证论治疗法。

(间建华)

参 考 文 献

[1] 方千峰.常见内科疾病临床诊治与进展[M].北京:中国纺织出版社,2020.

[2] 宋艳,顾海东,马西臣,等.肾脏病中西医结合治疗手册[M].北京:科学出版社,2021.

[3] 邢利.现代肾内科疾病诊治学[M].沈阳:沈阳出版社,2020.

[4] 范鹏涛,刘琪,刘亮.临床内科疾病诊断[M].长春:吉林科学技术出版社,2019.

[5] 孙京喜.内科疾病诊断与防治[M].北京:中国纺织出版社,2020.

[6] 李姗姗.临床内科疾病诊疗[M].北京:科学技术文献出版社,2019.

[7] 吴展华.现代临床内科疾病学[M].天津:天津科学技术出版社,2020.

[8] 张元玲,董岩峰,赵珉.临床内科诊疗学[M].南昌:江西科学技术出版社,2018.

[9] 刘兵.临床内科疾病诊断与治疗[M].北京:科学技术文献出版社,2020.

[10] 冯晓明.临床肾内科疾病诊疗精要[M].南昌:江西科学技术出版社,2020.

[11] 矫丽丽.临床内科疾病综合诊疗[M].青岛:中国海洋大学出版社,2019.

[12] 苑秀莉.肾内科疾病临床诊断与治疗实践[M].天津:天津科学技术出版社,2020.

[13] 解春丽,王亚茹,甘玉萍.实用临床内科疾病诊治精要[M].青岛:中国海洋大学出版社,2019.

[14] 冯忠华.新编消化与血液内科疾病诊疗学[M].西安:陕西科学技术出版社,2020.

[15] 毛玉景.现代风湿免疫临床诊疗[M].北京:科学技术文献出版社,2020.

[16] 杜秀华.实用内科疾病诊疗[M].北京:科学技术文献出版社,2019.

[17] 陈慧敏.风湿免疫疾病诊断与治疗策略[M].长春:吉林科学技术出版社,2020.

[18] 孙洁.神经内科疾病诊疗与康复[M].长春:吉林科学技术出版社,2019.

[19] 吴玲.风湿免疫系统疾病诊断与治疗[M].南昌:江西科学技术出版社,2020.

[20] 刘洋.内科疾病诊断与防治[M].北京:科学技术文献出版社,2019.

[21] 陈照金.内科诊疗备要[M].天津:天津科技翻译出版公司,2018.

[22] 陈晓庆.临床内科诊治技术[M].长春:吉林科学技术出版社,2020.

[23] 赵新华.心内科疾病诊治精要[M].开封:河南大学出版社,2020.

[24] 王英英,高第,祝新凤.实用呼吸内科疾病诊疗[M].北京:科学技术文献出版社,2019.

[25] 唐华平.呼吸内科疾病诊治[M].北京:科学技术文献出版社,2018.

[26] 金群华,卢冠军,赵志军.新冠肺炎健康指导手册[M].宁夏:阳光出版社,2020.

[27] 王军燕.新编临床内科疾病诊疗学[M].天津:天津科学技术出版社,2020.

[28] 金琦.内科临床诊断与治疗要点[M].北京:中国纺织出版社,2021.

[29] 胡慧.心内科疾病救治实践[M].哈尔滨:黑龙江科学技术出版社,2019.

[30] 吴海良.现代中西医结合呼吸内科学[M].北京:金盾出版社,2020.

[31] 侯平.内科诊疗技术应用[M].沈阳:辽宁科学技术出版社,2018.

[32] 玄进,边振,孙权.现代内科临床诊疗实践[M].北京:中国纺织出版社,2020.

[33] 兰秀丽.临床内科诊疗技术[M].武汉:湖北科学技术出版社,2018.

[34] 顾磊.心血管疾病治疗实践[M].哈尔滨:黑龙江科学技术出版社,2020.

[35] 向子云,潘军平,曾庆思.新冠肺炎影像诊断与鉴别诊断[M].广州:暨南大学出版社,2020.

[36] 孙源,韩新焕,郁芸,等.静息态功能磁共振成像在神经内科疾病中的应用[J].南京医科大学学报:自然科学版,2018,38(10):1477-1480.

[37] 靳莉莉,张莹莹,陶炳铜,等.中西医结合治疗对呼吸机相关肺炎 T 细胞亚群及 NK 细胞的影响[J].中华中医药学刊,2018,36(5):1216-1218.

[38] 饶向荣.慢性肾脏病 3～4 期中西医结合防治挑战及对策[J].中国中西医结合杂志,2021,41(4):430-432.

[39] 谢鸣部,邹臻寰,陈晶,等.肾内科患者尿路感染病原菌分布及耐药性分析[J].中国病原生物学杂志,2020,15(2):221-224.

[40] 陈丽华,王贻军.乙肝病毒感染与 KRAS 基因突变型晚期结直肠癌患者发生肝内转移的关联分析[J].中华肿瘤防治杂志,2021,28(14):1099-1103.